普通高等教育医药类创新型系列教材

化学工业出版社"十四五"普通高等教育规划教材

供基础、临床、预防、口腔等医学类专业用

医用化学

张爱女　陈小保　王红梅　主编

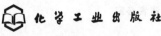

北京

内容简介

《医用化学》共二十三章，内容涉及无机化学的溶液与氧化还原、分析化学的酸碱滴定法和分光光度法、物理化学的热力学与动力学以及有机化学常见的有机化合物。本书遵循循序渐进的学习规律，内容层次深浅适宜，突出医学专业特色。此外，本教材根据近年来化学学科的发展现状，增加了"阅读材料"，提高教材的趣味性。

《医用化学》适用于基础、临床、预防、口腔等医学相关专业师生使用。

图书在版编目（CIP）数据

医用化学/张爱女，陈小保，王红梅主编．—北京：化学工业出版社，2024.5

普通高等教育医药类创新型系列教材 化学工业出版社"十四五"普通高等教育规划教材

ISBN 978-7-122-44968-9

Ⅰ.①医… Ⅱ.①张… ②陈… ③王… Ⅲ.①医用化学-高等学校-教材 Ⅳ.①R313

中国国家版本馆 CIP 数据核字（2024）第 065568 号

责任编辑：褚红喜 甘九林　　文字编辑：周 洁 葛文文
责任校对：李 爽　　　　　　装帧设计：关 飞

出版发行：化学工业出版社
　　　　（北京市东城区青年湖南街13号 邮政编码100011）
印　　装：高教社（天津）印务有限公司
787mm×1092mm　1/16　印张25　字数667千字
2024年5月北京第1版第1次印刷

购书咨询：010-64518888　　　售后服务：010-64518899
网　　址：http://www.cip.com.cn

凡购买本书，如有缺损质量问题，本社销售中心负责调换。

定　价：59.80元　　　　　版权所有 违者必究

《医用化学》编写组

主　编：张爱女　陈小保　王红梅

副主编：罗　伦

编　者：马俊凯（湖北医药学院）
　　　　王红梅（湖北医药学院）
　　　　冯　春（湖北医药学院）
　　　　陈小保（湖北医药学院）
　　　　张爱女（湖北医药学院）
　　　　张琼瑶（湖北医药学院）
　　　　郑爱华（湖北医药学院）
　　　　胡扬根（湖北医药学院）
　　　　曾小华（湖北医药学院）
　　　　徐　靖（湖北医药学院）
　　　　罗　伦（湖北医药学院）
　　　　周明华（汉江师范学院）
　　　　樊　靓（湖北医药学院）
　　　　吴丰旭（湖北医药学院）

前言

为适应我国高等医学教育改革和发展的需要，本教材在坚持"三基""五性""三特性"的同时，特别注重对学生素质教育和创新能力的培养，加强与医学的联系。编者们参阅国内外近年出版的相关学科的教材，并借鉴先进的理念、经验和成果，编写了这本《医用化学》教材。本教材具有以下特色：

1. 直观性。全书主要的图和结构式采用双色显示，增强了直观感。
2. 基础性。本书强调对基础知识、基本概念、基本原理、基础反应和基本计算的学习与掌握。
3. 实用性。扩大学生的知识面，增强阅读能力。除绪论外，每章设置"阅读材料"，简要介绍与医学相关的一些化学知识，紧跟生命科学和现代医学科学最新发展前沿，既凸显了化学在医学中的应用，激发学生学习兴趣，又扩大了学生的知识面。
4. 课程思政。本教材加入课程思政内容，在国内外医用化学类教材中尚不多见。

全书共二十三章，其中第一章为绪论，简要介绍化学与现代医学的密切关系，第二章至第二十三章为具体内容，主要涉及：溶液，电解质溶液，缓冲溶液，酸碱滴定法，分光光度法，热力学，化学动力学，氧化还原反应与原电池，原子结构和元素周期律，配位化合物，有机化学概述，烷烃和环烷烃，烯烃和炔烃，立体化学，芳香烃，醇、酚、醚，醛和酮，羧酸和取代羧酸，羧酸衍生物，胺和生物碱，糖类，氨基酸和蛋白质等。使用本教材时，各院校可根据具体情况，在保证课程基本要求的前提下对内容斟酌取舍。

本教材编写分工为：湖北医药学院张爱女编写第一、十二、十三章；湖北医药学院胡扬根编写第二、五章；湖北医药学院郑爱华编写第三章；湖北医药学院徐靖编写第四章；湖北医药学院冯春编写第六、十章；湖北医药学院马俊凯编写第七、八章；湖北医药学院罗伦编写第九章及附录；汉江师范学院周明华编写第十一章；湖北医药学院陈小保编写第十四、十七、二十二章；湖北医药学院王红梅编写第十五、十六、十八章；湖北医药学院张琼瑶编写第十九章；湖北医药学院吴丰旭编写第二十章；湖北医药学院樊靓编写第二十一章；湖北医药学院曾小华编写第二十三章。本教材在编写时参考了部分已出版的高等学校的教材和有关著作，从中借鉴了许多有益的内容，化学工业出版社对本书的出版给予了大力的支持和指导，在此一并表示感谢！

限于编者的水平，本书难免有不当之处，恳切希望各位读者提出宝贵的意见，以便进一步修订完善。

编者

2024 年 3 月

目录

第一章 绪 论 / 001

第一节 化学的地位与作用 　　001
一、化学在人类社会发展中的重要作用　　001
二、化学与医学、药学的重要关系　　002
第二节 医用化学的内容、任务与学习方法　　003
一、医用化学的内容与任务　　003
二、医用化学的学习方法　　004

第二章 溶 液 / 005

第一节 溶液组成量度的表示方法　　006
一、物质的量　　006
二、物质的量浓度　　006
三、质量浓度　　007
四、摩尔分数和质量摩尔浓度　　007
五、其他浓度表示法　　008
第二节 溶液的渗透压　　009
一、渗透现象和渗透压力　　009
二、渗透压的计算　　010
第三节 渗透压在医学上的意义　　011
一、渗透浓度　　011
二、等渗、低渗和高渗溶液　　011
三、晶体渗透压和胶体渗透压　　012
阅读材料　　013
本章小结　　015
习 题　　015

第三章 电解质溶液 / 017

第一节 电解质溶液理论　　018
一、强电解质和弱电解质　　018
二、强电解质溶液理论　　018
第二节 酸碱质子理论　　020
一、质子酸碱的概念　　021
二、水溶液中的质子传递平衡　　023
第三节 酸碱溶液 pH 的计算　　028
一、计算酸碱溶液 $[H^+]$ 的思路　　028
二、一元弱酸或弱碱溶液　　028
三、多元弱酸或弱碱溶液　　030
四、两性物质溶液　　032
第四节 难溶强电解质的沉淀溶解平衡　　034
一、沉淀溶解平衡与溶度积　　034
二、沉淀溶解平衡的移动　　036
阅读材料　　040
本章小结　　041
习 题　　042

第四章　缓冲溶液 / 044

第一节　缓冲溶液及缓冲机制　045
一、缓冲溶液及其组成　045
二、缓冲机制　046
第二节　缓冲溶液的 pH　046
一、缓冲溶液 pH 的计算公式　046
二、缓冲溶液 pH 计算公式的校正　048
第三节　缓冲容量和缓冲范围　049
一、缓冲容量　049
二、缓冲范围　051
第四节　缓冲溶液的配制　051
一、缓冲溶液的配制原则和步骤　051
二、标准缓冲溶液　054
阅读材料　055
本章小结　056
习　题　057

第五章　酸碱滴定法 / 059

第一节　酸碱滴定法的基本原理　060
一、酸碱指示剂　060
二、滴定曲线和指示剂的选择　062
三、酸碱标准溶液的配制与标定　067
第二节　酸碱滴定法的应用　067
一、NaOH 的测定　067
二、乙酰水杨酸的测定　068
三、食醋总酸度的确定　068
第三节　分析结果的误差和有效数字　068
一、误差的产生和分类　068
二、误差的减免方法　069
阅读材料　071
本章小结　071
习　题　072

第六章　分光光度法 / 073

第一节　基本原理　074
一、光的基本性质　074
二、朗伯-比尔定律　074
三、吸收光谱　076
第二节　可见分光光度法　076
一、可见分光光度计　076
二、测定方法　077
三、可见分光光度法的误差　079
第三节　显色反应　079
一、显色剂的选择　079
二、显色反应条件的选择　080
三、测定条件的选择　082
第四节　紫外分光光度法　083
一、定性分析　083
二、定量测定　083
阅读材料　084
本章小结　086
习　题　086

第七章　化学反应的能量变化、方向和限度 / 088

第一节　热力学系统和状态函数　089
一、系统、环境、过程　089
二、状态函数　090
三、热和功　090
第二节　能量守恒和化学反应热　092
一、内能和热力学第一定律　092
二、系统的焓和等压反应热　093
三、热化学反应方程式　094
四、盖斯定律和反应热的计算　094
第三节　化学反应的方向和推动力　097

一、自发过程及其特征 098
二、熵与混乱度 098
三、系统的吉布斯自由能 099
第四节　化学反应的限度和平衡常数 102
一、化学反应的限度与标准平衡常数 102
二、用标准平衡常数判断自发反应的方向 103
三、实验平衡常数 103
四、多重平衡 104
五、化学平衡的移动 104
阅读材料 105
本章小结 106
习　题 106

第八章　化学动力学 / 109

第一节　化学反应速率的表示方法 110
一、反应进度 110
二、化学反应速率 111
三、化学反应的平均速率 111
四、化学反应的瞬时速率 111
第二节　反应机理和基元反应 112
一、简单反应与复合反应 112
二、基元反应和反应分子数 112
三、质量作用定律与速率方程式 113
第三节　具有简单级数的反应及其特点 114
一、一级反应 114
二、二级反应 115
三、零级反应 116
第四节　化学反应速率理论简介 116
一、碰撞理论与活化能 116
二、过渡态理论简介 118
第五节　温度与化学反应速率的关系 119
第六节　催化剂对化学反应速率的影响 120
一、催化剂及催化作用 120
二、生物催化剂——酶 121
阅读材料 121
本章小结 122
习　题 123

第九章　氧化还原反应与原电池 / 125

第一节　氧化还原反应 126
一、氧化值 126
二、氧化还原反应和氧化还原电对 127
三、氧化还原反应方程式的配平 127
第二节　原电池与电极电位 128
一、原电池 128
二、电极电位的产生 131
三、电极电位的测定 131
第三节　电极电位的能斯特方程及影响电极电位的因素 133
一、电极电位的能斯特方程 134
二、电极半反应中各物质浓度对电极电位的影响 135
第四节　电池电动势及其应用 136
一、电池电动势的能斯特方程 137
二、原电池的电池电动势与吉布斯自由能变的关系 137
三、电池电动势的应用 137
第五节　电位法测定溶液的 pH 140
一、常用参比电极 140
二、指示电极 141
三、测定方法 141
第六节　化学电源与生物化学传感器 142
一、新型电源及其发展趋势 142
二、电化学生物传感器 143
阅读材料 145
本章小结 146
习　题 147

第十章　原子结构和元素周期律 / 149

第一节　原子的结构 150
一、原子核外电子运动的特性 150

二、核外电子运动状态的描述　151
第二节　元素周期系　154
一、多电子原子轨道的能级　154
二、核外电子分布的三个原理　156
第三节　元素性质的周期性和原子结构的关系　157
一、原子核外电子分布式和外层电子分布式　157
二、多电子原子结构与周期系　160
阅读材料　163
本章小结　166
习　题　167

第十一章　配位化合物 / 168

第一节　配位化合物的基本概念　169
一、配位化合物的定义　169
二、配位化合物的组成　169
三、配位化合物的命名　170
第二节　配位化合物的价键理论　171
一、价键理论要点　171
二、价键理论应用实例　172
第三节　配位平衡　174
一、配离子的稳定常数　174
二、配位平衡的移动　176
第四节　螯合物　179
一、螯合物与螯合剂　179
二、影响螯合物稳定性的因素　180
阅读材料　180
本章小结　184
习　题　184

第十二章　有机化学概述 / 186

第一节　有机化学的研究对象和在医学中的重要性　186
一、有机化学的研究对象　186
二、有机化学在医学中的重要性　188
第二节　共价键　188
一、路易斯共价键理论　188
二、现代价键理论　189
三、杂化轨道理论　192
第三节　分子的极性和分子间作用力　195
一、分子的极性　195
二、分子间作用力　196
第四节　有机化合物分类和有机反应类型　197
一、有机化合物分类　197
二、有机反应类型　198
第五节　路易斯酸碱理论　199
阅读材料　199
本章小结　200
习　题　200

第十三章　烷烃和环烷烃 / 201

第一节　烷烃　202
一、烷烃的结构　202
二、碳原子的类型　203
三、烷烃的命名　203
四、烷烃的异构　206
五、物理性质　208
六、化学性质　210
第二节　环烷烃　213
一、环烷烃的分类和命名　213
二、结构与稳定性　214
三、性质　215
四、构象　215
阅读材料　218
本章小结　219
习　题　220

第十四章 烯烃和炔烃 / 221

第一节 烯烃	221	一、结构	232
一、结构	222	二、同分异构和命名	233
二、异构和命名	222	三、物理性质	233
三、物理性质	224	四、化学性质	234
四、化学性质	224	阅读材料	236
五、二烯烃	230	本章小结	236
第二节 炔烃	232	习 题	237

第十五章 立体化学 / 239

第一节 手性、手性分子和对映体	240	化合物	247
一、手性	240	一、外消旋体	247
二、手性分子和对映体	241	二、非对映体	247
三、分子的对称性和手性	242	三、内消旋化合物	248
第二节 物质的旋光性	243	四、外消旋体的拆分	249
一、偏振光和旋光性物质	243	第六节 不含手性碳原子的手性分子	249
二、旋光度和比旋光度	243	第七节 手性分子的来源及生理作用	250
第三节 费歇尔投影式	244	一、手性分子的来源	250
第四节 构型标记法	245	二、手性分子的生理活性	250
一、D/L 构型标记法	245	阅读材料	251
二、R/S 构型标记法	246	本章小结	252
第五节 外消旋体、非对映体和内消旋		习 题	252

第十六章 芳香烃 / 254

第一节 苯及其同系物	255	二、蒽和菲	265
一、苯的结构	255	三、致癌稠环芳香烃	266
二、命名	256	第三节 芳香性	266
三、物理性质	257	一、休克尔规则	266
四、化学性质	257	二、非苯型芳香烃	267
五、苯环上亲电取代反应的定位效应	260	阅读材料	267
第二节 稠环芳香烃	263	本章小结	268
一、萘	263	习 题	269

第十七章 醇、酚、醚 / 271

| 第一节 醇 | 272 | 一、结构、分类和命名 | 272 |

二、物理性质	273	四、化学性质	278
三、化学性质	274	第四节 醚	280
第二节 硫醇	276	一、分类和命名	280
一、结构与命名	276	二、结构	281
二、物理性质	276	三、物理性质	281
三、化学性质	276	四、化学性质	282
第三节 酚	277	第五节 与医学有关的代表物	282
一、分类和命名	277	阅读材料	283
二、结构	278	本章小结	284
三、物理性质	278	习题	284

第十八章 醛和酮 / 286

第一节 分类和命名	287	阅读材料	296
第二节 结构和物理性质	288	本章小结	296
第三节 化学性质	289	习题	297
第四节 与医学有关的代表物	294		

第十九章 羧酸和取代羧酸 / 299

第一节 羧酸	300	一、羟基酸	308
一、分类、命名和结构	300	二、酮酸	311
二、物理性质	301	阅读材料	312
三、化学性质	302	本章小结	313
四、重要的羧酸	307	习题	313
第二节 取代羧酸	308		

第二十章 羧酸衍生物 / 315

第一节 命名	315	二、酯缩合反应	321
一、酰卤	315	第四节 重要的羧酸衍生物	321
二、酸酐	316	一、碳酸衍生物	321
三、酯	316	二、碳酸的酰胺	322
四、酰胺	317	三、丙二酰脲	323
第二节 物理性质	317	阅读材料	323
第三节 化学性质	318	本章小结	325
一、亲核取代反应	319	习题	325

第二十一章 胺和生物碱 / 327

第一节 胺	328	一、分类和命名	328

二、结构	329	第三节　生物碱	339
三、物理性质	330	一、生物碱概述	339
四、化学性质	331	二、生物碱的一般性质和提取方法	339
五、代表化合物	335	三、常见生物碱	339
第二节　重氮盐和偶氮化合物	336	阅读材料	340
一、芳香族重氮盐的结构及制备	336	本章小结	341
二、芳香重氮盐的性质	337	习　题	341

第二十二章　糖类 / 343

第一节　单糖	344	一、双糖	351
一、结构和命名	344	二、多糖	352
二、葡萄糖的变旋现象与环状结构	345	阅读材料	354
三、化学性质	347	本章小结	355
四、重要的单糖及其衍生物	350	习　题	355
第二节　双糖和多糖	350		

第二十三章　氨基酸和蛋白质 / 356

第一节　氨基酸	357	二、结构	361
一、分类	357	三、性质	362
二、结构与构型	357	阅读材料	363
三、化学性质	359	本章小结	364
第二节　蛋白质	360	习　题	364
一、元素组成、分类	361		

附录 / 365

附录一　平衡常数表	365	附录四　官能团优先顺序	371
附录二　一些物质的基本热力学数据	368	附录五　有机化合物的官能团的鉴定	372
附录三　常见电极的标准电极电势（298.15K）	370		

参考答案 / 374

参考文献 / 388

第一章 绪论

第一节 化学的地位与作用

一、化学在人类社会发展中的重要作用

自人类诞生起，人类便与化学结下了不解之缘。钻木取火，用火烧煮食物，烧制陶器，冶炼青铜器和铁器等，都是化学技术的应用。这些应用极大地促进了当时社会生产力的发展，成为人类进步的标志。21 世纪，人类社会面临着一系列的重大难题，如人口增加、粮食匮乏、环境污染、能源不足、疾病困扰等，这些问题的解决都离不开化学知识的运用。

（一）化学仍是解决食物短缺问题的主要学科之一

作为人口大国，我国发展的重要任务是既要增加食物产量保证人民的生存需要，又要保护耕地、草原，改善农牧业生态环境，以保持农牧业可持续发展。这些需要依靠化学在研究开发高效安全肥料、饲料、饲料添加剂、农药、可降解的农用材料等方面发挥作用。

（二）化学在能源和资源的合理开发和安全利用中起关键作用

资源勘探，油田、煤矿、铁矿的矿物分析，以及原子能材料、半导体材料、超纯物质中微量杂质的分析等都与化学密切相关，化学为资源的合理开发和利用提供保障。进入 21 世纪，各国对能源的争夺日趋激烈，因此，开发高效、洁净、经济、安全的新能源是各国化学工作者面临的重大课题。

（三）化学继续推动材料科学的发展

材料是人类赖以生存和发展的物质基础，化学是新材料的源泉，而新材料的研究将是未来研究的重点。例如，具有特殊生理功能的新型陶瓷材料生物人工骨为临床外科手术带来了技术性的革命。生物人工骨与人体骨骼具有良好的生物相容性，不产生过敏和排异反应，能与周围骨组织形成骨性结合，一般半年以后就与自体骨形成化学键结合。

（四）化学是提高人类生存质量和生存安全的有效保证

化学与人类生活息息相关，它为人类提供衣、食、住、行所必需的物质。在满足人类生存需要之后，还需不断提高生存质量和生存安全。生存质量的高低和安全程度取决于人与自然环境相互作用中外来物质和能量是否满足人体需要以及能否维持最佳状态。在可持续发展

思想的指导下，人类正在创造一种崭新的化学，力求从原料、生产过程、中间产品、最终产品等各个环节减少甚至避免对人类赖以生存的环境造成污染和危害。

另外，生命活动涉及各种生物化学反应，化学家和生物学家大力合作，已经从原子、分子水平上对生命过程做出化学说明，揭示了生命现象的奥秘。现在，为了进一步提高人类生存质量和生存安全，化学和相关学科仍有很长的路要走。

总之，化学与国民经济各个部门、尖端科学技术各个领域以及人民生活各个方面都有着密切联系。它是一门重要的基础科学，在整个自然科学中的地位，正如美国科学家 G. C. Pimentel 在《化学中的机会——今天和明天》一书中描述的："化学是一门中心科学，它与社会发展各方面的需要都有密切关系。"化学教育的普及是社会发展的需要，也是提高医学生文化素质和培养高级医学人才的需要。

二、化学与医学、药学的重要关系

人体的新陈代谢过程是一个复杂的生物化学过程，而化学是医学的基础，早在十五六世纪就出现了医学和化学的交汇之势。1800 年，英国化学家 H. Davy 发现了一氧化二氮的麻醉作用，后来发现乙醚具有更加有效的麻醉作用，这使无痛外科手术成为可能。此后又发明了许多效果更好、副作用少的麻醉剂，如局部麻醉剂普鲁卡因。1932 年，德国科学家 G. Domagk 找到一种偶氮磺胺染料，它使一位患细菌性败血症的孩子得以康复。再如，阿司匹林，其从合成到临床应用都离不开化学过程；又如青霉素，它是科学家在一次偶然的机会中发现的，随后以青霉素结构为骨架的各种抗生素的相继问世，为人们的健康做出了巨大的贡献。

化学在医学和药学中的作用好像是水对于人体一样。首先从药物的成分来看，绝大部分是化合物，特别是西药，大多是通过化学方法经人工合成的。再从医药与化学的关系来看，不管是从无机化学和有机化学的角度，还是从生物化学的角度而言，药物就是化学的产物。比如治疗癌症和艾滋病的药物，预防严重急性呼吸综合征（SARS）、禽流感及新型冠状病毒感染（COVID-19）等的药物都与现代化学息息相关。药物对人体的作用也离不开化学，服药、用药的过程中一定不能出错，一旦有误，可能会致人死亡。还有，一种药物与哪些药物不能混用，也是根据化学反应得出的，可能是两种药物中的某些成分能发生反应使药物失效，也有可能是反应后的产物会引起毒副作用，因此，医学院校都会开设化学课程，这是很有必要的。

中国化学家在中草药有效成分的研究方面取得了令世人瞩目的成就。如麻黄素类抗生素、雌性甾族激素、萝芙木碱和喜树碱等，都是化学家对中草药进行系统分离鉴定，筛选出有效成分，然后再进行化学分析、合成与修饰，药理研究，临床试验等一系列复杂的工作后才得到的新药。中国是中草药的故乡，中草药对于人类疾病的预防和诊治做出了不可磨灭的贡献。然而，中药材要想走向国际市场还有很长的路要走。现在严重制约中药材出口的一个重要问题就是重金属和砷盐超标，国外已将药物制剂中重金属、砷盐的含量列为必检项目。要想解决此问题，需要化学与药学工作者通力合作，排除这些金属离子的干扰。

我国古代医药学著作多半称为"本草"，而本草学的发展与化学更是分不开的，其中蕴藏着丰富的化学知识。在历代的本草著作中记载了大量的中草药，这些中草药的有效成分大部分就是无机盐，其中的人工炼制包含着不少无机化学知识和化学实验技术。比如，李时珍在《本草纲目》中记载了铅粉（碱式碳酸铅）的制法。其原理是利用醋酸蒸气和空气使单质铅转化为碱式醋酸铅，再与来自炭炉的二氧化碳反应生成白色的铅粉。同时他的医学著作详细地记载了许多复杂的化学反应和一些无机化合物的制取方法。

历史上一些有成就的医务工作者，也都具备相当丰富的化学知识。法国的巴斯德（L. Pasteur，1822—1895），这位 19 世纪微生物学的先驱就是学化学出身的。巴斯德被认为是微生物学史上最重要的杰出人物之一，他的贡献涉及几个学科，如首先提出病菌论以及发展疫苗接种来预防疾病等，在化学领域的重大贡献则是发现了对映异构现象。

现代化学在医学中的重要地位就更加不能忽视。首先，在化学的基础上发展出了多个边缘学科，如生物化学、生理学、分子生物学等。生物化学是关于生命现象的化学本质的科学，它主要研究生命物质的化学组成、性质、结构和功能等静态问题，还研究生物体内各种化学物质怎样相互转化、相互制约及在变化过程中能量转换等动态问题。生物化学的研究成果为临床医学工作提供了有力的证据，为进一步研究生命的本质创造了条件。生理学则是把生理问题与化学结合起来，用化学解释生理现象，如胃液是酸性的，酶在人体内的催化作用等。分子生物学的发展使人们对生命的认识深入到分子水平，对医学和其他相关的生物学科产生了很大的影响。例如，化学家们在二十世纪五十年代证明了基因由 DNA 组成，并阐明了 DNA 分子的双螺旋结构，人们通过改变 DNA 的分子结构可以得到不同的基因。这一成果推动了遗传学在分子水平上的研究，应用于医学后，对于人类遗传性疾病的研究具有指导性的意义。另外，医学上很多诊断依据是来源于化学方法的，比如尿液中是否含有葡萄糖，各种抗原、抗体的检测，以及测定蛋白质中的含氮量等最常见的化验。当然化学领域内的各种分析仪器用途就更广泛了，比如核磁共振及各种色谱分离技术。最后，治疗疾病也离不开化学，比如化疗和透析等。

综上所述，化学在医学和药学方面具有举足轻重的地位。美国化学家 R. Breslow 指出："考虑到化学在了解生命中的重要性和药物化学对健康的重要性，在医务人员的正规教育中包括不少化学课程就不足为奇了。今天的医生需要为化学在人类健康中起着更大作用作好准备。"所以在高等医学院中，不论是我国还是国外，都将化学作为重要的基础课之一。医学类学生应当充分认识到化学的重要性，把化学作为一种基本功。

第二节　医用化学的内容、任务与学习方法

医用化学是刚进入医学类院校的大一学生首先接触到的一门极为重要的基础课。它综合了现代无机化学、分析化学、物理化学和有机化学四大化学的基础知识、基本理论和基本技能，是在分子、原子或离子水平上研究物质的组成、结构、性质、变化规律及其应用的自然科学。该课程适应 21 世纪化学和医学渗透融合的趋势，以培养有创新能力的高素质医学人才为目的，将医学生带入丰富多彩的化学世界，为他们破解医学之谜打下坚实的化学基础。

一、医用化学的内容与任务

医用化学课程的内容是根据医学类专业学生后续专业课程的特点选定的，它主要由医学类专业学生必须掌握的无机化学、分析化学、物理化学、有机化学中的基本内容组成。每一部分知识点中的章节相对集中、自成系统，相关理论与医学知识点联系紧密。这样在教学的过程中既能让学生学习到化学原理，又培养了学生对所学知识的理解和应用。

医用化学课程的任务是为刚刚迈入大学校门的学生提供与其未来职业相关的现代化学基本概念、基本原理及其应用的知识，为进一步学习专业知识打下较广泛的化学基础。同时，通过实验课的训练，使学生掌握有关操作技能，培养学生的思维能力和创新能力，为学习后续医学课程及研究生课程，打下扎实的化学基础。

医用化学将结合教学内容介绍著名的化学家，他们具有缜密的逻辑思维、求实创新的精神和在化学实验中解决难题百折不挠的意志，是我们学习的最好榜样。医用化学的学习能教会我们用热力学的观点来分析事物的可能性，用动力学的观点来分析事物的可行性，用物质的内部结构来分析其外在的性质，用有机反应的复杂性分析生活的多变性，这种综合能力的

培养会使学生终身受益。

二、医用化学的学习方法

要学好医用化学，首先是尽快适应大学的教学规律。与中学课程相比，大学化学内容多，进度快。其次要做好预习，争取主动。同时及时复习和总结。针对医用化学的特点，学习时要注意以下问题。

（一）以我为主，掌握学习的主动权

学生是学习的主体。中学化学教学中，教师讲得很多，一个概念反复讲反复练习，每章结束时老师归纳重点，讲要点，然后通过习题反复巩固要掌握的知识点。然而，进入本科学习阶段，大学生的学习不应该只依赖教师，应自己归纳重点、难点，培养自学能力，提高发现问题、分析问题和解决问题的能力。

（二）善于思考，强化记忆

医用化学课程的一个特点是理论性强，有的概念抽象难懂。学习中要反复思考，才能加深理解。要善于运用归纳的方法，把同一原理、概念的方方面面列在一起，从各个侧面加深理解；也要善于运用对比的方法弄懂形似概念的本质差别。医用化学学习仍然需要记忆，此外更要在理解的基础上，熟悉一些基本概念、基本原理和重要公式，做到熟练掌握、灵活运用。

（三）多做习题，及时巩固

在理解例题、及时复习的前提下，做题有利于深入理解、熟练掌握课程内容。这样对于分析问题、解决问题能力的提高极其有益。课后要及时复习，适当阅读课外参考书，补充相关内容，加深对课程内容的理解，培养自学能力。

（四）认真预习，做好实验

实验课是医用化学课程的重要组成部分，是理解和掌握课程内容、培养科学思维方法和动手能力的重要环节。将理论课的内容尽可能与实验的具体操作和现象联系起来，在仔细观察实验现象，搜集事实，获得感性知识的基础上，将不同层次的理性知识应用到实践中，并在实践的基础上进一步丰富理性知识。

第二章
溶 液

 本章要求

▶ 1. 认知目标

区分并运用溶液组成常见的 4 种量度方法及相互间的转换；复述渗透的定义，判断渗透方向，分析渗透发生的原因；复述溶液渗透压的定义和运用范托夫定律 $\pi = c_B RT$ 来演算实际问题；复述等渗、低渗、高渗溶液的判断标准。

▶ 2. 技能目标

参考细胞在不同渗透浓度溶液中的形态，根据临床实际从理论上为病人选择合适的等渗、低渗、高渗溶液。

▶ 3. 情感目标

通过等渗、低渗、高渗溶液在医学上的应用案例，培养学生严谨的科学态度（量变引起质变）和精益求精的探索精神。

两种或两种以上的物质混合形成均匀、稳定的分散体系叫做溶液。渗透（osmosis）是指溶剂分子透过半透膜自动扩散的过程。渗透压（osmotic pressure）是指为阻止被半透膜隔开的溶液与纯溶剂之间的渗透现象而施加于溶液侧的额外压力。渗透压对维持人体生理功能有重要的意义，许多疾病的发生和发展都与渗透压的改变有关。因此，掌握渗透基本性质及渗透压的作用规律，对后续课程的学习很有帮助。

───── 脑卒中与血浆渗透压 ─────

脑血管病是当今人类三大死亡原因之一，我国每年新发生脑卒中病例为 200 万～250 万，死亡人数为 150 万～200 万。在该病的存活者中，约有 3/4 的人不同程度地丧失劳动力，给其家庭带来巨大的负担。

血浆渗透压增高是脑卒中后的常见并发症，而并发高渗性昏迷是危及患者生命的神经内科急重症，在治疗原发病的过程中极易被漏诊而延误治疗，使脑卒中后的治愈率降低，病死率增加。

脑卒中时应激反应导致脑下部促肾上腺皮质激素释放激素（CRH）分泌增加，肾调节能力下降，导致对钠离子、氯离子、氢离子的排泄及重吸收障碍，尤其脑梗死时缺血区脑组织葡萄糖高代谢状态导致血糖升高引起高渗。高血糖引起 CO_2 结合力增强，高碳酸血症致颅内压增高，引起高渗性昏迷。同时，发生脑卒中时，脑细胞受损，垂体受累，调节水盐代谢的中枢受影响，加上大量失水，受损区的脑组织及脑功能在不平衡的内环境及不合理的血循环状态下，受到损害和影响，从而发生意识改变，如昏迷、嗜睡、吐词不清、呃逆、呕吐、感觉障碍、偏瘫或四肢瘫痪、脱水、癫痫等一系列症状。

临床上脑卒中后血浆渗透压增高的治疗，尤其是高渗性昏迷患者，可使用甘露醇（高渗溶液）减轻脑水肿，同时应尽量减少生理盐水的用量，以免钠离子、氯离子浓度继续升高。长期生活不规律、饮食不当，人体就会处于亚健康状态，患病的风险会加大。对于勤奋学习的学生群体，我们需要倡导早吃好，午吃饱，晚吃少，保证食物的多样性与膳食均衡，合理搭配选择食物，锻炼身体，保持青春活力。

第一节 溶液组成量度的表示方法

溶液的组成有多种表示方法，不同的方法有不同的适用范围，下面简单介绍几种常用的表示方法。

一、物质的量

物质的量用符号 n_B 表示，为物质数量的基本物理量，物质的量的 SI 单位为摩尔（mol）。系统中 1mol 基本单元（elementary entity）数与 0.012kg 碳 12 的原子数目相等。

$$n_B = \frac{m_B}{M_B} \tag{2-1}$$

物质的量是整体的名词，不可分开使用。在使用物质的量时，必须指明物质 B 的基本单元。基本单元可以是原子、分子、离子以及其他粒子或这些粒子的特定组合。

例 2-1 计算 20g NaOH 的物质的量。

解：
$$n_{NaOH} = \frac{m_{NaOH}}{M_{NaOH}} = \frac{20}{40} = 0.5(mol)$$

当具体指明了物质 B 的基本单元后，为书写方便常在量的名称后用括号（B）或下角注明。

二、物质的量浓度

物质的量浓度（molarity）用符号 c_B 表示，定义为溶质 B 的物质的量除以溶液的体积，即

$$c_B = \frac{n_B}{V} \tag{2-2}$$

物质的量浓度的 SI 单位为摩尔每立方米（$mol \cdot m^{-3}$），但立方米这个单位对医学来说太大，故医学中常用的单位是摩尔每升（$mol \cdot L^{-1}$）、毫摩尔每升（$mmol \cdot L^{-1}$）和微摩尔每升（$\mu mol \cdot L^{-1}$）。这几个单位间有以下换算关系：

$$1 mol \cdot m^{-3} = 1 \times 10^{-3} mol \cdot L^{-1} = 1 mmol \cdot L^{-1} = 1 \times 10^3 \mu mol \cdot L^{-1}$$

物质的量浓度简称为浓度，常用 c_B 表示物质 B 的总浓度，[B] 表示物质 B 的平衡浓度。在使用物质的量浓度时，必须指明物质 B 的基本单元。基本单元可以是原子、分子、离子以及其他粒子或这些粒子的特定组合，可以是实际存在的，也可以是根据需要指定的。如：

$c_{HCl} = 0.2\,\text{mol}\cdot\text{L}^{-1}$,表示每升溶液含 HCl 0.2mol;

$c_{\frac{1}{3}Fe_3O_4} = 0.1\,\text{mol}\cdot\text{L}^{-1}$,表示每升溶液含 $\frac{1}{3}Fe_3O_4$ 0.1mol;

$c_{2NaHCO_3} = 0.2\,\text{mol}\cdot\text{L}^{-1}$,表示每升溶液含 $2NaHCO_3$ 0.2mol。

由于浓度二字只是物质的量浓度的简称,因此在用其他方法表示浓度时,应在浓度前使用特定的定语,如质量浓度、质量摩尔浓度等。

三、质量浓度

质量浓度(mass concentration)用符号 ρ_B 表示,定义为溶质 B 的质量 m_B 除以溶液的体积 V,即

$$\rho_B = \frac{m_B}{V} \tag{2-3}$$

质量浓度的 SI 单位为千克每立方米($\text{kg}\cdot\text{m}^{-3}$),千克、立方米这两个单位对医学来说也太大,医学常用的单位是克每升($\text{g}\cdot\text{L}^{-1}$)、毫克每升($\text{mg}\cdot\text{L}^{-1}$)和微克每升($\mu\text{g}\cdot\text{L}^{-1}$)。这几个单位间有以下换算关系:

$$1\,\text{kg}\cdot\text{m}^{-3} = 1\,\text{g}\cdot\text{L}^{-1} = 1\times10^3\,\text{mg}\cdot\text{L}^{-1} = 1\times10^6\,\mu\text{g}\cdot\text{L}^{-1}$$

世界卫生组织提议,凡是摩尔质量已知的物质,在人体内的含量统一用物质的量浓度表示。人体血液葡萄糖含量的正常值,按法定计量单位则应表示为 $c_{C_6H_{12}O_6} = 3.9\sim5.6\,\text{mmol}\cdot\text{L}^{-1}$。对于摩尔质量未知的物质,在人体内的含量则可以用质量浓度表示。

四、摩尔分数和质量摩尔浓度

(一)摩尔分数

摩尔分数(molar fraction)又称物质的量分数,用符号 x_B 表示,定义为物质 B 的物质的量 n_B 除以混合物总的物质的量,即

$$x_B = \frac{n_B}{\sum n_i} \tag{2-4}$$

若溶液由溶质 B 和溶剂 A 组成,则二者的摩尔分数分别为

$$x_B = \frac{n_B}{n_A + n_B},\quad x_A = \frac{n_A}{n_A + n_B} \tag{2-5}$$

式中,n_A、n_B 分别为 A、B 两物质的物质的量。显然 $x_A + x_B = 1$。

(二)质量摩尔浓度

物质 B 的**质量摩尔浓度**(molal concentration)用 b_B 表示,定义为溶质 B 的物质的量 n_B 除以溶剂 A 的质量 m_A,即

$$b_B = \frac{n_B}{m_A} \tag{2-6}$$

质量摩尔浓度的 SI 单位是 $\text{mol}\cdot\text{kg}^{-1}$,使用时应注明基本单元。例如:

$b_{H_2SO_4} = 1.00\,\text{mol}\cdot\text{kg}^{-1}$,表示每千克溶剂中含 H_2SO_4 1.00mol;

$b_{\frac{1}{2}H_2SO_4} = 2.00\,\text{mol}\cdot\text{kg}^{-1}$,表示每千克溶剂中含 $\frac{1}{2}H_2SO_4$ 2.00mol。

五、其他浓度表示法

（一）质量分数

物质 B 的**质量分数**（mass fraction）用符号 ω_B 表示，定义为物质 B 的质量 m_B 除以混合物的总质量，即

$$\omega_B = \frac{m_B}{\sum_i m_i} \tag{2-7}$$

对于溶液而言，溶质 B 和溶剂 A 的质量分数分别为

$$\omega_B = \frac{m_B}{m_A + m_B} \qquad \omega_A = \frac{m_A}{m_A + m_B} \tag{2-8}$$

式中，m_A、m_B 分别为 A、B 的质量。显然，$\omega_A + \omega_B = 1$。

（二）体积分数

物质 B 的**体积分数**（volume fraction）用符号 φ_B 表示，定义为物质 B 的体积 V_B 除以混合物的总体积 $V_总$，即

$$\varphi_B = \frac{V_B}{V_总} \tag{2-9}$$

例 2-2 已知浓盐酸的密度为 $1.19 \text{g} \cdot \text{mL}^{-1}$，其中 HCl 含量为 37%（质量分数），求每升浓盐酸中所含 HCl 的物质的量、HCl 溶液的浓度和 HCl 溶质的质量。

解：为求解方便，以 1L 浓 HCl 为标准进行计算

$$m_{HCl} = \rho V_{HCl} = \rho V_总 \omega_{HCl}$$

$$n_{HCl} = \frac{m_{HCl}}{M_{HCl}} = \frac{1.19 \times 1000 \times 37\%}{36.46} = 12.08 (\text{mol})$$

$$c_{HCl} = \frac{n_{HCl}}{V_{HCl}} = \frac{12.08}{1.0} = 12.08 (\text{mol} \cdot \text{L}^{-1})$$

$$m_{HCl} = c_{HCl} V_{HCl} M_{HCl} = 12.08 \times 1.00 \times 36.46 = 440.44 (\text{g})$$

例 2-3 在 25℃时，质量分数为 0.0947 的稀硫酸溶液的密度为 $1.06 \times 10^3 \text{kg} \cdot \text{m}^{-3}$，在该温度下纯水的密度为 $997 \text{kg} \cdot \text{m}^{-3}$。计算硫酸的摩尔分数、物质的量浓度和质量摩尔浓度。

解：在 1L 该硫酸溶液中

$$n_{H_2SO_4} = 1.06 \times 10^3 \times 1 \times 0.0947 \div 98.0 = 1.02 (\text{mol})$$

$$n_{H_2O} = 1.06 \times 10^3 \times (1 - 0.0947) \div 18.0 = 53.3 (\text{mol})$$

根据摩尔分数的定义 $x_B = \dfrac{n_B}{\sum_i n_i}$

得 $x_{H_2SO_4} = \dfrac{n_{H_2SO_4}}{n_{H_2O} + n_{H_2SO_4}} = \dfrac{1.02}{1.02 + 53.3} = 0.0188$

根据物质的量浓度的定义 $c_B = \dfrac{n_B}{V}$

得 $c_{H_2SO_4} = \dfrac{n_{H_2SO_4}}{V} = \dfrac{1.02}{1.00} = 1.02 (\text{mol} \cdot \text{L}^{-1})$

根据质量摩尔浓度的定义 $b_B = \dfrac{n_B}{m_A}$

得 $b_{H_2SO_4} = \dfrac{n_{H_2SO_4}}{m_{H_2O}} = \dfrac{1.02}{1.06 \times 10^3 \times (1-0.0947) \times 10^{-3}}$

$= 1.06 (\text{mol} \cdot \text{kg}^{-1})$

第二节 溶液的渗透压

一、渗透现象和渗透压力

（一）渗透现象

我们设想一个容器，在容器的右侧盛放较浓的蔗糖溶液，左侧盛放纯水，两边液面相平，中间用一层半透膜隔开，见图 2-1(a)。半透膜是一种只允许某些物质通过而不允许另一些物质通过的多孔性薄膜，有天然存在的，如细胞膜、鸡蛋膜、毛细血管壁、肠衣、膀胱膜等；也有人工合成的，如羊皮纸、火棉胶、玻璃纸等。

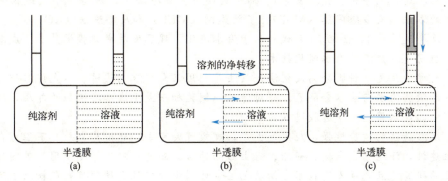

图 2-1 渗透现象的产生

由于两边的浓度不等，体系有一种自发地通过热运动混合成两边浓度相等的趋势。而想使浓度均等，必须让蔗糖分子向左运动，水分子向右运动，见图 2-1(b)。但是由于半透膜只允许水分子自由通过而蔗糖分子不能通过，这样一来，一段时间以后我们会发现右端的液面上升了！这种由溶剂分子透过半透膜自动扩散的过程叫做渗透（osmosis）。

那么液面会不会无限上升呢？答案是否定的。开始时，混合平均趋势的驱动，使得左边的水分子向右运动的速度比右边的水分子向左运动的速度要快些，这样右边的液面就会逐渐上升。而液面上升时将导致两侧的压力不等，右侧的压力增大，右侧的溶剂向左侧迁移的速度增加，当压力增大到一定时，左右两边的水分子运动速度相等，达到动态平衡，液面就不会再上升了。

由此可见，渗透现象的产生必须具备两个条件：一是有半透膜存在；二是存在浓度差。渗透不仅在溶液和纯溶剂间进行，在浓度不同的两溶液间也可发生。渗透总是由纯溶剂向溶液，或稀溶液向浓溶液的方向进行。

（二）渗透和扩散的比较

当溶液的浓度不均，如向浓溶液的上层加清水或加固体于稀溶液中时，扩散现象就会自发发生，一段时间后，我们发现溶液重新恢复成均一体系。这种运动的推动力是熵增加原理，即自发运动是向着混乱度增加的方向进行的。换句话说，自发运动有着趋向平均的趋势。渗透是一种特殊的扩散，它和扩散一样也由浓度不均引起，只是由于半透膜这样一种特殊物质的存在阻止了分子之间的自由移动,所以为了达到或尽可能趋向平均,只能是稀溶液或纯溶剂中的水向浓溶液渗透,因此渗透的方向与扩散相反,但是我们应该看到它们的实质是一样的。

(三)渗透压和反渗透

为了阻止渗透的进行,必须在溶液液面上施加一超额的压力,这种恰能阻止渗透现象发生而施加于液面上的额外压力称为该溶液的渗透压(osmotic pressure),见图 2-1(c)。渗透压用符号 $\varPi$ 表示,单位是 Pa 或 kPa。溶液的渗透压只有在溶液和纯溶剂被半透膜隔开的时候才能显示出来,凡是溶液均能产生渗透压。如果是浓度不同的两溶液被半透膜隔开,则此时在浓溶液上方施加的额外压力是两种溶液的渗透压之差。

如果在溶液液面上方施加的外压大于溶液的渗透压,则会发生反渗透(reverse osmosis),即溶剂分子透过半透膜进入纯溶剂一侧。这种反渗透的技术是 20 世纪 60 年代发展起来的,主要用于海水的淡化、工业废水的处理、重金属盐的回收和溶液的浓缩。

───── 反渗透法 ─────

海水淡化技术种类很多,有蒸馏法(多级闪蒸、多效蒸馏、压汽蒸馏等)、膜法(反渗透、电渗析、膜蒸发等)、离子交换法、冷冻法等,但适用于大规模淡化海水的方法只有多级闪蒸(MSF)、多效蒸馏(MED)和反渗透法(RO)。

反渗透法于 20 世纪 70 年代起用于海水淡化,现已发展成为投资最少、成本最低、应用范围广泛的海水淡化技术。

反渗透法是一种膜分离淡化法,该法是利用只允许溶剂透过、不允许溶质透过的半透膜将海水与淡水分隔开,若对海水一侧施加一大于海水渗透压的外压,那么海水中的纯水将通过半透膜进入淡水中。

反渗透法的适应性强,应用范围广,规模可大可小,建设周期短,不但可在陆地上建设,还适于在车辆、舰船、海上石油钻台、岛屿、野外等处使用。美国海水淡化的研究重点是反渗透技术,西欧尤里卡计划中的首批尖端项目就包括海水淡化渗透膜,日本的"20 世纪 90 年代产业基础研究开发制度"中列入了高效分离膜,由此可见反渗透膜法水处理技术在当代高科技中的重要地位。1989 年前,采用反渗透技术进行海水淡化的淡化水产量占世界海水淡化市场的 6%,到 1997 年底已升至 14%,近 10 年的市场占有率更是呈直线上升趋势。反渗透法在 21 世纪将与蒸馏法一起成为海水淡化的主导技术。

二、渗透压的计算

1886 年,荷兰化学家范托夫(van't Hoff)根据实验结果提出:难挥发非电解质稀溶液的渗透压力与浓度和温度的关系与理想气体状态方程相似。

$$\varPi V = n_B RT \quad \text{或} \quad \varPi = c_B RT \tag{2-10}$$

式中,$\varPi$ 为溶液的渗透压,kPa;V 为溶液的体积,L;n_B 为溶质 B 的物质的量,mol;c_B 为 B 的物质的量浓度,mol·L^{-1};R 为摩尔气体常数,SI 单位及数值为 8.314J·mol^{-1}·K^{-1};T 为热力学温度,K。

上式称为 van't Hoff 定律。它表明在一定的温度下,稀溶液的渗透压的大小仅与单位体积溶液中溶质微粒数的多少有关,而与溶质的本性无关。因此,渗透压是稀溶液的一种依数性。

对于稀溶液来说,其物质的量浓度与质量摩尔浓度近似相等,即 $c_B \approx b_B$,因此上式可改写为

$$\Pi \approx b_B RT \tag{2-11}$$

上式还可变形为 $\Pi V = n_B RT = \dfrac{m_B}{M_B} RT$ (2-12)

$$M_B = \dfrac{m_B RT}{\Pi V} \tag{2-13}$$

式中，m_B 为溶质 B 的质量，g；M_B 为溶质的摩尔质量，$g \cdot mol^{-1}$。
可用该式测定高分子物质的摩尔质量。

例 2-4 将 0.5g 鸡蛋白配成 1.0L 水溶液，在 25℃时测得该溶液的渗透压为 0.306kPa，计算鸡蛋白的摩尔质量。

解：
$$\rho_B = \dfrac{m_B}{V} = \dfrac{0.5}{1.0} = 0.5 (g \cdot L^{-1})$$

因 $\Pi = c_B RT$

$$c_B = \dfrac{\Pi}{RT} = \dfrac{0.306}{8.314 \times 298} = 1.24 \times 10^{-4} (mol \cdot L^{-1})$$

又因 $c_B = \dfrac{\rho_B}{M_B}$

$$M_B = \dfrac{\rho_B}{c_B} = \dfrac{0.5}{1.24 \times 10^{-4}} = 4.03 \times 10^3 (g \cdot mol^{-1})$$

所以鸡蛋白的摩尔质量是 $4.03 \times 10^3 g \cdot mol^{-1}$。

第三节 渗透压在医学上的意义

一、渗透浓度

我们把溶液中能产生渗透效应的溶质粒子（分子、离子）统称为渗透活性物质（osmotic active substance），用渗透活性物质总的物质的量除以溶液的体积就得到溶液的渗透浓度（osmotic concentration），用符号 c_{os} 表示，单位为 $mol \cdot L^{-1}$ 或 $mmol \cdot L^{-1}$。

$$c_{os} = \dfrac{\sum n_i}{V} \tag{2-14}$$

由于渗透压力具有依数性，即渗透压的大小只与一定体积内溶质的微粒数有关，而与溶质的本性无关，故医学上常用渗透浓度来衡量渗透压力的大小。

二、等渗、低渗和高渗溶液

化学意义上的等渗溶液是指渗透浓度相等的两个或若干个溶液，比如 $0.3 mol \cdot L^{-1}$ 的 HCl 和 $0.2 mol \cdot L^{-1}$ 的 H_2SO_4 是等渗溶液。低渗溶液和高渗溶液则存在于两个溶液相比较的时候，如 $0.5 mol \cdot L^{-1}$ 的 Na_2HPO_4 是 $0.5 mol \cdot L^{-1}$ NaOH 的高渗溶液，$0.5 mol \cdot L^{-1}$ 的 NaOH 是 $0.5 mol \cdot L^{-1}$ Na_2HPO_4 的低渗溶液。在说等渗、低渗和高渗溶液的时候，需指明针对哪种溶液。

医学上这三种溶液的划分是以血浆的渗透浓度为衡量标准的。正常人血浆的总渗透浓度约为 303.7mmol·L^{-1}，临床上规定，渗透浓度在 280～320mmol·L^{-1} 范围内的溶液称为等渗溶液，渗透浓度小于 280mmol·L^{-1} 的称为低渗溶液，渗透浓度大于 320mmol·L^{-1} 的溶液称为高渗溶液。但在实际应用中，略低于（或略高于）此范围的溶液也可以看作等渗溶液，如渗透浓度为 278mmol·L^{-1} 的葡萄糖溶液也看作等渗溶液。医学上可直接称某溶液是等渗、低渗或高渗的。

掌握等渗、低渗和高渗的概念在临床上很重要。通常在给病人大量补液的时候，要使用等渗溶液，否则会造成严重的后果。这是因为红细胞的细胞膜是一层半透膜，若将细胞置于等渗溶液中，细胞内外溶液的浓度基本相等，水分子进出细胞的速度和数量基本相同，细胞的形态基本不变。但是若将该细胞置于低渗溶液中，水分子会由外向内进行渗透，进入细胞内部，细胞会逐渐膨胀最后破裂，医学上称为"溶血"。反之若是将红细胞置于高渗溶液中，外部溶液浓度高，水分子会由内向外进行渗透，细胞失水，逐渐皱缩。皱缩的红细胞互相聚结成团，堵塞在血管中，就会形成"血栓"。红细胞在不同渗透浓度溶液中的形态如图 2-2 所示。

在大量补液的时候，为了防止溶血和血栓的形成，必须使用等渗溶液，如 9.0g·L^{-1} 的 NaCl 或 50.0g·L^{-1} 的葡萄糖溶液。低渗溶液和高渗溶液在医学上是否就没有应用价值呢？也不尽然。在治疗脑水肿的时候，就可使用少量的高渗甘露醇溶液，但要注意剂量不宜过大，注射速度不能太快，否则会造成局部高渗，形成血栓。

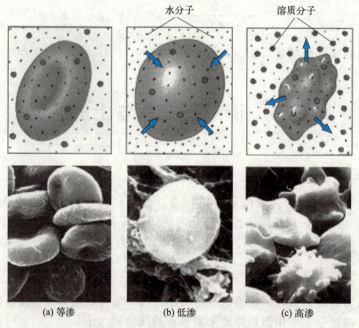

(a) 等渗　　　　　　(b) 低渗　　　　　　(c) 高渗

图 2-2　红细胞在不同渗透浓度溶液中的形态

三、晶体渗透压和胶体渗透压

由表 2-1 可以清楚地看出，人体血浆的渗透压大体上是由两类物质形成的：一类是小分子量的晶体物质，如无机盐离子、葡萄糖、尿素等；另一类是高分子胶体物质，如蛋白质等。血浆的渗透压是这两类物质产生的渗透压的总和，其中晶体物质形成的渗透压叫晶体渗透压，胶体物质产生的渗透压叫胶体渗透压。37℃时血浆的总渗透压约为 770kPa，99.5% 来自晶体渗透压。

表 2-1　正常人血浆、细胞内液和组织间液中渗透活性物质的平均渗透浓度　　　单位：mmol·L^{-1}

溶质	血浆	细胞间液	组织内液
Na$^+$	144	137	10
K$^+$	5	4.7	141
Ca^{2+}	2.5	2.4	
Mg^{2+}	1.5	1.4	31
Cl$^-$	107	112.7	4
HCO$_3^-$	27	28.3	10
HPO$_4^{2-}$、H$_2$PO$_4^-$	2	2	11
SO$_4^{2-}$	0.5	0.5	1
磷酸肌酸			45
肌肽			14
肌酸	0.2	0.2	9
氨基酸	2	2	8
乳酸盐	1.2	1.2	1.5
腺苷三磷酸			5
一磷酸己糖			3.7
葡萄糖	5.6	5.6	
蛋白质	1.2	0.2	4
尿素	4	4	4
总和	303.7	302.2	302.2

为什么二者产生的渗透压相差这么多呢？这是由于一定温度下，渗透压只与单位体积内溶质的数目有关，相等质量的晶体物质尤其是电解质相比胶体物质而言，在溶液中产生的溶质粒子数目要多得多，因此产生的渗透压也就大得多。

晶体渗透压和胶体渗透压在维持人体内的水、电解质平衡中有不同的作用。对于细胞膜来说，它的通透性较差，只允许水分子自由通过，而晶体物质和胶体物质都不易通过。这时主要依赖晶体渗透压来维持细胞内外的水盐平衡。如果因某种原因造成人体缺水，则细胞外液中盐的浓度会升高，这样细胞内的水就会朝细胞外渗透，造成细胞内缺水。反之，若大量饮用水或输入过多的葡萄糖溶液，那么细胞外的盐浓度会低于细胞内的，水分子将由细胞外液向细胞内渗透，严重时可导致水中毒。对于腹泻脱水的患者，常会注射生理盐水，就是为了维持细胞内外的晶体渗透压相等，保持水盐平衡。

对于毛细血管壁来说，它的通透性较好，除了允许水分子自由通过外，还允许各种小离子自由通过，但不允许蛋白质等大分子通过。这样一来，只有胶体物质才对毛细血管壁内外的水盐平衡有影响。如果因为某种疾病造成血浆蛋白质减少，则血浆的胶体渗透压会降低，血浆中的水和小分子就会透过毛细血管壁进入组织间液，导致血容量（人体血液总量）降低而组织间液增多，严重时会引起水肿。因此，临床上对于大面积烧伤或失血过多的患者，除补给电解质溶液外，还需输入血浆或右旋糖酐等代血浆，以恢复血浆的胶体渗透压。

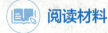 阅读材料

测定渗透压在临床上的意义

渗透压是量度各种体液，包括细胞内外体液中所含电解质和非电解质溶质总的颗粒浓度——渗透浓度变化的定量指标。在正常生理条件下，体液渗透压在神经、

内分泌的调节下,与体温、pH等因素一起构成人体维持组织细胞正常生命活动不可缺少的相对恒定的"内环境"。在病理状态下,恒定的体液渗透压将随着水、电解质代谢紊乱的发生而改变,体液渗透压的异常正是水、电解质代谢紊乱的标志之一。目前,渗透压测定已成为研究水、电解质代谢平衡与紊乱机制的一项重要手段。在临床上主要有以下应用。

一、评价肾功能

尿浓缩和稀释能力是肾脏的重要生理功能之一,对于调节体内水盐代谢平衡,保留体内所需物质和排泄代谢废物起着主要作用。在以往临床实验室检验技术中,评价肾脏的尿浓缩和稀释能力,多采用测定尿比重的方法。然而,新近的研究工作表明,肾脏的尿浓缩和稀释能力,是依靠体液的渗透压变化来加以调节的,而尿比重仅是反映溶质的质量和密度的指标,并且随着溶质分子量的不同而发生改变,故与渗透压无直接关系。测定尿液渗透压,是现代临床广泛使用与评定肾功能的最灵敏迅速和精确简便的实验技术。

临床上用来评价肾功能的渗透压指标有尿液渗透压(尿渗)、血清或血浆渗透压(血渗)、尿血渗比(即尿渗与血渗之比值)及自由水清除率等。正常人8小时禁水后的尿渗值,通常都大于$700 mOsm \cdot kg^{-1}$,如果小于该值,提示肾脏尿浓缩功能低下。肾病患者,尤其发生严重肾功能紊乱时,尿渗明显低于正常值。而尿毒症患者的尿渗则几乎与其血渗等同,称之为等渗尿。尿血渗比值是直接反映肾小管重吸收水能力的重要指标。肾小球的过滤率及肾小管重吸收水的能力愈强,则尿液被浓缩的程度愈高,尿血渗比值也就愈大。正常人尿血渗比通常大于2.5。当肾小球,尤其当肾小管受损伤时,尿血渗比相应变小,一旦肾衰竭发生,尿血渗比就会接近于1。

自由水清除率是直接反映肾小管在单位时间内重吸收水的定量指标。正常人的自由水清除率是个负值。当肾浓缩功能损伤时自由水清除率就会变小;而在肾功能衰竭即将发生时,自由水清除率便趋于零。临床上可将自由水清除率趋于零作为急性肾功能衰竭即将发生的灵敏指标。

二、鉴别高血渗症

正常人血渗值为$280 \sim 320 mOsm \cdot kg^{-1}$。当血渗值低于$280 mOsm \cdot kg^{-1}$,称为低血渗症;而当血渗值高于$320 mOsm \cdot kg^{-1}$时,称为高血渗症。高血渗症是急危重症患者最常表现的一种症状。高渗性脱水是导致高血渗症发生的常见病因,此外,严重的糖尿病、肾衰竭、烧伤、出血性休克、高渗输液以及高蛋白营养疗法等,也往往会引起高血渗症。

急危重症患者的血渗值持续升高,被看作是提示病情危急的信号,其死亡率随着血渗值的升高而增加,一旦血渗值超过$350 mOsm \cdot kg^{-1}$将很快出现死亡。

三、血渗差分析与危重病情预后

血渗差为血渗测定值减去血渗计算值之差值。正常人的血渗差变化范围一般在$10 mOsm \cdot kg^{-1}$之内,当危重病情发生时,尤其是发生严重水、电解质紊乱时,血渗差就会增大,一旦血渗差超过$40 mOsm \cdot kg^{-1}$,病人就会出现死亡。

四、监视人工透析和大输液

人工透析与大输液,是临床,尤其是临床急救最常用的治疗技术。其治疗目的在于调整患者体内水、电解质代谢平衡与体液渗透压平衡之失调。在临床上,通过对患者的体液,主要是血液渗透压的测定,选择和配制与其相匹配的透析液和输液溶液,以保证人工透析与大输液的安全实施和取得良好疗效。

无论是采用人工肾或腹膜透析,透析液渗透压的选择,是决定透析效果的一个重要因素。透析液渗透压一般选略高于患者血渗水平。但透析液渗透压选择过高，除会引发高渗性症外，还会使患者产生恶心、呕吐、血压升高、肌肉痉挛、意识障碍等透析不平衡综合征，严重时可引起病人昏迷，甚至死亡。因此，在透析过程中应连续观察患者血渗变化，适当调节透析液渗透压，尽量使透析渗差维持在 $20\text{mOsm} \cdot \text{kg}^{-1}$ 以内，避免因透析过程出现血渗大幅度变化而导致透析不平衡综合征的发生。

同样，大输液过程也离不开渗透压指标的监护。在对危急重症患者制定旨在纠正其体内体液平衡的输液方案时，若只考虑调节水、电解质紊乱和酸碱平衡紊乱，不考虑到已发生的或将会伴随输液治疗过程而并发的体液渗透压紊乱，将会造成严重后果，医源性高渗性症就是典型的例证。临床上就发生过因大输液而引发高渗性症，最后导致死亡的病例。一例为施用 20% 甘露醇进行利尿脱水治疗，当病人出现少尿时，大量高渗甘露醇溶液潴留体内，最后使其血渗值超过 $350\text{mOsm} \cdot \text{kg}^{-1}$，而导致死亡。另一例为酸碱平衡紊乱患者，在施用大量 5% 碳酸氢钠纠正酸中毒时，酸碱平衡得以纠正，而病人却出现死亡。其原因在于 5% 碳酸氢钠是高渗溶液，在施用过量时，致使患者血渗值超过 $350\text{mOsm} \cdot \text{kg}^{-1}$ 的危险线。

五、其他应用

鉴定内分泌失调、判断药物过量与中毒、指导婴儿乳液的科学配制等等。

本章小结

溶液的组成有常见的 4 种量度方法：物质的量浓度、质量浓度、质量分数和摩尔分数，其中物质的量浓度是最重要的表示方法。

溶液的渗透压是指为阻止被半透膜隔开的溶液与纯溶剂之间的渗透现象而施加于溶液侧的额外压力。难挥发非电解质稀溶液的渗透压与浓度和温度之间的关系可用 van't Hoff 关系式表示，即 $\Pi = c_B RT$。若施加的压力大于溶液的渗透压，则会发生反渗透现象。

医学上以血浆的渗透压为标准，规定渗透浓度在 $280 \sim 320\text{mmol} \cdot \text{L}^{-1}$ 范围内的溶液为等渗溶液，渗透浓度小于 $280\text{mmol} \cdot \text{L}^{-1}$ 的溶液为低渗溶液，渗透浓度大于 $320\text{mmol} \cdot \text{L}^{-1}$ 的溶液为高渗溶液。

血浆渗透压是晶体渗透压和胶体渗透压的和，二者在体内有不同的生理作用。

通过本章的学习我们知道了对于脑卒中后血浆渗透压的治疗，尤其是高渗性昏迷患者，可使用甘露醇（高渗溶液）减轻脑水肿，同时应尽量减少生理盐水的用量，以免钠离子、氯离子浓度继续升高。

习题

1. 排出下列稀溶液渗透压力的大小顺序。

(1) $c_{C_6H_{12}O_6} = 0.1\text{mol} \cdot \text{L}^{-1}$ (2) $c_{\frac{1}{2}Na_2CO_3} = 0.1\text{mol} \cdot \text{L}^{-1}$

(3) $c_{\frac{1}{3}Na_3PO_4} = 0.1\text{mol} \cdot \text{L}^{-1}$ (4) $c_{NaCl} = 0.1\text{mol} \cdot \text{L}^{-1}$

2. $25.0\text{g} \cdot \text{L}^{-1}$ $NaHCO_3$（摩尔质量为 $84.0\text{g} \cdot \text{mol}^{-1}$）的渗透浓度是多少？它是等渗、低渗还是高渗溶液？

3. 在 100mL 溶液中含有 Ca^{2+} 4.0mg，则 Ca^{2+} 的物质的量浓度是多少？

4. 产生渗透现象必备的条件是什么？

5. 现有 500mL 生理盐水（NaCl $9.0g \cdot L^{-1}$），请计算：①物质的量；②NaCl 的渗透浓度（已知原子量：Cl 为 35.5，Na 为 23.0）。

6. 已知乳酸钠的摩尔质量是 $112g \cdot mol^{-1}$。临床上治疗酸中毒常用 $112g \cdot L^{-1}$ 的乳酸针剂，每支 20mL。问一支针剂中含乳酸钠的物质的量为多少？其渗透浓度是多少？

7. 分别取 $5.00g \cdot L^{-1}$ $NaHCO_3$、$0.200mol \cdot L^{-1}$ 的 Na_2SO_4 和 $0.100mol \cdot L^{-1}$ NaCl 各 10mL 混合，求混合溶液的渗透浓度。（设混合时溶液体积无损耗。）

8. 取某高分子物质 10.0g，溶于 1L 水中，测得该溶液在 27℃ 时的渗透压为 0.37kPa，求该高分子物质的摩尔质量。

第三章 电解质溶液

本章要求

▶ 1. 认知目标

阐释酸碱质子理论、各种酸碱体系的质子转移平衡、平衡常数的意义及质子转移平衡的移动；回忆离子活度、活度因子、离子强度等概念；解释离子氛、离子活度的概念；通过反应方程式写出解离平衡常数。

▶ 2. 技能目标

会运用一元弱酸/弱碱、多元酸碱及两性物质 pH 值的公式进行近似计算；复述溶度积的概念和溶度积规则，解决沉淀的生成和溶解有关的问题；依据解离度的概念推导解离度与解离平衡常数之间的关系；运用酸碱质子理论判断酸、碱、两性物质和判断反应方向；根据酸碱质子理论判断化合物的归属，由判据选用合适公式计算溶液的 pH 值；复述溶度积常数 K_{sp} 的定义并推衍溶解度 S 与溶度积常数 K_{sp} 之间的相互转化；熟练计算同离子效应存在时的溶解度，计算不同 pH 条件下物质的溶解与沉淀情况。

▶ 3. 情感目标

通过学习酸碱理论的发展史，让学生理解科学史实与探究精神的结合；学习酸碱反应中各物种近似浓度的计算方法、离子效应、盐效应及分步沉淀，让学生认识到处理事情要弄清主要矛盾与次要矛盾。基于溶度积规则，让学生认识到质量互变规律。对"溶度积"与"溶解度"概念进行比较学习，培养举一反三、综合分析和解决问题的能力。

电解质（electrolyte）是在水溶液中或熔融状态下能导电的化合物，电解质溶液（electrolyte solution）通常指电解质的水溶液。人体体液中含有一定量的多种电解质离子，如 Na^+、K^+、Ca^{2+}、Mg^{2+}、Cl^-、HCO_3^-、CO_3^{2-}、HPO_4^{2-} 等，电解质平衡和酸碱平衡是人体维持正常生理功能的重要保证。因此，掌握电解质溶液的基本性质及变化规律，对后续课程的学习很有帮助。

---- 水与电解质代谢紊乱 ----

水和电解质广泛分布在细胞内外，参与体内许多重要的功能和代谢活动，对正常生命活动的维持起着非常重要的作用。体内水和电解质的动态平衡是通过神经、体液的调节实现的。临床上常见的水与电解质代谢紊乱有高渗性脱水、低渗性脱

水、等渗性脱水、水肿、水中毒、低钾血症和高钾血症以及酸中毒和碱中毒等。

人和高等动物机体内的细胞也像水中的单细胞生物一样是在液体环境之中的。和单细胞生物不同的是，人体大量细胞拥挤在相对来说很少量的细胞外液中，这是进化的结果。但人具有精确的调节机能，能不断更新并保持细胞外液化学成分、理化特性和容量方面的相对恒定，这就是对生命活动具有十分重要意义的内环境。

水、电解质代谢紊乱在临床上十分常见。许多器官系统的疾病，一些全身性的病理过程，都可以引起或伴有水、电解质代谢紊乱；外界环境的某些变化，某些医源性因素如药物使用不当，也常可导致水、电解质代谢紊乱。如果得不到及时的纠正，水、电解质代谢紊乱本身又可使全身各器官系统特别是心血管系统、神经系统的生理功能和机体的物质代谢发生相应的障碍，严重时常可导致死亡。因此，水、电解质代谢紊乱的问题，是临床上极为重要的问题之一，受到医学科学工作者的普遍重视。

第一节 电解质溶液理论

一、强电解质和弱电解质

电解质一般可分为强电解质和弱电解质两类。在水溶液中能完全解离成离子的称为强电解质。从结构上看，强电解质为离子型或强极性分子化合物。强酸（如 $HClO_4$、HNO_3）、强碱（如 KOH、NaOH）以及大多数盐类（如 NaCl、KNO_3）都属于强电解质。强电解质完全解离，不存在解离平衡，在水溶液中不存在分子形态，而是以水合离子状态存在。如

$$KCl \longrightarrow K^+ + Cl^- \quad （离子型化合物）$$
$$HCl \longrightarrow H^+ + Cl^- \quad （强极性分子）$$

弱电解质在水溶液中仅能部分解离成离子，这些离子又相互吸引，一部分重新结合成分子，因而弱电解质的解离过程是可逆的，存在解离平衡，服从化学平衡的一般规律。在弱电解质溶液中只有少部分解离成离子，大部分仍以分子形态存在。弱酸、弱碱（如 HAc、NH_3）均属此类。如

$$NH_3 \cdot H_2O \rightleftharpoons NH_4^+ + OH^-$$

解离度（degree of dissociation）α 可以定量表示电解质的解离程度，定义为电解质解离达到平衡时，已解离的分子数和原有分子总数之比。

$$\alpha = \frac{已解离的分子数}{原有分子总数}$$

解离度无量纲，习惯上用百分数表示。

解离度可以通过测定电解质溶液的依数性或电导等方法求得。

任何强电解质在水溶液中都是完全以离子形式存在的，α 应为 100%。但实验测定结果表明，它们的 α 并非 100%，如 $0.1 \text{mol} \cdot \text{kg}^{-1}$ KCl 溶液 $\alpha = 86\%$；$0.1 \text{mol} \cdot \text{kg}^{-1}$ HCl 溶液 $\alpha = 92\%$。强电解质溶液理论解释了这种看似互相矛盾的现象。

二、强电解质溶液理论

（一）离子相互作用理论要点

为了解释强电解质在溶液中的行为，1923 年 P. Debye 和 E. Hückel 提出了电解质离子

相互作用理论（ion interaction theory），即德拜-休克尔（Debye-Hückel）理论。在此仅介绍其要点：

(1) 强电解质在水中是全部解离的。

(2) 离子间由于静电力相互作用，每一个离子周围都被相对较多的带相反电荷的离子包围着，形成球形对称分布的离子氛（ion atmosphere），如图 3-1 所示。由于离子不断地运动，离子氛不断地被拆开，又随时形成，并且每一个离子氛的中心离子同时又是相近离子的离子氛成员，形成错综复杂的关系。离子氛的存在使离子互相牵制，因此强电解质溶液中的离子并不是完全独立的自由离子。在有外电场作用时，离子迁移速率相应减小，由电导测得的解离度也相应降低。因而，强电解质由实验测得的解离度称为表观解离度（apparent dissociation degree）。它并不代表强电解质的实际解离情况，只是反映了溶液中离子相互牵制作用的强弱程度。可以想到，当强电解质水溶液无限稀释时，离子间的相互作用可以忽略，实测解离度将趋近 100%。

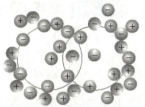

图 3-1 离子氛示意图

Debye-Hückel 理论应用于 1-1 价型的强电解质稀溶液时比较成功。另外，浓度较大时，正、负离子足够接近，还会缔合成电中性的离子对（ion pair），作为独立的单元运动。离子氛和离子对的存在，使强电解质离子不能百分之百地表现出其应有的性质。

（二）离子的活度和活度因子

由于离子氛和离子对的存在，实验测得强电解质溶液的解离度低于 100%，离子实际能起作用的浓度也比理论上要小。离子浓度愈大，或离子价数愈高，这种偏差也愈大。溶液中离子的有效浓度（即实际上能起作用的浓度）称为活度（activity），用 a 表示。对于溶质 B，活度 a_B 与溶液质量摩尔浓度 b_B 的关系为

$$a_B = \gamma_B b_B / b^\ominus \tag{3-1}$$

式中，γ_B 称为溶质 B 的活度因子（activity factor）；$b^\ominus$ 为标准质量摩尔浓度（即 $1\mathrm{mol \cdot kg^{-1}}$）。过去也有用物质的量浓度 c 来代替质量摩尔浓度的，对于稀溶液而言，两者区别甚微。通常在数值上 $a_B < b_B$，故 $\gamma_B < 1$。显然，溶液愈稀，离子间的距离愈大，离子间的牵制作用愈弱，活度与浓度间的差别就愈小。活度和活度因子无量纲。

严格来讲，一切溶液的浓度均应用活度表示，但是在下列几种情况下活度因子视为 1。

(1) 当溶液中的离子浓度很小，且离子所带的电荷数也少时，活度接近浓度，即 $\gamma_B \approx 1$。

(2) 溶液中的中性分子，包括弱电解质，受静电力的影响很小，其活度因子也视为 1。

(3) 液态和固态的纯物质以及稀溶液中的水，活度视为 1。

另外，当近似计算或要求不严格时，也可以用浓度代替活度。

电解质溶液中，由于正、负离子同时存在，迄今为止，尚无法由实验测定单一离子的活度，只能测得电解质溶液的离子平均活度因子 $\gamma_\pm$。

离子的活度因子反映了电解质溶液中离子之间相互牵制作用的大小，溶液越浓，离子所带电荷数越高，离子间的牵制作用越大，活度因子越小。

（三）离子强度

离子的活度因子，是溶液中离子间作用力的反映，与溶液中所有离子的浓度和所带电荷有关。为定量表达这种作用力，引入离子强度（ionic strength）的概念，其定义为

$$I = \frac{1}{2} \sum_i b_i Z_i^2 \tag{3-2}$$

式中，b_i 和 Z_i 分别为溶液中第 i 种离子的质量摩尔浓度和该离子的电荷数；I 为离子

强度，mol·kg^{-1}。对稀溶液或近似计算，可用 c_i 代替 b_i，此时 I 的单位为 mol·L^{-1}。

离子强度定量反映了离子间作用力的强弱，I 值愈大，离子间的作用力愈大，活度因子就愈小，离子的有效浓度即活度就愈小；反之，I 值愈小，离子间的作用力愈小，活度因子就愈大，相应的离子活度就愈大。

例 3-1 计算 25℃时 0.010mol·kg^{-1} HCl 水溶液中的离子强度。

解：$I = \dfrac{1}{2}\sum_i b_i Z_i^2$

$= \dfrac{1}{2} \times [0.010 \times (+1)^2 + 0.010 \times (-1)^2] = 0.010 (\text{mol·kg}^{-1})$

在生物的体液中，含一定量的多种电解质离子，如人的血液中离子强度约为 0.16mol·kg^{-1}。离子强度对酶、激素和维生素的功能影响不能忽视。本书除特别注明外，对稀溶液一般不考虑活度因子的校正，直接用浓度代替活度。

第二节　酸碱质子理论

胃酸（HCl）和抗酸剂

每当人们看到、闻到、想到或尝到食物时，胃腺就开始分泌出一种强酸性的溶液——含有 HCl 的胃液，纯净的胃液 pH 值为 0.9～1.5。一个成人每天要分泌 1.5～2.5L 胃液。胃腺不断分泌盐酸直到胃里的 pH 值约为 2，这是胃蛋白酶活化的最适 pH 值。胃液中的 HCl 起到多种作用：激活胃蛋白酶原；供给胃蛋白酶所需要的酸性环境；使食物中的蛋白质变性，使其易于分解；杀死随食物进入胃内的细菌。此外，盐酸进入小肠后，可促进胰液、肠液和胆汁的分泌，它所造成的酸性环境还有利于小肠对铁和钙的吸收。盐酸作用虽多，但若分泌过多，也会对人体产生不利影响。一般认为，过高的胃酸对胃和十二指肠黏膜有侵蚀作用，可能是消化性溃疡发病的原因之一。通常，胃黏膜具有屏障作用，可分泌大量的黏液来保护胃不受强酸和蛋白酶的损害。

碱能中和酸，所以，当胃酸过多时需服用含有氢氧化铝、氢氧化镁或碳酸钙、碳酸氢钠等碱性成分的抗酸剂以中和 H$^+$。

$$Al(OH)_3 + 3HCl \longrightarrow AlCl_3 + 3H_2O$$
$$Mg(OH)_2 + 2HCl \longrightarrow MgCl_2 + 2H_2O$$

这些氢氧化物在水中的溶解度都不大，所以解离的 OH$^-$ 浓度很小，不会对肠道造成伤害。但是氢氧化铝常引起便秘、食欲不振等副作用，氢氧化镁则是缓泻剂，所以两者混合使用，可以减轻氢氧化铝的副作用。

酸和碱是两类重要的电解质。维持人体内的酸碱平衡在医学上有着特殊而重要的意义。长期以来，基于人们对酸碱物质的认识和研究，建立了不同的理论。比较成功的有 S. A. Arrhenius 的电离理论、J. N. Brönsted 与 T. M. Lowry 的质子理论和 G. N. Lewis 的电子理论等。电离理论把酸、碱定义为在水溶液中能解离出 H$^+$ 或 OH$^-$ 的物质。但有些物质如 NH$_4$Cl 水溶液呈酸性，其本身并不含 H$^+$；NH$_3$·H$_2$O、Na$_2$CO$_3$ 等物质的水溶液呈碱性，其本身并不含有 OH$^-$。这些问题可从酸碱质子理论得到解释。电离理论在中学已经学过，本节介绍酸碱质子理论。

一、质子酸碱的概念

（一）酸碱的定义

酸碱质子理论（Brönsted-Lowry theory of acids and bases）认为：凡能给出质子（H^+）的物质都是**酸**（acid），凡能接受质子的物质都是**碱**（base）。即酸是质子的给体，碱是质子的接受体。酸和碱不是孤立的，酸给出质子后所余下的部分就是碱，碱接受质子即成为酸。这种对应关系称为共轭关系，故酸碱质子理论也称共轭酸碱理论。即一种酸释放一个质子后成为其**共轭碱**（conjugate base），一种碱结合一个质子后成为其**共轭酸**（conjugate acid），这种仅相差一个质子的一对酸碱称为**共轭酸碱对**（conjugate acid-base pair）。如

$$HCl \rightleftharpoons H^+ + Cl^-$$
$$HAc \rightleftharpoons H^+ + Ac^-$$
$$H_2CO_3 \rightleftharpoons H^+ + HCO_3^-$$
$$HCO_3^- \rightleftharpoons H^+ + CO_3^{2-}$$
$$H_3O^+ \rightleftharpoons H^+ + H_2O$$
$$H_2O \rightleftharpoons H^+ + OH^-$$
$$NH_4^+ \rightleftharpoons H^+ + NH_3$$
$$共轭酸 \rightleftharpoons 质子 + 共轭碱$$

上述关系式称为**酸碱半反应**（half reaction of acid-base）式，左边的物质都是酸，右边的物质是其共轭碱和 H^+。

由共轭酸碱的概念可知：

（1）酸、碱可以是分子，也可以是阳离子或阴离子。

（2）有些物质，如 H_2O 和 HCO_3^- 等，在某一个共轭酸碱对中是酸，而在另一个共轭酸碱对中却是碱，这种既能给出质子又能接受质子的物质称为**两性物质**（amphoteric substance）。

（3）质子理论中没有盐的概念，像 Na_2CO_3，在电离理论中称为盐，但在质子理论中 CO_3^{2-} 是碱，而 Na^+ 既非酸又非碱，它既不给出质子，也不接受质子。

酸碱质子理论体现了酸碱相互依存又相互转化的关系，并扩大了酸碱概念的范围。

（二）酸碱反应的实质

酸碱半反应式，并不是一种实际反应式。质子（H^+）非常小，电荷密度非常大，在溶液中不能单独存在。在酸给出质子的瞬间，质子必然迅速与另一个质子受体（碱）结合。

例如，在 HAc 水溶液中，HAc 把质子传递给了 H_2O，HAc 给出质子后就转变成其共轭碱 Ac^-，水接受质子后则转变成其共轭酸 H_3O^+；NaAc 水溶液中，H_2O 把质子传递给了 Ac^-，转变成相应的共轭碱 OH^-，后者接受质子转变成其共轭酸 HAc。强酸强碱之间的中和反应亦是质子传递过程：

$$\overset{\overset{H^+}{\frown}}{HAc + H_2O} \rightleftharpoons H_3O^+ + Ac^-$$

$$\overset{\overset{H^+}{\frown}}{H_2O + Ac^-} \rightleftharpoons HAc + OH^-$$

$$\overset{\overset{H^+}{\frown}}{H_3O^+ + OH^-} \rightleftharpoons H_2O + H_2O$$

$$酸_1 \quad 碱_2 \qquad 酸_2 \quad 碱_1$$

可以看出，一种酸和一种碱（酸 1 和碱 2）的反应，总是导致一种新酸和一种新碱（酸 2 和碱 1）的生成。并且酸 1 和生成的碱 1 是一对共轭酸碱对，碱 2 和生成的酸 2 是另一对共轭酸碱对。这说明酸碱反应的实质是两对共轭酸碱对之间的 质子传递反应（protolysis reaction）。这种质子传递反应不要求先解离出 H^+，只要质子从一种物质（酸 1）转移到另一种物质（碱 2）上去，就是发生了酸碱反应。不仅电离理论中的中和反应、酸和碱的电离作用、水解反应等均可视为酸碱反应，非水溶剂或气相中进行的质子传递过程也是酸碱反应。因此，扩大了酸碱反应的范围。

$$HCl(g) + NH_3(g) \xrightarrow{H^+} NH_4Cl(s)$$

（三）酸碱反应方向

在质子传递过程中，存在争夺质子的情况。其结果必然是强碱夺取强酸的质子生成弱酸和弱碱。即酸碱反应的自发方向是相对强的酸将质子传递给相对强的碱，生成相对弱的共轭碱和共轭酸：

$$强酸1 + 强碱2 \rightleftharpoons 弱酸2 + 弱碱1$$

相互作用的酸碱越强，反应进行得越完全。例如

$$HCl + NH_3 \longrightarrow NH_4^+ + Cl^-$$

HCl 是比 NH_4^+ 更强的酸，NH_3 是比 Cl^- 更强的碱，故上述反应向右进行得很完全。而

$$H_2O + Ac^- \rightleftharpoons HAc + OH^-$$

因为 H_2O 是比 HAc 更弱的酸，Ac^- 是比 OH^- 更弱的碱，故上述反应向右进行的程度很小，强烈偏向左方进行。

（四）酸碱的相对强度

质子理论认为，酸给出质子能力越强，其酸性越强；碱接受质子能力越强，其碱性越强。强酸能完全给出质子，而弱酸只能部分给出质子。

1. 酸碱强度的相对性

在共轭酸碱对中，酸碱强度是相互制约的。酸越强，其共轭碱的碱性就越弱；酸越弱，其共轭碱的碱性则越强。例如 HCl 在水中是很强的酸，其共轭碱 Cl^- 是很弱的碱；HAc 在水中是较弱酸，其共轭碱 Ac^- 就是较强的碱。因此，从酸性看，HCl＞HAc，而碱性则是 $Ac^- > Cl^-$。

2. 酸碱强度与溶剂的关系

物质酸碱性的强弱，除与其本性有关外，还与反应对象或溶剂的性质有关。通常我们说 HCl 是强酸、HAc 是弱酸，都是以水为溶剂而言。但是在接受质子能力不同的溶剂中，同一种物质会显示不同的酸碱性。

如 HNO_3 在水中是强酸，但在冰醋酸中为弱酸，而在纯 H_2SO_4 中却表现为弱碱。

$$HNO_3 + H_2O \longrightarrow NO_3^- + H_3O^+$$

$$HNO_3 + HAc \rightleftharpoons NO_3^- + H_2Ac^+$$

$$H_2SO_4 + HNO_3 \rightleftharpoons H_2NO_3^+ + HSO_4^-$$

由于 H_2O、HAc 和 H_2SO_4 接受质子的能力依次减弱，HNO_3 在这几种溶剂中的酸性也越来越弱，当遇到给出质子能力更强的 H_2SO_4 时，HNO_3 只能接受质子而成为碱。

再如 NH_3 在水和冰醋酸中的质子传递反应分别为

$$NH_3 + H_2O \rightleftharpoons NH_4^+ + OH^-$$

$$NH_3 + HAc \longrightarrow NH_4^+ + Ac^-$$

随着溶剂给出质子的能力增强，NH_3 的碱性也增强。NH_3 在水中是弱碱，但在冰醋酸中则为强碱。

HCl、HBr、HNO_3、H_2SO_4、$HClO_4$ 等酸在水溶液中都表现为强酸，它们的质子都全部和溶剂水结合成 H_3O^+，在水溶液中，这些酸的强度都表现为 H_3O^+ 的水平，这里水把这些原本不同强度的酸都拉平成 H_3O^+ 的强度，称为溶剂的拉平效应（leveling effect）。必须指出：溶液中能够存在的唯一的最强酸是溶剂合质子，能够存在的唯一最强碱是溶剂失去质子后的负离子。如在水溶液中，H_3O^+ 是最强的酸，OH^- 是最强的碱。但将上述酸溶于冰醋酸中，这些酸的强度就显示出差异，其强度由强到弱的顺序是 $HClO_4 > HBr > HCl > H_2SO_4 > HNO_3$，冰醋酸将上述这些酸区分开来，称为溶剂的区分效应（differentiating effect）。一般而言，酸性溶剂可以对酸产生区分效应而对碱产生拉平效应；碱性溶剂对碱产生区分效应而对酸产生拉平效应。

正因为酸碱强度是相对的，因此，比较各种物质酸碱性的强弱程度，是以某一物质（通常是溶剂）为标准相对而言。最常用的溶剂是水，本教材中若非特别指出，一般溶液均指水溶液。通常是以水作为比较各种物质酸碱性相对强弱的标准。

（五）酸碱质子理论简评

酸碱质子理论的成功之处在于：

① 酸碱概念准确具体，且与 Arrhenius 的电离理论相比，扩大了酸碱概念的范围。如电离理论的碱只限于在水溶液中能电离出 OH^- 的物质，而在质子理论中，这类物质仅仅是负离子碱中的一种而已。

② 扩大了酸碱反应的范围。质子理论摆脱了 Arrhenius 的电离理论中酸碱反应必须在水溶液中进行的局限，解决了非水溶剂和气相中酸碱反应问题。

③ 质子理论把酸碱的性质和溶剂的性质联系起来，并且用平衡常数作为酸碱强度的定量标度，简明易懂，是目前应用最广的一种酸碱理论。

当然，质子理论也有其局限性。如把酸限定在能给出质子的物质，酸碱反应限定为质子的转移反应，不能解释不含质子物质的酸性（如酸性氧化物）和不传递质子的酸碱反应。后来发展起来的其他酸碱理论（如酸碱电子理论）弥补了这一缺陷，在此不详加讨论。

二、水溶液中的质子传递平衡

（一）水的质子自递平衡和溶液的 pH 值

水是一种两性物质，它既可给出质子，又可接受质子。在水分子间也存在质子传递反应，称为水的质子自递作用（autoprotolysis）：

$$H_2O + H_2O \rightleftharpoons OH^- + H_3O^+$$

因为 H_3O^+ 是水溶液中所能存在的最强酸，OH^- 是水溶液中所能存在的最强碱，因此，水溶液中 H_2O 既是最弱的酸，又是最弱的碱。故反应强烈偏向左方进行。平衡时，仅有极少量的 H_2O 转变成 H_3O^+ 和 OH^-，平衡常数表达式为：

$$K = \frac{[H_3O^+][OH^-]}{[H_2O][H_2O]}$$

式中，$[H_2O]$ 为常数，将它与 K 合并，得

$$K_w = [H_3O^+][OH^-] \tag{3-3}$$

为简便起见，也可以用 H^+ 代表水合质子 H_3O^+，则

$$K_w = [H^+][OH^-] \qquad (3\text{-}4)$$

K_w 称为水的质子自递常数（autoprotolysis constant），又称为水的离子积（ionic product of water）。K_w 与温度有关，25℃时为 1.00×10^{-14}。

水的离子积关系不仅适用于纯水，也适用于所有稀的水溶液。不论酸性水溶液还是碱性水溶液，都同时含有 H^+ 和 OH^-，只是相对含量不同而已。由于水溶液中的 H^+ 浓度和 OH^- 浓度的乘积是一个常数，因此，只要知道溶液中的 H^+ 浓度，就可以计算其中的 OH^- 浓度。所以，溶液的酸度和碱度都可以用 H^+ 浓度来表示。

对于稀溶液，特别是弱酸弱碱水溶液中，H^+ 和 OH^- 浓度往往是很小的数值，为了方便起见，常用 pH 值即 H^+ 活度的负对数表示溶液的酸碱度。稀溶液中，可近似用浓度代替活度。

$$pH = -\lg a(H^+)$$
$$pH = -\lg[H^+]$$

溶液的酸碱性也可以用 pOH 表示，pOH 是 OH^- 活度的负对数。

$$pOH = -\lg a(OH^-)$$
$$pOH = -\lg[OH^-]$$

因为常温下，水溶液中 $[H^+][OH^-] = 1.00 \times 10^{-14}$，故有

$$pH + pOH = 14$$

应用 pH 值的范围在 0～14，即相当于 H^+ 浓度在 $1 \sim 10^{-14}$ mol·L^{-1} 之间。如果超出此范围，则直接用 H^+ 浓度或 OH^- 浓度更方便。

pH 值的概念不仅在化学中很重要，在医学、生命科学中也同样重要。如人体中的各种体液都有一定的 pH 范围，超出此范围就会引起严重的代谢问题，甚至危及生命。各种生物催化剂——酶，也只有在一定的 pH 范围内才能起效，否则将会降低或失去活性。表 3-1 列出了正常人体各种体液的 pH 值范围。

表 3-1 人体各种体液的 pH 正常范围

体 液	pH 值	体 液	pH 值
血清	7.36～7.44	大肠液	8.3～8.4
成人胃液	1.5～2.5	乳汁	6.0～6.9
婴儿胃液	3.5～7.5	泪水	7.35
唾液	6.36～6.85	尿液	4.8～7.5
胰液	7.5～8.0	脑脊液	7.35～7.45
小肠液	约 7.5		

（二）酸碱的质子传递平衡及平衡常数

1. 一元弱酸、弱碱的质子传递平衡

在水溶液中，弱酸、弱碱与水分子间的质子转移过程是可逆过程，最终将建立质子传递平衡，一元弱酸与水的质子传递平衡用通式表示为：

$$HB + H_2O \rightleftharpoons B^- + H_3O^+$$

平衡时

$$K_i = \frac{[H_3O^+][B^-]}{[HB][H_2O]}$$

在稀溶液中，$[H_2O]$ 可看成是常数，上式可改写为

$$K_a = \frac{[H_3O^+][B^-]}{[HB]} \qquad (3\text{-}5)$$

K_a 称为酸的质子传递平衡常数（proton transfer constant of acid），相当于电离理论中

酸的解离平衡常数，简称为酸常数。其值大小只受温度的影响，不受浓度的影响。

K_a是水溶液中酸强度的量度，它的大小表示酸在水中给出质子能力的大小。K_a值愈大，酸性愈强。例如HAc、NH_4^+和HCN的K_a分别为1.74×10^{-5}、5.62×10^{-10}和6.16×10^{-10}，所以这三种酸的强弱顺序为HAc>HCN>NH_4^+。一些弱酸的K_a值非常小，为使用方便，也常用pK_a表示，即酸常数的负对数。

类似地，碱B^-在水溶液中存在下列质子传递平衡

$$B^- + H_2O \rightleftharpoons HB + OH^-$$

$$K_b = \frac{[HB][OH^-]}{[B^-]} \tag{3-6}$$

K_b为碱的质子传递平衡常数（proton transfer constant of base），又称为碱的解离平衡常数，简称为碱常数。K_b值的大小表示碱在水中接受质子能力的大小，K_b值愈大，碱性愈强。pK_b是碱常数的负对数。常用的弱酸、弱碱的$K_a(pK_a)$、$K_b(pK_b)$值，列于书后附录一，也可以从化学手册中查到。

2. 共轭酸碱对的K_a与K_b的关系

酸的质子传递平衡常数K_a与其共轭碱的质子传递平衡常数K_b之间有确定的对应关系。

酸HB的质子传递平衡为

$$HB + H_2O \rightleftharpoons B^- + H_3O^+$$

$$K_a = \frac{[H_3O^+][B^-]}{[HB]}$$

而其共轭碱B^-的质子传递平衡为

$$B^- + H_2O \rightleftharpoons HB + OH^-$$

$$K_b = \frac{[HB][OH^-]}{[B^-]}$$

把两个质子传递平衡常数表达式相乘，得

$$K_a K_b = \frac{[H_3O^+][B^-]}{[HB]} \times \frac{[HB][OH^-]}{[B^-]} = [H^+][OH^-] = K_w$$

即

$$K_a K_b = K_w \tag{3-7}$$

上式表明，K_a与K_b成反比，从定量角度说明酸愈强，其共轭碱愈弱，碱愈强，其共轭酸愈弱。若已知酸的酸常数K_a，就可求出其共轭碱的碱常数K_b，反之亦然。书后的数据附表中给出一些酸物质的pK_a值，它们的共轭碱的解离平衡常数可用公式(3-7)求出。

例 3-2 已知NH_3的K_b为1.79×10^{-5}，试求NH_4^+的K_a。

解：NH_4^+是NH_3的共轭酸，它们的K_a与K_b的关系为$K_a K_b = K_w$，故

$$K_a = K_w/K_b = 1.0\times10^{-14}/(1.79\times10^{-5}) = 5.6\times10^{-10}$$

3. 多元弱酸（碱）的质子传递平衡

多元弱酸（或多元弱碱）在水中的质子传递反应是分步进行的。例如H_3PO_4，其质子传递分三步进行，每一步都有相应的质子传递平衡常数K_a。

$$H_3PO_4 + H_2O \rightleftharpoons H_2PO_4^- + H_3O^+$$

$$K_{a_1}=\frac{[H_2PO_4^-][H_3O^+]}{[H_3PO_4]}=6.92\times10^{-3}$$

$$H_2PO_4^- + H_2O \rightleftharpoons HPO_4^{2-} + H_3O^+$$

$$K_{a_2}=\frac{[HPO_4^{2-}][H_3O^+]}{[H_2PO_4^-]}=6.23\times10^{-8}$$

$$HPO_4^{2-} + H_2O \rightleftharpoons PO_4^{3-} + H_3O^+$$

$$K_{a_3}=\frac{[PO_4^{3-}][H_3O^+]}{[HPO_4^{2-}]}=4.79\times10^{-13}$$

H_3PO_4、$H_2PO_4^-$、HPO_4^{2-} 都为酸，它们的共轭碱分别为 $H_2PO_4^-$、HPO_4^{2-}、PO_4^{3-}。共轭碱的质子传递反应和平衡常数分别为

$$PO_4^{3-} + H_2O \rightleftharpoons HPO_4^{2-} + OH^-$$

$$K_{b_1}=K_w/K_{a_3}=2.09\times10^{-2}$$

$$HPO_4^{2-} + H_2O \rightleftharpoons H_2PO_4^- + OH^-$$

$$K_{b_2}=K_w/K_{a_2}=1.61\times10^{-7}$$

$$H_2PO_4^- + H_2O \rightleftharpoons H_3PO_4 + OH^-$$

$$K_{b_3}=K_w/K_{a_1}=1.44\times10^{-12}$$

多元弱酸（碱）的质子传递平衡常数是逐级变小的，即 $K_{a_1}>K_{a_2}>K_{a_3}$，$K_{b_1}>K_{b_2}>K_{b_3}$。故 H_3PO_4 的各级酸性由强到弱为 $H_3PO_4 \gg H_2PO_4^- \gg HPO_4^{2-}$，而共轭碱的碱性由强到弱为 $PO_4^{3-} \gg HPO_4^{2-} \gg H_2PO_4^-$。通常多元弱酸、弱碱的第一步质子转移是主要的，以后各步进行得十分微弱。所以，比较多元酸碱的强度时，只考虑第一步质子传递。

（三）质子传递平衡的移动

根据化学平衡原理，质子传递平衡的建立是相对的和有条件的。若外界因素改变，质子传递平衡即遭到破坏，并向削弱这种改变的方向移动，直至建立新的平衡。影响质子传递平衡的因素有酸碱浓度、同离子效应和盐效应等。

1. 浓度对平衡移动的影响

以一元弱酸 HB 与水之间的质子传递平衡为例，平衡建立后，若向溶液中加入 HB 使其浓度增大，则平衡将向右移动，结果是 $[H_3O^+]$ 和 $[B^-]$ 都增大。这是否意味着弱酸 HB 的解离度也增大了呢？下面，我们将分析弱酸的解离度与其浓度的关系。设 HB 的初始浓度为 c，平衡时 HB 的解离度为 α。

在水中存在下列平衡　　　　　$HB + H_2O \rightleftharpoons H_3O^+ + B^-$

初始浓度　　　　　　　　　　　c　　　　　　　　　0　　　　0

平衡浓度　　　　　　　　　$c-c\alpha$　　　　　　　$c\alpha$　　　$c\alpha$

$$K_a=\frac{[H_3O^+][B^-]}{[HB]}=\frac{c\alpha \cdot c\alpha}{c-c\alpha}=\frac{c\alpha^2}{1-\alpha}$$

一般弱电解质 $\alpha<5\%$，$1-\alpha\approx1$，上式简化为

$$K_a=c\alpha^2$$

得

$$\alpha=\sqrt{\frac{K_a}{c}} \tag{3-8}$$

此式称为**稀释定律**。该式表明，α 与弱酸 HB 的解离常数 K_a 的平方根成正比，与 HB

浓度的平方根成反比。由于酸常数 K_a 不随浓度而变化，因此当温度一定、浓度不是很稀时，弱电解质的解离度随浓度减小而增大。

表 3-2 列出了不同浓度 HAc 的解离度 α 和 [H^+]。可以看出，随着 c(HAc) 增大，[H^+] 增大，但 α 反而减小。这是因为 $\alpha=$[H^+]$/c$(HAc)，当 c(HAc) 增大时，[H^+] 增加的幅度远不及 c(HAc) 的增幅。

表 3-2 不同浓度 HAc 的解离度 α 和 [H^+]

c(HAc)/(mol·L^{-1})	α/%	[H^+]/(mol·L^{-1})
0.02	2.96	5.92×10^{-4}
0.10	1.33	1.33×10^{-3}
0.20	0.935	1.87×10^{-3}

2. 同离子效应

在 HAc 溶液中，加入少量含有相同离子的 NaAc，由于 NaAc 是强电解质，在水溶液中全部解离为 Na^+ 和 Ac^-，使溶液中 Ac^- 的浓度增大，HAc 在水中的质子传递平衡向左移动，从而降低了 HAc 的解离度。

$$\begin{array}{c} \text{HAc}+H_2O \rightleftharpoons H_3O^+ + \boxed{\begin{array}{c}Ac^-\\+\\Ac^-\end{array}} \\ \xleftarrow{\text{平衡移动方向}} \\ \text{NaAc} \longrightarrow Na^+ + \end{array}$$

$$\begin{array}{c} NH_3+H_2O \rightleftharpoons OH^- + \boxed{\begin{array}{c}NH_4^+\\+\\NH_4^+\end{array}} \\ \xleftarrow{\text{平衡移动方向}} \\ NH_4Cl \longrightarrow Cl^- + \end{array}$$

同理，在 $NH_3 \cdot H_2O$ 中，若加入少量含有相同离子的强电解质 NH_4Cl（或 NaOH），则 $NH_3 \cdot H_2O$ 在水中的质子传递平衡将向着生成 $NH_3 \cdot H_2O$ 分子的方向移动，使 $NH_3 \cdot H_2O$ 的解离度降低。

这种在弱电解质水溶液中，加入与弱电解质含有相同离子的易溶性强电解质，使弱电解质的解离度明显降低的现象称为**同离子效应**（common ion effect）。下面通过计算进一步说明同离子效应的作用。

例 3-3 试分别计算：① 0.10 mol·L^{-1} HAc 溶液的解离度 α 及 [H^+]，已知 HAc 的 $K_a=1.76\times10^{-5}$；② 向该溶液中加入固体 NaAc，使其浓度为 0.10 mol·L^{-1}（忽略溶液体积变化），此时溶液的 [H^+] 和解离度。

解： ① HAc 在水溶液中的质子传递平衡反应式及浓度为

$$\text{HAc} + H_2O \rightleftharpoons H_3O^+ + Ac^-$$

平衡时　　　$c(1-\alpha)$　　　　　$c\alpha$　　$c\alpha$

$$K_a = c\alpha \cdot c\alpha / c(1-\alpha)$$

由于 HAc 解离度很小，$c(1-\alpha) \approx c$，得

$$K_a = c\alpha \cdot c\alpha / c = c\alpha^2$$

$$\alpha = \sqrt{K_a/c} = \sqrt{1.76\times10^{-5}/0.10} = 1.33\times10^{-2} = 1.33\%$$

$$[H^+] = c\alpha = 0.10\times1.33\% = 1.33\times10^{-3} \text{ (mol·L}^{-1})$$

② 向该溶液加入固体 NaAc，使 $c(Ac^-)=0.10$ mol·L^{-1}，由于同离子效应，溶液中的 [H^+] 将更小，则此时溶液中的各物质的平衡浓度

$$[Ac^-] = 0.10 + [H^+] \approx 0.10 \text{ mol·L}^{-1}$$

$$[HAc] = 0.10 - [H^+] \approx 0.10 \text{ mol} \cdot L^{-1}$$

由
$$K_a = \frac{[H^+][Ac^-]}{[HAc]}$$

得
$$[H^+] = 1.76 \times 10^{-5} \times 0.10/0.10 = 1.76 \times 10^{-5} (\text{mol} \cdot L^{-1})$$
$$\alpha = [H^+]/c(HAc) = 1.76 \times 10^{-5}/0.10$$
$$= 1.76 \times 10^{-4} = 0.0176\%$$

通过计算可知，$0.10 \text{ mol} \cdot L^{-1}$ HAc 溶液的解离度为 1.33%，加入 $0.10 \text{ mol} \cdot L^{-1}$ NaAc 后 HAc 的解离度为 0.0176%，相差近两个数量级。因此，利用同离子效应可调控溶液中某离子浓度和调节弱酸、弱碱溶液的 pH，对科学研究和生产实践都具有重要意义。

3. 盐效应

若在弱电解质溶液中加入不含相同离子的强电解质，会使弱电解质的解离度略有增大，这种作用称为**盐效应**（salt effect）。例如，在 $0.10 \text{ mol} \cdot L^{-1}$ HAc 溶液中加入 NaCl 使其浓度为 $0.10 \text{ mol} \cdot L^{-1}$，则溶液中的 $[H^+]$ 由 $1.33 \times 10^{-3} \text{ mol} \cdot L^{-1}$ 增大至 $1.82 \times 10^{-3} \text{ mol} \cdot L^{-1}$，HAc 的解离度由 1.33% 增大至 1.82%。

产生盐效应的原因是溶液中加入强电解质使溶液中离子强度增大，离子之间的相互牵制作用增大，离子的活度因子减小，不能再视为 1。严格用活度来表达质子传递平衡常数时：

$$K_a = \frac{a(H_3O^+)a(Ac^-)}{a(HAc)} = \frac{\gamma(H_3O^+)[H_3O^+]\gamma(Ac^-)[Ac^-]}{\gamma(HAc)[HAc]}$$

加入强电解质使离子的活度因子 $\gamma(H_3O^+)$ 和 $\gamma(Ac^-)$ 减小，HAc 不带电荷，对 $\gamma(HAc)$ 影响不大。由于 K_a 不变，则 $[H_3O^+]$ 和 $[Ac^-]$ 必然增大，导致 HAc 解离度略为增大。

产生同离子效应时，必然伴随有盐效应，但同离子效应的影响比盐效应要大得多，此时可不考虑盐效应的影响。

第三节 酸碱溶液 pH 的计算

一、计算酸碱溶液 $[H^+]$ 的思路

酸碱溶液中，由于溶剂水也参与了质子传递过程，存在不止一种质子传递平衡，情况比较复杂。要想精确求解 $[H^+]$，在大多数情况下，是不方便和不必要的。因此，我们在处理酸碱平衡问题时，总的原则是全面考虑、分清主次、合理取舍、近似计算，即全面考虑溶液中存在的所有质子传递平衡，包括水的质子自递平衡，这样，所得结果才是正确的。但在遇到具体问题时，要根据情况具体分析谁才是质子的主要来源。在误差允许的范围内，忽略次要矛盾，抓住主要矛盾，根据条件进行简化处理，导出近似公式，得出合理的计算结果。

二、一元弱酸或弱碱溶液

一元弱酸 HB 在水溶液中，存在着两种质子传递平衡：

$$HB + H_2O \rightleftharpoons H_3O^+ + B^-$$

$$K_a = \frac{[H^+][B^-]}{[HB]}$$

$$H_2O + H_2O \rightleftharpoons H_3O^+ + OH^-$$

$$K_w = [H^+][OH^-]$$

溶液中的 $[H^+]$ 包括两个质子传递平衡提供的质子，即

$$[H^+] = [B^-] + [OH^-]$$

代入平衡常数式，得

$$[H^+] = \frac{K_a[HB]}{[H^+]} + \frac{K_w}{[H^+]}$$

整理，得

$$[H^+] = \sqrt{K_a[HB] + K_w} \tag{3-9}$$

式(3-9)未作任何简化，仍是精确式，其中的 $[H^+]$ 和 $[HB]$ 均未知，要精确求解 $[H^+]$，还需根据溶液中的物料平衡和电荷平衡进一步推导，计算相当麻烦。下面就从式(3-9)出发，根据实际情况，作简化处理。

(1) 当 $c_a K_a \geq 20 K_w$ 时，即 HB 酸性不太弱（K_a 足够大），浓度不太稀（c_a 足够大），此时溶液中的 H^+ 主要来自 HB 解离，可忽略水提供的 H^+。只须考虑弱酸的质子传递平衡，则式(3-9)中 K_w 可忽略，式(3-9)变成

$$[H^+] = \sqrt{K_a[HB]} = \sqrt{K_a(c_a - [H^+])} \tag{3-10}$$

式(3-10)为一元弱酸水溶液中 $[H^+]$ 的近似计算式(忽略水提供的 H^+)。

(2) 当 $c_a/K_a \geq 500$ 时，即 HB 酸性不太强（K_a 不太大），浓度不太稀（c_a 足够大），溶液中已解离的 HB 只占 HB 总量的很小比例，HB 的平衡浓度接近初始浓度，即 $[HB] \approx c_a$，式(3-9)变成

$$[H^+] = \sqrt{K_a c_a + K_w} \tag{3-11}$$

(3) 若同时满足 $c_a K_a \geq 20 K_w$，$c_a/K_a \geq 500$ 时，则得到计算一元弱酸溶液中 $[H^+]$ 的最简式：

$$[H^+] = \sqrt{K_a c_a} \tag{3-12}$$

以上简化处理时引入的条件是基于允许一定的误差。同时符合 $c_a K_a \geq 20 K_w$，$c_a/K_a \geq 500$ 两个条件时，用最简式计算 $[H^+]$，结果的误差 $\leq 2.3\%$。

同理，对一元弱碱溶液，$c_b K_b \geq 20 K_w$ 时，可以得到 $[OH^-]$ 的近似计算式

$$[OH^-] = \sqrt{K_b(c_b - [OH^-])} \tag{3-13}$$

$c_b K_b \geq 20 K_w$，且 $c_b/K_b \geq 500$ 时，可以得到最简式

$$[OH^-] = \sqrt{K_b c_b} \tag{3-14}$$

使用简化公式时应注意两点：

① 要先判断条件，再选用合适的简化公式计算，不满足条件而使用最简式，将产生较大的误差；

② 简化公式只对单纯一元弱酸或弱碱溶液成立，不适用于有同离子效应的情况。

例 3-4 计算 $0.100 \text{mol} \cdot L^{-1}$ 的 NH_4Cl 溶液的 pH。

解：根据质子理论，NH_4Cl 溶液中的 NH_4^+ 为正离子酸。因为 NH_3-NH_4^+ 为共轭酸碱对，已知 $K_b(NH_3) = 1.79 \times 10^{-5}$，则

$$K_a(NH_4^+) = K_w/K_b = 1.00 \times 10^{-14}/(1.79 \times 10^{-5}) = 5.59 \times 10^{-10}$$

$$c_a K_a = 0.100 \times 5.59 \times 10^{-10} = 5.59 \times 10^{-11} > 20 K_w = 2.00 \times 10^{-13}$$

$$c_a/K_a = 0.100/(5.59 \times 10^{-10}) > 500，满足最简式条件$$

$$[H^+] = \sqrt{K_a c_a} = \sqrt{5.59 \times 10^{-10} \times 0.100} = 7.48 \times 10^{-6} (\text{mol} \cdot L^{-1})$$

$$pH = 5.13$$

例 3-5 乳酸 $C_3H_6O_3$ 是糖酵解的最终产物,在体内积蓄过量会引起机体疲劳和酸中毒。已知乳酸的 $K_a=1.4\times10^{-4}$,试计算浓度为 $1.0\times10^{-3}\,mol\cdot L^{-1}$ 的乳酸溶液的 $[H^+]$ 和 pH。

解:乳酸是一元弱酸,首先检查是否符合最简式的两个条件。

$$c_aK_a=1.0\times10^{-3}\times1.4\times10^{-4}=1.4\times10^{-7}>20K_w=2.00\times10^{-13}$$

$c_a/K_a=1.0\times10^{-3}/(1.4\times10^{-4})=7.1<500$,故只能用式(3-10)进行计算

$$[H^+]=\sqrt{K_a(c_a-[H^+])}=\sqrt{1.4\times10^{-4}\times(1.0\times10^{-3}-[H^+])}$$
$$[H^+]=3.1\times10^{-4}\,(mol\cdot L^{-1})$$
$$pH=-\lg[H^+]=-\lg(3.1\times10^{-4})=3.5$$

本例若用最简式计算则 $[H^+]=3.8\times10^{-4}\,mol\cdot L^{-1}$,误差达 22%。

例 3-6 查得 HAc 的 $K_a=1.76\times10^{-5}$,计算 $0.100\,mol\cdot L^{-1}$ NaAc 溶液的 $[H^+]$ 和 pH。

解:NaAc 是一元弱碱且 HAc-Ac$^-$ 为共轭酸碱对,因此 Ac$^-$ 的 K_b 为

$$K_b=K_w/K_a=1.00\times10^{-14}/(1.76\times10^{-5})=5.68\times10^{-10}$$
$$c_bK_b=0.100\times5.68\times10^{-10}=5.68\times10^{-11}>20K_w=2.00\times10^{-13}$$

$c_b/K_b=0.100/(5.68\times10^{-10})=1.76\times10^8>500$,可用最简式计算。

$$[OH^-]=\sqrt{K_bc_b}=\sqrt{5.68\times10^{-10}\times0.100}=7.54\times10^{-6}\,(mol\cdot L^{-1})$$
$$[H^+]=K_w/[OH^-]=1.00\times10^{-14}/(7.54\times10^{-6})=1.33\times10^{-9}\,(mol\cdot L^{-1})$$
$$pH=8.88$$

三、多元弱酸或弱碱溶液

多元弱酸在水中的质子传递反应是分步进行的。对应有各步的质子传递平衡及平衡常数。另外还有水的质子自递平衡。例如 H_2S 为二元弱酸,其第一步质子传递反应和质子传递平衡常数为:

$$H_2S+H_2O\rightleftharpoons H_3O^++HS^-$$
$$K_{a_1}=\frac{[H^+][HS^-]}{[H_2S]}=8.91\times10^{-8}$$

第二步质子传递为:

$$HS^-+H_2O\rightleftharpoons H_3O^++S^{2-}$$
$$K_{a_2}=\frac{[H^+][S^{2-}]}{[HS^-]}=1.12\times10^{-12}$$

水的质子自递平衡为:

$$H_2O+H_2O\rightleftharpoons H_3O^++OH^-$$
$$K_w=[H^+][OH^-]=1.00\times10^{-14}$$

上述 K_{a_1}、K_{a_2}、K_w 各式中的 $[H^+]$ 为达到平衡时溶液中三个质子传递反应所提供的质子的总和,故三个平衡常数式中的 $[H^+]$ 是同一个值。

因为多元弱酸的水溶液是一种复杂的酸碱平衡系统,故计算 $[H^+]$ 须进行化简。

(1) 当 $c_aK_{a_1}\geq20K_w$ 时,可忽略水的质子自递平衡产生的 H_3O^+。

(2) 当 $K_{a_1}/K_{a_2}\geq10^2$ 时,第一步的质子传递是质子的主要来源,可忽略第二步及以后

各步质子传递反应所产生的 H_3O^+，计算溶液中的 $[H^+]$ 时，作一元弱酸处理，即

$$[H^+]=\sqrt{K_{a_1}(c_a-[H^+])} \tag{3-15}$$

(3) 同时满足 $c_a K_{a_1} \geqslant 20 K_w$ 和 $c_a/K_{a_1} \geqslant 500$ 时，可用最简式：

$$[H^+]=\sqrt{K_{a_1} c_a} \tag{3-16}$$

大多数无机多元弱酸，相邻两级的 K_a 相差 4~5 个数量级，所以计算其水溶液 $[H^+]$ 时，作一元弱酸处理。其他各步质子传递产物的浓度，可依据各步平衡常数的表达式计算。

例 3-7 计算 $0.100\,mol \cdot L^{-1}$ H_2S 溶液的 $[H^+]$、$[HS^-]$ 和 $[S^{2-}]$。已知 $K_{a_1}=8.91\times10^{-8}$，$K_{a_2}=1.12\times10^{-12}$。

解：先判断是否符合简化处理条件

$K_{a_1}/K_{a_2}=8.91\times10^{-8}/(1.12\times10^{-12})=7.96\times10^4>10^2$，可作一元弱酸处理；

$c_a K_{a_1}=0.100\times8.91\times10^{-8}=8.91\times10^{-9}>20K_w$，可忽略水产生的 H_3O^+；

$c_a/K_{a_1}=0.100/(8.91\times10^{-8})=1.12\times10^6>500$，可用最简式。

$$[H^+]=\sqrt{K_{a_1} c_a}$$
$$=\sqrt{8.91\times10^{-8}\times0.100}=9.44\times10^{-5}(mol \cdot L^{-1})$$

由于第二步质子传递反应程度很小，可近似认为 $[HS^-]$ 没有减少，所以

$$[HS^-]\approx[H^+]=9.44\times10^{-5}\,mol \cdot L^{-1}$$

$[S^{2-}]$ 是第二步质子传递反应的产物：

$$HS^- + H_2O \rightleftharpoons H_3O^+ + S^{2-}$$

平衡时浓度　　　　　　9.44×10^{-5}　　　　　9.44×10^{-5}　$[S^{2-}]$

由

$$K_{a_2}=\frac{[H^+][S^{2-}]}{[HS^-]}=1.12\times10^{-12}$$

得

$$[S^{2-}]=1.12\times10^{-12}\,mol \cdot L^{-1}$$

通过上例计算可见：

① 多元弱酸若满足 $K_{a_1}/K_{a_2}\geqslant10^2$ 条件，计算其水溶液 $[H^+]$ 时，作一元弱酸处理，K_{a_1} 可作为衡量酸性强弱的标度。

② 多元酸第二步质子传递平衡反应程度很小，所得的共轭碱的浓度近似等于 K_{a_2}。如 H_2S 水溶液中，$[S^{2-}]=K_{a_2}$，与酸的初始浓度关系不大。

③ 多元酸第二步及以后各步质子传递所得产物浓度都很低。如 H_2S 溶液的 $[S^{2-}]$ 仅有 $1.12\times10^{-12}\,mol \cdot L^{-1}$，它与 $[H^+]$ 的关系绝对不是 1:2。

多元弱碱在溶液中的分步质子传递平衡与多元弱酸相似。例如 Na_2CO_3 在溶液中质子传递反应分两步进行，处理方法参照多元弱酸计算方法。

例 3-8 已知 H_2CO_3 的 $K_{a_1}=4.3\times10^{-7}$，$K_{a_2}=5.6\times10^{-11}$，计算 $0.100\,mol \cdot L^{-1}$ Na_2CO_3 溶液的 pH。

解：Na_2CO_3 为二元弱碱，查得共轭酸的 K_a 求出 K_b 值，注意对应关系

$$K_{b_1}=K_w/K_{a_2}=1.00\times10^{-14}/(5.6\times10^{-11})=1.79\times10^{-4}$$

$$K_{b_2}=K_w/K_{a_1}=1.00\times10^{-14}/(4.3\times10^{-7})=2.33\times10^{-8}$$

$K_{b_1}/K_{b_2}=1.79\times10^{-4}/(2.33\times10^{-8})=7.68\times10^3>10^2$，可作一元弱碱处理；

$c_b K_{b_1} = 0.100 \times 1.79 \times 10^{-4} = 1.79 \times 10^{-5} > 20K_w$,可忽略水的质子自递产生的 OH^-;

$c_b/K_{b_1} = 0.100/(1.79 \times 10^{-4}) = 559 > 500$,可用最简式:

$$[OH^-] = \sqrt{K_{b_1} c_b} = \sqrt{1.79 \times 10^{-4} \times 0.100} = 4.23 \times 10^{-3} (mol \cdot L^{-1})$$

$$pOH = 2.37$$
$$pH = 14.00 - 2.37 = 11.63$$

四、两性物质溶液

两性物质既能给出质子又能接受质子,故它们在溶液中的质子传递平衡比较复杂。除水外,常见的两性物质有三种类型。

(1) 两性阴离子(酸式盐),如 $H_2PO_4^-$、HPO_4^{2-}、HCO_3^- 等。以 HCO_3^- 为例:

HCO_3^- 作为酸,相当于 H_2CO_3 的第二步质子传递反应

$$HCO_3^- + H_2O \rightleftharpoons H_3O^+ + CO_3^{2-}$$

$$K_a = K_{a_2} = \frac{[H^+][CO_3^{2-}]}{[HCO_3^-]}$$

HCO_3^- 作为碱(其共轭酸为 H_2CO_3),在水中的质子传递反应为

$$HCO_3^- + H_2O \rightleftharpoons OH^- + H_2CO_3$$

$$K_{b_2} = K_w/K_{a_1} = \frac{[OH^-][H_2CO_3]}{[HCO_3^-]}$$

(2) 阳离子酸和阴离子碱组成的两性物质(弱酸弱碱盐),如 NH_4Ac 等。在水中的质子传递反应为

NH_4^+ 作为酸:

$$NH_4^+ + H_2O \rightleftharpoons H_3O^+ + NH_3$$

Ac^- 作为碱,其共轭酸是 HAc:

$$Ac^- + H_2O \rightleftharpoons HAc + OH^-$$

(3) 氨基酸类两性物质(含氨基和羧基),如甘氨酸等。在水中的质子传递反应:

作为酸,相当于氨基乙酸的第二步质子传递反应:

$$NH_3^+-CH_2-COO^- + H_2O \rightleftharpoons NH_2-CH_2-COO^- + H_3O^+$$

作为碱,其共轭酸是氨基乙酸盐酸盐:

$$NH_3^+-CH_2-COO^- + H_2O \rightleftharpoons NH_3^+-CH_2-COOH + OH^-$$

两性物质溶液涉及多重酸碱平衡,$[H^+]$ 计算十分复杂,在此仅介绍最简式。如果两性物质溶液符合条件:$cK_a > 20K_w$,且 $c > 20K_a'$,则 $[H^+]$ 的近似计算公式为

$$[H^+] = \sqrt{K_a K_a'} \tag{3-17}$$

或

$$pH = \frac{1}{2}(pK_a + pK_a') \tag{3-18}$$

式中,K_a 是两性物质作为酸的质子传递平衡常数;K_a' 是两性物质作为碱所对应的共轭酸的质子传递平衡常数。例如,$H_2PO_4^-$ 的 K_a 和 K_a' 分别为 H_3PO_4 的 K_{a_2} 和 K_{a_1};NH_4Ac 的 K_a 和 K_a' 分别为 NH_4^+ 的 $K_a(=K_w/K_b)$ 和 HAc 的 K_a;等等。两性物质 pH 计算公式推导如下所示。

假设二元弱酸的酸式盐为 NaHA，其浓度为 c，在此溶液中，可选择 HA^-、H_2O 得质子后产物为 H_2A、H^+，失质子后产物为 A^{2-}、OH^-，其质子条件为

$$[H^+]+[H_2A]=[A^{2-}]+[OH^-] \quad \text{或} \quad [H^+]=[A^{2-}]+[OH^-]-[H_2A]$$

根据二元弱酸 H_2A 的解离平衡关系，得到

$$[H^+]=\frac{K_{a_2}[HA^-]}{[H^+]}+\frac{K_w}{[H^+]}-\frac{[H^+][HA^-]}{K_{a_1}}$$

$$[H^+]^2=K_{a_2}[HA^-]+K_w-\frac{[H^+]^2[HA^-]}{K_{a_1}}$$

整理后，得到

$$[H^+]=\sqrt{\frac{K_{a_1}(K_{a_2}[HA^-]+K_w)}{K_{a_1}+[HA^-]}}$$

上式是计算两性物质溶液 $[H^+]$ 的精确式。一般情况下，HA^- 的酸式解离和碱式解离的倾向都很小。因此，溶液中 HA^- 消耗甚少，上式中 HA^- 的平衡浓度近似等于其原始浓度 c，即 $[HA^-]\approx c$，代入上式，得到

$$[H^+]=\sqrt{\frac{K_{a_1}(K_{a_2}c+K_w)}{K_{a_1}+c}}$$

当 $cK_{a_2}>20K_w$，上式可以忽略 K_w，得到

$$[H^+]=\sqrt{\frac{K_{a_1}K_{a_2}c}{K_{a_1}+c}}$$

当 $c>20K_{a_1}$，上式 $K_{a_1}+c\approx c$，得到

$$[H^+]=\sqrt{K_{a_1}K_{a_2}} \quad \text{或} \quad pH=\frac{1}{2}(pK_{a_1}+pK_{a_2})$$

如何理解和记忆简化条件呢？我们可以这样看：条件 $cK_a>20K_w$，是忽略水的质子自递对 $[H^+]$ 的贡献，因此就应该是两性物质作为酸时给出质子的能力（K_a）与水给出质子的能力（K_w）相比较。只要记住这一点，另外一个条件自然就是 K_a'。而条件 $c>20K_a'$ 是在公式推导的过程中产生的，即符合此条件时用最简式计算，误差不超过 2.3%。

从上述近似计算公式可以看到，两性物质溶液只要浓度不是很小，符合 $cK_a>20K_w$ 和 $c>20K_a'$ 时，其 pH 与浓度关系不大。

例 3-9 已知 H_2CO_3 的 $pK_{a_1}=6.37$，$pK_{a_2}=10.25$，计算 $0.10\text{mol}\cdot L^{-1}$ $NaHCO_3$ 溶液的 pH。

解：HCO_3^- 为两性物质，K_a 和 K_a' 分别为 H_2CO_3 的 K_{a_2} 和 K_{a_1}。$cK_{a_2}>20K_w$，且 $c>20K_{a_1}$，符合近似公式计算条件，可按近似公式计算

$$pH=\frac{1}{2}(pK_a+pK_a')=\frac{1}{2}(pK_{a_2}+pK_{a_1})=\frac{1}{2}(10.25+6.37)=8.31$$

例 3-10 已知 NH_3 的 $pK_b=4.75$，HAc 的 $pK_a=4.76$，计算 $0.10\text{mol}\cdot L^{-1}$ NH_4Ac 溶液的 pH。

解：NH_4Ac 为两性物质，其中 NH_4^+ 作为酸，其酸常数为

$$pK_a=pK_a(NH_4^+)=pK_w-pK_b(NH_3)=14-4.75=9.25$$

Ac^- 作为碱，所对应的共轭酸（HAc）的酸常数为

$$pK_a' = pK_a(\text{HAc}) = 4.76$$

$cK_a > 20K_w$,且 $c > 20K_a'$,符合近似公式计算条件,可按近似公式计算

$$pH = \frac{1}{2}(pK_a + pK_a') = \frac{1}{2}(9.25 + 4.76) = 7.00$$

第四节 难溶强电解质的沉淀溶解平衡

一般将 298.15K 时在水中溶解度小于 $0.1\text{g} \cdot \text{L}^{-1}$ 的强电解质称为难溶强电解质,如 AgCl、$CaCO_3$、CuS 等。难溶强电解质的溶解度虽小,但它们在水中溶解的部分是全部解离的。在难溶强电解质的饱和溶液中,存在着难溶电解质(固相)与其解离的离子(液相)之间的平衡,这种平衡称为沉淀溶解平衡(precipitation-dissolution equilibrium)。

---- 龋齿的形成 ----

羟基磷灰石 $[Ca_{10}(PO_4)_6(OH)_2]$(hydroxyapatite, HA)是骨骼、牙齿的主要矿盐。龋齿是一种由口腔中多种因素复合作用所导致的牙齿硬组织进行性病损,表现为无机质的脱矿和有机质的分解。97%的人在生命的某一时刻都曾遭受过龋齿的痛苦。世界卫生组织(WHO)将龋齿列为人类需重点防治的三大疾病(心血管疾病、癌症和龋齿)之一。牙齿的牙釉质很坚硬,当 pH 值低于 5.5 时,牙釉质就开始软化或瓦解。因此,当人们用餐后,如果不注意口腔卫生,食物长期滞留在牙缝处腐烂,滋生细菌,细菌代谢则产生有机酸类物质,这类酸性物质与牙釉质长期接触,致使牙釉质中的羟基磷灰石开始溶解

$$Ca_{10}(PO_4)_6(OH)_2(s) + 8H^+ \rightleftharpoons 10Ca^{2+} + 6HPO_4^{2-} + 2H_2O$$

长期发展下去,则产生龋齿。因此,龋齿的产生本质上是羟基磷灰石溶于细菌代谢产生的有机酸。为此,必须养成良好的生活习惯,注意口腔卫生,经常刷牙,保护牙齿。

一、沉淀溶解平衡与溶度积

(一)沉淀溶解平衡与溶度积常数

一定温度下,把难溶强电解质 AgCl 放入水中,一方面,由于水分子的作用,固体表面层的 Ag^+ 和 Cl^- 脱离固体表面,成为水合离子进入溶液,这一过程称为溶解(dissolution);另一方面,溶液中的水合离子在运动中碰到固体表面,又重新回到固体表面上,这个过程称为沉淀(precipitation)。当 AgCl 的沉淀与溶解速率相等时,就达到沉淀溶解平衡,这时的溶液是饱和溶液。AgCl 沉淀与溶液中的 Ag^+ 和 Cl^- 之间的平衡表示为

$$AgCl \underset{\text{沉淀}}{\overset{\text{溶解}}{\rightleftharpoons}} Ag^+(aq) + Cl^-(aq)$$

平衡时,$K_{sp} = [Ag^+][Cl^-]$

这里,固体浓度在 K_{sp} 表达式中不出现。

K_{sp} 称为溶度积常数(solubility product constant),简称溶度积(solubility product)。它反映了难溶电解质在水中的溶解能力。对于 A_mB_n 型的难溶强电解质,其平衡关系为

$$A_mB_n(s) \rightleftharpoons mA^{n+}(aq) + nB^{m-}(aq)$$

$$K_{sp}(A_mB_n) = [A^{n+}]^m[B^{m-}]^n \tag{3-19}$$

上式表明：在一定温度下，难溶强电解质的饱和溶液中离子浓度幂之乘积为一常数。严格地说，溶度积应以离子活度幂之乘积来表示，但在难溶强电解质的饱和溶液中，离子浓度很低，离子强度很小，活度系数趋近于1，故 $c \approx a$，通常用浓度代替活度。在溶度积表达式中，离子的浓度单位是 $mol \cdot L^{-1}$。

K_{sp} 的大小反映了难溶电解质溶解能力的大小，和其他平衡常数一样，K_{sp} 也随温度变化而改变，不随浓度而改变。在实际工作中，常采用室温 298.15K 时的溶度积。一些难溶强电解质的 K_{sp} 值列于书后附录一中。

（二）溶度积常数与溶解度的关系

一般情况下，溶度积和溶解度都可表示物质的溶解性大小。两者之间有着必然的联系，在一定条件下可以直接进行换算。但它们之间有所区别：除了表达形式不同之外，溶度积 K_{sp} 是难溶强电解质固相与其水溶液中的离子间的多相平衡常数，在一定温度下对于某难溶强电解质而言，是一个常数，不受溶液中其他离子浓度的影响；而溶解度 S 是指在一定温度下，难溶强电解质饱和溶液的浓度，它的影响因素是多方面的，如后面将讨论到的同离子效应、盐效应、溶液的酸度等等，均可能影响难溶电解质的溶解度。

对于 A_mB_n 型难溶强电解质，设溶解度为 $S \, mol \cdot L^{-1}$，每溶解 $1 mol \, A_mB_n$ 就产生 $mS \, mol$ 的 A^{n+} 和 $nS \, mol$ 的 B^{m-}

$$A_mB_n(s) \rightleftharpoons mA^{n+} + nB^{m-}$$

平衡时($mol \cdot L^{-1}$)　　　S　　　mS　　　nS

$$K_{sp} = [A^{n+}]^m [B^{m-}]^n = (mS)^m (nS)^n$$

$$S = \sqrt[(m+n)]{\frac{K_{sp}}{m^m n^n}} \tag{3-20}$$

例 3-11 已知 $Mn(OH)_2$ 在 298.15K 时的溶解度为 $3.72 \times 10^{-5} mol \cdot L^{-1}$，求该温度下 $Mn(OH)_2$ 的 K_{sp}。

解：
$$Mn(OH)_2(s) \rightleftharpoons Mn^{2+} + 2OH^-$$

由上述平衡知，$[Mn^{2+}] = S$，$[OH^-] = 2S$

$$K_{sp}[Mn(OH)_2] = [Mn^{2+}][OH^-]^2 = 4S^3 = 4 \times (3.72 \times 10^{-5})^3 = 2.06 \times 10^{-13}$$

例 3-12 已知 Ag_2CrO_4 在 298.15K 时的溶度积为 1.12×10^{-12}，计算其溶解度。

解：
$$Ag_2CrO_4(s) \rightleftharpoons 2Ag^+(aq) + CrO_4^{2-}(aq)$$

由平衡关系知，在 Ag_2CrO_4 饱和溶液中，每溶解 $1 mol \, Ag_2CrO_4$，就生成 $1 mol \, CrO_4^{2-}$，同时生成 $2 mol \, Ag^+$，即

$$[Ag^+] = 2S, \quad [CrO_4^{2-}] = S$$

$$K_{sp}(Ag_2CrO_4) = [Ag^+]^2[CrO_4^{2-}] = 4S^3$$

$$S = \sqrt[3]{1.12 \times 10^{-12}/4} = 6.54 \times 10^{-5} (mol \cdot L^{-1})$$

我们比较一下 AgCl、AgI、Ag_2CrO_4 的溶度积 K_{sp} 和溶解度 S，见表 3-3。

表 3-3 AgCl、AgI 和 Ag_2CrO_4 的溶解度和溶度积的比较

电解质类型	难溶强电解质	溶解度/($mol \cdot L^{-1}$)	溶度积
AB	AgCl	1.33×10^{-5}	1.77×10^{-10}
AB	AgI	9.22×10^{-9}	8.51×10^{-17}
A_2B	Ag_2CrO_4	6.54×10^{-5}	1.12×10^{-12}

通过比较可知，对于相同类型的难溶强电解质，其溶度积 K_{sp} 越大，溶解度 S 越大，可以直接用溶度积来比较它们溶解度的大小。例如 $K_{sp}(AgCl) > K_{sp}(AgI)$，则一定有 $S(AgCl) > S(AgI)$。但对于不同类型的难溶强电解质，它们的溶度积的表示式不同，因此不能直接用溶度积来比较它们溶解度的大小，而是要通过计算来比较。例如 AB 型的 AgCl 的溶度积比 A_2B 型的 Ag_2CrO_4 大，但 AgCl 的溶解度却比 Ag_2CrO_4 的小。

由于影响难溶强电解质溶解度的因素很多，因此，在运用上述 K_{sp} 与溶解度之间的相互换算关系时，应注意以下几点：

(1) 上述方法仅适用于离子强度很小，浓度可以代替活度的溶液。对于溶解度较大的难溶强电解质（如 $CaSO_4$、$CaCrO_4$ 等），由于溶液中离子强度较大，直接换算将产生较大误差。

(2) 适用于溶解后解离出的正负离子在水溶液中不发生水解等副反应或副反应程度很小的物质。对于难溶的硫化物、碳酸盐、磷酸盐以及含 Fe^{3+} 的盐类等，由于 S^{2-}、CO_3^{2-}、PO_4^{3-}、Fe^{3+} 易于水解，就不宜用上述方法换算。

(3) 适用于已经溶解的部分能完全解离的难溶强电解质。对于 Hg_2I_2、Hg_2Cl_2 等共价性较强的物质，溶液中还存在已溶解的分子与水合离子之间的解离平衡，用上述方法换算也会产生较大误差。

二、沉淀溶解平衡的移动

（一）溶度积规则

在任一条件下，难溶强电解质的溶液中，离子浓度幂之积称为 离子积（ion product），用符号 Q 表示。对于难溶强电解质 A_mB_n，有

$$K_{sp}(A_mB_n) = [A^{n+}]^m [B^{m-}]^n$$

$$Q(A_mB_n) = [c(A^{n+})]^m [c(B^{m-})]^n$$

Q 的表达式与 K_{sp} 一样，但二者的含义不同。K_{sp} 表示难溶强电解质达到沉淀溶解平衡时，饱和溶液中离子浓度幂的乘积，其中离子浓度是平衡浓度。在一定温度下，K_{sp} 为一常数。而 Q 则表示任何情况下离子浓度幂的乘积，Q 的数值不定，随着溶液中离子浓度的改变而变化。K_{sp} 只是 Q 的一个特例。

对于某一给定的难溶电解质溶液，Q 和 K_{sp} 之间可能有下列三种情况：

(1) $Q = K_{sp}$ 表示溶液饱和，这时溶液中的沉淀与溶解达到动态平衡，既无沉淀析出又无沉淀溶解。

(2) $Q < K_{sp}$ 表示溶液不饱和，溶液无沉淀析出，若加入难溶强电解质，则会继续溶解。

(3) $Q > K_{sp}$ 表示溶液过饱和，会有沉淀析出。

以上称为 溶度积规则（rule of solubility product），它是判断沉淀生成和溶解的依据。

（二）沉淀的生成

根据溶度积规则，生成沉淀的条件是：溶液的离子积大于溶度积，即当 $Q > K_{sp}$ 时，就会有沉淀生成。一般可采用如下方法。

1. 加入沉淀剂

加入能与溶液中所含某种离子生成沉淀的试剂，并使 $Q > K_{sp}$，即有沉淀生成。

例 3-13 (1) 将 $0.020 mol \cdot L^{-1}$ $CaCl_2$ 溶液 10mL 与等体积同浓度的 Na_2CO_3 溶液相混合（忽略体积的变化），判断是否有 $CaCO_3$ 沉淀生成；(2) 已知碳酸的 $K_{a_2} = 4.68 \times$

10^{-11},在 $0.1 mol \cdot L^{-1}$ $CaCl_2$ 溶液中通入 CO_2 气体至饱和,有无 $CaCO_3$ 沉淀生成?已知 $K_{sp}(CaCO_3)=3.36\times 10^{-9}$。

解:(1) 溶液等体积混合后,$c(Ca^{2+})=0.010 mol \cdot L^{-1}$,$c(CO_3^{2-})=0.010 mol \cdot L^{-1}$

$$Q=c(Ca^{2+})c(CO_3^{2-})=(1.0\times 10^{-2})\times(1.0\times 10^{-2})=1.0\times 10^{-4}>K_{sp}(CaCO_3)$$

因此溶液中有 $CaCO_3$ 沉淀析出。

(2) 饱和 CO_2 水溶液中主要为 H_2CO_3,上一节介绍过,二元酸的酸根浓度在数值上近似等于其 K_{a_2}

$$c(CO_3^{2-})\approx K_{a_2}=4.68\times 10^{-11}(mol \cdot L^{-1})$$

$$Q=c(Ca^{2+})c(CO_3^{2-})=0.1\times 4.68\times 10^{-11}=4.68\times 10^{-12}<K_{sp}(CaCO_3)$$

因此不会有 $CaCO_3$ 沉淀析出。

2. 同离子效应

在难溶强电解质的沉淀平衡体系中,加入与该电解质含有相同离子的易溶强电解质,则难溶强电解质的沉淀平衡将向生成沉淀的方向移动。如,在 $AgCl$ 的饱和溶液中加入 $NaCl$,二者都含有 Cl^-,$NaCl$ 的加入使溶液中 $[Cl^-]$ 大大增加,平衡将向生成 $AgCl$ 沉淀的方向移动,如下所示:

$$AgCl(s) \rightleftharpoons Ag^+(aq) + \boxed{Cl^-(aq)}$$
$$\xleftarrow{\text{平衡移动方向}}$$
$$NaCl \longrightarrow Na^+ + Cl^-$$

平衡移动的结果是 $AgCl$ 的溶解度减小。这种因加入含有共同离子的易溶强电解质使难溶强电解质溶解度减小的现象,称为沉淀平衡中的**同离子效应(common ion effect)**。下面举例说明同离子效应对沉淀溶解度的影响。

———— 钡餐 ————

胃肠钡餐造影即消化道钡剂造影,是指用硫酸钡作为造影剂,在 X 射线照射下显示消化道有无病变的一种检查方法。由于 X 射线不能透过钡原子,因此临床上可用钡盐作 X 射线造影剂,诊断肠胃道疾病。然而 Ba^{2+} 对人体有毒害,所以可溶性钡盐如 $BaCl_2$、$Ba(NO_3)_2$ 等不能用作造影剂。$BaCO_3$ 虽然难溶于水,但可溶解在胃酸中,因此也不能用作造影剂。$BaSO_4$ 既难溶于水,也难溶于酸,是一种较为理想的造影剂。为了降低 Ba^{2+} 的浓度,给患者吞服的 $BaSO_4$ 混悬液中加入了稀 Na_2SO_4 溶液。这就是利用了同离子效应。

例 3-14 已知 $K_{sp}(BaSO_4)=1.08\times 10^{-10}$,分别计算 $BaSO_4$ 在:(1)纯水中的溶解度;(2) $0.10 mol \cdot L^{-1}$ $BaCl_2$ 溶液中的溶解度;(3) $0.10 mol \cdot L^{-1}$ Na_2SO_4 溶液中的溶解度。

解:(1) 在纯水中 $BaSO_4$ 的溶解度为 S_1

$K_{sp}(BaSO_4)=S_1^2$,则

$$S_1=\sqrt{K_{sp}(BaSO_4)}=1.04\times 10^{-5}(mol \cdot L^{-1})$$

(2) 在 $0.10 mol \cdot L^{-1}$ $BaCl_2$ 溶液中 $BaSO_4$ 的溶解度为 S_2

$$BaSO_4(s) \rightleftharpoons Ba^{2+} + SO_4^{2-}$$

平衡时 $\qquad\qquad\qquad S_2 \qquad S_2+0.10\approx 0.10 \quad S_2$

$$S_2=c(SO_4^{2-})=K_{sp}(BaSO_4)/c(Ba^{2+})=1.08\times 10^{-10}/0.10=1.08\times 10^{-9}(mol \cdot L^{-1})$$

(3) 在 $0.10 mol \cdot L^{-1}$ Na_2SO_4 溶液中 $BaSO_4$ 的溶解度为 S_3

$$BaSO_4(s) \rightleftharpoons Ba^{2+} + SO_4^{2-}$$

平衡时 S_3 S_3 $0.10 + S_3 \approx 0.10$

$$S_3 = K_{sp}(BaSO_4)/c(SO_4^{2-}) = 1.08 \times 10^{-10}/0.10 = 1.08 \times 10^{-9} (mol \cdot L^{-1})$$

计算表明，$BaSO_4$ 在有 Ba^{2+} 和 SO_4^{2-} 存在的溶液中的溶解度比在纯水中的溶解度小得多。在以上案例中，$BaSO_4$ 混悬液中加入稀 Na_2SO_4 溶液可以降低 Ba^{2+} 的浓度，就是利用同离子效应降低沉淀的溶解度。在实际工作中，为使某一离子充分沉淀，往往适当多加些沉淀剂，就是应用了同离子效应这一原理。但是，沉淀剂的用量不是越多越好，一般过量 20%～50% 为宜。因为加入过多，反而使溶解度增大。例如 AgCl 沉淀可因与过量的 Cl^- 发生以下配位反应而溶解

$$AgCl(s) + Cl^- \rightleftharpoons AgCl_2^- （或 AgCl_3^{2-}）$$

同时，过量沉淀剂还因增大溶液的离子强度而使沉淀的溶解度增大。如果考虑离子间的相互作用，就应该用离子活度积表示 K_{sp}。例如

$$AgCl(s) \rightleftharpoons Ag^+(aq) + Cl^-(aq)$$
$$K_{sp} = \gamma(Ag^+)[Ag^+]\gamma(Cl^-)[Cl^-]$$

若在 AgCl 的饱和溶液中加入一定量的强电解质 KNO_3，它在水溶液中完全解离成 K^+ 和 NO_3^-，使溶液中的离子浓度增大，离子强度增大，活度因子就减小。而 K_{sp} 在一定温度下是一常数，因此 $[Ag^+]$、$[Cl^-]$ 增大，即难溶电解质的溶解度增大。

在难溶电解质溶液中加入不含相同离子的易溶强电解质，使难溶电解质的溶解度略有增大，这一现象称为沉淀溶解平衡的<u>盐效应（salt effect）</u>。

在沉淀平衡中，产生同离子效应的同时也伴随着盐效应。同离子效应与盐效应的效果相反，但通常前者的影响比后者大得多，一般计算可忽略盐效应的影响。

3. 调节溶液的 pH 值

通过控制溶液的 pH 值，可以使某些金属离子生成氢氧化物沉淀。

例 3-15 已知 $K_{sp}[Fe(OH)_3] = 2.79 \times 10^{-39}$，计算欲使 $0.0100\ mol \cdot L^{-1}$ 的 Fe^{3+} 开始生成 $Fe(OH)_3$ 沉淀及沉淀完全（通常指 $[Fe^{3+}] \leq 1.00 \times 10^{-5}\ mol \cdot L^{-1}$）时溶液的 pH。

解：
$$Fe(OH)_3(s) \rightleftharpoons Fe^{3+} + 3OH^-$$
$$K_{sp} = [Fe^{3+}][OH^-]^3$$
$$[OH^-] = \sqrt[3]{\frac{K_{sp}}{[Fe^{3+}]}}$$

(1) 开始沉淀所需 $[OH^-]$ 的最低浓度

$$[OH^-] = \sqrt[3]{\frac{2.79 \times 10^{-39}}{0.0100}} = 6.53 \times 10^{-13} (mol \cdot L^{-1})$$
$$pOH = 13 - \lg 6.53 = 12.19$$
$$pH = 1.81$$

理论上，溶液 pH 值必须大于 1.81 才开始有沉淀生成。

(2) 沉淀完全时 $[Fe^{3+}] \leq 1.00 \times 10^{-5}\ mol \cdot L^{-1}$

$$[OH^-] = \sqrt[3]{\frac{2.79 \times 10^{-39}}{1.00 \times 10^{-5}}} = 6.53 \times 10^{-12} (mol \cdot L^{-1})$$
$$pH = 14 - (12 - \lg 6.53) = 2.81$$

即溶液 pH 值必须大于 2.81 才能沉淀完全。

4. 分级沉淀

如果在溶液中有两种以上的离子可与同一试剂反应产生沉淀，首先析出的是离子积最先达到溶度积的化合物。这种按先后顺序沉淀的现象，叫做 分级沉淀（fractional precipitation）。利用分级沉淀，可通过控制沉淀剂的浓度，使其中一种离子先生成沉淀，其余的离子不沉淀，达到把这种离子从溶液中分离出来的目的。

例 3-16 已知 $K_{sp}(AgCl)=1.77\times10^{-10}$、$K_{sp}(AgI)=8.51\times10^{-17}$，在含有 $0.010\text{mol}\cdot\text{L}^{-1}$ I^- 和 $0.010\text{mol}\cdot\text{L}^{-1}$ Cl^- 的混合溶液中，逐滴加入 $AgNO_3$ 溶液时，哪种离子最先沉淀？当第二种离子开始沉淀时，溶液中第一种离子的浓度是多少？（忽略体积变化。）

解：根据 $K_{sp}(AgI)=[Ag^+][I^-]$ $K_{sp}(AgCl)=[Ag^+][Cl^-]$

开始生成 AgI 和 AgCl 沉淀所需的 Ag^+ 浓度分别为：

$$[Ag^+]\geqslant\frac{K_{sp}(AgI)}{[I^-]}=\frac{8.51\times10^{-17}}{0.010}=8.51\times10^{-15}(\text{mol}\cdot\text{L}^{-1})$$

$$[Ag^+]\geqslant\frac{K_{sp}(AgCl)}{[Cl^-]}=\frac{1.77\times10^{-10}}{0.010}=1.77\times10^{-8}(\text{mol}\cdot\text{L}^{-1})$$

沉淀 I^- 所需 $[Ag^+]$ 比沉淀 Cl^- 所需 $[Ag^+]$ 少得多，故 AgI 先沉淀。当有 AgCl 沉淀时，加入 $[Ag^+]\geqslant 1.77\times10^{-8}\text{mol}\cdot\text{L}^{-1}$，此时溶液中剩余 $[I^-]$ 为

$$[I^-]=\frac{K_{sp}(AgI)}{[Ag^+]}=\frac{8.51\times10^{-17}}{1.77\times10^{-8}}=4.81\times10^{-9}(\text{mol}\cdot\text{L}^{-1})$$

即 AgCl 开始沉淀时，I^- 已被沉淀得很完全了。离子浓度 $\leqslant 10^{-5}\text{mol}\cdot\text{L}^{-1}$，一般可认为已沉淀完全。所以，利用分步沉淀可进行离子间的相互分离。如：上述溶液控制 $8.51\times10^{-15}\text{mol}\cdot\text{L}^{-1}<[Ag^+]<1.77\times10^{-8}\text{mol}\cdot\text{L}^{-1}$ 之间，就可使 I^- 沉淀而 Cl^- 不沉淀，使 Cl^- 和 I^- 分离。

（三）沉淀的溶解

根据溶度积规则，沉淀溶解的条件是：溶液的离子积小于溶度积，即 $Q<K_{sp}$。要使处于沉淀溶解平衡状态的难溶强电解质向着溶解方向转化，就必须降低该难溶强电解质饱和溶液中某一离子的浓度，使 $Q<K_{sp}$。常用的方法有以下几种。

1. 生成难解离的物质

难溶强电解质可通过生成难解离的水、弱酸、弱碱、配离子、难解离的气体等，使难溶强电解质沉淀溶解。

(1) 金属氢氧化物沉淀的溶解

氢氧化物中的 OH^- 可与酸反应生成难解离的水等物质，降低了 OH^- 浓度，使 $Q<K_{sp}$，沉淀溶解。例如 $Mg(OH)_2$ 可溶于 HCl 及铵盐中。在 $Mg(OH)_2$ 中加入 HCl（或铵盐）后，生成难解离的 H_2O（或 $NH_3\cdot H_2O$），使 $c(OH^-)$ 降低，则 $Q[Mg(OH)_2]<K_{sp}[Mg(OH)_2]$，沉淀溶解。

$$Mg(OH)_2(s)\rightleftharpoons Mg^{2+}+2OH^- \qquad Mg(OH)_2(s)\rightleftharpoons Mg^{2+}+2OH^-$$

平衡移动方向 + 2H⁺ ⇌ 2H₂O

平衡移动方向 + 2NH₄⁺ ⇌ 2NH₃ + 2H₂O

(2) 碳酸盐沉淀的溶解

碳酸盐沉淀可溶解于 HCl 中，如在 $CaCO_3$ 中加入 HCl，CO_3^{2-} 与 H^+ 生成难解离的 HCO_3^- 或 H_2CO_3（即 CO_2 气体和水），CO_3^{2-} 浓度降低，使 $Q(CaCO_3)<K_{sp}(CaCO_3)$，沉淀溶解。

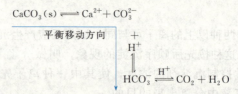

(3) 金属硫化物沉淀的溶解

金属硫化物的 K_{sp} 范围很大，K_{sp} 较大的金属硫化物，像 ZnS、FeS、MnS 沉淀等可以溶于 HCl 溶液中。如在 MnS 沉淀中加入 HCl，由于 HCl 溶液中的 H^+ 与 S^{2-} 生成难解离的 HS^- 或再与 H^+ 结合生成 H_2S 气体，降低了 S^{2-} 的浓度，使 $Q(MnS) < K_{sp}(MnS)$，沉淀溶解。

$$MnS(s) \rightleftharpoons Mn^{2+} + S^{2-}$$

平衡移动方向 ↓ +
2H⁺ ⇌
H₂S

(4) 生成难解离的配离子

由于形成难解离的配合物离子，有些难溶强电解质的沉淀溶解。如 AgCl 沉淀能溶于氨水，是因为 Ag^+ 与 NH_3 结合成难解离的配离子 $[Ag(NH_3)_2]^+$，使 $c(Ag^+)$ 降低，$Q(AgCl)$ 减小，沉淀溶解。

$$AgCl(s) \rightleftharpoons Ag^+ + Cl^-$$

平衡移动方向 ↓ +
2NH₃ ⇌
[Ag(NH₃)₂]⁺

2. 利用氧化还原反应使沉淀溶解

金属硫化物的 K_{sp} 值相差很大，故其溶解情况大不相同。像 ZnS、PbS、FeS 等 K_{sp} 值较大的金属硫化物都能溶于盐酸。而像 HgS、CuS 等 K_{sp} 值太小，溶液中 S^{2-} 的浓度极小，不足以与加入的 H^+ 生成 HS^-，所以不会溶解。在这种情况下，只能通过加入氧化剂，使 S^{2-} 发生氧化还原反应而降低其浓度，以达到溶解的目的。例如 CuS（$K_{sp}=1.27\times10^{-36}$）不溶于 HCl 但可溶于 HNO_3，是因为 HNO_3 具有氧化性，使 CuS 沉淀中的 S^{2-} 氧化而溶解，沉淀溶解平衡移动过程为

$$CuS(s) \rightleftharpoons Cu^{2+} + S^{2-}$$
↓ HNO₃
S↓ + NO↑

总反应式为：$3CuS + 8HNO_3 \rightleftharpoons 3Cu(NO_3)_2 + 3S\downarrow + 2NO\uparrow + 4H_2O$

📖 阅读材料

尿路结石的形成

尿路结石是一种常见的泌尿系疾病，其主要种类有尿酸结石、磷酸钙结石和草酸钙结石。

在人体内，尿形成的第一步是进入肾脏的血液在肾小球的组织内过滤，把蛋白质、细胞等大分子和"有形物质"滤掉，出来的滤液就是原始的尿，这些尿经过一段细小管道进入膀胱。来自肾小球的滤液通常对草酸钙是过饱和的，即 $Q = c(Ca^{2+})c(C_2O_4^{2-}) > K_{sp}(CaC_2O_4)$。在血液中由于有蛋白质这样的高分子化合物对草酸钙的保护作用，草酸钙的溶解度增大，所以草酸钙难以形成沉淀。经过肾小球过滤后，蛋白质等大分子被去掉，因此在进入肾小管之前或在管内会有 CaC_2O_4

结晶形成。这种晶体正常时在尿液内呈溶解状态,而在过量时则易沉积形成结石。由此可见,尿中草酸和尿酸的含量,是结石形成的重要影响因素。

引起尿路结石的原因很多,其中饮食、营养与结石的形成有着密切的联系。近年来医学研究发现,经常大量进食高动物蛋白、高脂肪、高糖的食物是引起尿路结石的原因之一。人在摄食大量的动物蛋白和糖后,就会在体内生成较多的草酸和尿酸,并可促进肠道对钙的吸收。脂肪摄入过多则可增加尿液中的草酸盐含量。这些情况都可能促使结石形成。

预防尿路结石最主要的方法是多饮水,增加尿量,使尿中的草酸、尿酸得以稀释,对已形成的小结石也可及早除掉,从而使结石形成或复发的机会大大减少。

本章小结

电解质分为强电解质和弱电解质。强电解质在水溶液中完全解离成离子,但是表观解离度小于100%,这是因为离子之间有相互作用,形成离子氛或缔结成离子对,使离子不能完全独立运动,因此,表现出来的有效浓度要比实际浓度小。离子的有效浓度就是活度。考虑到电解质溶液中离子的相互作用,应用活度来代替浓度。活度与浓度之间的关系为:$a_B = \gamma_B b_B / b^{\ominus}$,其中,$\gamma_B$ 为 B 离子的活度因子。离子强度反映了溶液中离子之间作用的强弱:$I = \frac{1}{2} \sum_i b_i Z_i^2$。

酸碱质子理论认为:凡是给出质子(H^+)的物质是酸,凡是接受质子的物质是碱。酸碱反应的实质是两对共轭酸碱对之间的质子传递反应。共轭酸碱的强度是相互制约的,酸强,则共轭碱就弱;酸弱,则共轭碱就强。酸碱强度还与溶剂的性质有关。酸性溶剂对碱产生拉平效应,对酸产生区分效应;碱性溶剂则反之。

弱酸或弱碱在水溶液中的质子传递反应达到平衡时,其平衡常数则为酸或碱的解离平衡常数(K_a 或 K_b),根据 K_a 或 K_b 的大小,可以判断其酸或碱的强度。共轭酸碱对的解离平衡常数之间的关系为:$K_a K_b = K_w$。

各种酸碱溶液的 pH 值常采用简化计算,要严格依据条件来化简。

一元弱酸:当弱酸的 $c_a K_a \geqslant 20 K_w$,且 $c_a / K_a \geqslant 500$ 时,$[H^+] = \sqrt{K_a c_a}$。

一元弱碱:当 $c_b K_b \geqslant 20 K_w$,且 $c_b / K_b \geqslant 500$ 时,$[OH^-] = \sqrt{K_b c_b}$。

多元酸溶液,其质子传递反应是分步进行的,当 $K_{a_1} / K_{a_2} > 10^2$ 时,可当作一元弱酸处理。若再满足:$c_a K_{a_1} \geqslant 20 K_w$ 和 $c_a / K_{a_1} \geqslant 500$ 时,则 $[H^+] = \sqrt{K_{a_1} c_a}$。

多元碱溶液用类似方法处理。

如果两性物质溶液符合 $c K_a \geqslant 20 K_w$,且 $c \geqslant 20 K_a'$、则 $[H^+]$ 的近似计算公式为 $[H^+] = \sqrt{K_a K_a'}$ 或 $pH = \frac{1}{2}(pK_a + pK_a')$。

难溶强电解质的沉淀溶解达到平衡时,溶液中离子浓度幂之积称为难溶强电解质的溶度积 K_{sp}。K_{sp} 为化学平衡常数,只与温度有关而与浓度无关。它反映了难溶强电解质在水中的溶解能力,在一定条件下,可以与溶解度相互换算。

在任一条件下,难溶强电解质的溶液中离子浓度幂之积称为离子积 Q。Q 和 K_{sp} 之间的关系相当于反应商和平衡常数的关系。溶度积规则是判断沉淀生成和溶解的依据。

习题

1. 质子理论是如何定义酸碱的？衡量酸碱强弱的标准是什么？

2. 指出下列各酸的共轭碱：HPO_4^{2-}、$H_2PO_4^-$、H_2O、H_3O^+、H_2CO_3、HCO_3^-、NH_4^+、$NH_3-CH_2-COO^-$、H_2S、HS^-。

3. 指出下列各碱的共轭酸：HPO_4^{2-}、$H_2PO_4^-$、CO_3^{2-}、HCO_3^-、OH^-、H_2O、NH_3、NH_2^-、$[Al(H_2O)_5OH]^{2+}$、$NH_3^+-CH_2-COO^-$。

4. 写出下列两性物质水溶液中的质子传递反应式：H_2O、HCO_3^-、HSO_4^-、$H_2PO_4^-$。

5. 下列物质在水中按碱性由弱到强排列顺序正确的是（　　）。

   A. $HPO_4^{2-} < OH^- < H_2O < NH_3 < HSO_4^-$
   B. $OH^- < NH_3 < HPO_4^{2-} < HSO_4^- < H_2O$
   C. $HPO_4^{2-} < OH^- < NH_3 < H_2O < HSO_4^-$
   D. $HSO_4^- < H_2O < HPO_4^{2-} < NH_3 < OH^-$

6. 定性比较下列各溶液中 HAc 的 α 大小。

   A. $0.1 mol \cdot L^{-1}$ HAc
   B. $0.1 mol \cdot L^{-1}$ HAc + $0.1 mol \cdot L^{-1}$ NaAc
   C. $0.2 mol \cdot L^{-1}$ HAc
   D. $0.1 mol \cdot L^{-1}$ HAc + $0.1 mol \cdot L^{-1}$ NaCl

7. 在 $0.1 mol \cdot L^{-1}$ NH_4Ac 溶液中，$[H^+]$ 为（　　）。

   A. $\sqrt{0.1 K_{HAc}}$
   B. $\sqrt{0.1 K_{NH_4^+}}$
   C. $\sqrt{K_{HAc} K_{NH_3}}$
   D. $\sqrt{K_{HAc} K_w / K_{NH_3}}$
   E. $\sqrt{K_{NH_3} K_w / K_{HAc}}$

8. 在含有固体 AgCl 的饱和溶液中，加入少量下列物质，对 AgCl 的沉淀溶解平衡有什么影响？解释之。

   (1) 盐酸；(2) $AgNO_3$；(3) KNO_3；(4) 氨水

9. 说明 H_3PO_4 溶液中存在着哪几种离子。请按各种离子浓度的大小排出顺序。其中 H^+ 浓度是否为 PO_4^{3-} 浓度的 3 倍？

10. 解释下列现象。

    (1) CaC_2O_4 溶于 HCl 而不溶于 HAc；

    (2) 在 $H_2C_2O_4$ 中加入 $CaCl_2$ 溶液，则产生 CaC_2O_4 沉淀；当滤去沉淀后，加氨水于滤液中，又产生 CaC_2O_4 沉淀。

11. 当向含有几种能与某沉淀剂生成沉淀的离子混合溶液中逐滴加入该沉淀剂时，它们的沉淀顺序是否按溶度积的大小进行？

12. 计算下列酸碱质子传递平衡常数，并判断反应偏向何方。

    (1) $HNO_2(aq) + CN^-(aq) \rightleftharpoons HCN(aq) + NO_2^-(aq)$；

    (2) $HSO_4^-(aq) + NO_2^-(aq) \rightleftharpoons HNO_2(aq) + SO_4^{2-}(aq)$；

    (3) $NH_4^+(aq) + Ac^-(aq) \rightleftharpoons NH_3(aq) + HAc(aq)$；

    (4) $SO_4^{2-}(aq) + H_2O(l) \rightleftharpoons HSO_4^-(aq) + OH^-(aq)$。

13. 求 $0.20 mol \cdot L^{-1}$ HCN 溶液的 α 及 pH，已知 $K_a(HCN) = 4.9 \times 10^{-10}$。

14. 烟酸是一种 B 族维生素，可视为一元弱酸。已知 $0.02 mol \cdot L^{-1}$ 烟酸溶液的 pH 值为 3.26，问：

    (1) 溶液中有百分之几的烟酸解离？

(2) 烟酸的 K_a 为多少？

15. 已知 HClO 的 $K_a(\text{HClO}) = 3.0 \times 10^{-8}$，初始浓度为 $0.0075\,\text{mol}\cdot\text{L}^{-1}$，溶液中 H^+、ClO^-、HClO 的平衡浓度各是多少？

16. 实验测得某氨水的 pH 值为 11.26，已知 NH_3 的 $K_b = 1.79 \times 10^{-5}$，求氨水的浓度。

17. 麻黄碱是一种中枢神经刺激素，制成滴鼻剂用作解充血药。它是一种有机弱碱：
$C_{10}H_{15}ON(aq) + H_2O \rightleftharpoons C_{10}H_{15}ONH^+(aq) + OH^-(aq)$。

已知 $0.0035\,\text{mol}\cdot\text{L}^{-1}$ 的麻黄碱溶液 pH 值为 11.33，试计算：

(1) 溶液中各种离子的平衡浓度；

(2) 麻黄碱的 K_b 为多少？

18. 通过计算说明：

(1) 体积和 pH 均相同的盐酸溶液和醋酸溶液，分别加入 NaOH 至反应完全。NaOH 的用量相同吗？

(2) 体积和浓度均相同的盐酸溶液和醋酸溶液，分别加入 NaOH 至反应完全。NaOH 的用量相同吗？

19. 计算下列液的 pH 值。

(1) $0.10\,\text{mol}\cdot\text{L}^{-1}$ HCl 溶液与 $0.10\,\text{mol}\cdot\text{L}^{-1}$ $NH_3 \cdot H_2O$ 溶液等体积混合；

(2) $0.10\,\text{mol}\cdot\text{L}^{-1}$ HAc 溶液与 $0.10\,\text{mol}\cdot\text{L}^{-1}$ $NH_3 \cdot H_2O$ 溶液等体积混合；

(3) $0.10\,\text{mol}\cdot\text{L}^{-1}$ HCl 溶液与 $0.10\,\text{mol}\cdot\text{L}^{-1}$ Na_2CO_3 溶液等体积混合；

(4) $0.10\,\text{mol}\cdot\text{L}^{-1}$ NaOH 溶液与 $0.10\,\text{mol}\cdot\text{L}^{-1}$ Na_2HPO_4 溶液等体积混合；

(5) $0.10\,\text{mol}\cdot\text{L}^{-1}$ H_3PO_4 溶液与 $0.20\,\text{mol}\cdot\text{L}^{-1}$ NaOH 溶液等体积混合；

(6) $0.10\,\text{mol}\cdot\text{L}^{-1}$ Na_3PO_4 溶液与 $0.20\,\text{mol}\cdot\text{L}^{-1}$ HCl 溶液等体积混合。

20. 根据同离子效应，计算下列溶液的 pH 值。

(1) $0.20\,\text{mol}\cdot\text{L}^{-1}$ H_3PO_4 溶液与 $0.20\,\text{mol}\cdot\text{L}^{-1}$ Na_3PO_4 溶液等体积混合；

(2) $0.10\,\text{mol}\cdot\text{L}^{-1}$ Na_2CO_3 溶液与 $0.10\,\text{mol}\cdot\text{L}^{-1}$ HCl 溶液等体积混合。

21. 计算混合溶液的离子强度。

(1) 100mL $0.10\,\text{mol}\cdot\text{L}^{-1}$ Na_2SO_4 溶液与同浓度同体积的 KNO_3 溶液混合；

(2) 100mL $0.10\,\text{mol}\cdot\text{L}^{-1}$ 的 Na_2SO_4 溶液与同浓度同体积的 $BaCl_2$ 溶液混合。

22. 在浓度为 $0.15\,\text{mol}\cdot\text{L}^{-1}$ 的 Pb^{2+} 和 $0.2\,\text{mol}\cdot\text{L}^{-1}$ Ag^+ 的混合溶液中，逐滴加入 Na_2SO_4 溶液时，$PbSO_4$ 和 Ag_2SO_4 哪个先沉淀析出？继续加入 Na_2SO_4 溶液，当第二种离子刚开始沉淀时，溶液中的第一种离子浓度为多少？[忽略溶液体积的变化，已知 $K_{sp}(PbSO_4) = 1.3 \times 10^{-8}$，$K_{sp}(Ag_2SO_4) = 1.2 \times 10^{-5}$。]

23. 假设溶于水中的 $Mn(OH)_2$ 完全解离，试计算：

(1) $Mn(OH)_2$ 在水中的溶解度（$\text{mol}\cdot\text{L}^{-1}$）；

(2) $Mn(OH)_2$ 饱和溶液中的 $[Mn^{2+}]$ 和 $[OH^-]$；

(3) $Mn(OH)_2$ 在 $0.10\,\text{mol}\cdot\text{L}^{-1}$ NaOH 溶液中的溶解度 [假如 $Mn(OH)_2$ 在 NaOH 溶液中不发生其他变化]；

(4) $Mn(OH)_2$ 在 $0.20\,\text{mol}\cdot\text{L}^{-1}$ $MnCl_2$ 溶液中的溶解度。

24. 在 100.0mL $0.20\,\text{mol}\cdot\text{L}^{-1}$ $MnCl_2$ 溶液中，加入含有 NH_4Cl 的 $0.10\,\text{mol}\cdot\text{L}^{-1}$ $NH_3 \cdot H_2O$ 溶液 100.0mL，为了不使 $Mn(OH)_2$ 沉淀形成，需含 NH_4Cl 多少克？（已知 $K_{sp}[Mn(OH)_2] = 2.06 \times 10^{-13}$，$K_b(NH_3) = 1.78 \times 10^{-5}$。）

第四章
缓冲溶液

 本章要求

▶ 1. 认知目标

复述并解释缓冲溶液的概念、组成及缓冲作用机制；能运用缓冲溶液的 pH 计算公式并掌握配制原则步骤；能区分缓冲容量和缓冲范围；能运用血液中的缓冲系解决问题。

▶ 2. 技能目标

运用缓冲溶液的定义判断哪些物质可以组成缓冲溶液；根据公式计算缓冲溶液的 pH 值；根据公式推导缓冲溶液具有最大缓冲容量的条件以及与浓度的关系；根据要求自行设计并配制缓冲溶液，并能描述缓冲对的选择原则。

▶ 3. 情感目标

通过学习，引导学生科学应用化学知识解决生命科学及生活中的问题，去伪存真，激发学生对医用化学学习的兴趣。通过介绍缓冲溶液在生产、科研中的应用，使学生初步具有科学思维和掌握进行科学研究的方法和技能，逐步培养学生严谨的科学态度、学以致用的意识，促进学生树立科学的方法论及世界观，让学生感受到探索的乐趣和成功的喜悦，充分体会化学知识在实际生活中的广泛应用。

溶液的酸碱度是影响化学反应的一个重要因素。机体的代谢活动必须在适宜酸碱度的体液内环境中进行。人血浆的正常 pH 范围在 7.35~7.45 之间，超出此范围就会出现不同程度的酸中毒或碱中毒症状，严重时还可危及生命。正常情况下，机体经常摄入一些酸性或碱性食物，在代谢过程中也会不断地生成酸性或碱性物质。维持溶液或体液的 pH 相对稳定不变，这在化学和生命科学上都有着极其重要的意义。

——— 印染与化学 ———

印染是我国古代劳动人民的伟大发明，蓝印花布的历史悠久。传统的手艺人在日积月累的学习中形成了一套自有的手工印染工艺。蓝印花布的历史可追溯到唐宋时期，盛行于明清时期，在今天它仍然得到满怀民族情怀国民的喜爱，于 2006 年列入国家级非物质文化遗产名录。"青出于蓝，而胜于蓝"正来源于此。靛青这种染料提取于蓝草（蓼蓝），而颜色却更胜于蓝草。一颗蓼蓝种子从发芽到长大，到收割，然后是打靛、起缸、刻板、上桐油、做防染浆、刮防染浆、染色、晾蓝布、刮灰、清洗、晾晒、滚压、做衣。染液的 pH 控制是染色的关键。染缸的 pH 在什么范围才适合染布？一般来讲 pH 范围在 11～12，而 pH=11 的溶液要使用缓冲对 $NaHCO_3/Na_2CO_3$ 来配。

第一节　缓冲溶液及缓冲机制

一、缓冲溶液及其组成

（一）缓冲溶液及缓冲作用

让我们进行一个实验。三个烧杯中分别盛有 50mL 纯水（pH=7.0）、pH=5.0 的 HCl 溶液以及 $0.1mol·L^{-1}$ HAc 和 $0.1mol·L^{-1}$ NaAc 的混合溶液（pH=4.75），向每个烧杯中加入 2 滴甲基橙指示剂，溶液均为黄色。然后向每个烧杯中滴加 2 滴 $2mol·L^{-1}$ HCl，可以看到，装有纯水和稀盐酸的烧杯中溶液变为红色，而 HAc 和 NaAc 的混合溶液仍为黄色。这说明：当向纯水中加入少量的强酸或强碱时，会明显地改变它的 pH 值。普通溶液，包括一些稀的强酸、强碱溶液（如 pH=5 的 HCl 溶液）也会有同样的情况。但是，在含 0.1mol HAc 和 0.1mol NaAc 的混合溶液中加入少量的强酸或强碱，pH 的改变幅度很小，如用水稍加稀释时，HAc-NaAc 混合溶液的 pH 改变的幅度也很小。这说明 HAc-NaAc 这种由弱酸及其共轭碱组成的混合溶液有抵抗外来少量强酸、强碱或稍加稀释而保持 pH 基本不变的能力，我们把这种溶液称为缓冲溶液（buffer solution）。缓冲溶液对强酸、强碱或稀释的抵抗作用称为缓冲作用（buffer action）。

（二）缓冲溶液的组成

常用的缓冲溶液是由浓度、比例适当的弱的共轭酸碱对混合组成的。这些共轭酸碱对通常是弱酸及其共轭碱、弱碱及其共轭酸、多元酸的酸式盐及其次级盐。例如：HAc-NaAc、NH_3-NH_4Cl、NaH_2PO_4-Na_2HPO_4 等。

在实际应用中往往采用酸碱反应的生成物与剩余的反应物组成缓冲溶液，如过量弱酸＋强碱：

$$HAc(过量)+NaOH$$

又如强酸＋过量弱碱：

$$HCl+NH_3(过量)$$

组成缓冲溶液的共轭酸碱对称为缓冲对（buffer pair）或缓冲系（buffer system）。一些常见的缓冲系列在表 4-1 中。

表 4-1　常见的缓冲系

缓冲系	质子转移平衡	pK_a(25℃)
HAc-NaAc	$HAc+H_2O \rightleftharpoons Ac^- + H_3O^+$	4.76
H_2CO_3-$NaHCO_3$	$H_2CO_3+H_2O \rightleftharpoons HCO_3^- + H_3O^+$	6.35
$H_2C_8H_4O_4$-$KHC_8H_4O_4$[①]	$H_2C_8H_4O_4+H_2O \rightleftharpoons HC_8H_4O_4^- + H_3O^+$	2.89
Tris·HCl-Tris[②]	$Tris·H^+ + H_2O \rightleftharpoons Tris + H_3O^+$	8.08
NH_4Cl-NH_3	$NH_4^+ + H_2O \rightleftharpoons NH_3 + H_3O^+$	9.25
$CH_3NH_3^+Cl^-$-CH_3NH_2[③]	$CH_3NH_3^+ + H_2O \rightleftharpoons CH_3NH_2 + H_3O^+$	10.63
NaH_2Cit-Na_2HCit[④]	$H_2Cit^- + H_2O \rightleftharpoons HCit^{2-} + H_3O^+$	4.77

续表

缓冲系	质子转移平衡	pK_a(25℃)
$Na_2HCit\text{-}Na_3Cit$	$HCit^{2-} + H_2O \rightleftharpoons Cit^{3-} + H_3O^+$	6.39
$H_3PO_4\text{-}NaH_2PO_4$	$H_3PO_4 + H_2O \rightleftharpoons H_2PO_4^- + H_3O^+$	2.16
$NaH_2PO_4\text{-}Na_2HPO_4$	$H_2PO_4^- + H_2O \rightleftharpoons HPO_4^{2-} + H_3O^+$	7.21
$Na_2HPO_4\text{-}Na_3PO_4$	$HPO_4^{2-} + H_2O \rightleftharpoons PO_4^{3-} + H_3O^+$	12.32

① 邻苯二甲酸-邻苯二甲酸氢钾。
② 三(羟甲基)甲胺盐酸盐-三(羟甲基)甲胺，化学式为$(HOCH_2)_3CNH_2 \cdot HCl\text{-}(HOCH_2)_3CNH_2$。
③ 甲胺盐酸盐-甲胺。
④ 柠檬酸二氢钠-柠檬酸氢二钠。

二、缓冲机制

现以 HAc-NaAc 缓冲系为例来说明缓冲溶液的作用原理。

HAc-NaAc 缓冲系中，NaAc 是强电解质，在溶液中几乎完全以 Na^+ 和 Ac^- 状态存在，因此，缓冲溶液中存在大量的 Ac^-；HAc 是弱电解质，在溶液中只部分解离，并且因来自 NaAc 的同离子效应，HAc 几乎完全以分子状态存在于溶液中。因此在 HAc-NaAc 缓冲溶液中存在大量的 $HAc\text{-}Ac^-$ 共轭酸碱对。它们之间的质子传递平衡如下：

$$HAc + H_2O \rightleftharpoons Ac^- + H_3O^+$$
$$NaAc \longrightarrow Ac^- + Na^+$$

当在该溶液中加入少量强酸时，共轭碱 Ac^- 与 H_3O^+ 结合，因为共轭碱 Ac^- 相对于外加 H_3O^+ 来说是大量的，能够完全消耗外来 H_3O^+，结果 Ac^- 浓度略有减小，HAc 浓度略有增大，溶液中的 H_3O^+ 浓度没有明显升高。可见，缓冲系中的共轭碱直接发挥抵抗外来强酸的作用，故称为缓冲溶液的<u>抗酸成分</u>。

当溶液中加入少量强碱时，H_3O^+ 与 OH^- 反应，溶液中的 H_3O^+ 浓度减小，HAc 的质子传递平衡右移，HAc 进一步解离，产生 H_3O^+。因为缓冲溶液中含有大量的 HAc 和 Ac^-，结果只是 HAc 浓度略有减小，Ac^- 浓度略有增大，溶液中的 H_3O^+ 浓度没有明显减小。缓冲系中的共轭酸发挥了抵抗外来强碱的作用，故称为缓冲溶液的<u>抗碱成分</u>。

当溶液稀释时，一方面溶液中共轭酸碱浓度同时降低，共轭酸碱浓度之比不变，根据解离平衡，H_3O^+ 浓度也不变；从另一方面来看，根据稀释定律，稀释使 HAc 解离度增大，同时，同离子效应减弱，促使 HAc 解离出更多 H_3O^+，所以缓冲溶液的 pH 基本保持不变。

总之，在缓冲溶液中，有大量的抗酸成分和抗碱成分，通过共轭酸碱对之间的质子转移平衡的移动，抗酸时消耗共轭碱，生成共轭酸，抗碱时消耗共轭酸，生成共轭碱，共轭酸碱的浓度略有消涨，而溶液的 pH 值基本保持不变。

第二节　缓冲溶液的 pH

一、缓冲溶液 pH 的计算公式

缓冲溶液的 pH 值，可由缓冲体系中的平衡关系来计算。现以弱酸与其共轭碱组成的缓冲系 HB-NaB 为例，来推导出缓冲溶液 pH 的计算公式。溶液中的质子传递平衡如下：

$$HB + H_2O \rightleftharpoons H_3O^+ + B^-$$

$$NaB \longrightarrow Na^+ + B^-$$

有

$$K_a = \frac{[H_3O^+][B^-]}{[HB]}$$

$$[H_3O^+] = K_a \frac{[HB]}{[B^-]}$$

等式两边各取负对数,则得

$$pH = pK_a + \lg\frac{[B^-]}{[HB]} = pK_a + \lg\frac{[共轭碱]}{[共轭酸]} \tag{4-1}$$

此式就是计算缓冲溶液 pH 的 Henderson-Hasselbalch 方程。式中,pK_a 为弱酸的质子转移常数的负对数,即 $pK_a = -\lg K_a$;[HB] 和 [B$^-$] 均为平衡浓度。[B$^-$] 与 [HB] 的比值称为缓冲比,[B$^-$] 与 [HB] 之和称为缓冲溶液的总浓度。

若 $c(HB)$ 表示 HB 的初始浓度,$c(NaB)$ 表示 NaB 的初始浓度,设 HB 已解离部分的浓度为 $c'(HB)$,则 HB 和 B$^-$ 的平衡浓度分别为

$$[HB] = c(HB) - c'(HB)$$
$$[B^-] = c(NaB) + c'(HB)$$

来自 NaB 的 B$^-$ 同离子效应,使解离的 HB 很少,$c'(HB)$ 可以忽略,故 [HB] 和 [B$^-$] 可分别用初始浓度 $c(HB)$ 和 $c(B^-)$ 来表示,所以缓冲溶液 pH 的计算公式也可表示为

$$pH = pK_a + \lg\frac{[B^-]}{[HB]} = pK_a + \lg\frac{c(B^-)}{c(HB)} \tag{4-2}$$

因 $c(B^-) = \frac{n(B^-)}{V}$,$c(HB) = \frac{n(HB)}{V}$,$n(HB)$ 和 $n(B^-)$ 是在同一缓冲溶液中所含共轭酸、碱的物质的量,所以 V 是同一体积,式(4-2)就可改写为

$$pH = pK_a + \lg\frac{n(B^-)/V}{n(HB)/V} = pK_a + \lg\frac{n(B^-)}{n(HB)} \tag{4-3}$$

在使用不同浓度、不同体积的共轭酸、碱配制缓冲溶液,或通过化学反应得到缓冲对时,用此式更方便。

如使用相同浓度的弱酸及其共轭碱来配制缓冲溶液,即 $c(HB) = c(NaB)$,分别量取 $V(B^-)$ 体积的 NaB 和 $V(HB)$ 体积的 HB,混合,则式(4-3)可改写为

$$pH = pK_a + \lg\frac{c(B^-)V(B^-)}{c(HB)V(HB)} = pK_a + \lg\frac{V(B^-)}{V(HB)} \tag{4-4}$$

缓冲溶液 pH 的计算公式有四种形式,可根据具体情况灵活选用。

由上面各式可知:

(1) 缓冲溶液的 pH 主要取决于缓冲系中弱酸的 pK_a 值,其次是缓冲比。同一缓冲系的缓冲溶液,pK_a 一定,其 pH 随着缓冲比的改变而改变。当缓冲比等于 1 时,缓冲溶液的 $pH = pK_a$。

(2) K_a 值与温度有关,所以温度对缓冲溶液的 pH 也是有影响的,但温度的影响比较复杂,本书对此不进行深入讨论。

应用 Henderson-Hasselbalch 方程计算缓冲溶液的 pH 时,应注意:

(1) K_a 是共轭酸碱对中的共轭酸的酸常数,要明确缓冲对中何者为共轭酸;

(2) 式(4-1)~式(4-3)中 lg 后面的 [HB] 和 [B$^-$]、$c(HB)$ 和 $c(B^-)$、$n(HB)$ 和 $n(B^-)$ 是配成缓冲溶液后实际组成缓冲对的共轭酸碱的浓度或物质的量。

例 4-1 将 100mL 浓度为 0.100mol·L⁻¹ 的 HCl 溶液加到 400mL 浓度为 0.100mol·L⁻¹ 的 $NH_3·H_2O$ 溶液中，混合后溶液的 pH 值是多少？已知 $pK_b(NH_3)=4.75$。

解： $HCl + NH_3·H_2O \Longrightarrow NH_4Cl + H_2O$

加入的 HCl 与 $NH_3·H_2O$ 完全反应，生成的 NH_4^+ 与剩余的 $NH_3·H_2O$ 组成共轭酸碱对。缓冲对中各组分的量分别为：

$$n(NH_3) = 0.100 \times 0.4 - 0.100 \times 0.1 = 0.030 \text{ (mol)}$$

$$n(NH_4^+) = n(HCl) = 0.010 \text{ (mol)}$$

$$pK_a(NH_4^+) = pK_w - pK_b(NH_3) = 14 - 4.75 = 9.25$$

$$pH = pK_a + \lg\frac{n(NH_3)}{n(NH_4^+)} = 9.25 + \lg\frac{0.030}{0.010} = 9.73$$

例 4-2 （1）计算 0.200mol·L⁻¹ NaAc 和 0.0800mol·L⁻¹ HAc 等体积混合而制成的 1.00L 缓冲溶液的 pH。

（2）若在上述缓冲溶液中加入 0.0100mol 的 HCl，此缓冲溶液的 pH 变化量为多少？

（3）若在上述缓冲溶液中加入 0.0100mol 的固体 NaOH，此缓冲溶液的 pH 变化量为多少？已知 $pK_a(HAc)=4.75$。

解：（1）此混合溶液的缓冲系为 $HAc\text{-}Ac^-$，两溶液等体积混合，浓度减半。

$$c(NaAc) = 0.100 \text{ mol·L}^{-1}$$

$$c(HAc) = 0.0400 \text{ mol·L}^{-1}$$

代入式(4-2)

$$pH = pK_a(HAc) + \lg\frac{c(NaAc)}{c(HAc)} = 4.75 + \lg\frac{0.100}{0.0400} = 4.75 + 0.40 = 5.15$$

（2）加入 HCl，外加的 H^+ 与 Ac^- 结合成 HAc，加入的 HCl 的量等于 HAc 增加的量，也等于 Ac^- 减少的量。

$$c(Ac^-) = (0.100 - 0.0100)/1 = 0.090 \text{ (mol·L}^{-1}\text{)}$$

$$c(HAc) = (0.0400 + 0.0100)/1 = 0.0500 \text{ (mol·L}^{-1}\text{)}$$

$$pH = 4.75 + \lg\frac{0.090}{0.0500} = 4.75 + 0.26 = 5.01$$

$$\Delta pH = 5.01 - 5.15 = -0.14$$

加入 HCl 后缓冲溶液的 pH 仅下降了 0.14 单位。

（3）加入固体 NaOH 的量等于 Ac^- 增加的量，也等于 HAc 减少的量。

$$c(Ac^-) = (0.100 + 0.0100)/1 = 0.110 \text{ (mol·L}^{-1}\text{)}$$

$$c(HAc) = (0.0400 - 0.0100)/1 = 0.0300 \text{ (mol·L}^{-1}\text{)}$$

$$pH = 4.75 + \lg\frac{0.110}{0.0300} = 4.75 + 0.56 = 5.31$$

$\Delta pH = 5.31 - 5.15 = 0.16$，加入 NaOH 后，缓冲溶液的 pH 仅升高了 0.16 单位。

从上例计算结果可知：第一，在缓冲溶液中加入少量强酸、强碱时，溶液的 pH 变化不大；第二，上例缓冲溶液中，抗酸成分浓度 $c(NaAc)=0.100$ mol·L⁻¹ 大于抗碱成分浓度 $c(HAc)=0.0400$ mol·L⁻¹，故外加强酸时，溶液的 pH 值改变量比加相同量的强碱时更小些。

二、缓冲溶液 pH 计算公式的校正

用 Henderson-Hasselbalch 方程计算出的缓冲溶液的 pH 只是近似值，忽略了离子强度

的影响，与实际测定值不一样。若要准确计算，就应该在式（4-1）中引入活度因子，即以 HB 和 B^- 的活度替代平衡浓度，则式（4-1）可改写为

$$\begin{aligned}
\mathrm{pH} &= \mathrm{p}K_\mathrm{a} + \lg\frac{a(\mathrm{B}^-)}{a(\mathrm{HB})} \\
&= \mathrm{p}K_\mathrm{a} + \lg\frac{[\mathrm{B}^-]\gamma(\mathrm{B}^-)}{[\mathrm{HB}]\gamma(\mathrm{HB})} \\
&= \mathrm{p}K_\mathrm{a} + \lg\frac{[\mathrm{B}^-]}{[\mathrm{HB}]} + \lg\frac{\gamma(\mathrm{B}^-)}{\gamma(\mathrm{HB})}
\end{aligned} \qquad (4\text{-}5)$$

此式是校正的缓冲溶液 pH 计算公式。式中，$\gamma(\mathrm{HB})$ 和 $\gamma(\mathrm{B}^-)$ 分别为溶液中 HB 和 B^- 的活度因子；$\lg\dfrac{\gamma(\mathrm{B}^-)}{\gamma(\mathrm{HB})}$ 为校正因数。由于活度因子与弱酸的电荷数和溶液的离子强度（I）有关，所以校正因数也与弱酸的电荷数和溶液的离子强度有关。弱酸的电荷数越多，离子强度越大，校正因数的绝对值也越大，即用 Henderson-Hasselbalch 方程计算的缓冲溶液的 pH 值越不准确。

由上式可知，缓冲溶液加水稀释时，缓冲比不变，由 Henderson-Hasselbalch 方程计算的 pH 也不变。但大量稀释时，会引起溶液离子强度的改变，使 HB 和 B^- 的活度因子受到不同程度的影响，校正因数发生改变，缓冲溶液的 pH 将会随之有微小的变化。

但是实际应用中很少通过式（4-5）计算来确定溶液的 pH。一般情况下是在 pH 计的监测下，通过滴加少量浓的共轭酸、碱（或强酸、强碱）调节溶液的 pH，使其符合要求。

第三节　缓冲容量和缓冲范围

一、缓冲容量

（一）缓冲容量的概念

任何缓冲溶液的缓冲能力都有一定的限度，如果外加强酸或强碱的量接近缓冲溶液抗酸成分或抗碱成分的量，缓冲溶液就会丧失缓冲能力，pH 值发生大的改变。因此，缓冲溶液只能在一定范围内保持 pH 值基本不变。不同的缓冲溶液，其抗酸、抗碱的能力不同。1922 年，V. Slyke 提出用**缓冲容量**（buffer capacity）β 作为衡量缓冲能力大小的尺度。缓冲容量 β 定义为：单位体积缓冲溶液的 pH 改变 1 个单位（即 $\Delta\mathrm{pH}=1$）时，所需加入一元强酸或一元强碱的物质的量。用公式表示为

$$\beta = \frac{\mathrm{d}n_{\mathrm{a(b)}}}{V|\mathrm{dpH}|} \qquad (4\text{-}6)$$

式中，V 是缓冲溶液的体积；$\mathrm{d}n_{\mathrm{a(b)}}$ 是缓冲溶液中加入微小量的一元强酸或一元强碱的物质的量；$|\mathrm{dpH}|$ 为缓冲溶液 pH 的微小改变量。β 单位为 $\mathrm{mol\cdot L^{-1}\cdot pH^{-1}}$。

由式（4-6）可知，β 恒为正值。β 值越大，说明在一定量的缓冲溶液中加入一定量的强酸（碱）时，pH 改变值（$|\mathrm{dpH}|$）越小；或欲使一定量的缓冲溶液 pH 改变一个单位时，所需加入的强酸（碱）量越多，缓冲溶液的缓冲能力越强。

从式（4-6）可导出［推导过程从略，请参见丁绪亮主编的《基础化学》（第三版），人民卫生出版社 1990 年出版］缓冲容量与缓冲溶液的总浓度 $\{c_{总}=[\mathrm{HB}]+[\mathrm{B}^-]\}$ 及 $[\mathrm{B}^-]$、$[\mathrm{HB}]$ 的关系

$$\beta = \frac{dn_{a(b)}}{V|dpH|} = 2.303 \times [HB][B^-]/c_{总} \tag{4-7}$$

此式表明，缓冲容量随 $c_{总}$ 及 $[B^-]$、$[HB]$ 的改变而改变。由于 $[B^-]$ 及 $[HB]$ 决定缓冲比，所以缓冲容量的大小取决于缓冲溶液的总浓度和缓冲比。

由 $c_{总} = [HB] + [B^-]$，式(4-7)可以写成

$$\beta = 2.303 \times [HB][B^-]/c_{总} = 2.303 \times \{[HB]/c_{总}\}\{[B^-]/c_{总}\} \times c_{总}$$
$$= 2.303 \times \{[HB]/c_{总}\}\{1 - [HB]/c_{总}\} \times c_{总}$$

当 $\{[HB]/c_{总}\}$ 增大，$\{1 - [HB]/c_{总}\}$ 减小，反之，当 $\{1 - [HB]/c_{总}\}$ 增大，$\{[HB]/c_{总}\}$ 减小。只有当 $[HB] = [B^-] = c_{总}/2$，即缓冲比为 1 时，β 取得最大值。此时

$$\beta_{极大} = 2.303 \times (c_{总}/2)(c_{总}/2)/c_{总} = 0.576 c_{总} \tag{4-8}$$

例 4-3 现有总浓度为 $0.10 \text{mol} \cdot \text{L}^{-1}$ 的 $NaH_2PO_4\text{-}Na_2HPO_4$ 缓冲溶液，$pK_a(H_2PO_4^-) = 7.21$，试分别求其 pH 为 6.25 和 7.21 时的缓冲容量。

解：（1）pH = 6.25 时

$$pH = pK_a(H_2PO_4^-) + \lg \frac{[HPO_4^{2-}]}{[H_2PO_4^-]}$$

$$6.25 = 7.21 + \lg \frac{[HPO_4^{2-}]}{[H_2PO_4^-]}$$

$$\frac{[HPO_4^{2-}]}{[H_2PO_4^-]} = 0.11$$

已知 $\quad [H_2PO_4^-] + [HPO_4^{2-}] = 0.10 \text{mol} \cdot \text{L}^{-1}$

故得 $\quad [H_2PO_4^-] = 0.090 \text{mol} \cdot \text{L}^{-1}$；$[HPO_4^{2-}] = 0.010 \text{mol} \cdot \text{L}^{-1}$

代入式(4-7)，得 $\beta = 2.303 \times 0.090 \times 0.010 / 0.10 = 0.021 (\text{mol} \cdot \text{L}^{-1} \cdot \text{pH}^{-1})$

（2）pH = 7.21 时

$$7.21 = 7.21 + \lg \frac{[HPO_4^{2-}]}{[H_2PO_4^-]}$$

$$\frac{[HPO_4^{2-}]}{[H_2PO_4^-]} = 1.0$$

故得 $\quad [H_2PO_4^-] = [HPO_4^{2-}] = 0.050 \text{mol} \cdot \text{L}^{-1}$

代入式(4-7)，得 $\beta = 2.303 \times 0.050 \times 0.050 / 0.10 = 0.058 (\text{mol} \cdot \text{L}^{-1} \cdot \text{pH}^{-1})$

（二）缓冲容量的影响因素

缓冲溶液的总浓度和缓冲比是影响缓冲容量的两个重要因素。

由前面的计算得知，当总浓度一定时，缓冲比对缓冲容量有很大影响。而缓冲比影响缓冲溶液的 pH，故缓冲容量随缓冲溶液 pH 的变化而变化。这种变化关系如图 4-1 所示。图中曲线（2）、（3）、（4）、（5），都是在弱酸溶液中加入 NaOH 后组成的弱酸及其共轭碱的缓冲溶液。

1. 总浓度对 β 的影响

曲线（2）和曲线（3）相比，其缓冲系相同，曲线（3）的浓度是曲线（2）的两倍，所以峰高也是曲线（2）的两倍，即缓冲比一定时，$c_{总}$ 越大，β 也越大。曲线（4）和曲线（5）的缓冲系虽不同，但 $c_{总}$ 相同，所以它们的峰高相同，即 $\beta_{极大}$ 相同。

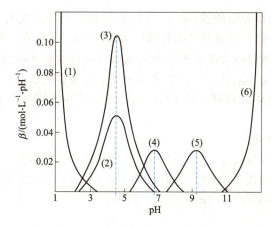

图 4-1 缓冲容量的影响因素

(1)—0.05mol·L^{-1} HCl；(2)—0.1mol·L^{-1} HAc+NaOH；(3)—0.2mol·L^{-1} HAc+NaOH；
(4)—0.05mol·L^{-1} KH$_2$PO$_4$+NaOH；(5)—0.05mol·L^{-1} H$_3$BO$_3$+NaOH；(6)—0.05mol·L^{-1} NaOH

2. 缓冲比对 β 的影响

(2)～(5)曲线都是峰形曲线，在 pH=pK_a 时，曲线峰高有极值 $β_{极大}$，此时缓冲比为 1。无论缓冲比是向左偏离小于 1 还是向右偏离大于 1，β 都变小。

3. 强酸强碱在浓度较高时也具有缓冲作用

曲线(1)和(6)分别是强酸和强碱型缓冲溶液。它们不属于前面我们所讨论的弱共轭酸碱组成的缓冲系，其缓冲容量没有极值。它们的缓冲机制是因为本身 H$^+$（或 OH$^-$）浓度较大，所以，加入少量强酸、强碱，溶液的 pH 不会发生明显的改变。由于这类溶液的酸（碱）性太强，不利于在生物医学上当作缓冲溶液使用。

二、缓冲范围

由上面讨论可知，当缓冲溶液的总浓度一定时，缓冲比愈接近 1，缓冲容量愈大；缓冲比愈远离 1 时，缓冲容量愈小。图 4-1 中曲线(2)、(3)、(4)、(5)的峰很陡峭，当缓冲比远离 1 时，缓冲容量下降很快。当缓冲比大于 10∶1（即 pH>pK_a+1）或小于 1∶10（即 pH<pK_a-1）时，可认为缓冲溶液已基本失去缓冲能力，因此，pH=(pK_a-1～pK_a+1)为缓冲作用的有效区间，称为缓冲溶液的 缓冲范围（buffer effective range）。不同缓冲系，因各自弱酸的 pK_a 不同，所以缓冲范围也各不相同。这是配制不同 pH 值的缓冲溶液选择缓冲系的依据。

第四节　缓冲溶液的配制

一、缓冲溶液的配制原则和步骤

在实际工作中，缓冲溶液应满足两方面的要求：一是准确的 pH 值；二是具有适当的缓冲能力。为此，缓冲溶液的配制应按下述原则和步骤进行。

1. 选择合适的缓冲系

选择缓冲系的原则是使所配制的缓冲溶液的 pH 在所选缓冲系的缓冲范围（pK_a-1～

pK_a+1)之内,并尽量接近弱酸的 pK_a。这样所配制的缓冲溶液有较大的缓冲容量。如配制 pH 为 7.4 的缓冲溶液,可选择 NaH_2PO_4-Na_2HPO_4 缓冲系,因为 H_3PO_4 的 pK_{a_2}=7.21,与 7.4 相接近。有时也在某弱酸中加入强碱或弱碱中加入强酸来得到所需缓冲系。另外,用于培养细胞等的缓冲溶液,所选缓冲系物质应稳定、无毒,加温灭菌和储存期内要稳定。例如硼酸-硼酸盐缓冲系有毒,H_2CO_3-$NaHCO_3$ 缓冲系因碳酸容易分解,生物医学上通常不采用。

2. 选择适宜的总浓度

总浓度太低,缓冲容量过小;总浓度太高,会导致离子强度太大或渗透浓度过高而不适用。所以,在满足一定的缓冲容量要求的前提下,选择适宜的缓冲溶液总浓度。实际工作中,一般选用总浓度在 $0.05\sim0.2\,mol\cdot L^{-1}$ 范围内。

3. 计算

根据 Henderson-Hasselbalch 方程计算所需缓冲组分的量。为配制方便,常常使用相同浓度的弱酸及其共轭碱混合配制缓冲溶液。用式(4-4)计算出所需共轭酸碱的体积,分别量取体积为 $V(HB)$ 的 HB 溶液和体积为 $V(B^-)$ 的 NaB 溶液相混合,即得所需 pH 近似值的缓冲溶液。

4. 校正

如果对 pH 要求精确,还需在 pH 计监控下对所配缓冲溶液 pH 加以校正。通过滴加少量较浓的共轭酸、碱(或强酸、强碱)调节,达到准确的 pH 值。

下面举例说明缓冲溶液的配制方法。

例 4-4 医学上缓冲溶液除了要求 pH 准确之外,通常还要求一定的离子强度和渗透浓度,可通过加入适量的 NaCl 来调节。如何配制 1.0L 具有中等缓冲能力、pH=7.40 并与血浆等渗(渗透浓度为 $300\,mmol\cdot L^{-1}$)的缓冲溶液?

解: 根据配制缓冲溶液的原则,为使缓冲容量尽可能大,应该选择弱酸的 pK_a 接近 7.40 的缓冲系。

查表 4-1 知:$pK_a(H_2PO_4^-)=7.21$,$pK_a(Tris\cdot HCl)=8.08$

所以可以选择 NaH_2PO_4-Na_2HPO_4 或 $Tris\cdot HCl$-Tris 缓冲对,然后确定总浓度。以 $Tris\cdot HCl$-Tris 为例,根据要求具备中等缓冲能力,并考虑计算方便,可以选用 $0.10\,mol\cdot L^{-1}$ 的 Tris 和 $0.10\,mol\cdot L^{-1}$ $Tris\cdot HCl$ 的共轭酸碱混合配制。最后用 NaCl 调节离子强度,使之与血浆等渗。

应用式(4-4)可得

$$pH = pK_a + \lg\frac{V(Tris)}{V(Tris\cdot HCl)}$$

$$7.40 = 8.08 + \lg\frac{V(Tris)}{1000-V(Tris)}$$

$$\lg\frac{V(Tris)}{1000-V(Tris)} = -0.68$$

$$\frac{V(Tris)}{1000-V(Tris)} = 0.209$$

则
$$V(Tris) = 173\,(mL)$$
$$V(Tris\cdot HCl) = 1000-173 = 827\,(mL)$$

即将 173mL $0.10\,mol\cdot L^{-1}$ Tris 溶液与 827mL $0.10\,mol\cdot L^{-1}$ $Tris\cdot HCl$ 溶液混合就可配制 1L pH 为 7.40 的缓冲溶液。

缓冲溶液的渗透浓度：$c_{os} = (0.0827 \times 2 + 0.0173) \times 1000 = 182.7 (\text{mmol} \cdot \text{L}^{-1})$

若需要渗透浓度为 300mmol·L^{-1} 的缓冲溶液则需要加 NaCl：

$$m(\text{NaCl}) = \frac{0.300 - 0.1827}{2} \times 1.0 \times 58.5 = 3.42(\text{g})$$

如有必要，最后可用 pH 计校正。

例 4-5 用 1.00mol·L^{-1} NaOH 中和 1.00mol·L^{-1} 丙酸（C_2H_5COOH），如何配制 1000mL 总浓度为 0.100mol·L^{-1} pH 为 5.00 的缓冲溶液？已知 25℃时 pK_a(C_2H_5COOH) = 4.86。

解：在弱酸中加入 NaOH 配制缓冲溶液时，溶液的总浓度始终等于弱酸的初始浓度，因为 NaOH 中和部分丙酸生成丙酸钠的反应为

$$C_2H_5COOH + NaOH \rightleftharpoons C_2H_5COONa + H_2O$$

由反应式可知，1mol NaOH 中和 1mol C_2H_5COOH 生成 1mol 的 C_2H_5COONa，生成共轭碱的物质的量等于弱酸被消耗的物质的量，等于加入的 NaOH 物质的量，据此 1.00mol·L^{-1} C_2H_5COOH 的量可根据缓冲溶液的总浓度和体积来计算。

设需 1.00mol·L^{-1} C_2H_5COOH 溶液 x mL，则有

$$0.100 \times 1000 = 1.00 \times x$$
$$x = 100(\text{mL})$$

缓冲溶液的总浓度为 0.100mol·L^{-1}，所以 C_2H_5COOH 和 C_2H_5COONa 在缓冲溶液中的浓度有如下关系

$$c(C_2H_5COOH) + c(C_2H_5COONa) = 0.100 \text{mol} \cdot \text{L}^{-1}$$
$$c(C_2H_5COOH) = 0.100 \text{mol} \cdot \text{L}^{-1} - c(C_2H_5COONa)$$

已知 C_2H_5COOH 的 pK_a = 4.86，应用式(4-2)，得

$$5.00 = 4.86 + \lg \frac{c(C_2H_5COONa)}{0.100 \text{mol} \cdot \text{L}^{-1} - c(C_2H_5COONa)}$$

$$\lg \frac{c(C_2H_5COONa)}{0.100 \text{mol} \cdot \text{L}^{-1} - c(C_2H_5COONa)} = 0.14$$

$$\frac{c(C_2H_5COONa)}{0.100 \text{mol} \cdot \text{L}^{-1} - c(C_2H_5COONa)} = 1.38$$

$$c(C_2H_5COONa) = 0.0580(\text{mol} \cdot \text{L}^{-1})$$

由此可得丙酸钠在缓冲溶液中的物质的量为

$$n(C_2H_5COONa) = 0.0580 \times 1000 = 58(\text{mol})$$

由上述中和反应知，生成 1mol 的 C_2H_5COONa 需要 1mol 的 NaOH。设需 1.00mol·L^{-1} NaOH 的体积为 y mL，则有

$$0.0580 \times 1000 = 1.00 \times y$$
$$y = 58.0(\text{mL})$$

按计算结果，量取 1.00mol·L^{-1} 丙酸溶液 100mL 和 1.00mol·L^{-1} NaOH 溶液 58.0mL 相混合，并用水稀释至 1000mL，即得总浓度为 0.100mol·L^{-1} pH 为 5.00 的缓冲溶液。

根据 Henderson-Hasselbalch 方程计算配制的缓冲溶液，没有考虑到离子强度的影响所带来的偏差，所以其 pH 值是不准确的。用校正公式计算与实际也有差距。为了能准确而方便地配制所需 pH 值的缓冲溶液，科学家们曾对缓冲溶液的配制进行了精密的系统研究，制定了各种配制准确 pH 值缓冲溶液的配方。依照这些配方就可方便快捷地配制所需准确 pH 的缓冲溶液。表 4-2、表 4-3 列出了部分医学上广泛使用的缓冲溶液的配方，以便参考。在

表 4-2 中，Tris 缓冲溶液中加入 NaCl 是为了调节离子强度至 $0.16\text{mol} \cdot \text{kg}^{-1}$，使其溶液与生理盐水等渗。

表 4-2　Tris 和 Tris·HCl 组成的缓冲溶液

缓冲溶液组成/$(\text{mol} \cdot \text{kg}^{-1})$			pH(测定值)	
Tris	Tris·HCl	NaCl	25℃	37℃
0.02	0.02	0.14	8.220	7.904
0.05	0.05	0.11	8.225	7.908
0.006667	0.02	0.14	7.745	7.428
0.01667	0.05	0.11	7.745	7.427
0.05	0.05		8.113	7.851
0.01667	0.05		7.699	7.382

表 4-3　$H_2PO_4^-$ 和 HPO_4^{2-} 组成的缓冲溶液（25℃）

50mL 0.1mol·L^{-1} KH_2PO_4 + xmL 0.1mol·L^{-1} NaOH 稀释至 100mL					
pH	x/mL	β/$(\text{mol} \cdot \text{L}^{-1} \cdot \text{pH}^{-1})$	pH	x/mL	β/$(\text{mol} \cdot \text{L}^{-1} \cdot \text{pH}^{-1})$
5.80	3.6		7.00	29.1	0.031
5.90	4.6	0.010	7.10	32.1	0.028
6.00	5.6	0.011	7.20	34.7	0.025
6.10	6.8	0.012	7.30	37.0	0.022
6.20	8.1	0.015	7.40	39.1	0.020
6.30	9.7	0.017	7.50	41.1	0.018
6.40	11.6	0.021	7.60	42.8	0.015
6.50	13.9	0.024	7.70	44.2	0.012
6.60	16.4	0.027	7.80	45.3	0.010
6.70	19.3	0.030	7.90	46.1	0.007
6.80	22.4	0.033	8.00	46.7	—
6.90	25.9	0.033			

二、标准缓冲溶液

应用 pH 计测定溶液 pH 时，必须用标准缓冲溶液校正。一些常用标准缓冲溶液的 pH 值及温度系数列于表 4-4 中。

表 4-4　标准缓冲溶液 pH 值及温度系数

溶液	浓度/$(\text{mol} \cdot \text{L}^{-1})$	pH(25℃)	温度系数/$(\Delta\text{pH} \cdot ℃^{-1})$
酒石酸氢钾($KHC_4H_4O_6$)	饱和	3.557	−0.001
邻苯二甲酸氢钾($KHC_8H_4O_4$)	0.05	4.008	+0.001
KH_2PO_4-Na_2HPO_4	0.025,0.025	6.865	−0.003
KH_2PO_4-Na_2HPO_4	0.008695,0.003043	7.413	−0.003
硼砂($Na_2B_4O_7 \cdot 10H_2O$)	0.01	9.180	−0.008

表 4-4 中温度系数表示温度每升高 1℃缓冲溶液 pH 值的变化量。温度系数为正，表示缓冲溶液 pH 值随温度升高而增大，反之，温度系数为负，则表示缓冲溶液 pH 值随温度升高而减小。如酒石酸氢钾标准缓冲溶液的温度系数为−0.001，表示温度每升高 1℃，其 pH 值减小 0.001pH 单位。利用温度系数可以计算标准缓冲溶液在其他温度下的 pH 值。例如 37℃时，酒石酸氢钾标准缓冲溶液的 pH 值为：

$$3.557 - 0.001 \times (37 - 25) = 3.545$$

在表 4-4 中，酒石酸氢钾、邻苯二甲酸氢钾和硼砂标准缓冲溶液，都是由单一化合物配制而成的。这些化合物溶液之所以具有缓冲作用，一种情况是由于化合物溶于水解离出大量的两性离子。如酒石酸氢钾溶于水完全解离生成 K^+ 和 $HC_4H_4O_6^-$，而 $HC_4H_4O_6^-$ 是两性离子。$HC_4H_4O_6^-$ 在溶液中同时存在接受质子和给出质子的平衡。$HC_4H_4O_6^-$ 接受质子生成它的共轭酸（$H_2C_4H_4O_6$），给出质子生成它的共轭碱（$C_4H_4O_6^{2-}$），形成 $H_2C_4H_4O_6$-$HC_4H_4O_6^-$ 和 $HC_4H_4O_6^-$-$C_4H_4O_6^{2-}$ 两个缓冲系。在这两个缓冲系中，$HC_4H_4O_6^-$ 既是抗酸成分，又是抗碱成分。酒石酸氢钾饱和溶液中的抗酸、抗碱成分均有足够的浓度，因而用酒石酸氢钾一种化合物就可配成满意的缓冲溶液。邻苯二甲酸氢钾溶液的情况与酒石酸氢钾溶液相仿。另一种情况是化合物溶液的组成成分就相当于一对缓冲对。如硼砂溶液中，1mol 的硼砂相当于 2mol 的偏硼酸（HBO_2）和 2mol 的偏硼酸钠（$NaBO_2$）。显然，在硼砂溶液中存有同浓度的 HBO_2（弱酸）和 BO_2^-（共轭碱）成分。因此，用硼砂一种化合物也可配制满意的缓冲溶液。

在配制邻苯二甲酸氢钾和硼砂溶液时，只要按指定质量称取优级纯物质，使之溶解于高纯度的水中并稀释至所需体积即可。配制酒石酸氢钾的饱和溶液，则要称出过量的纯晶体盐，放在具有玻璃塞的试剂瓶中，加纯水 100～300mL 并充分地搅拌（保持在 25℃±3℃）2h 以上，过量的盐必须过滤或倾倒除去。所得溶液的浓度大约是 $0.03\text{mol}\cdot L^{-1}$。酒石酸盐、邻苯二甲酸盐和磷酸盐均应在使用前于 110℃ 干燥 2h。硼砂因含有结晶水，应保存在恒湿器中以防风化。

在配制标准缓冲溶液时，水的纯度应很高（一般用重蒸馏水），配制碱性（pH＞7）的标准缓冲溶液，要用新排除 CO_2 的重蒸馏水。

阅读材料

血液中的缓冲系

人体内的酸、碱性物质来源于食物、机体的代谢和消化液的吸收。如食物和机体中糖、脂肪、蛋白质的消化和代谢的最终产物 CO_2 是酸的主要来源之一，另外代谢中也会产生乳酸、丙酮酸等酸性物质。蔬菜、水果在体内代谢会产生碱性物质。每时每刻机体都会产生不同种类和不同浓度的酸性或碱性物质，但是由于我们体内存在着多种生理缓冲系，一般酸碱物质进入血液时，由于有这些缓冲系统的作用，特别是在肺和肾脏的生理调节作用下，能够维持正常人血浆 pH 在 7.35～7.45 极小范围内波动。

血浆中存在的主要缓冲系有：$NaHCO_3$-H_2CO_3、H_nP-$H_{n-1}P^-$（H_nP 代表蛋白质，$H_{n-1}P^-$ 代表蛋白质钠盐）、Na_2HPO_4-NaH_2PO_4。在红细胞内尚有血红蛋白-血红蛋白钾盐（H_2b-Hb^-）、氧合血红蛋白-氧合血红蛋白钾盐（H_2bO_2-HbO_2^-）、K_2HPO_4-KH_2PO_4、$KHCO_3$-H_2CO_3 等缓冲对。

在这些缓冲系中，$NaHCO_3$-H_2CO_3 缓冲系在血液中的浓度最高，缓冲能力最大，对维持血浆 pH 的正常范围所发挥的作用最大，血浆 pH 主要取决于 $NaHCO_3$-H_2CO_3 的缓冲比。碳酸在溶液中主要是以溶解状态的 CO_2 形式存在，在 CO_2-HCO_3^- 缓冲系中存在如下平衡

$$CO_2(aq) + H_2O \rightleftharpoons H_2CO_3 \rightleftharpoons H^+ + HCO_3^-$$

25℃ 时 $pK_{a_1}(H_2CO_3)=6.35$，CO_2 是溶解在离子强度为 $0.16\text{mol}\cdot\text{kg}^{-1}$ 的血浆中，体温为 37℃ 时，应校正为 $pK'_{a_1}(H_2CO_3)=6.10$，所以血浆中的碳酸缓冲系 pH 的计算方程式为

$$pH = pK'_{a_1}(H_2CO_3) + \lg \frac{[HCO_3^-]}{[CO_2(aq)]} = 6.10 + \lg \frac{[HCO_3^-]}{[CO_2(aq)]} \quad (4\text{-}9)$$

正常人血浆中 $[HCO_3^-]$ 和 $[CO_2(aq)]$ 浓度分别为 $0.024\,mol \cdot L^{-1}$ 和 $0.0012\,mol \cdot L^{-1}$，将其代入式(4-9)，可得到血液的正常 pH

$$pH = 6.10 + \lg \frac{0.024}{0.0012} = 6.10 + \lg \frac{20}{1} = 7.40$$

当血浆中 $CO_2\text{-}HCO_3^-$ 缓冲系的缓冲比为 20:1 时，血浆正常 pH 为 7.40，若 pH 值小于 7.35，则发生酸中毒(acidosis)；若 pH 值大于 7.45，则会发生碱中毒(alkalosis)；若血液的 pH 值小于 6.8 或大于 7.8，就会导致死亡。

在体内，HCO_3^- 是血浆中含量最多的抗酸成分，在一定程度上可以代表血浆对体内所产生非挥发性酸的缓冲能力，所以将血浆中的 HCO_3^- 称为碱储。

人体内正常血浆中 $HCO_3^-\text{-}CO_2(aq)$ 缓冲系的缓冲比为 20:1，已超出前面讨论的缓冲溶液有效缓冲比（即 10:1～1:10）的范围，似乎应该是缓冲能力很小，但是由于人体是一个"敞开系统"，与外界既有物质的交换又有能量的交换，正常人血浆 pH 值能够维持在 7.35～7.45 的狭小范围，是体内的缓冲系以及肺和肾脏的生理调节共同作用的结果。例如，当血浆 $[H_3O^+]$ 升高后，血液中大量存在的抗酸成分 HCO_3^- 与 H_3O^+ 结合，$HCO_3^-\text{-}CO_2(aq)$ 缓冲系的质子转移平衡向左移动，使 $[H_3O^+]$ 不致发生明显的改变。此时 HCO_3^- 减少，H_2CO_3 相应增加，解离出 CO_2，使血浆中 $p(CO_2)$ 升高，刺激呼吸中枢，使呼吸加深加快，CO_2 排出增加，血浆中 H_2CO_3 相应减少以代偿；同时肾脏通过排出 H^+、NH_4^+ 和重吸收 HCO_3^-，以提高血浆中 HCO_3^- 和 $CO_2(aq)$ 的比值，使得血浆中的 HCO_3^- 和 $CO_2(aq)$ 的浓度保持相对稳定，从而维持血液 pH 稳定。正常情况下，通过生理调节作用，血浆中的碳酸缓冲系的缓冲比在抗酸、抗碱过程中始终保持一定数值不变，因此，总能保持相当强的缓冲能力。

血液中存在的其他缓冲系也有助于维持其 pH 稳定。例如，血液对体内代谢所产生的大量 CO_2 的运转，主要是靠红细胞中血红蛋白和氧合血红蛋白缓冲系来实现的。CO_2 在细胞内与血红蛋白钾盐反应

$$CO_2 + H_2O + Hb^- \rightleftharpoons H_2b + HCO_3^-$$

反应产生的 HCO_3^- 由血液运输至肺，并与氧合血红蛋白反应

$$HCO_3^- + H_2bO_2 \rightleftharpoons HbO_2^- + CO_2 + H_2O$$

释放出的 CO_2 从肺呼出。这说明由于血红蛋白和氧合血红蛋白的缓冲作用，血液的 pH 在大量 CO_2 从组织细胞运输至肺的过程中，不至于受到较大影响。

本章小结

缓冲溶液是由足够浓度的共轭酸碱对组成的，其中共轭酸为抗碱成分，共轭碱为抗酸成分。当外加少量强酸、强碱时，通过共轭酸碱对之间的质子转移平衡的移动，来保持溶液的 pH 值基本不变。

缓冲溶液的 pH 值可由 Henderson-Hasselbalch 方程计算：

$$pH = pK_a + \lg \frac{[B^-]}{[HB]} = pK_a + \lg \frac{c(B^-)}{c(HB)} = pK_a + \lg \frac{n(B^-)}{n(HB)}$$

缓冲容量取决于缓冲溶液的总浓度和缓冲比。当缓冲比相同时，缓冲对的总浓度愈大，缓冲容量也愈大；当总浓度一定时，缓冲比愈接近1，缓冲容量愈大。缓冲比等于1，缓冲容量达到最大：$\beta_{极大}=0.576c_{总}$。缓冲容量可以通过下式计算：

$$\beta=\frac{\mathrm{d}n_{a(b)}}{V|\mathrm{d}pH|}=2.303\times[HB][B^-]/c_{总}$$

缓冲溶液的缓冲范围为 pH＝(pK_a－1～pK_a＋1)。配制缓冲溶液应遵循的原则是：所配缓冲溶液 pH 值要在所选缓冲系的缓冲范围内，越接近共轭酸的 pK_a 越好。在血液中存在的主要缓冲对有 H_2CO_3-HCO_3^-、$H_2PO_4^-$-HPO_4^{2-} 等，其中以碳酸缓冲系在血液中浓度最高，缓冲能力最大，在维持血液正常 pH 值中发挥的作用最重要。

习题

1. 试以 KH_2PO_4-Na_2HPO_4 缓冲溶液为例，说明为何加少量的强酸或强碱时其溶液的 pH 基本保持不变。

2. 什么是缓冲容量？影响缓冲容量的主要因素有哪些？总浓度均为 $0.10\mathrm{mol\cdot L^{-1}}$ 的 HAc-NaAc 和 H_2CO_3-HCO_3^- 缓冲系的最大缓冲容量相同吗？

3. 下列化学组合中，哪些可能用来配制缓冲溶液？
   (1) HCl＋$NH_3\cdot H_2O$　　　　(2) HCl＋Tris　　　　　(3) HCl＋NaOH
   (4) Na_2HPO_4＋Na_3PO_4　　(5) H_3PO_4＋NaOH　　(6) NaCl＋NaAc

4. 已知下列弱酸的 pK_a，试指出其与 NaOH 配制的缓冲溶液的抗酸成分、抗碱成分及缓冲范围。
   (1) 氨基乙酸（$NH_3^+CH_2COO^-$），pK_a＝9.81
   (2) 丙酸（CH_3CH_2COOH），pK_a＝4.86
   (3) 磷酸二氢钠（NaH_2PO_4），$pK_a(H_2PO_4^-)$＝7.21，$pK_a(HPO_4^{2-})$＝12.67
   (4) 氨基乙酸盐酸盐（$NH_3^+CH_2COOH$），pK_a＝2.35

5. 计算下列 NH_3 和 NH_4Cl 组成的不同 pH 值的缓冲溶液的缓冲比，已知 $pK_b(NH_3)$＝4.75。
   (1) pH＝9.00　　(2) pH＝8.80　　(3) pH＝10.00　　(4) pH＝9.60

6. 分别加 NaOH 溶液或 HCl 溶液于柠檬酸氢钠（缩写 Na_2HCit）溶液中。写出可能配制的缓冲溶液的抗酸成分、抗碱成分和各缓冲系的理论缓冲范围。如果上述三种溶液的物质的量浓度相同，它们以何种体积比混合，才能使所配制的缓冲溶液有最大缓冲容量？（已知 H_3Cit 的 pK_{a_1}＝3.14、pK_{a_2}＝4.77、pK_{a_3}＝6.39。）

7. $0.20\mathrm{mol\cdot L^{-1}}$ NH_3 分别和 (1) $0.10\mathrm{mol\cdot L^{-1}}$ NH_4Cl 和 (2) $0.10\mathrm{mol\cdot L^{-1}}$ HCl 等体积混合，配成的缓冲溶液的 pH 各为多少？已知 $pK_b(NH_3)$＝4.75。

8. 现有 (1) $0.10\mathrm{mol\cdot L^{-1}}$ NaOH 溶液，(2) $0.10\mathrm{mol\cdot L^{-1}}$ NH_3 水溶液，(3) $0.10\mathrm{mol\cdot L^{-1}}$ Na_2HPO_4 溶液各 50mL，欲配制 pH＝7.0 的溶液，问需分别加入 $0.10\mathrm{mol\cdot L^{-1}}$ HCl 溶液多少毫升？配成的三种溶液有无缓冲作用？哪一种缓冲能力最好？

9. 取 $0.10\mathrm{mol\cdot L^{-1}}$ HB 溶液 50.00mL，与 $0.10\mathrm{mol\cdot L^{-1}}$ KOH 溶液 20.00mL 混合，

将混合溶液加水稀释至 100.0mL,测得其 pH 为 5.25,试求此弱酸(HB)的解离平衡常数。

10. 欲配制 pH=7.40 的缓冲溶液 1000mL。

(1) 现有缓冲系 HAc-NaAc、KH_2PO_4-Na_2HPO_4、NH_4Cl-NH_3,问选用何者最好?

(2) 如选用的缓冲系的总浓度为 $0.100mol \cdot L^{-1}$,需要固体共轭酸和固体共轭碱的物质的量为多少(假设不考虑体积的变化)?

(3) 加入 0.40g 的 NaOH(s) 后,缓冲溶液 pH 为多少(忽略体积的变化)?

11. 柠檬酸(缩写 H_3Cit)及其盐为一种多元酸缓冲系,常用于配制供培养细菌的缓冲溶液。如用 1000mL 的 $0.200mol \cdot L^{-1}$ 柠檬酸,需加入多少克的 NaOH 固体,才能配成 pH 为 5.00 的缓冲溶液?(已知 H_3Cit 的 $pK_{a_1}=3.14$,$pK_{a_2}=4.77$,$pK_{a_3}=6.39$。)

12. 向 100mL 某缓冲溶液中加入 200mg NaOH 固体(忽略体积的变化),所得缓冲溶液的 pH 为 5.60。已知原缓冲溶液共轭酸 HB 的 $pK_a=5.30$,$c(HB)=0.25mol \cdot L^{-1}$,求原缓冲溶液的 pH。

13. 现欲配制 37℃时近似 pH 为 7.40 的生理缓冲溶液,试问在 Tris 和 Tris·HCl 浓度均为 $0.0500mol \cdot L^{-1}$ 的 1000mL 溶液中,需加 $0.100mol \cdot L^{-1}$ HCl 多少毫升?在此溶液中需加入多少克的 NaCl 固体才能配成渗透浓度为 $300mmol \cdot L^{-1}$ 的等渗溶液?(已知 Tris·HCl 在 37℃时的 $pK_a=7.85$,忽略离子强度的影响。)

14. 将 $0.10mol \cdot L^{-1}$ HAc 溶液和 $0.10mol \cdot L^{-1}$ NaOH 溶液以 3:1 的体积比混合,求此缓冲溶液的 pH 及缓冲容量。

15. 欲配制 100mL pH=7.21、$\beta=0.144$ 的磷酸盐缓冲溶液,应分别取 KH_2PO_4 ($M=136g \cdot mol^{-1}$) 和 NaOH ($M=40g \cdot mol^{-1}$) 多少克(已知 H_3PO_4 的 $pK_{a_1}=2.12$,$pK_{a_2}=7.21$,$pK_{a_3}=12.67$)?

16. 单纯性酸碱失衡主要靠血气分析诊断,根据 pH 的变化可判断是酸中毒还是碱中毒。临床检验测得三人血浆中 HCO_3^- 和溶解的 CO_2 的浓度如下:

(1) $[HCO_3^-]=24.0mmol \cdot L^{-1}$、$[CO_2(aq)]=1.20mmol \cdot L^{-1}$

(2) $[HCO_3^-]=21.6mmol \cdot L^{-1}$、$[CO_2(aq)]=1.34mmol \cdot L^{-1}$

(3) $[HCO_3^-]=56.0mmol \cdot L^{-1}$、$[CO_2(aq)]=1.40mmol \cdot L^{-1}$

试计算三人血浆的 pH,并判断何人属正常,何人属酸中毒(pH<7.35),何人属碱中毒(pH>7.45)。已知 $pK'_{a_1}[CO_2(aq)]=6.10(37℃)$。

第五章
酸碱滴定法

本章要求

▶ 1. 认知目标

描述酸碱滴定法的原理；能复述酸碱指示剂的作用原理、选择依据和适用范围；解释几种典型酸碱滴定分析过程；复述标准溶液、待测溶液、滴定终点、化学计量点、滴定误差的概念；描述指示剂的作用原理；描述强酸滴定强碱的滴定曲线每段对应的溶液组成及 pH 计算方法。

▶ 2. 技能目标

学会绘制滴定曲线并选择合适的指示剂；举例说明偶然误差与系统误差，能正确分析有效数字的位数，能根据有效数字加减法和乘除法的运算规则规范计算结果，能分析滴定过程中误差的来源和消除或减小的方法。

▶ 3. 情感目标

通过思维导图帮助学生进行归纳整理；在化学计量点附近滴定剂加入量的微小变化引发 pH 急剧变化，体现了由量变到质变的辩证唯物主义科学观。在方法论上，重视量变，积极做好量的积累，为实现事物的质变创造条件。

酸碱滴定法（acid-base titration）是基于酸碱间质子传递的滴定分析方法。一般酸、碱以及能与酸、碱直接或间接发生质子转移反应的物质都可以用该法滴定分析，因此应用十分广泛。酸碱滴定法要求反应体系在化学计量点前后有足够大的 pH 改变，并能引起检测信号的响应。常规滴定中普遍采用指示剂来检测滴定终点，故本章首先讨论酸碱指示剂的理论，然后讨论各种不同的滴定曲线与指示剂的选择、标准溶液的配制、酸碱滴定法的应用、分析结果的误差和有效数字的处理。

───── 阿司匹林 ─────

乙酰水杨酸是历史悠久的解热镇痛药，于 1897 年首次合成，1899 年由德莱塞介绍到临床，并取名为阿司匹林（aspirin）。到目前为止，阿司匹林已应用百余年，成为医药史上三大经典药物之一，至今仍是世界上应用最广泛的解热、镇痛和抗炎药，也是比较和评价其他药物的标准制剂。阿司匹林的浓度可用酸碱滴定法测得，详细过程参考本章第二节。

第一节 酸碱滴定法的基本原理

一、酸碱指示剂

(一) 指示剂的作用原理

酸碱指示剂 (acid-base indicator) 是弱的有机酸、碱或有机酸碱两性物质,它们在酸碱滴定过程中也参与质子转移平衡,在得失质子的过程中,自身的结构发生变化,从而引起颜色改变,且这种颜色随结构的转变是可逆的。随着溶液 pH 值的改变,指示剂共轭酸碱对的比例发生相应的改变而产生颜色变化信号,起到指示滴定终点的作用。

例如甲基橙 (methyl orange, MO),是一种有机弱碱,它在水溶液中的解离作用和颜色变化可用下式表示:

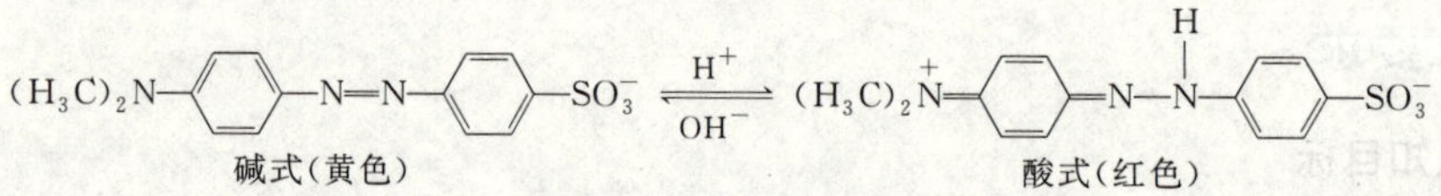

$$(H_3C)_2N-C_6H_4-N=N-C_6H_4-SO_3^- \underset{OH^-}{\overset{H^+}{\rightleftharpoons}} (H_3C)_2N^+=C_6H_4=N-NH-C_6H_4-SO_3^-$$

碱式(黄色)   酸式(红色)

当溶液中氢离子浓度增加时,平衡右移,甲基橙会由碱式型(黄色)体转化为酸式型(红色),溶液逐渐由黄变红;反之,则由红变黄。

又如酚酞 (phenolphthalein, PP) 是一种有机弱酸,在酸性介质中无色,碱性介质中呈红色,它在溶液中的解离平衡可用下式表示:

酸型(无色) $\underset{}{\overset{2OH^-}{\rightleftharpoons}}$ 碱型(红色) $+3H_2O$

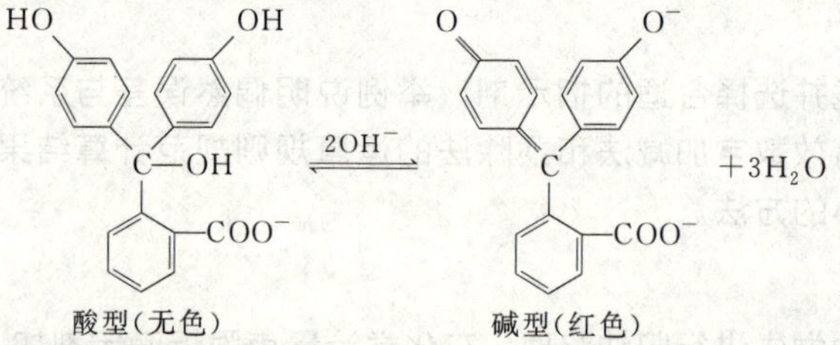

当溶液中氢氧根离子浓度增加时,平衡向右进行,酚酞的酸式结构转化为碱式结构,溶液也由无色变成浅红色,最后变成桃红色;反之,平衡向左进行,酚酞的红色逐渐褪去,变为无色。类似的,指示剂在酸式或碱式型体中仅有一种有颜色的称为单色指示剂。

(二) 指示剂的变色范围

以上我们讨论了指示剂变色的原因,但我们更关心的是指示剂在怎样的 pH 条件下才会发生颜色的突变。只有知道了这一点,才有可能利用它来指示终点,故还需讨论指示剂颜色变化与 pH 值的定量关系。

以弱酸指示剂为例说明,弱酸指示剂在溶液中的解离平衡可用下式表示:

$$HIn \rightleftharpoons H^+ + In^-$$

平衡时
$$K_a = \frac{[H^+][In^-]}{[HIn]} \tag{5-1}$$

K_a 为指示剂的解离平衡常数,在一定温度下,K_a 为常数,则上式可改写为:

$$\frac{[In^-]}{[HIn]} = \frac{K_a}{[H^+]} \tag{5-2}$$

溶液的颜色是由 $[In^-]/[HIn]$ 决定的,对于某种特定的指示剂而言,在一定的温度下 K_a 为常数,故 $[In^-]/[HIn]$ 的值,亦即溶液的颜色仅与溶液中氢离子的浓度有关。溶液中指示剂的颜色是两种不同颜色的混合色,当两种颜色的浓度之比≥10∶1时,我们只能看到浓度较大的那种颜色。一般认为能够看到颜色变化时,指示剂两种型体[In⁻]/[HIn]的范围是1∶10～10∶1,代入式(5-2)得:

$$\frac{[In^-]}{[HIn]} = \frac{K_a}{[H^+]} = \frac{1}{10} \quad [H^+] = 10K_a \quad pH = pK_a - 1$$

$$\frac{[In^-]}{[HIn]} = \frac{K_a}{[H^+]} = 10 \quad [H^+] = K_a/10 \quad pH = pK_a + 1$$

由上式知,$pH < pK_a - 1$时,只显指示剂酸式型体的颜色;$pH > pK_a + 1$,只显指示剂碱式型体的颜色。当$pK_a - 1 < pH < pK_a + 1$时,才能看到指示剂颜色的变化。因此这一颜色变化的pH范围,即$pK_a - 1 \sim pK_a + 1$,称为指示剂的变色范围(transition interval)。

指示剂的实际变色范围是由人目测确定的,与理论值并不完全一致。这是因为人眼对各种颜色的敏感程度不一致,以及指示剂两种颜色的强度不同。例如甲基红(methyl red,MR)的$pK_a = 5.1$,理论变色范围应为4.1～6.1,而实际测得的范围是pH为4.4～6.2。当pH=4.4时,[In⁻]/[HIn]=0.2,当pH=6.2时,[In⁻]/[HIn]=12.5,即当酸式型体的浓度为碱式的5倍时,只能看见酸式型体的颜色(红色);当碱式型体的浓度是酸式的12.5倍时,只能看见碱式型体的颜色(黄色)。这是因为人眼对红色比对黄色更敏感,所以甲基红的变色范围在pH小的一端就小一些。

一般而言,人们观察指示剂颜色的变化有0.2～0.5pH单位的误差,称为观测终点的不确定性,用ΔpH来表示。$\Delta pH = pH_{ep} - pH_{sp}$,即滴定终点与化学计量点的溶液pH值之差。本章把$\Delta pH = \pm 0.2$作为使用指示剂目测终点的分辨极限值。

常用的几种指示剂列于表5-1中。

表5-1 常用酸碱指示剂的变色区间和配制方法

指示剂	变色范围(pH)	颜色		pK_a	配制方法
		酸式色	碱式色		
百里酚蓝	1.2～2.8	红	黄	1.65	0.1%的20%乙醇溶液
甲基黄	2.9～4.0	红	黄	3.25	0.1%的90%乙醇溶液
甲基橙	3.1～4.4	红	黄	3.45	0.05%的水溶液
溴酚蓝	3.0～4.6	黄	紫	4.10	0.1%的20%乙醇溶液或其钠盐的水溶液
溴甲酚绿	3.8～5.4	黄	蓝	4.90	0.1%的乙醇溶液
甲基红	4.4～6.2	红	黄	5.10	0.1%的60%乙醇溶液或其钠盐的水溶液
溴百里酚蓝	6.2～7.6	黄	蓝	7.30	0.1%的20%乙醇溶液或其钠盐的水溶液
中性红	6.8～8.0	红	橙黄	7.40	0.1%的60%乙醇溶液
酚红	6.7～8.4	黄	红	8.00	0.1%的61%乙醇溶液或其钠盐的水溶液
酚酞	8.0～9.6	无	红	9.10	0.5%的90%乙醇溶液
百里酚酞	9.4～10.6	无	蓝	10.00	0.1%的91%乙醇溶液

(三)影响指示剂变色的因素

1. 指示剂的用量

适宜的指示剂浓度有助于指示剂在滴定终点变色更加敏锐,从而提高滴定分析结果的准确度,对单色指示剂更是如此。双色指示剂如甲基橙,溶液的颜色取决于[In⁻]/[HIn]的值,与指示剂的用量无关。但因为指示剂本身也是弱酸或弱碱,在滴定过程中也参与反应,因此指示剂的浓度过大时将导致终点颜色变化不敏锐。单色指示剂如酚酞,若 HIn 无色溶液颜色深度仅取决于 $[In^-]$。由于人眼能感觉到的 $[In^-]$ 为一定值,用 $[In^-]_{min}$ 表示,设指示剂浓度为 c 时变色,则有:

$$[H^+]=K_a\frac{[HIn]}{[In^-]}=K_a\frac{c-[In^-]_{min}}{[In^-]_{min}} \quad (5-3)$$

若指示剂的浓度增加,由于 $[In^-]_{min}$ 不变,则溶液中 $[H^+]$ 增加,即指示剂在较低的 pH 条件下变色。例如在 50~100mL 溶液中加入 0.1%酚酞指示剂 2~3 滴,pH=9 时溶液变红,同样条件下加 15 滴,则在 pH=8 时即呈微红。因此使用单色指示剂时,需严格控制指示剂的用量。

2. 温度

温度的改变会导致 K_a 与 K_w 的改变,因此指示剂的变色范围会发生变化。温度对碱性指示剂的影响比对酸性指示剂更明显。例如甲基橙在室温下变色范围为 3.1~4.4,在 100℃ 时为 2.5~3.7。因此滴定应在室温下进行,如需加热,也须待溶液冷却后再滴定。

3. 离子强度

中性电解质的存在会增大溶液的离子强度,改变指示剂的解离常数及变色范围。此外,某些盐类还会改变指示剂颜色的深度和色调,所以滴定溶液中不宜有大量盐类存在。

4. 溶剂

不同溶剂的介电常数、酸碱性质有很大差别,直接影响指示剂的解离,使指示剂的变色区间发生很大改变。在水溶液中滴定时,有时为了某种需要而加入的一些与水混溶的有机溶剂也会影响指示剂的变色区间。

(四)混合指示剂

在某些酸碱滴定中,为了达到一定的准确度,需将滴定终点限制在较窄的 pH 范围内,一般的指示剂很难满足需要,此时可采用混合指示剂。

混合指示剂可分为两种:

(1) 将两种 pK_a 值相近,且其酸式型体与碱式型体的颜色又互为补色的指示剂混合起来使用。例如,溴甲酚绿(0.1%乙醇溶液)的 $pK_a=4.90$,变色区间 3.8(黄)~5.4(蓝),甲基红(0.2%乙醇溶液)的 $pK_a=5.10$,变色区间 4.4(红)~6.2(黄),将二者混合就得到 pH=5.1 时紫红和与蓝绿互补而呈灰色的敏锐变色点。溶液颜色由橙色到灰色再到绿色,颜色变化十分明显,易于判断终点。

(2) 在某种指示剂中加入惰性染料做背景,与指示剂自身的颜色互补,使指示剂的颜色变化更显著。例如在甲基橙或甲基黄中加入亚甲基蓝或靛蓝二磺酸钠(均为蓝色),根据颜色互补作用指示剂的颜色变化为紫色→灰色→绿色,这样就能更准确地判断终点,减小误差。

二、滴定曲线和指示剂的选择

在滴定过程中,当滴定剂与被测物发生反应达到化学计量点,即达到<u>理论滴定终点</u>时,溶液的 pH 值用 pH_{sp} 表示。但实际测定中,我们只能依靠指示剂颜色的变化判断终点。当指示剂变色,达到<u>实际测定终点</u>时,溶液的 pH 值用 pH_{ep} 表示。一般地,$pH_{sp}\neq pH_{ep}$,所以要评估物质能否被准确滴定、指示剂的选择是否恰当,就必须了解滴定过程中尤其是化学计量点前后 ±0.1%范围内溶液 pH 值的变化情况。下面讨论几种典型的滴定过程,并分析指示剂的选择。

(一)强酸(碱)的滴定

这类滴定的基本反应为

$$H^+ + OH^- \rightleftharpoons H_2O$$

现以浓度 $c_b = 0.1000\,\text{mol} \cdot \text{L}^{-1}$ 的 NaOH 滴定浓度 $c_a = 0.1000\,\text{mol} \cdot \text{L}^{-1}$、$V_a = 20.00\,\text{mL}$ 的 HCl 为例进行讨论。设加入 NaOH 的体积为 V_b，整个滴定过程中 $[H^+]$ 的计算可分成 4 个阶段。

(1) 滴定开始前（$V_b = 0$）

此时溶液中 $[H^+]$ 等于 HCl 的起始浓度

$$[H^+] = c_{\text{HCl}} = 0.1000\,\text{mol} \cdot \text{L}^{-1} \quad pH = 1.00$$

(2) 滴定开始至化学计量点前

溶液中的 $[H^+]$ 等于剩余 HCl 的浓度

$$[H^+] = \frac{c_a V_a - c_b V_b}{V_a + V_b}$$

例如滴入 NaOH 19.98mL（化学计量点前 0.1%）时

$$[H^+] = \frac{0.1000 \times 20.00 - 0.1000 \times 19.98}{20.00 + 19.98} = 5.00 \times 10^{-5}\,(\text{mol} \cdot \text{L}^{-1})$$

$$pH = 4.30$$

(3) 化学计量点时

此时酸、碱完全反应，$[H^+] = [OH^-]$

$$pH = 7.00$$

(4) 化学计量点后

溶液中 $[OH^-]$ 等于过量 NaOH 的浓度

$$[OH^-] = \frac{c_b V_b - c_a V_a}{V_a + V_b}$$

例如滴入 NaOH 20.02mL（化学计量点后 0.1%）时

$$[OH^-] = \frac{0.1000 \times 20.02 - 0.1000 \times 20.00}{20.02 + 20.00} = 5.00 \times 10^{-5}\,(\text{mol} \cdot \text{L}^{-1})$$

$$pOH = 4.30 \quad pH = 9.70$$

按上述方法计算出的溶液 pH 值列于表 5-2 中。

表 5-2 $0.1000\,\text{mol} \cdot \text{L}^{-1}$ NaOH 滴定 $0.1000\,\text{mol} \cdot \text{L}^{-1}$ HCl 溶液的 pH 值

加入的 NaOH		剩余的 HCl		过量的 NaOH		$[H^+]/(\text{mol} \cdot \text{L}^{-1})$	pH
加入分数/%	V/mL	剩余分数/%	V/mL	过量分数/%	V/mL		
0.00	0.00	100.00	20.00			1.00×10^{-1}	1.00
90.00	18.00	10.00	2.00			5.00×10^{-3}	2.30
99.00	19.80	1.00	0.20			5.00×10^{-4}	3.30
99.90	19.98	0.10	0.02			5.00×10^{-5}	4.30
100.00	20.00	0.00	0.00			1.00×10^{-7}	7.00
100.10	20.02			0.10	0.02	2.00×10^{-10}	9.70
101.00	20.20			1.00	0.20	2.00×10^{-11}	10.70

（滴定突跃范围）

若以滴定完成分数 T 为横坐标，以溶液的 pH 值为纵坐标作图，即得到强碱滴定强酸的滴定曲线，如图 5-1 所示。

由图 5-1 和表 5-2 都可看出，从滴定开始至加入 NaOH 19.98mL 时，溶液的 pH 值仅改变了 3.30 个 pH 单位，故这段曲线较平坦。紧接着，溶液的 pH 值由化学计量点前的 4.30 突增至化学计量点后的 9.70，增大了 5.40 个 pH 单位，而 NaOH 的体积只增大了 0.40mL，

故这段曲线几乎呈直线向上伸展。我们把这种 pH 的突然改变称为滴定突跃，滴定突跃所在的 pH 范围称为滴定突跃范围。化学计量点后，继续滴加 NaOH，体系的 pH 值变化逐渐减小，曲线重新变得平坦。若用 $0.1000\text{mol}\cdot\text{L}^{-1}$ 的 HCl 滴定同浓度的 NaOH，情况相似，但 pH 的变化方向相反，滴定曲线与图 5-1 对称。

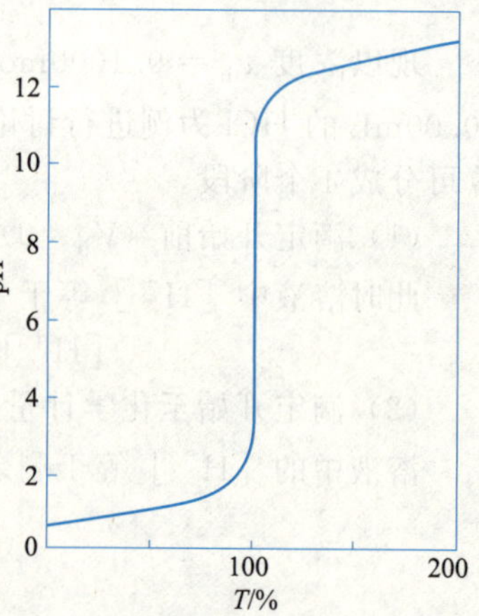

增大或减小滴定体系的浓度，不影响化学计量点的 pH 值，但会改变滴定突跃的范围。如图 5-2 所示，若 NaOH 的浓度增大 10 倍，则滴定突跃范围增大 2 个 pH 单位（3.30～10.70），反之则减小 2 个 pH 单位（5.30～8.70）。

讨论滴定过程是为了得到滴定曲线，而得到滴定曲线则是为了帮助我们选择合适的指示剂。理想的指示剂应恰好在化学计量点变色，但这是很难做到的。实际上，只要指示剂的变色范围部分或全部落在滴定突跃范围内，即可满足分析结果准确度的需要。因此滴定突跃越大，可供选择的指示剂种类也越多。以表 5-2 为例，由于突越范围是 4.30～9.70，因此甲基橙（3.1～4.4）、甲基红（4.4～6.2）和酚酞（8.0～9.6）均可作为指示剂。但是，还须注意在实际操作中，人眼对颜色的敏感度是不同的。一般的，我们倾向于选择颜色变化由浅到深的指示剂，因为这样的颜色变化较容易被眼睛察觉，这也是我们常选用酚酞做指示剂的原因。

是不是滴定突跃越大越好呢？也不尽然。相同的反应物，滴定突跃越大，说明反应物的浓度也越大，在化学计量点前后多加或少加半滴引起的误差也越大，滴定的准确度就越差。而反应物的浓度太小（低于 $10^{-4}\text{mol}\cdot\text{L}^{-1}$）时，无明显滴定突跃，无法选择指示剂，也就无法进行准确测定。所以，在分析工作中，通常采用 0.1～0.5 $\text{mol}\cdot\text{L}^{-1}$ 的酸、碱标准溶液。

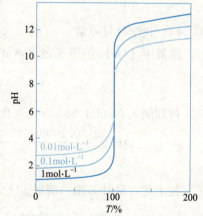

图 5-1 $0.1000\text{mol}\cdot\text{L}^{-1}$ 的 NaOH 滴定同浓度 HCl 的滴定曲线

图 5-2 不同浓度 NaOH 滴定 HCl 的滴定曲线

（二）强碱（酸）滴定弱酸（碱）

强碱滴定弱酸的基本反应为

$$HA + OH^- \rightleftharpoons H_2O + A^-$$

现以浓度 $c_b = 0.1000\text{mol}\cdot\text{L}^{-1}$ 的 NaOH 滴定浓度 $c_a = 0.1000\text{mol}\cdot\text{L}^{-1}$、$V_a = 20.00\text{mL}$ 的 HAc 为例进行讨论。设加入 NaOH 的体积为 V_b，整个滴定过程中 $[H^+]$ 的计算可分成 4 个阶段。

（1）滴定开始前

此时溶液的 $[H^+]$ 不等于 HAc 的起始浓度

$$[H^+] = \sqrt{c_a K_a} = \sqrt{0.1000 \times 1.76 \times 10^{-5}} = 1.33 \times 10^{-3}(\text{mol}\cdot\text{L}^{-1})$$

$$\text{pH} = 2.88$$

（2）滴定开始至化学计量点前

此时溶液由 HAc 和 NaAc 组成，构成缓冲体系，故

$$pH = pK_a + \lg\frac{c(Ac^-)}{c(HAc)}$$

例如加入 NaOH 19.98mL 时，$pH = 4.76 + \lg\frac{19.98}{0.02} = 7.80$

（3）化学计量点时

此时 HAc 和 NaOH 完全反应，生成 NaAc，溶液可看作是一元弱碱

$$[OH^-] = \sqrt{c_b K_b} = \sqrt{\frac{0.1000}{2} \times 5.68 \times 10^{-10}} = 5.33 \times 10^{-6}(mol \cdot L^{-1})$$

$$pOH = 5.27 \quad pH = 8.73$$

（4）化学计量点后

此时溶液中 $[OH^-]$ 取决于过量的 NaOH

$$[OH^-] = \frac{c_b V_b - c_a V_a}{V_a + V_b}$$

例如，加入 NaOH 的量是 20.02mL 时

$$[OH^-] = \frac{0.1000 \times 20.02 - 0.1000 \times 20.00}{20.02 + 20.00} = 5.00 \times 10^{-5}(mol \cdot L^{-1})$$

$$pOH = 4.30 \quad pH = 9.70$$

按上述方法计算出的溶液 pH 值列于表 5-3 中，并绘制滴定曲线图（图 5-3）。

表 5-3 $0.1000 mol \cdot L^{-1}$ NaOH 滴定 $0.1000 mol \cdot L^{-1}$ HAc 溶液的 pH 值

加入 NaOH		剩余 HAc		过量的 NaOH		pH	
加入分数/%	V/mL	剩余分数/%	V/mL	过量分数/%	V/mL		
0.00	0.00	100.00	20.00			2.88	
90.00	18.00	10.00	2.00			5.70	
99.00	19.80	1.00	0.20			6.75	滴定突跃范围
99.90	19.98	0.10	0.02			7.80	
100.00	20.00	0.00	0.00			8.73	
100.10	20.02			0.10	0.02	9.70	
101.00	20.20			1.00	0.20	10.70	
110.00	22.00			10.00	2.00	11.70	
200.00	40.00			100.00	20.00	12.50	

由图 5-3 可看出，强碱滴定弱酸和强碱滴定强酸的有几个明显的差别：

① 曲线的起点较高。它的起点较 NaOH 滴定 HCl 的起点高了 1.88 个 pH 单位。这是因为 HAc 是一种弱酸，它在水中只能部分解离，故 $[H^+]$ 远低于 HAc 的起始浓度。

② 滴定开始至化学计量点前滴定曲线的形状完全不同于滴定 HCl 的。这是由于滴定开始即有 NaAc 生成。由同离子效应可知，NaAc 的存在会抑止 HAc 的解离，而 NaOH 的加入又会大量消耗 H^+，故滴定刚开始时，曲线的斜率较大，溶液 pH 值随 NaOH 的加入变化明显。但是滴定开始一段时间后，生成的 NaAc 和剩余的 HAc 可组成缓冲体系，故这一段曲线变得较为平坦。到了化学计量点附近，由于 HAc 消耗殆尽，缓冲体系遭

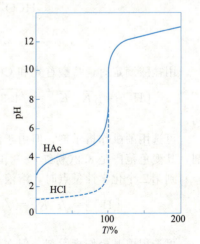

图 5-3 $0.1000 mol \cdot L^{-1}$ NaOH 滴定 $0.1000 mol \cdot L^{-1}$ HAc 溶液的滴定曲线

到破坏，pH 值上升又变快了，曲线斜率又一次增大。

③ 突越范围 pH 为 7.80～9.70，这个范围的上限和相同浓度的强碱滴定强酸的一样，但下限则大了 3.5 个 pH 单位，并且全部处在碱性范围内，故只能选择酚酞作指示剂。

④ 化学计量点时，溶液中大量存在的是 Ac^-，它是一种弱碱，故此时溶液的 pH＝8.73，而不是 7.00。

由以上讨论可以看出，弱酸的滴定突跃范围不仅与酸、碱的浓度有关，还与酸的强度有关。图 5-4 是 $0.1000 mol \cdot L^{-1}$ 的 NaOH 滴定 $0.1000 mol \cdot L^{-1}$ 不同 K_a 弱酸的滴定曲线，由曲线可看出，当 K_a 增大 10 倍时，滴定突跃增加 1 个 pH 单位，而当弱酸的 K_a < 10^{-7} 时，突跃几乎消失，不能再用滴定法准确测定浓度了。一般地，我们用 $c_a K_a \geqslant 10^{-8}$ 来判断弱酸能被强碱准确滴定。一元弱碱也必须用强酸滴定，其滴定曲线同一元弱酸的类似，只是曲线的变化方向相反，并且只有当 $c_b K_b \geqslant 10^{-8}$ 时，才能用强酸直接滴定。

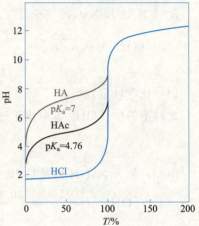

图 5-4　$0.1000 mol \cdot L^{-1}$ NaOH 滴定不同强度值的酸的滴定曲线

（三）多元酸（碱）的滴定

多元酸（碱）滴定过程中体系的组成较复杂，计算滴定曲线上各点的 pH 值比较困难。这里只讨论多元酸（碱）能否被准确滴定及指示剂的选择问题。

根据逐级解离方程式，分步滴定的前提是一级解离完全而二级解离尚未开始，数值上一级解离的量是二级解离的 1000 倍以上，即 $K_{a_1}/K_{a_2} = 10^6$。现实中几乎没有一种多元弱酸能满足上述条件。为此，我们将条件降低为 $K_{a_1}/K_{a_2} = 10^4$，解离的允许误差也降低至 1%。通常以 $cK_{a_i} \geqslant 10^{-8}$，$K_i/K_{i+1} \geqslant 10^4$ 作为判断多元酸（碱）准确分步滴定的条件。

以下以 HCl 滴定 Na_2CO_3 为例说明，Na_2CO_3 在水溶液中的分步解离反应如下：

$$CO_3^{2-} + H_2O \rightleftharpoons HCO_3^- + OH^-$$

$$K_{b_1} = \frac{K_w}{K_{a_2}} = 1.78 \times 10^{-4}$$

$$HCO_3^- + H_2O \rightleftharpoons H_2CO_3 + OH^-$$

$$K_{b_2} = \frac{K_w}{K_{a_1}} = 2.33 \times 10^{-8}$$

用盐酸滴定时，盐酸首先和 CO_3^{2-} 反应，生成 HCO_3^-，达到第一计量点时有

$$[H^+] = \sqrt{K_{a_1} K_{a_2}} = \sqrt{4.3 \times 10^{-7} \times 5.61 \times 10^{-11}} = 4.9 \times 10^{-9} (mol \cdot L^{-1})$$

$$pH = 8.31$$

可选用酚酞作指示剂。但由于滴定突跃不太明显，故可采用酚红和百里酚蓝作混合指示剂，其变色范围是 8.2(粉红)～8.4(紫)。

到第二个化学计量点时，溶液是 CO_2 的饱和溶液，$c_a = 0.04 mol \cdot L^{-1}$。此时有

$$[H^+] = \sqrt{c_a K_a} = \sqrt{0.04 \times 4.3 \times 10^{-7}} = 1.3 \times 10^{-4} (mol \cdot L^{-1})$$

$$pH = 3.89$$

可选用甲基橙作指示剂。但在滴定快到终点的时候应剧烈振摇溶液或加热煮沸，避免生成 CO_2 的过饱和溶液，使终点提前。HCl 滴定 Na_2CO_3 的曲线如图 5-5 所示。

三、酸碱标准溶液的配制与标定

酸碱滴定是一种相对分析法,因此需要有一个参照标准,这个标准就是酸碱标准溶液。它是已知准确浓度的溶液(常用四位有效数字表示),也是滴定中进行定量计算的依据之一。常用的标准溶液是 HCl 和 NaOH,也可用 H_2SO_4、HNO_3、KOH 等其他强酸、强碱,浓度一般为 $0.1000 \sim 1.0000 mol \cdot L^{-1}$,最常用的浓度是 $0.1000 mol \cdot L^{-1}$。

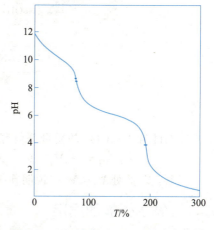

图 5-5　HCl 滴定 Na_2CO_3 的滴定曲线

(一)酸标准溶液

由于 HCl 有挥发性,故 HCl 标准溶液一般采用稀释法配制。先取一定量的浓盐酸加水稀释至大致所需浓度,然后用无水碳酸钠或硼砂滴定,得到准确的浓度。

无水碳酸钠(Na_2CO_3)吸湿性强,用前在 270~300℃下干燥至恒重,置干燥器中保存备用,标定反应为:

$$Na_2CO_3 + 2HCl \Longrightarrow 2NaCl + H_2O + CO_2 \uparrow$$

硼砂($Na_2B_4O_7 \cdot 10H_2O$)在空气中易风化失去结晶水,因此应保存在相对湿度为 60% 的密闭容器中备用,标定反应为:

$$Na_2B_4O_7 + 2HCl + 5H_2O \Longrightarrow 4H_3BO_3 + 2NaCl$$

(二)碱标准溶液

碱标准溶液一般用 NaOH 配制。由于 NaOH 易潮解也易吸收空气中的 CO_2,因此碱标准溶液也采用间接法配制。先将 NaOH 配成饱和溶液,取上层澄清液稀释到大致所需浓度,再用邻苯二甲酸氢钾或草酸标定。

邻苯二甲酸氢钾易获得纯品,不潮解,分子量大,因此标定反应中用得略多一些。标定反应为:

$$\text{邻苯二甲酸氢钾} + NaOH \Longrightarrow \text{邻苯二甲酸钾钠} + H_2O$$

第二节　酸碱滴定法的应用

酸碱滴定法在生产生活中有广泛的应用,现举几例说明。

一、NaOH 的测定

NaOH 用途广泛,可分为工业用和药用两种。但无论哪种都易吸收空气中的 CO_2,形成 NaOH 和 Na_2CO_3 的混合物,因此都可用双指示剂法测定其中 Na_2CO_3 的含量。

测定时先在试样中加入酚酞,用浓度为 c 的 HCl 标准溶液滴至红色褪去,再加入甲基橙并继续滴至溶液由黄变为微红。设试样的质量为 m_s,前后消耗的 HCl 溶液的体积分别为 V_1 和 V_2。滴定过程如下所示:

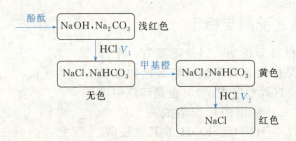

$NaOH$ 和 Na_2CO_3 的质量分数可按下式计算

$$\omega_{NaOH} = [c(V_1 - V_2)]M_{NaOH}/m_s \qquad \omega_{Na_2CO_3} = cV_2 M_{Na_2CO_3}/m_s$$

问题：若此处 $V_1 < V_2$，说明什么问题？Na_2CO_3 的质量分数又该如何计算？

二、乙酰水杨酸的测定

乙酰水杨酸（阿司匹林）是常用的解热镇痛药，在溶液解离出 H^+，可以酚酞为指示剂，用碱标准溶液直接滴定。其滴定反应为：

$$\underset{OCOCH_3}{\underset{COOH}{\bigcirc}} + NaOH \rightleftharpoons \underset{OCOCH_3}{\underset{COONa}{\bigcirc}} + H_2O$$

准确称取一定质量（m_s）的乙酰水杨酸试样，用体积分数为 95% 的乙醇溶解，加入 2~3 滴酚酞试剂，用 $NaOH$ 的标准溶液滴定。当溶液由无色滴至略显红色（可衬白纸观察）且 30s 不褪色时，即达到滴定终点。根据试样的质量及消耗 $NaOH$ 标准溶液的浓度、体积，即可计算乙酰水杨酸的含量：

$$\omega(C_9H_8O_4) = \frac{c(NaOH)V(NaOH)M(C_9H_8O_4)}{m_s}$$

为防止分子中酯的结构水解而使结果偏高，滴定应在中性乙醇溶液中进行，注意滴定时温度不宜太高，且需在振摇下快速滴定。

三、食醋总酸度的确定

醋酸为弱的有机酸，与 $NaOH$ 反应式为：

$$HAc + NaOH \rightleftharpoons NaAc + H_2O$$

准确移取食用白醋 25.00mL 置于 250mL 容量瓶内，用蒸馏水稀释至刻度摇匀。用 25mL 移液管取上述溶液 25.00mL，置于 250mL 锥形瓶中，加入酚酞指示剂 2~3 滴，用 $NaOH$ 标准溶液滴定至微红且在 30s 内不褪色即为终点。

$$\rho_{HAc} = \frac{m_{HAc}}{V_{食醋}} = \frac{c_{NaOH} \dfrac{V_{NaOH}}{1000} M_{HAc}}{V_{食醋}}$$

第三节　分析结果的误差和有效数字

一、误差的产生和分类

在定量分析中，测定结果和真实值一般不会完全一样，我们把这种测量值和真实值之间的差称为误差，误差是可正、可负、可为零的。根据误差的性质和来源，可将误差分为系统误差和随机误差两种。

（一）系统误差

系统误差是由某些固定的原因引起的，它具有单值性、重复性和一定的确定性。系统误差会使测定结果系统地偏低或偏高；同一条件下重复测量，系统误差会重复出现；通过改进操作方法，可消除系统误差或得到系统误差的准确值。因此，系统误差又称为可测误差。它的产生原因有以下几种：

1. 方法误差

它是由分析方法自身的缺陷造成的。例如滴定分析中，化学反应未定量完成、存在干扰离子和副反应、滴定终点和化学计量点不一致等。

2. 仪器误差

主要是测定仪器不够准确或未经校正引起的误差。例如长期使用造成磨损引起仪器精度下降、仪器未调整到最佳状态、器皿未经校正等。

3. 试剂误差

主要是试剂不纯或蒸馏水中含有微量杂质等。

4. 操作误差

它是由操作人员的一些主观因素所造成的误差。例如对滴定终点颜色的辨别不同，或者偏深，或者偏浅。

（二）随机误差

随机误差又称偶然误差，是在测定过程中一系列有关因素微小的随机波动而形成的具有相互抵偿性的误差。随机误差有时大，有时小，有时正，有时负，是无法避免和消除的。随着测定次数的增加，正负误差相互抵消，误差平均值趋于零。随机误差可通过多次测量求平均值的方法减小，但无法完全消除。

除此之外，还有一种过失误差，它是工作中粗枝大叶，不按操作规程办事等原因造成的。例如滴定管没洗干净、读数时视线没有与液面凹处相切等。过失误差是一种错误，严格来讲不应称作误差，这只是一种习惯上的叫法而已。

二、误差的减免方法

（一）系统误差的减免方法

1. 对照实验

常将已知准确含量的标准试样按同样的测定方法进行分析，将其实测含量与已知含量进行对照，即可知此方法有无系统误差。若有，则可用所测标准试样的误差值对实际的测定值进行校正。

2. 校正仪器

由于计量及测量仪器的状态会随时间、环境条件等发生变化，因此需要定期对天平、移液管等进行校准。

3. 空白实验

可校正试剂、蒸馏水、实验器皿所引起的系统误差。空白实验是指在实验中除了不加试样外，一切操作都按原分析方法进行的实验。

4. 减小测量误差

为了减小相对误差，试样的取样量不宜过小。如滴定时消耗滴定剂的体积一般应大于 20mL。

（二）随机误差的减免方法

对于随机误差，由于它符合正态分布，故增加平行测定次数可以减小误差。对同一试样，平行测定3~5次，可获得较准确的分析结果。

（三）有效数字

在分析测定中，为了得到准确的分析结果，不仅要准确地测量还要正确地记录和计算。记录的数字不仅代表数量的大小，还反映测量的精确程度。

有效数字是实际上能测到的数字，由可靠数字加上一位可疑数字组成。可靠数字是指某一量经多次测量的结果，总是固定不变的数字。记录测量数据的位数（有效数字的位数），必须与方法和仪器的准确程度相适应。保留有效数字位数的原则是：在记录测量数据时，只允许保留一位可疑数，即数据的末位数欠准，其误差是±1个单位。

例如用分析天平称量 NaOH 的质量，称了3次，结果分别是 0.3657g、0.3655g 和 0.3654g。在这几个数字中，0.365 这几个数值多次测量固定不变，这是可靠数字，最后一位数字不相同，它是可疑数字。这些数据代表用分析天平称量物体的质量有±0.0001g 的误差。又如用移液管量取 20mL 溶液，由于移液管的最小刻度是 0.1mL，故应记成 20.00mL。

在有效数字中，应特别注意1~9都是有效数字，但是0既可以是有效数字，也可以只起定位作用，而与测量的准确度无关。例如 0.0160g 这个数据的有效数字只有3位，1前面的0只起定位作用，而6后面的0是有效数字，它代表称量的准确度是±0.0001g。有时一个较大的数字的0只是起定位作用，并不一定代表有效数字。例如 1600，它的有效数字位数可以是2、3或4。在这种情况下，为了准确表示有效数字的位数，最好采用科学记数法。如写成 1.6×10^3 代表有2位有效数字，1.60×10^3 代表有3位有效数字，1.600×10^3 代表有4位有效数字。对于特别小的数字也是一样，如 2.5×10^{-8} 只有2位有效数字，而 2.5000×10^{-8} 则有5位有效数字。

应注意变换单位时有效数字的位数必须保持不变，例如 10.00mL 可写成 0.01000L。首位数字是8或9的有效数字可多计一位，例如 98g 的有效数字是3位，这是由于首位数大的数字在相同绝对误差下相对误差较小。另外，pH、pK_a 等对数值的有效数字只取决于其小数部分，例如 pH=7.64 的有效数字是2位，而整数部分的7只代表原值的幂次。

（四）有效数字的运算规则

在定量分析中，测定值和计算结果都只保留一位可疑数字。但是在运算后可能出现多位可疑数字，这就涉及一个进位取舍问题。在分析化学中，我们一般按照"四舍六入五成双"的规则进行进位。例如 0.72650，若要保留1位有效数字，由于2<4应舍去，故写为 0.7；若保留2位有效数字，因为第三位数是6应进一位，故写成 0.73；若保留3位有效数字，因为第四位数字是5，故按照五成双的原则，要看5前面的数字是奇数还是偶数，按照"奇进偶舍"的原则进位，在这里5前面是6，应舍去，故记为 0.726。

几个数字相加减时，以小数点后位数最少的数为准，确定保留小数的位数。例如 3.5+12.08+4.6784，其中 3.5 小数点后位数最少，应以它为标准将上面3个数值修约成 3.5、12.1、4.7 后再相加得 20.3，为3位有效数字。

几个数字相乘除时，以有效数字位数最少的数为修约标准来保留其他数的位数，然后再进行乘除。例如 $0.0459 \times 35.642 \div 56.23$ 中，有效数字最少的是 0.0459，有效数字有3位。所以上式应首先修约为 $0.0459 \times 35.6 \div 56.2 = 2.91 \times 10^{-2}$。

在数据处理过程中，有时对中间结果多保留一位有效数字，但得到的最后结果仍应保留应有的有效数字位数。在使用计算器时，我们并不对每步数据都进行修约，而是只对最后结果修约保留应有的有效数字位数。

阅读材料

酸碱滴定应用

酸碱滴定法是化学实验中常用的一种分析技术，在环境检测、食品检测、农业生产和医药卫生等方面都有非常重要的意义。

在环境监测领域，酸碱滴定技术可用于水质监测。水中 pH 值的变化可以影响生物体的生存环境，通过酸碱滴定技术测定水体中的酸碱度，进而评估水环境的安全状况。

在测定制造肥皂所用油脂的皂化值时，先用氢氧化钾的乙醇溶液与油脂反应，然后用盐酸返滴过量的氢氧化钾，从而计算出 1g 油脂消耗多少毫克的 KOH，作为制造肥皂时所需碱量的依据。

酸碱滴定也可应用于食品检测领域。粮食中蛋白质的含量可用克氏定氮法测定，通过滴定法可以测定食品中维生素 C、磷酸盐、脂肪酸等含量，也可测定亚硝酸盐、苯并芘等的含量，能够及时发现食品中存在的安全隐患。还可以通过测定食品的酸碱度来评估其品质和新鲜度。

酸碱滴定在药品研发领域也有广泛应用。很多药品是很弱的有机碱，可以在冰醋酸介质中用高氯酸滴定。药品的研发和生产中需要对化合物进行酸碱中和反应的研究，确定理想的酸碱环境。酸碱滴定技术可以帮助研究人员确定药品中酸碱性物质的浓度和中和点，从而优化药品的配方和生产工艺。

本章小结

酸碱滴定法是利用质子转移反应，通过滴定来测定物质含量的一种滴定分析方法。当标准溶液与被测组分按滴定反应式所表示的计量关系反应完全时即达到化学计量点（sp）。但是在实际滴定中，我们是根据指示剂颜色的突变来判断终点，这个终点叫做滴定终点（ep），它一般与化学计量点不一致，由此造成的误差叫做滴定终点误差。

常用的酸碱指示剂都是有机弱酸或弱碱，它们的酸式和碱式型体具有不同的颜色。当溶液的 $pH = pK_a$ 时，称为指示剂的理论变色点，同时把 $pK_a - 1 \sim pK_a + 1$ 称为指示剂的理论变色范围。滴定时，以标准溶液的滴定完成分数为横坐标、以溶液的 pH 值为纵坐标作图，即可得到滴定曲线。把滴定曲线上化学计量点附近溶液 pH 值的突然变化称为滴定突跃，滴定突跃所在的 pH 范围称为滴定突跃范围。选择指示剂时应使指示剂的变色区间全部或部分地落在滴定突跃范围内，且最好指示剂变色时能由浅到深，这样滴定的准确度会提高。如果指示剂不能满足要求，可考虑使用混合指示剂。

常见的酸碱滴定类型有：强酸滴定强碱、强酸（碱）滴定弱碱（酸）、多元酸（碱）的滴定。

本章还介绍了分析结果误差的两种来源和减免方法，以及有效数字的概念和运算规则。

习题

1. 选择酸碱指示剂的依据是什么？化学计量点和滴定终点有什么不同？

2. 某酸碱指示剂的 $pK_a=5.31$，其理论变色范围是多少？

3. 用 $0.1000\ mol\cdot L^{-1}$ NaOH 滴定 $0.1000\ mol\cdot L^{-1}$ HAc（$K_a=1.76\times 10^{-5}$）溶液，其计量点的 pH 值为多少？应选用什么指示剂？

4. 以甲基橙为指示剂，以 Na_2CO_3 为基准标定 HCl 标准溶液时，$0.1578g\ Na_2CO_3$ 恰好用去盐酸溶液 23.55mL，试计算 HCl 标准溶液的浓度。

5. 数据 0.0719、1.8×10^{-5} 和 pH=10.12 的有效数字位数分别为几位？

6. 以下误差哪些属于系统误差，哪些属于随机误差？
(1) 滴定以酚酞作指示剂，有人习惯性把终点滴得偏红；
(2) 用溶解了 CO_2 的蒸馏水配制 NaOH；
(3) 天平的两臂不等长。

7. 根据有效数字的运算规则，完成下列计算。
(1) $1.0714\times 98.4\div 240.6$；
(2) $(100.8\times 6.75\times 10^{-6})\div (0.0231\times 3.76\times 10^{-3})$；
(3) $1.76\times 0.136-4.5\times 10^{-4}\times 9.6+3.247\times 1.34\times 10^{-5}$。

8. 标定浓度约为 $0.1\ mol\cdot L^{-1}$ 的 HCl 溶液时，欲使每次滴定消耗 HCl 溶液的体积为 20~25mL，计算所需分析纯硼砂（$Na_2B_4O_7\cdot 10H_2O$）的质量范围（硼砂的摩尔质量是 $381.38g\cdot mol^{-1}$）。

9. 称取 1.000g 混合碱（NaOH 和 Na_2CO_3 或 Na_2CO_3 和 $NaHCO_3$ 的混合物）试样，溶于水后用 $0.5000\ mol\cdot L^{-1}$ HCl 滴至酚酞褪色，消耗 HCl 22.00mL。再以甲基橙为指示剂，继续滴加至出现橙色，又用去 HCl 15.00mL。问试样中含什么组分？其质量分数各为多少？

10. 称取 0.4366g 乙酰水杨酸试样，加入 25mL 体积分数为 95% 的乙醇溶解后，再加入 2 滴酚酞试液，控制溶液的温度在 10℃ 以下，用 $0.1021\ mol\cdot L^{-1}$ NaOH 标准溶液进行滴定，至终点时消耗 22.65mL NaOH 溶液，试计算该试样中乙酰水杨酸的质量分数。

第六章
分光光度法

 本章要求

▶ **1. 认知目标**

能灵活运用朗伯-比尔（Lambert-Beer）定律，并绘制吸收光谱；复述分光光度分析的常用测定方法、测定误差以及提高测定灵敏度和准确度的方法；能够复述朗伯-比尔定律，能在吸收曲线上找到最大吸收波长、吸收峰、吸收谷、肩峰，能描述朗伯-比尔定律的适用范围和公式各项所代表的意义。

▶ **2. 技能目标**

区分可见光区和紫外光区使用比色皿的差别，正确操作分光光度计测定吸光度；能复述显色剂的选择原理；比较标准曲线法和标准加入法的区别，应用标准曲线法测 Fe。

▶ **3. 情感目标**

通过学习分光光度法并应用于自来水厂的污水处理（水中氮素化合物的测定，测定氨氮、亚硝酸盐氮和硝酸盐氮 3 个项目），培养学生环境保护与绿色发展的意识。

分光光度法（spectrophotometry）是利用物质对光的选择性吸收特性对物质的组成进行定性和定量及结构分析的一种方法。它包括属于分子吸收的紫外-可见分光光度法、红外分光光度法等。本章重点介绍可见分光光度法，并简单介绍紫外分光光度法的特点及应用。

许多物质是有颜色的，例如高锰酸钾在水溶液中显紫色，Cu^{2+} 在水溶液中呈蓝色。这些有色溶液颜色的深浅与浓度有关，浓度越大，颜色越深。除此以外在现实生活中很多金属都可以和有机物形成有色物质，比如镉，镉产生于冶金、电镀、化学及纺织工业过程。在自然界，镉大多以硫化镉或碳酸镉的形式存在于锌矿中，所以锌矿附近的地下水和矿场的废水都会含有镉。镉及其化合物有毒，能蓄积于动物体内的软组织中，使肾器官等发生病变，并影响酶的正常活动。日本的骨痛病就是人体镉中毒的具体反映。饮用水中镉的容许量为 $0.01 mg \cdot L^{-1}$。那么日常生活中我们是怎样测量环境中镉的含量的呢？通过本章的学习我们一起来解决这个问题。

第一节　基本原理

一、光的基本性质

光具有波粒二象性。光的波动性表现在光具有一定的波长和频率，能产生折射、衍射和干涉等现象。光的波长（λ）、频率（ν）和光速（c）之间的关系为

$$\nu = \frac{c}{\lambda} \tag{6-1}$$

光的粒子性表现在光是由大量以光速运动的粒子流所组成的，能产生光电效应，这种粒子称为光子（photon）。每个光子具有一定的质量和能量，当光与物质相互作用时，光子只能整个地被物质所吸收或发射，光子的能量 E 与波长之间的关系为

$$E = h\nu = h\frac{c}{\lambda} \tag{6-2}$$

式中，h 为普朗克常量（6.6262×10^{-34} J·s）。式（6-2）表明光子的能量与辐射频率成正比而与波长成反比。频率愈高，波长愈短，光子能量就愈大。

物质在不断地运动，构成物质的分子及原子具有一系列不连续的特征能级。在一般情况下，物质的分子都处于能量最低的能级（基态）。当分子被光照射吸收能量后，就从原来能量最低的能级（基态）跃迁到能量较高的能级（激发态）。由于分子吸收的能量等于两个能级的能量差 ΔE，所以当电子跃迁时所需要的能量 ΔE 必须与电磁波中某一光子的能量相一致，即

$$\Delta E = E_2 - E_1 = h\frac{c}{\lambda} \tag{6-3}$$

式中，E_1 为分子跃迁前（基态）的能量；E_2 为分子跃迁后（激发态）的能量。ΔE 的大小由分子的组成和结构决定，故一种分子只能吸收一定波长（或频率）的光。不同物质的基态和激发态的能量差不同，选择性吸收的光波长亦不同，所以物质对光的吸收具有选择性。

二、朗伯-比尔定律

当一束平行的单色光通过溶液时，光的一部分被吸收，一部分透过溶液，一部分被器皿的表面反射。设入射光的强度为 I_0，吸收光的强度为 I_a，透射光的强度为 I_t，反射光的强度为 I_r，则

$$I_0 = I_a + I_t + I_r \tag{6-4}$$

在分光光度法中，通常将被测溶液和参比溶液分别置于两个同样材料和厚度的吸收池中，让强度为 I_0 的单色光分别通过两个吸收池，再测量透射光的强度，所以反射光的强度基本上是相同的，其影响可以相互抵消。上式可以简化为

$$I_0 = I_a + I_t \tag{6-5}$$

透射光的强度（I_t）与入射光的强度（I_0）之比称为透光率（transmittance），用 T 表示，即

$$T = \frac{I_t}{I_0} \tag{6-6}$$

透光率的负对数 $-\lg\dfrac{I_t}{I_0}=\lg\dfrac{I_0}{I_t}$ 称为 吸光度（absorbance），用符号 A 表示。

$$A=-\lg T \tag{6-7}$$

当 $T=0$ 时，$A\to\infty$，这表明入射光已全部被吸收，透射光强度 $I_t=0$，此时吸收程度最大。当 $T=1$ 时，$A=0$，此时 $I_t=I_0$，入射光全部透射过溶液，表明吸收程度为零。显然，透光率（T）愈大，则吸光度（A）愈小。

实验表明：溶液对光的吸收程度与溶液的浓度、液层厚度以及入射光的波长等因素有关。

1760 年和 1852 年，Lambert 和 Beer 分别提出了溶液的吸光度 A 与液层厚度 b 及溶液浓度 c 的定量关系，合并起来其数学表达式为

$$A=abc \tag{6-8}$$

式中，a 为 吸光系数（absorptivity）。此式表明：当入射光波长、溶剂、吸光物质种类和溶液的温度一定时，溶液的吸光度与液层厚度及溶液浓度的乘积成正比。这就是朗伯-比尔（Lambert-Beer）定律——光的吸收定律。

在式（6-8）中，若 b 的单位为 cm、c 的单位为 $g\cdot L^{-1}$ 时，吸光系数 a 的单位为 $L\cdot g^{-1}\cdot cm^{-1}$；若 b 用 cm、c 用 $mol\cdot L^{-1}$ 表示时，则吸光系数称为 摩尔吸光系数（molar absorptivity），用符号 ε 表示，其单位为 $L\cdot mol^{-1}\cdot cm^{-1}$。这时式（6-8）可改写为：

$$A=\varepsilon bc \tag{6-9}$$

ε 的物理意义是：当入射光波长、溶剂、吸光物质种类和溶液的温度一定时，ε 在数值上等于厚度为 1cm、浓度为 $1 mol\cdot L^{-1}$ 溶液的吸光度。

a（或 ε）表明物质对某一特定波长光的吸收能力。a（或 ε）愈大，表示该物质对某波长光的吸收能力愈强，用分光光度法测定的灵敏度就愈高。为了提高分析的灵敏度，必须选择摩尔吸光系数较大的有色化合物，一般 ε 在 10^3 以上即可进行分光光度测定。

a 和 ε 可通过下式互相换算：

$$\varepsilon=aM \tag{6-10}$$

M 表示被测物质的摩尔质量。

例 6-1 已知含 Fe^{2+} 浓度为 $500\mu g\cdot L^{-1}$ 的溶液，用邻二氮菲沉淀铁，以 2.00cm 的吸收池在波长 508nm 处测得吸光度 $A=0.190$，计算其摩尔吸光系数。

解：已知 Fe 的摩尔质量为 $55.85 g\cdot mol^{-1}$，Fe^{2+} 的物质的量浓度为

$$c(Fe^{2+})=\dfrac{500\times 10^{-6}}{55.85}=8.95\times 10^{-6}(mol\cdot L^{-1})$$

根据 Lambert-Beer 定律 $A=\varepsilon bc$

$$\varepsilon=\dfrac{0.190}{2.00\times 8.95\times 10^{-6}}=1.06\times 10^4 (L\cdot mol^{-1}\cdot cm^{-1})$$

在化合物组成不明的情况下，物质的摩尔质量无从知道，物质的量浓度无法确定，也就不能使用摩尔吸光系数。为此，医药学上还常用 比吸光系数 这一概念。比吸光系数是指含有 1g 被测物质、液层厚度为 1cm 的 100mL 溶液的吸光度值，用 $E_{1cm}^{1\%}$ 表示。它与 ε 和 a 的关系为：

$$\varepsilon=\dfrac{M}{10}E_{1cm}^{1\%}\qquad a=0.1 E_{1cm}^{1\%} \tag{6-11}$$

如果溶液中同时存在两种或两种以上对光有吸收的物质，在同一波长下只要共存物质不互相影响，即不因共存物的存在而改变本身的吸光系数，则总吸光度是各共存物吸光度之和，即：

$$A = A_a + A_b + A_c + \cdots \tag{6-12}$$

式中，A 为总吸光度；A_a，A_b，A_c，$\cdots$ 为溶液中共存物质各组分 a，b，c，$\cdots$ 的吸光系数。而各组分的吸光度由各自的浓度与吸光系数所决定。吸光度的这种加和性是分光光度法中分析测定混合物中各组分的依据。

例 6-2 测得酶与腺苷酸（AMP）体系的吸光度为 $A_{260nm} = 0.585$、$A_{280nm} = 0.466$，试计算每一组分的浓度。

已知：酶的 $\varepsilon_{280nm} = 2.90 \times 10^4 \, L \cdot mol^{-1} \cdot cm^{-1}$，$\varepsilon_{260nm} = 1.50 \times 10^4 \, L \cdot mol^{-1} \cdot cm^{-1}$；

AMP 的 $\varepsilon_{280nm} = 2.40 \times 10^4 \, L \cdot mol^{-1} \cdot cm^{-1}$，$\varepsilon_{260nm} = 1.50 \times 10^4 \, L \cdot mol^{-1} \cdot cm^{-1}$；

吸收池厚度为 $1.00cm$。

解：设酶和 AMP 的浓度分别为 x 和 y，因吸收光的加和性

λ 为 260nm　　$0.585 = 1.52 \times 10^4 \times 1.00 \times x + 1.5 \times 10^4 \times 1.00 \times y$

λ 为 280nm　　$0.466 = 2.96 \times 10^4 \times 1.00 \times x + 2.4 \times 10^3 \times 1.00 \times y$

解方程得：$x = 1.4 \times 10^{-5} \, mol \cdot L^{-1}$；$y = 2.5 \times 10^{-5} \, mol \cdot L^{-1}$

即酶的浓度为 $1.4 \times 10^{-5} \, mol \cdot L^{-1}$，AMP 的浓度为 $2.5 \times 10^{-5} \, mol \cdot L^{-1}$。

三、吸收光谱

物质对光的吸收具有选择性。不同的物质对不同波长入射光的吸收系数不同。用不同波长的光透过某一固定浓度的有色溶液，分别测定其对不同波长的吸光度。以吸光度 A 为纵坐标，以波长 λ 为横坐标作图，即可得一曲线，称为**吸收光谱**（absorption spectrum）。

图 6-1 为不同浓度的高锰酸钾溶液的吸收光谱曲线。从图中可以看出，高锰酸钾对波长 525nm 附近的绿色光吸收最大，而对其互补色紫色和红色光吸收很弱。吸收峰对应的波长称为**最大吸收波长**，常用 λ_{max} 表示。浓度不同时，吸收光谱的形状基本相同，λ_{max} 值不变，但吸光度大小不同。吸收光谱这一性质，体现了物质的特性，这是定性和定量分析的基础。

吸收光谱是分光光度分析中选择波长的重要依据。通常都是选用吸收峰最大处相应波长（λ_{max}）的单色光作为入射光进行测定。

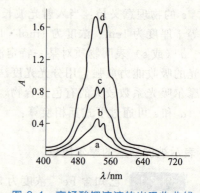

图 6-1　高锰酸钾溶液的光吸收曲线

a—$10^{-4} \, mol \cdot L^{-1}$；b—$2 \times 10^{-4} \, mol \cdot L^{-1}$；
c—$4 \times 10^{-4} \, mol \cdot L^{-1}$；d—$8 \times 10^{-4} \, mol \cdot L^{-1}$

第二节　可见分光光度法

一、可见分光光度计

可见分光光度法是以可见光作光源，经过具有分光作用的单色器获得所需波长的单色光，通过测定溶液的吸光度来求算被测物质含量的一种仪器分析方法。

可见分光光度法所用仪器称为可见分光光度计。它的主要结构可表示为：

光源 → 单色器 → 吸收池 → 检测器 → 信号处理与显示器

下面对仪器各个组件的作用进行介绍。

1. 光源

可见分光光度计以钨灯作光源。钨灯发出的连续光谱波长在 360~1000nm 之间，覆盖了整个可见光区。为了保持光源发光强度稳定，要求电源电压十分稳定。因此光源装有稳压器，以保证光强度恒定不变。

2. 单色器

单色器是一种将连续波长的光分解为单色光并能随意调节波长的装置。它的主要组成为进光狭缝、准直镜、色散元件和出光狭缝等，其中色散元件是关键性部件。光源发出的光，聚焦于进光狭缝经准直镜变成平行光反射进入棱镜色散，色散后的光返回准直镜，经准直镜聚焦通过出光狭缝，转动棱镜便可在出光狭缝得到所需波长的单色光（图 6-2）。

图 6-2　单色器光路示意图（$\lambda_2 > \lambda_1$）

3. 吸收池

可见分光光度计中用来盛放溶液的容器称为吸收池。它是用光学玻璃制成的无色透明的长方体容器。在测定时，各仪器应使用所配套的吸收池，不能混用。吸收池两光面易损伤，应注意保护。

4. 检测器

一般常用光电效应检测器，它是将接收的辐射变成电流的转换器。如光电管、光电倍增管，这里重点介绍光电管（图 6-3）。

光电管由封装在真空透明管中的一个半圆柱形阴极和一个丝状阳极组成。阴极凹面有光电发射材料层，被光照射可发射电子。当两极间加有电压时，发射出来的电子就流向阳极产生光电流。发射出的电子数目与射在该表面上光束的强度成正比。

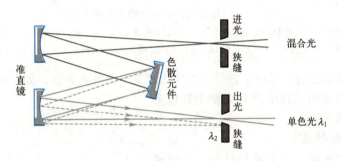

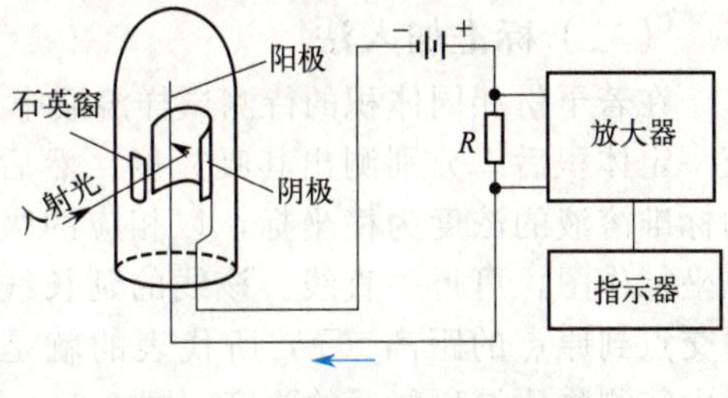

图 6-3　光电管工作电路示意图

5. 信号处理与显示器

光电管输出的电信号很弱，需经放大才能以某种方式将测量结果显示出来，信号处理包括一些数学运算处理等过程。显示器可由电表指示、数字显示、荧光屏显示等。显示方法一般有透光率与吸光度，有的还可换算成浓度、吸光系数等。图 6-4 为实验室常用的 722 型分光光度计的光学系统示意图。

二、测定方法

利用可见分光光度法的基本原理进行定量测定的方法很多，应根据具体测定的对象和目的加以选择。

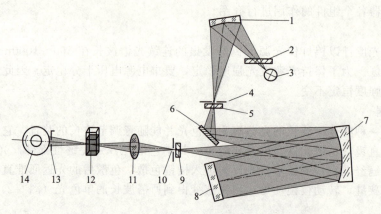

图 6-4 722型分光光度计的光学系统示意图
1—聚光镜；2—滤色片；3—钨灯；4—入口狭缝；5,9—保护玻璃；6—反射镜；
7—准直镜；8—光栅；10—出口狭缝；11—聚光镜；12—试样；13—光门；14—光电管

如果要进行单组分的定量测定，可以选择比较简单的经典方法，如标准曲线法、标准对照法；如果需要测定的试样中含有大量干扰成分则需要选择标准加入法。

（一）标准曲线法

根据光的吸收曲线，如果液层厚度、入射光波长保持不变，则在一定浓度范围内，所测得的吸光度与溶液中待测物质的浓度成正比。先配制一系列已知准确浓度的标准溶液，在选定波长处分别测其吸光度 A，然后以标准溶液的浓度 c 为横坐标，以相应的吸光度 A 为纵坐标，绘制 A-c 关系图，得到一条通过坐标原点的直线，称为**标准曲线**（图6-5）。在相同条件下测出试样溶液的吸光度，可从标准曲线上查出试样液的浓度。

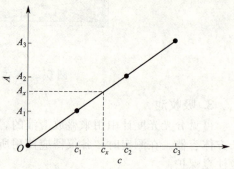

图 6-5 标准曲线图

（二）标准加入法

在若干份相同体积的待测试样溶液中，分别加入不同量已知准确浓度的标准溶液，稀释至一定体积后，分别测出其吸光度。然后以加入的标准溶液的浓度为横坐标，以相应的吸光度为纵坐标作图，可得一直线。该线的延长线与横轴的交点到原点的距离（x）所代表的就是原始试液中待测物质被稀释后的浓度（图6-6）。

（三）标准对照法

在相同条件下，配制被测试样溶液及其浓度相近的标准溶液，在所选波长处分别测量标准溶液的吸光度 A_s 和试样溶液的吸光度 A_x。由于所测的是同一物质，且在同一波长处测定，则有 $\varepsilon_s = \varepsilon_x$、$b_s = b_x$。根据式 $A_s = \varepsilon_s b_s c_s$ 及 $A_x = \varepsilon_x b_x c_x$ 进行比较可得

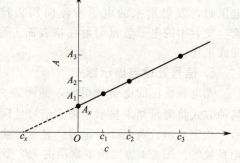

图 6-6 标准加入法

$$\frac{A_s}{A_x} = \frac{c_s}{c_x} \qquad 故有\ c_x = \frac{A_x}{A_s} c_s \qquad (6\text{-}13)$$

（四）吸光系数法

吸光系数是物质的特性常数。只要测定条件（溶液浓度、单色光纯度等）一致，即可根据测得的吸光度 A 按 Lambert-Beer 定律求出浓度或含量。

三、可见分光光度法的误差

可见分光光度法的误差主要有以下几个方面。

（一）溶液偏离 Lambert-Beer 定律所引起的误差

在可见分光光度法中，根据 Lambert-Beer 定律，曲线应当是通过原点的直线。但在分析工作中往往遇到标准曲线发生弯曲的情况，这种情况称为偏离 Lambert-Beer 定律。引起偏离的主要原因有：

1. 单色光纯度差

Lambert-Beer 定律适用于单色光，而实际上在可见分光光度计中应用的是一定波长范围内的单色光，这样在进行测定时就造成标准曲线的上部发生弯曲，这种偏离是仪器条件限制所引起的。一般来说，单色光的纯度愈差、吸光物质的浓度愈大或吸收池的厚度愈大，则引起偏离标准曲线的程度愈大（图 6-7）。

2. 吸光物质发生化学变化

溶液中的化学变化如解离、缔合、溶剂化及形成新的配合物等，都会引起有色物质的浓度改变而导致偏离 Lambert-Beer 定律。

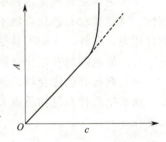

图 6-7　偏离标准曲线图

（二）仪器误差

仪器误差包括机械误差和光学系统误差。吸收池厚度不完全相同、四面不平行、器皿厚度不均匀等都属于机械误差；光源不稳定、光强度不均匀使读数不稳定等属于光学系统误差。

（三）光度测量误差

进行可见分光光度法分析测定时，在不同吸光度范围内读数也可引入不同程度的误差，使测定的准确度受到影响。

（四）主观误差

由人为操作不当所引起的误差为主观误差，如在处理标准溶液和被测溶液时没有按相同条件同步进行。如果标准溶液和被测溶液加入不同量或使用不同浓度的显色剂、溶液放置时间不同或在不同温度下进行等都会给测定带来误差。

第三节　显色反应

一、显色剂的选择

可见分光光度法只能测定有色溶液。如果被测试样溶液无色，必须加入一种能与被测物质反应生成稳定有色物质的试剂，然后进行测定，这个过程称为显色反应，加入的这种试剂称为显色剂。常见的显色反应可分为两类：一类为形成螯合物的配合反应，一类为氧化还原反应。应用分光光度法测定时，显色剂必须具备下列条件：

（1）选择性好

在显色条件下，显色剂尽可能不与溶液中其他共存离子显色，即使显色也必须与被测物质的显色产物的吸收峰相隔较远。仅与某一种组分发生反应者称为特效（或专属）显色剂。这种显色剂实际上是不存在的，但是干扰较少或干扰易于除去的显色反应是可以找到的。

（2）灵敏度高

要求显色反应中生成的有色化合物有较大的摩尔吸光系数。摩尔吸光系数愈大，表示显色剂与被测物质生成的有色物质的吸光能力愈强，即使被测物质在含量较低的情况下也能被测出。一般来说，当 ε 值为 $10^4 \sim 10^5$ 时，可认为该反应灵敏度较高。但灵敏度高的反应不一定选择性好，故应综合考虑，对高含量组分的测定不一定选用最灵敏的显色反应。

（3）生成的有色化合物要有恒定的组成

如有色化合物组成不符合一定的化学式，测定的再现性就较差。

（4）生成的有色化合物的化学性质稳定

至少应保证在测量过程中溶液的吸光度基本不变。否则将影响吸光度测定的准确度及再现性。这就要求有色化合物不容易受外界环境条件的影响，如光照、空气中的氧和二氧化碳的作用等，此外，亦应不易受溶液中其他化学因素的影响。

（5）显色剂与有色化合物之间的颜色差别大

显色剂与有色化合物之间的颜色差别大，试剂空白值就小，这样可以提高测定的准确度。通常把两种有色物质最大吸收波长之差称为对比度，一般要求显色剂与有色化合物的对比度在 60nm 以上。

二、显色反应条件的选择

显色反应不仅与显色剂有关，而且与显色的条件有关。为了提高测定的灵敏度和准确度，必须选择合适的显色剂用量、溶液酸度、显色时间和温度等。

（一）显色剂用量

显色反应一般可用下式表示：

$$\underset{(待测组分)}{M} + \underset{(显色剂)}{R} \rightleftharpoons \underset{(有色配合物)}{MR}$$

根据溶液平衡原理，为了保证显色反应尽可能进行完全，一般需要加入过量显色剂。但是过量显色剂的加入有时会引起副反应的发生，对测定反而不利。显色剂的适宜用量通常通过实验来确定，其方法是将待测组分的浓度及其他条件固定，然后加入不同量的显色剂，测定其吸光度，绘制吸光度(A)-浓度(c)关系曲线。根据实验结果来确定显色剂的用量。

显色剂用量对显色反应的影响是各种各样的，一般有3种可能出现的情况。

第一种，如图6-8(a)所示。图中曲线表明，当显色剂浓度 c_R 在 $0 \sim a$ 范围内时，随着显色剂浓度增大，吸光度 A 增大。当显色剂浓度达到某一数值时，吸光度不再增加，曲线平直，出现 $a \sim b$ 平坦部分。因此，可在 $a \sim b$ 之间选择合适的显色剂用量。这类反应生成的有色配合物稳定，对显色剂浓度控制要求不太严格，适合于分光光度分析。

第二种，如图6-8(b)所示。图中曲线表明，当显色剂浓度在 $a \sim b$ 这一较窄的范围内时，吸光度值才较稳定，显色剂浓度小于 a 或大于 b，吸光度都下降，因此必须严格控制显色剂的用量。如硫氰酸盐法测定钼时就是这种情况。

Mo(Ⅴ)与 SCN^- 生成一系列配位数不同的配合物：

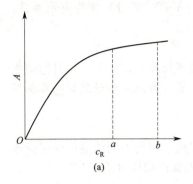 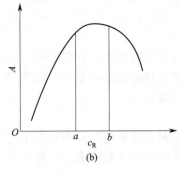 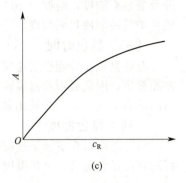

图 6-8　吸光度与显色剂用量关系图

$$Mo(SCN)_3^{2+} \underset{-SCN^-}{\overset{+SCN^-}{\rightleftharpoons}} \underset{\text{橙红}}{Mo(SCN)_5} \underset{-SCN^-}{\overset{+SCN^-}{\rightleftharpoons}} \underset{\text{浅红}}{Mo(SCN)_6^-}$$
（浅红）

显色剂 SCN^- 浓度太低或太高，生成配位数低或高的配合物，吸光度都降低。

第三种，如图 6-8(c) 所示。此种曲线表明，随着显色剂浓度增大，吸光度不断增大。例如 SCN^- 与 Fe^{3+} 反应，随着 SCN^- 浓度的增大，生成颜色更深的高配位数配合物 $Fe(SCN)_4^-$、$Fe(SCN)_5^{2-}$ 等，溶液颜色由橙黄变至血红色。这种情况下必须十分严格地控制显色剂用量，才能得到正确的结果。

（二）溶液酸度

酸度对显色反应的影响是多方面的，主要有：

(1) 影响显色剂的平衡浓度和颜色

大多数有机显色剂是有机弱酸，且带有酸碱指示剂的性质，在不同的酸度下有不同的颜色。

对金属离子 M 与显色剂 HR 作用生成有色配合物 MR 的反应：

$$M + HR \rightleftharpoons MR + H^+$$

酸度改变，将引起平衡移动，从而影响显色剂及有色配合物的浓度变化，以致改变溶液的颜色。

(2) 影响被测金属离子的存在状态

大部分金属离子很容易水解，溶液酸度太低，会使金属离子形成一系列氢氧化物或多核氢氧化物。例如，Al^{3+} 在 $pH \approx 4$ 时，会产生下列水解反应：

$$Al(H_2O)_6^{3+} \rightleftharpoons Al(H_2O)_5OH^{2+} + H^+$$
$$2Al(H_2O)_5OH^{2+} \rightleftharpoons Al_2(H_2O)_6(OH)_3^{3+} + H^+ + 3H_2O$$
$$\cdots\cdots$$

酸度更低可能进一步水解生成碱式盐或氢氧化物沉淀，使显色反应无法进行。

(3) 影响配合物的组成

某些显色反应在不同的酸度下会形成不同配合比的配合物，其色调也往往不同。例如，磺基水杨酸与 Fe^{3+} 的显色反应，在不同酸度条件下，可能生成 1:1、1:2 和 1:3 三种颜色不同的配合物：

pH　1.8~2.5　　$Fe(Sal)^+$　　紫红
pH　4~8　　　$Fe(Sal)_2^-$　　棕褐
pH　8~11.5　　$Fe(Sal)_3^{3-}$　　黄色

从以上讨论可知，酸度对显色反应的影响很大。选择最佳酸度范围的方法是固定待测组分及显色剂浓度，绘制 A-pH 曲线，从中选出适当酸度范围（平直的部分）作为测定条件，还可加缓冲溶液控制酸度。

（三）显色时间

有些显色反应能够迅速完成且颜色稳定；有些显色反应速率较慢，需放置一段时间颜色才能稳定。因此必须通过实验来选择吸光度的最佳时间范围。实验方法是通过绘制吸光度与时间的 A-t 曲线，从中选出显色所需的最佳时间。

（四）显色温度

显色反应常在室温下进行，但有些显色反应需加热才能完成。因此不同的显色反应应选择适宜的显色温度。显色温度可以通过实验确定，作吸光度-温度曲线即可求出。

三、测定条件的选择

（一）选择合适的波长

为使测定有较高的灵敏度、准确度和选择性，应选择被测物质最大吸收波长（λ_{max}）的光作为入射光，这称为最大吸收原则。在 λ_{max} 下测定时，吸光系数愈大，灵敏度愈高，"单色光"的波长范围愈窄，愈能更好地符合 Lambert-Beer 定律。但是当有干扰物质存在时，应根据"吸收尽可能最大，干扰尽可能最小"的原则，选择适当的波长，从而提高分析的灵敏度和准确度。

（二）控制适当的吸光度范围

为了减小测量误差，一般应使被测溶液的吸光度 A 处在 0.2~0.7 之间为宜，为此可通过调节溶液的浓度和选择不同厚度的吸收池来达到此要求。

（三）选择适当的参比溶液

参比溶液亦称空白溶液。在测定吸光度时，利用参比溶液调节仪器的零点，不仅可以消除由吸收池和入射光的反射和吸收所带来的误差，而且能够提高测定的抗干扰能力。常见的参比溶液及其作用如下：

1. 溶剂参比

制备试样溶液的试剂和显色剂均无色，即溶液中除被测物质外其他物质对测定波长的光几乎无吸收，可用溶剂作参比，称为溶剂参比。

2. 试剂参比

显色剂或其他试剂有颜色，在测定波长处有吸收，可按显色反应相同条件，只是不加入试样，同样加入所需试剂和溶剂作为参比溶液，称为试剂参比。

3. 试样参比

试样基体有色（如试样溶液中混有其他有色离子），即在测定波长处有吸收，而与显色剂不起反应时，可按显色反应相同条件，取相同量的试样溶液，只是不加显色剂作参比溶液，称为试样参比。

（四）吸光度读数范围

溶液的吸光度太大或太小，都会影响测量的准确度。

从分光光度计的标尺上可以看出，透光率的标尺刻度是均匀的，吸光度与透光率是负对数关系，故它的标尺刻度是不均匀的。在吸光度较小的一端（如 $A=0.02$，$A=0.04$ 时），读数只能准确至 1~2 位有效数字；在吸光度较大的一端（如 $A=1.2$，$A=1.4$ 时），刻度很密，读数也只能准确至 1~2 位有效数字；而在标尺中间部分（如 $A=0.1$~0.7 时），读数可准确至 2~3 位有效数字。因此，吸光度读数在标尺刻度中部时，测定的准确度较高，相对误差较小。

在比色和分光光度法分析中，为了使测量得到较高的准确度，应控制标准溶液和被测试液的吸光度在一定范围内，一般在 0.1~0.7 范围内时所产生的浓度相对误差较小，当溶液透光率为 36.8%（$A=0.434$）时所产生的浓度相对误差最小。为此，可以从两方面考虑控制吸光度读数。

(1) 控制溶液浓度，如改变试样的称取量和改变溶液的稀释度等。
(2) 选择不同厚度的比色皿。

第四节　紫外分光光度法

前面介绍的可见分光光度法，测定波长范围为 400~700nm，有许多物质对可见光无选择吸收，对紫外光（200~400nm）却有吸收特征。利用物质的分子选择吸收一定能量的紫外光，发生电子能级的跃迁而形成特征的分子光谱来进行定性和定量分析的方法，称为紫外分光光度法。以氢灯或氘灯作光源，进行分光光度法测定的仪器称为紫外分光光度计。紫外分光光度计的波长范围一般都包括可见光区，也可用于可见分光光度法的测定。但它的精密度要比单纯的可见分光光度计高，不仅可作定性分析，还可作物质的定量测定、纯度鉴定、某些物理化学常数的测定以及与其他分析方法配合，用以推断有机化合物的分子结构。

一、定性分析

利用紫外分光光度计对有机化合物进行定性鉴定主要是依据这些化合物的吸收光谱特征，如吸收光谱形状，吸收峰数目以及各吸收峰的波长位置、强度和相应的吸光系数值等。定性鉴定有机化合物的主要参数是最大吸收波长 λ_{max} 和相应的 a_{max}。如果两种物质所含组分具有相同成分，则它们的吸收光谱应完全相同。

另外，也可依据不同吸收峰处的吸光度值来进行鉴定。一个以上吸收峰的化合物，可用在不同吸收峰处（或峰与谷）测得吸光度的比值进行鉴别。如维生素 B_{12} 在 278nm、361nm、550nm 处有 3 个吸收峰，《中国药典》规定其吸光度比值应为：

$$\frac{A_{361}}{A_{278}}=1.70\sim1.88 \qquad \frac{A_{361}}{A_{550}}=3.15\sim3.45$$

二、定量测定

根据 Lambert-Beer 定律，物质在一定波长处的吸光度与浓度之间有线性关系。因此，只要选择适合的波长测定溶液的吸光度，即可求出浓度。在紫外分光光度法中，通常应以被测物质吸收光谱的最大吸收峰处的波长作为测定波长。若被测物质有几个吸收峰，则选不被共存物干扰，峰较高、较宽的吸收峰波长，以提高测定的灵敏度、选择性和准确度。常用比较法进行定量测定或根据吸光系数（或摩尔吸光系数）进行测定，还有标准曲线法、比较法、标准加入法及吸光系数法等，在前面的章节中已经详细讲过了。

例 6-3　精密称取维生素 B_{12} 样品 25.0mg，用水配成 100mL 溶液。精密吸取 10.00mL，又置 100mL 容量瓶中，加水至刻度。取适量此溶液置于 1cm 的吸收池中，于 361nm 处测定吸光度为 0.507，求维生素 B_{12} 的质量分数（$E_{1cm}^{1\%}$ 为 207）。

解：
$$c_i=\frac{0.507}{207\times1\times100}=2.45\times10^{-5}(g\cdot mL^{-1})$$

$$c_{样} = \frac{2.50\times 10^{-2}}{100}\times\frac{10}{100} = 2.50\times 10^{-5}\,(\text{g}\cdot\text{mL}^{-1})$$

$$w_{维生素B_{12}} = \frac{c_i}{c_{样}}\times 100\% = \frac{2.45\times 10^{-5}}{2.50\times 10^{-5}}\times 100\% = 98.0\%$$

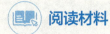

阅读材料

分光光度法应用实例

一、水中氮素化合物的测定

1. 测定意义

水中有机物包括氢、碳、氧、氮、硫、磷等化合物，其中氮素化合物最不稳定，它们进入水体时多是以复杂的有机氮形式存在，在受水中微生物的分解作用后，逐渐变成较简单的化合物即由蛋白质分解成肽、氨基酸等，最后生成氨。

在地下水中，由于硝酸盐与 Fe^{2+} 作用，也会分解产生 NH_4^+。此外，沼泽水中腐殖酸能将硝酸盐还原成氨，故沼泽水中通常含有大量的 NH_4^+。

由此可知水中氨的来源很多，但以有机氮素化合物被微生物分解产生的为主。在发生生物化学反应的过程中，有机氮素化合物不断减少，而无机氮素化合物则逐渐增多。若无氧存在，氨是最终产物；有氧存在，氨继续被微生物分解转变成亚硝酸盐氮（NO_2^-）、硝酸盐氮（NO_3^-），此作用称为"硝化作用"。此时，有机氮素化合物已由复杂的有机物转变为无机物硝酸盐的形式，这是最终的分解产物，可以说有机氮素化合物已完成"无机化"作用。

在水质卫生分析中，测定各类氮素化合物（有机氮、氨氮、亚硝酸盐氮和硝酸盐氮），对于探讨水源被污染的状况及目前分解的趋势有很大帮助。如果水中含有大量氨氮，说明水源在不久前被严重污染过，卫生状况很差；如果水中硝酸盐氮增加的同时，还有亚硝酸盐氮和氨氮，则表明水源不仅过去曾被污染，而且现在继续被污染，卫生状况也很差；如果水中硝酸盐氮含量很高，而氨氮和亚硝酸盐氮含量很少甚至测不出，则表明水源曾被有机物污染过，但现在已经完全"自净"了，其卫生状况较好。通常地面水中含硝酸盐氮为 $0.1\sim 1.0\,\text{mg}\cdot\text{L}^{-1}$。因此从 NH_3、NO_2^-、NO_3^- 这些成分含量的相对值，就可以推测出污染的程度和污染后净化的程度。

此外，在自来水厂用氯气消毒、污水生物处理的进程和处理效果的分析工作中，氮素化合物的测定也是很重要的。

水中含氮化合物有时也可能来源于无机物，如地下深水可能由于地下矿物质的溶解而含硝酸盐氮；再如在雷雨放电时，大气中的氮被氧化为亚硝酸盐氮和硝酸盐氮，随雨水落到地面流入水体中。这种情况与污染无关，因此对测定结果还必须结合具体情况作具体分析。

含氮化合物的测定，主要是测定氨氮、亚硝酸盐氮和硝酸盐氮 3 个项目。这 3 个项目的测定都用分光光度法。

2. 测定方法

（1）氨氮的测定

用直接比色法或蒸馏比色法可测定氨氮。直接比色法适用于无色、透明、含氨氮量较高的清洁水样。对于有颜色、浑浊、含干扰物质较多、氨氮含量较少的水样，一般用蒸馏比色法，即先将被测溶液蒸馏，收集蒸馏液再以比色法或分光光度法测定。

氨与碘化汞钾（K_2HgI_4，也称纳氏试剂或奈斯勒试剂）在碱性溶液中作用，随着氨氮浓度的不同，反应生成淡黄色到红棕色的配合物，可选用 425nm 波长或蓝色滤光片进行比色测定，其颜色深浅与氨氮含量成正比。若氨氮含量很高，则生成红棕色沉淀。

若水样浑浊可用滤纸过滤。少量 Ca^{2+}、Mg^{2+}、Fe^{3+} 等可用酒石酸钾钠或 EDTA 掩蔽。

纳氏试剂对氨的反应极为灵敏，所以必须防止外界的氨（空气中的氨或其他试剂中的氨）进入水样中，同时要用无氨蒸馏水配制各种试剂。当水样（如污水）中氨氮含量大于 $5mg \cdot L^{-1}$ 时，可用滴定法进行测定。其方法是将蒸馏出的氨通入过量的 H_2SO_4 溶液中，过量的 H_2SO_4 再用 NaOH 标准溶液回滴。

（2）亚硝酸盐氮的测定

在 pH 值为 1.8 ± 0.3 时，亚硝酸盐可与对氨基苯磺酰胺反应，生成重氮盐，再与 N-(1-萘基)-乙二胺偶联，生成红色染料。

此红色化合物在 540nm 处有最大吸收。

（3）硝酸盐氮的测定

在碱性溶液中，NO_3^- 与酚二磺酸作用，生成黄色的苦味酸钾。此法的精确度较高，但操作比较烦琐。

二、挥发酚的测定

1. 测定意义

酚类化合物一般都是具有特殊气味的固体，对于人及其他生物都有一定的毒性。例如苯酚能使蛋白质凝固，故能损坏人体的蛋白质，对皮肤有腐蚀性。水体中含酚量达几毫克每升时，对鱼类就能产生毒害。

酚类化合物是重要的化工原料，和酚类化合物有关的工业可以分成两大类：一类是直接或间接生产酚的工业，如焦化厂、炼油厂、石油化工厂、煤气发生站及酚合成厂等；另一类是用酚作原料的工业，如塑料厂、树脂厂、染料厂、合成纤维厂和农药厂等。

由于和酚类化合物有关的工业很多，所以含酚的工业废水也很普遍，是环境污染的一个普遍性因素。含酚工业废水的处理和回收是个很重要的问题。

我国规定地面水中挥发酚的最高容许浓度为 $0.01mg \cdot L^{-1}$，饮用水标准规定挥发酚的允许浓度不超过 $0.002mg \cdot L^{-1}$。

2. 测定原理和方法

大多数的一元酚在常压下可以与水蒸气一道蒸发出来，具有这种性质的酚类化合物称为挥发酚。不能和水蒸气一道挥发的酚称为不挥发酚。多元酚大多数属于不挥发酚。

目前酚类的测定是先用蒸馏法把挥发酚自水样中分离出来，然后对蒸馏液进行比色测定。显然，这样测出来的只是挥发酚的含量，而受污染水样中的酚类是多种酚类的混合物，非挥发酚未能被测出，因而测定结果只代表了水中酚类的最低含量，而不是实际含量。

测定挥发酚最常用的方法是 4-氨基安替比林（简称 4-AAP）比色法。在 pH 值为 10 ± 0.2 的缓冲溶液中，在氧化剂铁氰化钾（$K_3[Fe(CN)_6]$）的存在下，4-氨基安替比林与挥发酚形成安替比林红色染料，颜色的深浅与酚含量成正比。

挥发酚含量在 $0.1 \sim 2mg \cdot L^{-1}$ 范围内，溶液呈红色，能稳定 30min，最大吸收波长为 490nm。含量小于 0.1mg·L^{-1} 时，可用氯仿萃取，形成的染料在氯仿中呈橙黄色或黄色，稳定时间可达 4h，最大吸收波长为 460nm。

本章小结

分光光度法是根据物质的吸收光谱及光的吸收定律，对物质进行定性、定量分析的一种方法。本章主要介绍的是可见分光光度法。主要内容有光吸收定律、吸收曲线、工作曲线及其应用，提高分光光度法选择性和准确度的主要途径，分光光度法的原理和实际应用，显色反应及其影响因素，分光光度法测量误差及测量条件的选择。

分光光度法测定物质含量的依据是 Lambert-Beer 定律，即 $A=\varepsilon bc$。吸光度和透光率 T 的关系是：$A=-\lg T$。可见分光光度计是以可见光（钨灯）为光源，而紫外分光光度计是以氢灯或氘灯为光源，经单色器分光后提供所需的波长进入被测溶液。

定量测定时，常用的定量方法有标准曲线法、标准加入法和标准对照法。

本章的重点在于 Lambert-Beer 定律及其应用，摩尔吸光系数、吸光系数及其意义以及它们之间的关系，分光光度法对显色反应的要求，显色条件的确定和测量条件的选择，工作曲线法、标准比较法的应用。学会标准曲线的制作方法，并能根据标准曲线计算分析结果。

本章的难点在于测量条件的选择，工作曲线的绘制和使用。

习题

1. 朗伯-比尔定律的物理意义是什么？什么叫吸收曲线？什么叫标准曲线？
2. 摩尔吸光系数的物理意义是什么？
3. 符合朗伯-比尔定律的有色溶液，当其浓度增大后，λ_{max}、T、A 和 ε 有无变化？有什么变化？
4. 同吸收曲线的肩部波长相比，为什么在最大吸收波长处测量能在较宽的浓度范围内使标准曲线呈线性关系？
5. 显色剂的选择原则是什么？显色条件是指的哪些？如何确定适宜的显色条件？
6. 某试液用 2cm 比色皿测量时，$T=60\%$。若用 1cm 或 3cm 比色皿进行测量，T 及 A 各是多少？
7. 含 Cu^{2+} 为 0.510mg·L^{-1} 的溶液，用双环己酮草酰二腙显色后，在 600nm 处用 2cm 比色皿测得 $A=0.300$。求透光率 T、吸光系数 a 和摩尔吸光系数 ε。
8. 强心药多巴酚丁胺（$M=270$g·mol^{-1}）在 260nm 波长处有最大吸收，摩尔吸光系数 $\varepsilon(260nm)=703$L·mol^{-1}·cm^{-1}，取该片剂 1 片，溶于水稀释成 2.00L，静置后取上清液用 1.00cm 吸收池于 260nm 波长处测得吸光度为 0.687，计算这药片中含多巴酚丁胺多少克。
9. 称取含维生素 C 的样品 0.0500g 溶于 100mL 5.00×10^{-3} mol·L^{-1} 硫酸溶液中，再准确量取此溶液 2.00mL 稀释至 100.0mL，取此溶液于 1.00cm 吸收池中，在 $\lambda_{max}=245$nm 处测得 A 值为 0.551，求样品中维生素 C 的质量分数 [吸光系数 $a(245nm)$ 为 560L·g^{-1}·cm^{-1}]。
10. 安络血的分子量为 236，将其配成每 100mL 含 0.4962mg 的溶液，盛于 1.0cm 吸池中，在 $\lambda_{max}=355$nm 处测得 A 值为 0.557，试求安络血的吸光系数 a 及摩尔吸光系数 ε。

11. 称取一定量某药物，用 0.1mol·L^{-1} 的 HCl 溶解后，转移至 100mL 容量瓶中用同样 HCl 稀释至刻度。吸取该溶液 5.00mL，再稀释至 100mL。取稀释液用 2cm 吸收池，在 310nm 处进行吸光度测定，欲使吸光度为 0.350。问需称样多少克？（已知该药物在 310nm 处摩尔吸光系数 $\varepsilon=6130$L·mol^{-1}·cm^{-1}，摩尔质量 $M=327.8$g·mol^{-1}。）

12. 精确称取维生素 B_{12} 对照品 20.0mg，加水准确稀释至 1000mL，将此溶液置于厚度为 1cm 的吸收池中，在 $\lambda=361$nm 处测得 $A=0.414$。另取两个试样，一个为维生素 B_{12} 的原料药，精确称取 20.0mg，加水准确稀释至 1000mL，同样条件下测得 $A=0.390$，另一个为维生素 B_{12} 注射液，精密吸取 1.00mL，稀释至 10.00mL，同样条件下测得 $A=0.510$。试计算维生素 B_{12} 原料药的质量分数和注射液的浓度。

13. 今有 A、B 两种药物组成的复方制剂溶液。在 1cm 吸收池中，分别以 295nm 和 370nm 的波长进行吸光度测定，测得吸光度分别为 0.320 和 0.430。浓度为 0.01mol·L^{-1} 的 A 对照品溶液，在 1cm 的吸收池中，波长为 295nm 和 370nm 处，测得吸光度分别为 0.08 和 0.90；同样条件，浓度为 0.01mol·L^{-1} 的 B 对照品溶液测得吸光度分别为 0.67 和 0.12。计算复方制剂中 A 和 B 的浓度（假设其他试剂不干扰测定）。

第七章
化学反应的能量变化、方向和限度

 本章要求

▶ 1. 认知目标

能描述化学平衡常数的表示方法及应用；了解系统、环境、过程、热、功、状态函数；能够复述状态、过程、强度性质、广度性质，举例说明常见的三大系统，根据描述正确选择热和功的符号；复述热力学第一定律；举例说明熵的含义，举例说明自发过程，解释不同物质熵值的大小。

▶ 2. 技能目标

能够灵活运用盖斯（Hess）定律和化学反应热计算、用吉布斯能变判断化学反应的方向；能绘制 Hess 定律方框图；学会用 Hess 定律计算反应热的三种方法，了解下标 f、c、r 的含义和使用差别；计算熵变，能根据反应方程式正确书写反应熵，使用吉布斯（Gibbs）方程计算标准态下其他温度的自由能，利用平衡常数与 Gibbs 自由能变的关系互相求解，根据勒夏特列原理推导平衡移动的方向，制作思维导图，总结 K_a、K_{sp} 的多种求解方法。

▶ 3. 情感目标

物理化学为解决问题，提出了很多理想模型和方法，如理想气体、理想溶液、可逆过程等理想模型。在对各种理想模型的认知基础上，培养学生建构模型的能力，学习解决问题的方法。通过对各经典理论从初步形成、发展到逐渐成熟的学习，以及对各板块内容知识的系统性、衔接性的理解，培养学生具备缜密的逻辑思维能力、严谨的治学态度和作风，以及看待事物的全局观和发展观。勒夏特列平衡联系中医的辨证论治的理念，让学生了解中医药文化及培养其辩证思维。在热力学发展史中，热力学第一、第二、第三定律都是首先来自大量的经验结果，而后才有了严谨的数学公式，也曾出现过第一、二类永动机等违背科学事实的观点。从科学史角度让学生认识到学科的发展历程几乎都经历了从实践到理论，再回归实践的过程。

物质之间的转变和能量之间的传递是自然科学研究的主要对象。在中学化学（或科学）及本书的前几章中，我们以质量守恒定律为依据研究了许多化学反应和物理变化，但从能量变化的角度研究化学反应却较少。然而在大量的生产实践和化学研究的过程中常常会遇到下列问题：物质 A 到物质 B 的过程能不能发生？如果这个物质之间的反应能够发生，该反应是放热过程还是吸热过程？该反应进行到什么程度在宏观上不再继续进行？这些问题都属于化学热力学的研究范畴。

我们在中学熟悉的煅烧石灰石得到生石灰的反应：

$$CaCO_3 \longrightarrow CaO + CO_2$$

为什么在常温常压下这个反应不能进行，而加热到一定温度，反应就能自发进行？我们带着这个问题来研究本章热力学的内容以后就会得到答案。

热力学（thermodynamics）是研究各种形式的能量（如热能、电能、化学能等）转换规律的科学。它建立在热力学第一定律和热力学第二定律基础之上。这两个定律不是推导出来的，是大量实践经验的总结。它们的正确性在于至今还没有违背热力学第一定律和热力学第二定律的事件发生。热力学研究具有大量质点的宏观系统而不管其微观结构，热力学也不考虑时间因素，它只考察过程发生的可能性，而不管其过程实际上是否发生、怎样发生及过程进行的速率。

化学热力学（chemical thermodynamics）是热力学原理在化学中的应用。本章主要介绍热力学的一些基本概念，重点研究化学反应的热效应、化学反应的方向及反应的限度问题。

第一节 热力学系统和状态函数

一、系统、环境、过程

（一）系统和环境

热力学所研究的具体对象是由大量微观粒子组成的宏观物体与空间，而且热力学通常根据所面对问题的需要和处理问题是否方便来划定要研究对象的范围，把这部分物质、空间与其他的分开。这样划定的研究对象称为系统（system）。系统之外与系统密切相关的部分则称为环境（surrounding）。

区分系统与环境的界面可以是真实的，也可以是假想的；可以是静止的，也可以是运动的。根据系统与环境间的相互关系，可以对系统进行分类：

开放系统（open system）：系统与环境之间既有物质交换，又有能量的传递。

封闭系统（closed system）：系统与环境之间只有能量的交换而无物质的交换。

孤立系统（isolated system）：系统与环境之间既无物质交换也无能量的交换。实际上绝对孤立系统是不存在的。

（二）过程与途径

系统状态发生的变化称为过程（process），而完成变化过程的具体步骤或细节称为途径（path）。由于系统的变化过程多种多样，在热力学中为了便于讨论，常在过程二字之前加上一系列定语以表明变化过程的特点，一般常见的有气体的压缩与膨胀、液体的蒸发、化学反应等等。热力学过程可以分为以下几类：

等温过程（isothermal process）：系统在变化时，初终态温度相等且等于环境温度的过程。人体内的新陈代谢过程涉及的生化反应基本上是在37℃下进行的，可以认为是等温过程。

等压过程（isobaric process）：初态压力、终态压力与环境压力都相同的过程。例如在敞口的烧杯和试管中的反应都可以认为是在恒外压下的反应。

等容过程（isochoric process）：系统体积恒定的条件下进行的过程。

绝热过程（adiabatic process）：系统在变化时与环境之间不存在热传递的过程。

循环过程（cyclic process）：系统从某状态 A 出发经过一系列变化后又回到状态 A 的过程。

这里需要说明的是，系统由始态到终态的变化过程可以通过不同的方式来完成，这种不同的方式就称为不同的途径。如下所示：

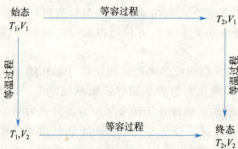

二、状态函数

热力学在对系统的性质进行描述时，不是用系统的微观性质，如原子半径、原子间的距离等，而是用系统的宏观性质（macroscopic property）来描述它的状态。系统的状态（state）是由系统所有的宏观的物理和化学性质决定的，如温度（T）、压力（p）、体积（V）、物质的量（n）、密度（ρ）等。当系统的这些性质都具有确定的数值而且不随时间变化时，系统就处在特定的状态。也可以说，系统的这些宏观性质与系统的状态间有着一一对应的函数关系。描述系统状态的这些物理量统称为状态函数（state function）。上面所说的 T、p、V、n、ρ 等都是状态函数。后面还将介绍一些新的状态函数。

这些宏观的性质（状态函数）可分为两类：一类为具有广度性质（extensive property）的物理量，如质量（m）、体积（V）及后面将介绍的热力学能、焓、熵、吉布斯自由能等，此类性质与系统的物质的量（n）有关，在一定条件下这类性质具有加和性。例如 50mL 水与 50mL 水相混合其总体积为 100mL。另一类为强度性质（intensive property），该类性质取决于系统的自身特性，与系统的物质的量（n）无关。如温度、压力、密度等，这些性质没有加和性。例如相同条件下系统的温度和密度在系统各处都具有相同的数值，与系统的物质的量无关。因此确定此类性质就不需指明系统中的物质的量。同时，两种广度性质相除后就成为一强度性质，如摩尔体积（V/n）、密度（m/V）都是强度性质。

需要指出的是，对于一个确定的系统，众多性质间并不是完全无关的，其状态性质之间的定量关系称为该系统的状态方程。例如，$pV=nRT$ 就是理想气体的状态方程。因此，要描述一理想气体所处的状态，只要知道温度 T、压力 p、体积 V 就足够了，因为根据理想气体的状态方程，此时理想气体的物质的量就确定了。所以通常选择系统中易于测定的几个相互独立的状态函数来描述系统的状态。

最后要特别强调的是，对于确定状态的系统，其宏观性质也是确定的，且是状态的单值函数。这些由系统状态所确定的宏观性质，就是前面提到的状态函数（状态函数在数学上具有全微分性质）。状态函数的值仅与系统的现在状态有关，而与系统的状态是如何变化而来以及将如何变化无关；状态函数的改变值只取决于始态和终态而与中间变化所经历的过程细节无关。

三、热和功

（一）热和功的概念

在封闭系统与环境之间的能量传递可以通过不同方式实现。热力学中规定系统和环境之间由于温度差而传递的能量称为热（heat），常用符号 Q 表示，单位是焦耳（J）或千焦（kJ）。并且规定系统从环境吸热，Q 为正值；系统向环境放热，Q 为负值。把系统和环境之间除热以外交换的其他能量形式称为功（work），用符号 W 表示。功和热具有相同的量纲，环境对系统做功（即系统从环境得功），功为正值；系统对环境做功，功为负值。由于功和热都是状态变化过程中系统和环境交换的能量，是过程量，所以它们都不是状态性质，即热和功不是状态函数。不能说"系统具有多少热和功"，只能说"系统与环境交换了多少热和功"。热和功总是与系统所经历的具体过程联系着的，没有过程，就没有热与功。即使系统的始态与终态相同，过程不同，热与功也往往不同。

由于热力学中系统状态变化大多会涉及体积（V）的改变，因此，功的诸多形式中以体积功（W）最为常见，一般将体积功外的其他形式的功通称非体积功（W'）或其他功。由系统体积变化而引起的系统与环境之间交换的功称为体积功。在本章中，如果没有特殊说明，提到的功均指体积功。下面我们以体积功的求算来说明功和热不是状态函数。

（二）体积功的计算

如图 7-1 所示，有一导热性能极好的气缸置于温度为 T 的大环境中，假设环境极大，失去或得到少量的热量（Q）不会导致温度改变，系统和环境的温度在下列变化中始终相同，即发生一等温过程，而且活塞与气缸之间没有摩擦力，气缸内充满理想气体。当理想气体等温膨胀时，活塞反抗外压移动了 Δh 的距离。系统反抗外压对环境所做的功可以用式 (7-1) 计算：

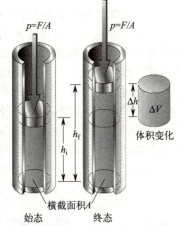

图 7-1 理想气体等温膨胀过程

$$W = -F\Delta h = -p_{外} A \Delta h = -p_{外} \Delta V \qquad (7-1)$$

式中，F 为活塞受到的外压力；A 为活塞横截面积；ΔV 为气体膨胀的体积。由于是理想气体膨胀系统对环境做功，所以 W 为负。由于 ΔV 为正值，所以式(7-1)右边有一负号。

从相同的始态经不同过程膨胀到相同的终态，其不同膨胀过程如下所示：

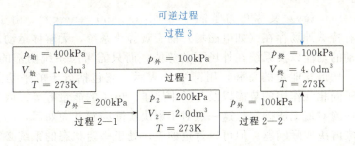

过程 1：系统反抗恒外压（$p_{外} = 100\text{kPa}$）对外一次膨胀到终态。系统对外做的功为
$$W_1 = -p_{外}\Delta V = -100 \times 10^3 \times (4-1) \times 10^{-3} = -300(\text{J})$$

过程 2：系统分两次膨胀到终态。第一步外压为 200kPa，气体自动地膨胀到中间的平衡态；第二步，外压为 100kPa，气体自动膨胀到终态。经两步膨胀系统对外做的总功为
$$W_2 = W_{2-1} + W_{2-2} = -200 \times 10^3 \times (2-1) \times 10^{-3} - 100 \times 10^3 \times (4-2) \times 10^{-3} = -400(\text{J})$$

上述计算的结果表明，膨胀的次数越多，系统对外做的功就越多。但由于始态和终态已经固定，所以其做功能力不可能无限大。

过程 3：可逆膨胀。系统每一次膨胀时，外压仅仅比内压（系统压力）相差一个无穷小量（$p_{外} = p_{内} - \text{d}p$），这时，每一步膨胀过程系统都无限接近于平衡态，经过无穷多步

达到终态。当然这种过程所需的时间要无限长。这种过程系统对外做的功最大。所做的功为

$$W_3 = -\int_{V_{始}}^{V_{终}} p_{外} dV = -\int \frac{nRT}{V} dV = -nRT \ln \frac{V_{终}}{V_{始}} \tag{7-2}$$

理想气体物质的量 n 可由理想气体状态方程求出：

$$n = \frac{p_1 V_1}{RT} = \frac{400 \times 10^3 \times 1.00 \times 10^{-3}}{8.314 \times 273} = 0.176 (\text{mol})$$

将物质的量 n 代入式(7-2) 即可求得 W_3：

$$W_3 = -0.176 \times 8.314 \times 273 \times \ln \frac{4.0}{1.0} = -554(\text{J})$$

以上理想气体等温膨胀做功的计算结果很好地说明了功不是状态函数，它的具体大小与所经历的过程有关。过程 3 为可逆过程，对外做的功（数值）最多。其他过程系统对外做的功相对较少。由于理想气体等温膨胀过程是通过系统从环境吸热实现的，因此，热也不是状态函数，也与过程有关，可逆过程系统从环境吸收的热也比其他过程要多。

上述讨论的是理想气体的等温可逆膨胀，它具有一般等温可逆过程的共同特征：
(1) 等温可逆过程系统对外做功最多。
(2) 可逆过程是经过无限多次的微小变化和无限长的时间完成的，可逆过程中的每一步都无限接近于平衡态。过程逆行，使系统复原，环境也同时复原，而不留下任何影响。
(3) 可逆过程是一个假想的过程，是不可能实现的过程，实际上是不存在的。

第二节　能量守恒和化学反应热

一、内能和热力学第一定律

（一）内能

内能（internal energy）又称热力学能（thermodynamic energy）。由于在化学热力学中，通常研究没有特殊外场存在（如电磁场）的宏观静止系统，无整体运动，因此，可以不考虑系统整体运动的动能以及系统在外场下的势能，而只需考虑系统内部的能量，即内能。内能是系统内部一切形式能量的总和，用符号 U 表示。它包括分子的平动能、转动能、振动能，还包括分子间相互作用的势能以及分子中原子、电子的能量等等。因为微观粒子运动的复杂性，内能的绝对值无法确定。这一点对于解决实际问题并无妨碍，因为热力学中常通过内能的改变值来解决实际问题。但可以肯定的是，处于一定状态的系统必定有一个确定的内能值，即内能也是状态函数，且属于广度性质，具有加和性。

（二）热力学第一定律

热力学第一定律（the first law of thermodynamics）就是能量守恒与转化定律，该定律有着不可动摇的实验基础，因而使得此定律为科学界所公认。它可以表述为：自然界的一切物质都具有能量，能量有各种不同形式，并且能够从一种形式转化为另一种形式，在转化中，能量的总值不变。对于孤立系统，能量形式可以转变，但能量总值不变，即 $\Delta U = 0$。又由于封闭系统与环境之间交换的能量除了热（Q）就是功（W），所以在封闭系统中，任何热力学过程内能的增加一定等于系统所吸收的热加上环境对系统所做的功。

$$\Delta U = Q + W \tag{7-3}$$

（三）等容反应热与系统的内能变化

许多化学反应是在等容条件下进行的，例如许多物质发生化学反应吸收或放出的热量可以用弹式量热计（图7-2）测定。按热力学第一定律，系统的内能变化为：

$$\Delta U = Q + W = Q_V - p\Delta V$$

式中，Q_V 表示等容反应热。由于是封闭系统，无其他功的条件下经历某一等容过程，$\Delta V = 0$，所以体积功也为零。此时，热力学第一定律的具体形式简化为：

$$\Delta U = Q_V \quad (7\text{-}4)$$

即等容反应热等于系统的内能变化。系统内能的绝对值是无法确定的，但它的改变量可以用一可测定的量，即等容反应热来量度。式(7-4)说明，在等容无其他功的条件下，系统吸收的热 Q_V 全部用来增加系统的内能。换言之，在此条件下进行的化学反应，吸收或放出的热 Q_V 在数值上等于系统内能的改变值。

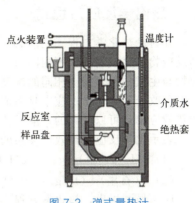

图7-2　弹式量热计

二、系统的焓和等压反应热

若系统在等压条件下发生变化，且只做体积功，则根据热力学第一定律：

$$\Delta U = U_2 - U_1 = Q_p + W$$

Q_p 表示等压反应热，若系统膨胀对外做功，那么 $W = -p_{外}\Delta V$，上式改写为：

$$U_2 - U_1 = Q_p - p_{外}\Delta V = Q_p - p_{外}(V_2 - V_1)$$

又因为是等压过程，$p_1 = p_2 = p_{外}$，可得

$$(U_2 + p_2 V_2) - (U_1 + p_1 V_1) = Q_p$$

这里，我们定义一个新的热力学函数：$H = U + pV$ \quad (7-5)

则 $H_2 - H_1 = Q_p$ \quad 即 \quad $\Delta H = Q_p$ \quad (7-6)

我们引入的这个新的热力学函数 H，称为**焓（enthalpy）**。焓也是状态函数，它没有直接、具体的物理意义，它的出现只是为了方便我们在热力学中解决问题。

大多数化学反应是在等压、不做非体积功的条件下进行的，其化学反应的热效应 $Q_p = \Delta H$，所以在化学热力学中常常用 ΔH 来表示等压反应热，而很少用 Q_p。

等容反应热和等压反应热有如下关系：

$$\Delta H = \Delta U + \Delta pV$$

如果将气体看作理想气体，则 $pV = nRT$，代入式(7-5)得到

$$\Delta H = \Delta U + \Delta n(RT)$$

一定量的理想气体的内能只是温度的函数，所以，同样温度下的等压过程与等容过程的 ΔU 相同，由式(7-4)～式(7-6)可得

$$Q_p = Q_V + \Delta n(RT) \quad (7\text{-}7)$$

上式就是等容反应热和等压反应热的关系。式中，Δn 为气体生成物的物质的量的总和与气体反应物的物质的量的总和之差。若反应物和产物都是凝聚相的反应，由于在反应过程中系统的体积变化很小，$\Delta(pV)$ 值与反应热相比可以忽略不计，因此，我们得到：$Q_p = Q_V$ 和 $\Delta H = \Delta U$。绝大多数生物化学过程发生在固体或液体中，因此，在生物系统中的反应常常忽略 ΔH 与 ΔU 或 Q_p 和 Q_V 的差别，统称为生物化学反应的"能量变化"。

三、热化学反应方程式

在讨论热化学方程式之前必须对化学反应的热效应做出明确的定义。化学反应热效应是当反应物和生成物的温度相同时,化学反应过程中吸收或放出的热量。在这个定义中规定反应物与生成物必须处于相同的温度,因为温度的改变必将引起反应物和生成物热量的改变,而这种改变不是化学反应本身造成的。如果反应物与生成物所处的温度不相同,其化学反应的热效应也是可以求算的,但具体求算过程超过了本教材的范围。

表示化学反应与热效应关系的方程式称为热化学方程式。如:

(1) $2H_2(g) + O_2(g) = 2H_2O(g)$ $\Delta_r H_{m,298.15}^{\ominus} = -571.6 kJ \cdot mol^{-1}$

(2) $C(石墨) + O_2(g) = CO_2(g)$ $\Delta_r H_{m,298.15}^{\ominus} = -393.5 kJ \cdot mol^{-1}$

应该强调指出,热化学方程式表示一个已经完成的反应的热效应,不管反应具体进行的过程。对于热化学方程式中热效应符号 $\Delta_r H_{m,298.15}^{\ominus}$ 的意义需作如下说明,"ΔH"表示等压反应热(或焓变),此值为负值表示放热反应,为正值表示吸热反应;"r"表示反应;"m"表示按指定反应方程式作为基本单元完成了1mol反应的反应热。由于基本单元与反应方程式的写法有关,所以对于同样的反应,反应方程式不同,其反应热的数值不同。"298.15"表示反应温度,一般反应温度为298.15K时可省略不写;"$\ominus$"表示标准态,即此反应热是在标准状态下的数值。

由于物质或反应系统所处的状态不同,它们自身的能量或在反应中的能量变化也不相同,因此,为了比较不同反应热效应的大小,需要规定一致的比较标准。根据国家标准,**热力学标准态**是指在温度 T 和标准压力 $p^{\ominus}$(100kPa)下该物质的状态。

同一种物质的不同状态,其标准态的具体含义不同:

气体指标准压力下的纯气体,或混合气体中分压为标准压力的某气体,并认为气体具有理想气体的性质。

纯液体(或纯固体)就是标准压力下的纯液体(或纯固体)。

溶液中各组分的标准态另有规定。

此外,标准态的压力是标准压力 $p^{\ominus}$(100kPa)而温度的具体数值却没有规定,若改变温度,就会有很多标准态。国际纯粹与应用化学联合会(IUPAC)推荐298.15K作参考温度。

最后,在书写热化学方程式的时候还要注意以下几点:

(1) 因为反应热与方程式的写法有关,所以必须写出完整的化学反应计量方程式。

(2) 要注明参与反应的各物质的状态,l 表示液态,g 表示气态,s 表示固态,aq 表示水溶液。固体的不同晶型也要注明。如碳有石墨和金刚石两种晶型,硫有单斜硫和正交硫。

(3) 注明温度和压力。如反应在标准态下进行,要标上"$\ominus$"。若反应在298.15K下进行,可不用注明温度。

四、盖斯定律和反应热的计算

虽然我们提到可以用图7-2所示的弹式量热计对反应热进行实验测定,但是化学反应成千上万,每一个反应条件也不尽相同,如果每一个反应的反应热都需要测量,其工作量之大是难以想象的,且有些反应的反应热也很难通过实验测定。为此,化学家们研究了很多种计算反应热的方法,在此,我们只介绍最为通用的一种方法:**盖斯(Hess)定律**。

1840年,科学家盖斯(G. H. Hess)根据大量实验事实总结出一条规律:一个化学反应不论是一步完成或是分几步完成,其热效应总是相同的。这就是 Hess 定律,它只有对等容反应或等压反应才是完全正确的。

对于等压反应有: $Q_p = \Delta H$

对于等容反应有： $Q_V = \Delta U$

由于 ΔH 和 ΔU 都是状态函数的改变量，它们只取决于系统的始态和终态，与反应的途径无关，因此，只要化学反应的始态和终态确定了，热效应 Q_p 和 Q_V 便是定值，与反应进行的途径无关。

Hess 定律的重要意义在于能使热化学方程式像普通代数方程式一样进行运算，从而可以根据一些已经准确测定的反应热效应来计算另一些很难测定或不能直接用实验进行测定的反应的热效应。Hess 定律是热化学的计算基础，不仅可以用来计算反应热，后面学到的其他能量状态函数的改变值也可以用该定律来求。

（一）由已知的热化学方程式计算反应热

碳和氧气生成一氧化碳的反应的反应热 Q_p 不能由实验直接测得，因为产物中不可避免地会有二氧化碳。

例 7-1 已知在 298.15K 下，下列反应的标准摩尔焓变 $\Delta_r H_m^\ominus$ 为

(1) $C(石墨) + O_2(g) = CO_2(g)$ $\Delta_r H_{m,1}^\ominus = -393.5 \text{kJ} \cdot \text{mol}^{-1}$

(2) $CO(g) + \frac{1}{2}O_2(g) = CO_2(g)$ $\Delta_r H_{m,2}^\ominus = -283.0 \text{kJ} \cdot \text{mol}^{-1}$

求反应(3) $C(石墨) + \frac{1}{2}O_2(g) = CO(g)$ 的 $\Delta_r H_{m,3}^\ominus$。

解：可以把 $C(石墨) + O_2(g)$ 作为始态，把 $CO_2(g)$ 作为终态，反应可以一步完成，也可以分两步完成，如下所示：

```
C(石墨)+O₂(g) ──────(1)──────→ CO₂(g)
                 Δ_rH_m,1^⊖
     │(3) Δ_rH_m,3^⊖                ↑
     │                               │Δ_rH_m,2^⊖ (2)
     ↓                               │
         CO(g) + ½O₂(g) ─────────────┘
```

根据 Hess 定律，反应(1)−反应(2) 得反应(3)，所以有：

$$\Delta_r H_{m,1}^\ominus = \Delta_r H_{m,2}^\ominus + \Delta_r H_{m,3}^\ominus$$

$$\Delta_r H_{m,3}^\ominus = \Delta_r H_{m,1}^\ominus - \Delta_r H_{m,2}^\ominus$$

$$= -393.5 - (-283.0) = -110.5 (\text{kJ} \cdot \text{mol}^{-1})$$

利用 Hess 定律，我们很容易从已知的热化学方程式求算出它的反应热。Hess 定律是热化学方程式的代数加减法，同类项（即物质和它的状态均相同）可以合并、消去，移项后要改变相应物质的化学计量系数符号。若运算中反应式要乘以系数，则反应热 $\Delta_r H_m^\ominus$ 也要乘以相应的系数。

（二）由标准摩尔生成焓计算反应热

热力学中规定：在指定温度下，由稳定单质生成 1mol 物质 B 时的焓变称为物质 B 的**摩尔生成焓**（molar enthalpy of formation），用符号 $\Delta_f H_m$ 表示，单位为 $\text{kJ} \cdot \text{mol}^{-1}$。如果生成物质 B 的反应是在标准状态下进行，这时的生成焓称为物质 B 的**标准摩尔生成焓**（standard molar enthalpy of formation），简称为**标准生成焓**（standard enthalpy of formation），记为 $\Delta_f H_m^\ominus$，其 SI 单位为 $\text{J} \cdot \text{mol}^{-1}$，常用单位为 $\text{kJ} \cdot \text{mol}^{-1}$。

一种物质的标准生成焓并不是这种物质的焓的绝对值，而是相对于合成它的最稳定的单质的相对焓值。**标准生成焓的定义实际上已经规定了稳定单质在指定温度下的标准生成焓为零**。应该注意的是碳的稳定单质指定是石墨而不是金刚石。本书附录二列出了一些物质在 298.15K 时的标准摩尔生成焓。

$H_2O(l)$ 的标准生成焓 $\Delta_f H_m^\ominus(H_2O, l, 298.15K)$ 是下列生成反应的标准摩尔焓变：

$$H_2(g, 298.15K, p^\ominus) + \frac{1}{2}O_2(g, 298.15K, p^\ominus) = H_2O(l, 298.15K, p^\ominus)$$

$$\Delta_r H_m^\ominus(H_2O, l, 298.15K, p^\ominus) = -285.8 kJ \cdot mol^{-1}$$

而 $H_2O(g)$ 的标准摩尔生成焓 $\Delta_f H_m^\ominus(H_2O, g, 298.15K)$ 却是下列生成反应的标准摩尔焓变：

$$H_2(g, 298.15K, p^\ominus) + \frac{1}{2}O_2(g, 298.15K, p^\ominus) = H_2O(g, 298.15K, p^\ominus)$$

$$\Delta_f H_m^\ominus(H_2O, g, 298.15K, p^\ominus) = -241.8 kJ \cdot mol^{-1}$$

因此，在书写标准态下由稳定单质形成物质 B 的反应式时，要使 B 的化学计量数 $\nu_B = 1$，如上式中的 H_2O 的 $\nu_{H_2O} = 1$，并且要注意生成物 B 是哪一种标准状态。

利用参加反应的各种物质的标准生成焓可以方便地计算出反应在标准状态下的等压热效应。设想化学反应从最稳定单质出发，经不同途径形成产物，如下所示：

根据 Hess 定律

$$\sum \Delta_f H_m^\ominus(\text{产物}) = \sum \Delta_f H_m^\ominus(\text{反应物}) + \Delta_r H_m^\ominus$$

$$\Delta_r H_m^\ominus = \sum \Delta_f H_m^\ominus(\text{产物}) - \sum \Delta_f H_m^\ominus(\text{反应物}) \tag{7-8}$$

简写为：

$$\Delta_r H_m^\ominus = \sum \nu_B \Delta_f H_{m,B}^\ominus$$

在指定温度和标准条件下，化学反应的热效应等于同温度下参加反应的各物质的标准摩尔生成热与其化学计量数乘积的总和。利用本书附录二中的热力学数据，就可以利用式(7-8)计算出反应的热效应。

例 7-2 利用本书附录二中有关物质的 $\Delta_f H_m^\ominus$ 数据，求算下列反应在 298.15K 和标准条件下的 $\Delta_r H_m^\ominus$。

$$6CO_2(g) + 6H_2O(l) \Longrightarrow C_6H_{12}O_6(s) + 6O_2(g)$$

解：本书附录二中 298.15K 下的热力学数据如下：

$$\Delta_f H_m^\ominus(CO_2, g) = -393.5 kJ \cdot mol^{-1}$$

$$\Delta_f H_m^\ominus(H_2O, l) = -285.8 kJ \cdot mol^{-1}$$

$$\Delta_f H_m^\ominus(C_6H_{12}O_6, s) = -1273.3 kJ \cdot mol^{-1}$$

根据式(7-8)有：$\Delta_r H_m^\ominus = \sum \Delta_f H_m^\ominus(\text{产物}) - \sum \Delta_f H_m^\ominus(\text{反应物})$

$$\Delta_r H_m^\ominus = \sum \nu_B \Delta_f H_{m,B}^\ominus = -1273.3 - 6 \times (-285.8) - 6 \times (-393.5) = 2802.5 kJ \cdot mol^{-1}$$

（三）由标准摩尔燃烧热计算反应热

有机化合物的分子比较庞大和复杂，其中很多有机物很难从稳定单质直接合成，因此它们的生成热不易由实验测得。但它们很容易燃烧或氧化，几乎所有的有机化合物都容易燃烧生成 CO_2、H_2O 等，其燃烧热很容易由弹式量热计实验测定。因此，可以利用燃烧热的数据计算涉及有机化合物反应的热效应。

在标准状态和指定温度下，1mol 的某物质 B 完全燃烧（或完全氧化）生成指定的稳定产物时的等压热效应称为此温度下该物质的**标准摩尔燃烧热**（standard molar heat of combustion）。这里的完全燃烧（或完全氧化）是指将化合物中的 C、H、S、N 及 X（卤素）等

元素分别氧化为 $CO_2(g)$、$H_2O(l)$、$SO_2(g)$、$N_2(g)$ 及 $HX(g)$。由于反应物已完全燃烧或完全氧化，上述这些指定的稳定产物意味着不能再燃烧，实际上规定这些产物的燃烧热为零。标准摩尔燃烧热用符号 $\Delta_c H_m^\ominus$ 表示，SI 单位和 $\Delta_f H_m^\ominus$ 一致，均为 $J \cdot mol^{-1}$，常用单位为 $kJ \cdot mol^{-1}$。本书附录二列出了 298.15K 时一些有机物的标准摩尔燃烧热。

利用标准摩尔燃烧热也可以方便地计算出标准态下的化学反应的热效应。等压热效应 $\Delta_r H_m^\ominus$ 与燃烧热 $\Delta_c H_m^\ominus$ 关系如下所示：

```
反应物 ——∑Δ_cH_m^⊖(反应物)—→ 完全燃烧产物
  │Δ_rH_m^⊖                        ↑
  └→ 产物 ——∑Δ_cH_m^⊖(产物)————————┘
```

根据 Hess 定律

$$\sum \Delta_c H_m^\ominus (\text{反应物}) = \Delta_r H_m^\ominus + \sum \Delta_c H_m^\ominus (\text{产物})$$

$$\Delta_r H_m^\ominus = \sum \Delta_c H_m^\ominus (\text{反应物}) - \sum \Delta_c H_m^\ominus (\text{产物}) \tag{7-9}$$

简写为：

$$\Delta_r H_m^\ominus = -\sum \nu_B \Delta_c H_{m,B}^\ominus$$

注意式(7-9)中减数与被减数的关系正好与式(7-8)相反。在计算中还应注意乘以反应式中相应物质的化学计量系数。

例 7-3 已知在酿酒的过程中，酒变酸主要是发生了下列反应的缘故：

$$C_2H_5OH(l) + O_2(g) \Longrightarrow CH_3COOH(l) + H_2O(l)$$

此反应的反应热不太容易测得，因为 $C_2H_5OH(l)$ 发生了不完全氧化。利用本书附录二中有关物质的 $\Delta_c H_m^\ominus$ 的数据，求上述反应，在 298.15K 和标准条件下的 $\Delta_r H_m^\ominus$。

解：本书附录二中 298.15K 下的热力学数据如下：

$$\Delta_c H_m^\ominus (C_2H_5OH, l) = -1366.8 \, kJ \cdot mol^{-1}$$

$$\Delta_c H_m^\ominus (CH_3COOH, l) = -874.2 \, kJ \cdot mol^{-1}$$

根据式(7-9)有：$\Delta_r H_m^\ominus = \sum \Delta_c H_m^\ominus (\text{反应物}) - \sum \Delta_c H_m^\ominus (\text{产物})$

$$\Delta_r H_m^\ominus = -\sum \nu_B \Delta_c H_{m,B}^\ominus = -1366.8 - (-874.2)$$

$$= -492.6 \, (kJ \cdot mol^{-1})$$

需要说明的是，在上述反应中，反应物中的 $O_2(g)$ 和产物中的 $H_2O(l)$，前者不能燃烧而后者是稳定产物，所以它们的标准摩尔燃烧热为零。

综上，298.15K 下的标准状态，反应热的求算有上述三种方法。在温度变化范围较小时，其他温度下的标准状态的反应热效应 $\Delta_r H_m^\ominus$ 受温度影响较小（温度改变同等程度地影响反应物和产物的能量），在较粗略的近似计算中可以认为：

$$\Delta_r H_{m,T}^\ominus \approx \Delta_r H_{m,298.15}^\ominus$$

第三节 化学反应的方向和推动力

前面讨论了化学反应过程中的能量转化过程，一切化学反应的能量转化都遵循热力学第一定律。但是，不违背热力学第一定律的化学变化，却未必都能自发进行。那么，在一定的条件下，哪些化学反应可以进行，哪些不能进行？这是热力学第一定律不能回答的问题，我们需要用热力学第二定律来解决。

一、自发过程及其特征

（一）自发过程概述

自发过程是指在一定条件下不需要任何外力推动就能自发进行的过程。反应自发进行的方向就是指在一定条件下（定温、定压）不需要借助外力做功而能自动进行的反应方向。

比如自然界中，热传导总是从高温物体传向低温物体，水总是从高处自发地流向低处。它们若想反向进行，在没有外力帮助下是不能实现的。

那么根据什么来判断化学反应的自发性？人们研究了大量物理、化学过程，发现所有自发过程都遵循如下规律：

(1) 从过程的能量变化看，物质系统倾向于取得最低能量状态。

(2) 从系统质点分布和运动状态来分析，物质系统倾向于取得最大的混乱度。

(3) 凡是自发过程都可以通过一定方式做功。如水力发电就是利用水位差通过发电机做功，高温热源向低温热源自发传递的能量可以使热机运转做功。

（二）自发的化学反应的推动力

很多化学反应是自发进行的，比如铁在室外放置会生锈，$AgNO_3$ 溶液遇到 NaCl 溶液马上会生成沉淀。如何判断一个化学反应是否可以自发进行？19 世纪有化学家就提出可以根据热效应来判断化学反应是否自发进行，认为只有放热反应才能自发进行。这一结论看似正确，因为系统总是有从高能态向低能态转化的趋势，转化的过程就会伴随热量的放出，从而使系统更加稳定。事实上，许多放热反应（$\Delta H < 0$）都是自发反应。但是有些吸热反应也是自发进行的，比如 KNO_3 的溶水过程、N_2O_5 的分解都是自发进行的吸热过程。这样的话仅仅用反应的焓变是不能判断反应的自发性的，那么根据我们前面讲到的自发过程的共同规律，从系统质点分布和运动状态来分析，物质系统倾向于取得最大的混乱度，可见，混乱度的增加，从有序到无序是自发过程的重要推动力。

二、熵与混乱度

（一）熵与混乱度概述

混乱度是有序度的反义词，即组成物质的质点在一个指定空间区域内排列和运动的无序程度。**熵（entropy）**是系统内部质点混乱度或无序度的量度。用符号 S 表示。系统的混乱度越大，熵越大。热力学已经证明，熵与内能、焓一样是状态函数。状态一定，熵值一定，状态变化，熵值随之改变。同样，熵具有加和性，熵值与系统中物质的量成正比。

系统的熵变 ΔS 只取决于系统的始态和终态，与中间变化无关。可逆过程的熵变计算式：

$$\Delta S = \frac{Q_r}{T} \tag{7-10}$$

$$dS = \frac{\delta Q_r}{T} \tag{7-11}$$

式中，Q_r 是可逆过程系统吸收的热（下标 r 表示可逆过程）；δQ_r 表示微量的热；T 是系统的温度。熵变与温度成反比可以这样理解，在低温下，系统混乱度小，相对有序，吸收一定量的热将引起混乱度较大的变化。而在高温下，系统的混乱度本来就很大，吸收同样多的热只会使混乱度略微增加。

对一纯净物质的完美晶体（质点完全排列有序，无任何缺陷和杂质），在热力学零度时，热运动几乎停止，系统混乱度最低，热力学规定其熵值为0。热力学温度0K时，任何纯物质的完美晶体熵值为0，这就是热力学第三定律。

根据热力学第三定律和式(7-11)，便可求出纯物质其他温度下的熵值，称为该物质的规定熵。标准状态下1mol物质的规定熵称为标准摩尔熵，用 $S_m^{\ominus}$ 表示，单位是 $J \cdot K^{-1} \cdot mol^{-1}$。书后附录二中可以查到一些物质的标准摩尔熵。要注意，与标准摩尔生成焓不同，稳定单质的标准摩尔熵不为零，因为它们不是热力学零度的完美晶体。

根据熵的意义，物质的标准摩尔熵 $S_m^{\ominus}$ 一般呈以下变化规律：

(1) 同一物质的不同聚集态，其 $S_m^{\ominus}$ 值是：

$$S_m^{\ominus}(气态) > S_m^{\ominus}(液态) > S_m^{\ominus}(固态)$$

(2) 同一聚集态的同类型分子，复杂分子比简单分子的 $S_m^{\ominus}$ 值大，如

$$S_m^{\ominus}(乙烯,g) < S_m^{\ominus}(丙烯,g) < S_m^{\ominus}(1-丁烯,g)$$

(3) 同一物质，温度升高，熵值增大。

由标准摩尔熵的数值可以计算标准摩尔熵变 $\Delta_r S_m^{\ominus}$

$$\Delta_r S_m^{\ominus} = \sum S_m^{\ominus}(产物) - \sum S_m^{\ominus}(反应物) \tag{7-12}$$

对于一个反应，温度升高时，生成物与反应物的熵值同时相应地增加，所以标准摩尔熵变随温度变化较小，在近似计算中可以忽略，即

$$\Delta_r S_m^{\ominus}(T) \approx \Delta_r S_m^{\ominus}(298.15K) \tag{7-13}$$

（二）熵增原理

推动化学反应自发进行的因素有两个：一是能量，经过反应后能量降低是有利于反应自发进行的；二是系统的混乱度增加，即熵增加。在热力学系统中，系统能量的改变是通过环境交换热或功来实现的。如果对于孤立系统，系统与环境之间既无物质交换，也无能量交换，因此推动化学反应自发进行的因素只有一个，那就是熵的增加。"在孤立系统的任何自发过程中，系统的熵总是增加的"，这是热力学第二定律的一种表述，也称为熵增加原理。数学表达式为：

$$\Delta S_{孤立} \geq 0 \tag{7-14}$$

$\Delta S_{孤立}$ 表示孤立系统的熵变。$\Delta S_{孤立} > 0$ 表示自发过程，$\Delta S_{孤立} = 0$ 表示系统达到平衡。孤立系统中不可能发生熵减少的过程。

我们前面说过，真正的孤立系统是不存在的，系统与环境之间或多或少都存在能量交换。如果我们把与系统有物质或能量交换的那一部分环境也包括进去，构成一个新的大系统，把这个大系统看做是孤立系统，其熵变为 $\Delta S_{总}$，则式(7-14)可以改写为

$$\Delta S_{总} = \Delta S_{系统} + \Delta S_{环境} \geq 0 \tag{7-15}$$

我们将 $\Delta S_{总}$ 的变化情况与反应发生的情况进行如下总结：

$\Delta S_{总} > 0$，反应是自发过程；

$\Delta S_{总} < 0$，反应非自发进行，但是其逆过程自发；

$\Delta S_{总} = 0$，反应达平衡状态。

三、系统的吉布斯自由能

（一）用吉布斯自由能判断化学反应方向

根据前面讲到的化学反应方向的判据已经可以判断化学反应的方向，但是从式(7-15)看，我们在实际使用的时候很不方便，既要考虑系统又要考虑环境。

大多数化学反应是在等温等压条件下进行的，如果我们能像定义"焓"这个热力学函数

一样来定义一个新的热力学函数,用它判断化学反应的方向,就能更加契合实际,更加方便。

由式(7-10)有:

$$\Delta S_{环境} = \frac{Q_{r,环境}}{T} = -\frac{\Delta H_{系统}}{T} \tag{7-16}$$

上式中$Q_{r,环境}$是在可逆过程中环境从系统吸收的热,由于是等压过程,所以$Q_{r,环境} = -\Delta H_{系统}$。

将式(7-16)代入式(7-15)得

$$\Delta S_{系统} - \frac{\Delta H_{系统}}{T} \geqslant 0$$

等式进行变换:$\Delta H - T\Delta S \leqslant 0$

由于是等温,所以改写成

$$\Delta H - \Delta TS \leqslant 0, 即 \Delta(H - TS) \leqslant 0$$

我们定义:
$$G = H - TS \tag{7-17}$$

则有
$$\Delta G \leqslant 0 \tag{7-18}$$

式(7-18)就是等温等压不做非体积功的条件下化学反应自发进行的判据。G 称为吉布斯(Gibbs)函数,又称 Gibbs 自由能,由于 H、T、S 都是状态函数,所以 G 也是状态函数。与焓类似,Gibbs 自由能也没有直观的物理意义,它的绝对值也无法测定,但 ΔG 只取决于系统的始态和终态。

根据式(7-17),又因为是等温等压,所以有:
$$\Delta G = \Delta H - T\Delta S \tag{7-19}$$

这就是著名的 Gibbs 方程。此方程把影响化学反应自发性的两个因素,即能量(ΔH)和混乱度(ΔS)完美地统一起来了。现将 ΔH 和 ΔS 的正、负值以及温度对 ΔG 影响的情况归纳于表 7-1 中。

表 7-1 恒压下 ΔH、ΔS 和 T 对反应自发性的影响

类型	ΔH	ΔS	$\Delta G = \Delta H - T\Delta S$	反应情况
1	<0	>0	<0	任何温度下自发
2	>0	<0	>0	任何温度下非自发
3	<0	<0	低温<0	低温时自发,$T < \Delta H/\Delta S$
			高温>0	高温时非自发
4	>0	>0	低温>0	低温时非自发
			高温<0	高温时自发,$T > \Delta H/\Delta S$

在表 7-1 中 1、2 两种类型是不可能通过改变温度来改变反应自发进行的方向的。而在 3、4 两种情况下,通过改变反应温度可以改变反应自发进行的方向,而 $\Delta G = 0$ 时的温度,即为化学反应达到平衡的温度,也称为转向温度。

$$T_{转向} = \frac{\Delta H}{\Delta S} \tag{7-20}$$

(二)吉布斯自由能变的计算

对于任意一个等温等压不做非体积功的化学反应,其 Gibbs 自由能的变化为:

$$\Delta_r G = \sum G(产物) - \sum G(反应物) \tag{7-21}$$

根据式(7-17),因为我们不知道 H 的绝对值,所以我们也无法求得 G 的绝对值。要计算反应的 $\Delta_r G$,就得用类似前面的由标准摩尔生成焓计算反应热的方法解决。

1. 标准状态下 Gibbs 自由能变的计算

在指定温度时,由稳定单质生成 1mol 物质 B 的 Gibbs 自由能变称为物质 B 的摩尔生成 Gibbs 自由能。在标准状态下物质 B 的摩尔生成 Gibbs 自由能称为物质 B 的 标准摩尔生成 Gibbs 自由能,符号 $\Delta_f G_m^\ominus$,单位是 $kJ \cdot mol^{-1}$。

按照此定义,热力学实际上已规定稳定单质的标准摩尔生成 Gibbs 自由能为 0,这一点和稳定单质的标准摩尔生成焓是类似的。各种物质的 $\Delta_f G_m^\ominus$ 见书后附录二,表中的值一般是 298.15K 时的值。利用查到的 $\Delta_f G_m^\ominus$ 的数据可以计算 298.15K 下化学反应的标准摩尔 Gibbs 自由能变 $\Delta_r G_m^\ominus$。

$$\Delta_r G_m^\ominus = \sum \Delta_f G_m^\ominus (产物) - \sum \Delta_f G_m^\ominus (反应物) \tag{7-22}$$

例 7-4 计算 298.15K 时反应 $H_2(g) + Cl_2(g) = 2HCl(g)$ 的标准摩尔 Gibbs 自由能变 $\Delta_r G_m^\ominus$。

解:
| | $H_2(g)$ | + | $Cl_2(g)$ | = | $2HCl(g)$ |

$\Delta_f G_m^\ominus /(kJ \cdot mol^{-1})$ 0   0 -95.3

根据式(7-22)

$$\Delta_r G_m^\ominus = \sum \Delta_f G_m^\ominus (产物) - \sum \Delta_f G_m^\ominus (反应物)$$
$$= 2\Delta_f G_m^\ominus (HCl,g) - [\Delta_f G_m^\ominus (H_2,g) + \Delta_f G_m^\ominus (Cl_2,g)]$$
$$= 2 \times (-95.3) - 0 = -190.6 (kJ \cdot mol^{-1})$$

对于上例我们也可以用 Gibbs 方程 $\Delta_r G_m^\ominus = \Delta_r H_m^\ominus - T\Delta_r S_m^\ominus$ 计算。

解: $H_2(g)$ + $Cl_2(g)$ = $2HCl(g)$

$\Delta_f H_m^\ominus /(kJ \cdot mol^{-1})$ 0   0 -92.3
$S_m^\ominus /(J \cdot K^{-1} \cdot mol^{-1})$ 130.7   223.1   186.9

$$\Delta_r H_m^\ominus = 2 \times \Delta_f H_m^\ominus (HCl,g) = 2 \times (-92.3) = -184.6 (kJ \cdot mol^{-1})$$
$$\Delta_r S_m^\ominus = [2 \times S_m^\ominus (HCl,g)] - [S_m^\ominus (H_2,g) + S_m^\ominus (Cl_2,g)]$$
$$= 2 \times 186.9 - (130.7 + 223.1) = 20.0 (J \cdot K^{-1} \cdot mol^{-1}) = 0.02 (kJ \cdot K^{-1} \cdot mol^{-1})$$
$$\Delta_r G_m^\ominus = \Delta_r H_m^\ominus - T\Delta_r S_m^\ominus = -184.6 - (298.15 \times 0.02) = -190.56 (kJ \cdot mol^{-1})$$

2. 非标准状态下 Gibbs 自由能变的计算

以上我们讨论的是标准状态的摩尔 Gibbs 自由能变的计算,对于非标准状态的摩尔 Gibbs 自由能变 $\Delta_r G_m$,经过热力学推导得到下列公式:

$$\Delta_r G_m = \Delta_r G_m^\ominus + RT \ln Q \tag{7-23}$$

式(7-23) 称为 化学反应等温式(chemical reaction isotherm),式中,R 是摩尔气体常数;T 是热力学温度。Q 的表达式对溶液反应和气体反应不同。

对任意反应:

$$aA + bB = dD + eE$$

若反应在溶液中进行:

$$Q = \frac{(c_D/c^\ominus)^d (c_E/c^\ominus)^e}{(c_A/c^\ominus)^a (c_B/c^\ominus)^b} \tag{7-24}$$

Q 称为 反应商。式(7-24) 中,$c^\ominus = 1 mol \cdot L^{-1}$,是标准浓度;$c_A$、$c_B$ 和 c_D、c_E 表示反应物和生成物的任意浓度。注意,纯液体和纯固体不要写进反应商的表达式中。

若是气体反应:

$$Q = \frac{(p_D/p^\ominus)^d (p_E/p^\ominus)^e}{(p_A/p^\ominus)^a (p_B/p^\ominus)^b} \tag{7-25}$$

式(7-25)中，$p^\ominus = 100\text{kPa}$，是标准压力；$p_A$、$p_B$ 和 p_D、p_E 表示反应物和生成物的分压。

例 7-5 在 298.15K 和标准状态下，下述反应能否自发进行？

$$CaCO_3(s) \rightleftharpoons CaO(s) + CO_2(g)$$

解： 对于该反应，从附录二表中查到相关热力学数据如下：

	$CaCO_3(s)$	$CaO(s)$	$CO_2(g)$
$\Delta_f H_m^\ominus/(\text{kJ}\cdot\text{mol}^{-1})$	−1206.9	−634.9	−393.5
$S_m^\ominus/(\text{J}\cdot\text{K}^{-1}\cdot\text{mol}^{-1})$	92.9	38.1	213.8

$$\Delta_r H_m^\ominus = \Delta_f H_m^\ominus(CO_2,g) + \Delta_f H_m^\ominus(CaO,s) - \Delta_f H_m^\ominus(CaCO_3,s)$$
$$= -393.5 + (-634.9) - (-1206.9) = 178.5(\text{kJ}\cdot\text{mol}^{-1})$$
$$\Delta_r S_m^\ominus = [S_m^\ominus(CO_2,g) + S_m^\ominus(CaO,s)] - S_m^\ominus(CaCO_3,s)$$
$$= 213.8 + 38.1 - 92.9 = 159(\text{J}\cdot\text{K}^{-1}\cdot\text{mol}^{-1}) = 0.159(\text{kJ}\cdot\text{K}^{-1}\cdot\text{mol}^{-1})$$
$$\Delta_r G_m^\ominus = \Delta_r H_m^\ominus - T\Delta_r S_m^\ominus = 178.5 - 298.15 \times 0.159 = 131.09(\text{kJ}\cdot\text{mol}^{-1})$$

计算结果 $\Delta_r G_m^\ominus > 0$，所以碳酸钙分解在室温和标准状态下不能自发进行。

根据化学反应自发进行方向的判据，当 $\Delta_r G_m^\ominus = 0$ 的时候反应达到平衡，此刻反应所处的温度就是前面讲到的转向温度。对于上述反应，经过计算，转向温度是 1114.5K，也就是 841.35℃，至此也就回答了本章最初提出的问题：为什么在高温煅烧下石灰石才能转化为生石灰。

第四节　化学反应的限度和平衡常数

一、化学反应的限度与标准平衡常数

根据化学反应等温式，当反应达到平衡时，反应的摩尔 Gibbs 自由能变 $\Delta_r G_m = 0$，反应物和生成物的浓度（气体的分压）不再随时间变化，宏观上反应不再继续进行，将此时的反应商 Q 用 $K^\ominus$ 代替：

$$0 = \Delta_r G_m^\ominus + RT\ln K^\ominus \Rightarrow \Delta_r G_m^\ominus = -RT\ln K^\ominus \tag{7-26}$$

式(7-26)也称为*化学反应等温式*。其中 $K^\ominus$ 为 **标准平衡常数**（standard equilibrium constant），对于溶液反应，$K^\ominus$ 的表达式为

$$K^\ominus = \frac{([D]/c^\ominus)^d ([E]/c^\ominus)^e}{([A]/c^\ominus)^a ([B]/c^\ominus)^b}$$

其中，[A]、[B]、[D]、[E] 分别表示反应物和生成物的平衡浓度。对于气体反应，$K^\ominus$ 的表达式为

$$K^\ominus = \frac{(p_D/p^\ominus)^d (p_E/p^\ominus)^e}{(p_A/p^\ominus)^a (p_B/p^\ominus)^b}$$

式中，p_A、p_B 和 p_D、p_E 表示反应物和生成物的分压。

从式(7-26)可以看出，标准平衡常数 $K^\ominus$ 与温度有关，与物种的浓度或分压无关。$K^\ominus$ 的数值反映了化学反应的本质，$K^\ominus$ 越大，化学反应正向进行得越彻底。因此，$K^\ominus$ 是一定

温度下，化学反应可能进行的最大限度的量度。

在书写标准平衡常数表达式时应注意以下几点：

(1) 若反应物或生成物中有固体或纯液体，不能把它们写入表达式中，如

$$CaCO_3(s) = CaO(s) + CO_2(g)$$

$$K^\ominus = \frac{p_{CO_2}}{p^\ominus}$$

(2) 在稀溶液中进行的反应，若溶剂参与反应，由于溶剂的量很大，浓度基本不变，可以看成一个常数，也不写入表达式中，如

$$HAc + H_2O = H_3O^+ + Ac^-$$

$$K^\ominus = \frac{([H_3O^+]/c^\ominus)([Ac^-]/c^\ominus)}{[HAc]/c^\ominus}$$

(3) 标准平衡常数表达式以及 $K^\ominus$ 的数值与反应方程式的写法有关，如

$$N_2(g) + 3H_2(g) = 2NH_3(g)$$

$$K_1^\ominus = \frac{(p_{NH_3}/p^\ominus)^2}{(p_{N_2}/p^\ominus)(p_{H_2}/p^\ominus)^3}$$

若反应式改成：

$$1/2 N_2(g) + 3/2 H_2(g) = NH_3(g)$$

$$K_2^\ominus = \frac{p_{NH_3}/p^\ominus}{(p_{N_2}/p^\ominus)^{\frac{1}{2}}(p_{H_2}/p^\ominus)^{\frac{3}{2}}}$$

$K_1^\ominus$ 和 $K_2^\ominus$ 的数值不同，它们之间的关系为 $K_1^\ominus = (K_2^\ominus)^2$。

(4) 正、逆反应的标准平衡常数互为倒数，即：$K_\text{正}^\ominus = 1/K_\text{逆}^\ominus$。

二、用标准平衡常数判断自发反应的方向

将式(7-26)代入式(7-23)得到

$$\Delta_r G_m = -RT\ln K^\ominus + RT\ln Q = RT\ln(Q/K^\ominus)$$

只要知道 $Q/K^\ominus$，即可判断化学反应的方向：

若 $Q < K^\ominus$，则 $\Delta_r G_m < 0$，反应正向自发；

若 $Q > K^\ominus$，则 $\Delta_r G_m > 0$，反应逆向自发；

若 $Q = K^\ominus$，则 $\Delta_r G_m = 0$，化学反应达平衡。

因此，标准平衡常数也是一个判断化学反应自发进行方向的依据。

三、实验平衡常数

绝大多数化学反应都是可逆反应，即可以正向进行也可以逆向进行的反应，只是不同反应的可逆程度不同。有的反应可逆程度极小，它们正向进行得极为彻底，如：

$$Zn(s) + Cu^{2+}(aq) = Zn^{2+}(aq) + Cu(s)$$

此反应向右进行得极为彻底，逆反应几乎可以忽略不计。而有的反应可逆性较强，如四氧化二氮的分解反应：

$$N_2O_4(g) = 2NO_2(g)$$

实验测定表明，在373K下，当反应达到平衡时：

$$K = \frac{[NO_2]^2}{[N_2O_4]} = 0.36$$

式中，K 为实验平衡常数。对任意溶液中的反应：
$$aA+bB \Longrightarrow dD+eE$$
实验测定表明，当反应达到平衡时，反应物的平衡浓度与生成物的平衡浓度之间的关系可用下式表示：

$$K_c = \frac{([D])^d([E])^e}{([A])^a([B])^b} \tag{7-27}$$

K_c 为浓度平衡常数。可以看出 $K^\ominus$ 和 K_c 数值上是相等的。

对于气体反应：

$$K_p = \frac{(p_D)^d(p_E)^e}{(p_A)^a(p_B)^b} \tag{7-28}$$

K_p 称为压力平衡常数。

K_p 和 K_c 均为实验平衡常数。实验平衡常数越大，表示反应正向进行得越彻底，这一点与标准平衡常数是相同的。

四、多重平衡

一定条件下，在一个反应系统中一个或多个物质同时参与两个或两个以上的化学反应，并共同达到化学平衡，叫做多重平衡。多重平衡的基本特征是参与多个反应的物种的浓度或者分压必须同时满足这些平衡。例如磷酸在水中的电离就是一个多重平衡的例子：

(1) $\quad H_3PO_4 + H_2O \Longrightarrow H_3O^+ + H_2PO_4^- \quad \Delta_r G_{m,1}^\ominus = -RT\ln K_1^\ominus$

(2) $\quad H_2PO_4^- + H_2O \Longrightarrow H_3O^+ + HPO_4^{2-} \quad \Delta_r G_{m,2}^\ominus = -RT\ln K_2^\ominus$

(3) $\quad HPO_4^{2-} + H_2O \Longrightarrow H_3O^+ + PO_4^{3-} \quad \Delta_r G_{m,3}^\ominus = -RT\ln K_3^\ominus$

总反应： $H_3PO_4 + 3H_2O \Longrightarrow 3H_3O^+ + PO_4^{3-} \quad \Delta_r G_m^\ominus = -RT\ln K^\ominus$

总反应 = (1) + (2) + (3)

所以：$\Delta_r G_m^\ominus = \Delta_r G_{m,1}^\ominus + \Delta_r G_{m,2}^\ominus + \Delta_r G_{m,3}^\ominus$

$$-RT\ln K^\ominus = -RT\ln K_1^\ominus - RT\ln K_2^\ominus - RT\ln K_3^\ominus$$

$$RT\ln K^\ominus = RT\ln(K_1^\ominus K_2^\ominus K_3^\ominus)$$

$$K^\ominus = K_1^\ominus K_2^\ominus K_3^\ominus$$

在多种平衡系统中，如果一个反应由两个或多个反应相加或相减得来，则该反应的平衡常数等于这两个或多个反应平衡常数的乘积或商。此原则具有普遍意义，不仅可用于标准平衡常数，也可用于实验平衡常数。

五、化学平衡的移动

化学平衡是相对的，有条件的。当外界条件改变时，原先的化学平衡就会发生改变，各种物质的浓度（分压）就会改变，反应继续进行，直到建立新的平衡。这种由条件变化所引起的化学平衡移动的过程，称为化学平衡的移动。下面我们讨论浓度、压力、温度变化对化学平衡的影响。

（一）浓度对化学平衡的影响

对于任意化学反应，在等温等压下其 Gibbs 自由能变：

$$\Delta_r G_m = RT\ln(Q/K^\ominus)$$

反应达到平衡时，反应商 $Q = K^\ominus$，$\Delta_r G_m = 0$。若反应物的浓度增大或者生成物的浓度减小，那么将使 $Q<K^{\ominus}$，$\Delta_r G_m<0$，反应将正向自发进行，直到再次达到 $Q=K^{\ominus}$，达到新的平衡点。反之，若生成物的浓度增加或者反应物的浓度减小，那么 $Q>K^{\ominus}$，$\Delta_r G_m>0$，反应将逆向自发进行，直到形成新的平衡点。

（二）压力对化学平衡的影响

压力对于液相和固相反应的影响几乎没有，因为在反应商和化学平衡常数的表达式中是没有固体和纯液体的。但对于气体参与的任意反应：

$$a\text{A}+b\text{B} \rightleftharpoons d\text{D}+e\text{E}$$

增加反应物的分压或者减小产物的分压均可以使反应平衡正向移动。反之，若减小反应物的分压或者增加产物的分压，平衡逆向移动。这与浓度对化学平衡的影响类似。

但是对于一个达到平衡的气体反应而言，如果增加或减小系统的总压，对化学平衡的影响分为两种情况：(1) 当 $a+b=d+e$，增加或降低总压均不会改变平衡；(2) 当 $a+b \neq d+e$，改变总压将改变 Q 值，使 $Q \neq K^{\ominus}$，致使平衡发生移动。增加总压，平衡将向气体分子总数减小的方向移动；减小总压，平衡将向气体分子总数增加的方向移动。

（三）温度对化学平衡的影响

温度对化学平衡的影响与浓度和压力对化学平衡的影响完全不同，因为浓度和压力只改变 Q 值，而标准平衡常数并不改变。但是温度改变，标准平衡常数也将随之改变，因为 $\Delta_r G_m^{\ominus}=-RT\ln K^{\ominus}$

又

$$\Delta_r G_m^{\ominus}=\Delta_r H_m^{\ominus}-T\Delta_r S_m^{\ominus}$$

将两式合并可得：

$$\ln K^{\ominus}=-\frac{\Delta_r H_m^{\ominus}}{RT}+\frac{\Delta_r S_m^{\ominus}}{R} \tag{7-29}$$

若在 T_1、T_2 不同温度下的标准平衡常数是 $K_1^{\ominus}$、$K_2^{\ominus}$，且温度对反应焓变和熵变的影响忽略不计，则

(1) $$\ln K_1^{\ominus}=-\frac{\Delta_r H_m^{\ominus}}{RT_1}+\frac{\Delta_r S_m^{\ominus}}{R}$$

(2) $$\ln K_2^{\ominus}=-\frac{\Delta_r H_m^{\ominus}}{RT_2}+\frac{\Delta_r S_m^{\ominus}}{R}$$

(2)−(1) 得：

$$\ln \frac{K_2^{\ominus}}{K_1^{\ominus}}=\frac{\Delta_r H_m^{\ominus}}{R}\left(\frac{T_2-T_1}{T_1 T_2}\right) \tag{7-30}$$

这就是温度与标准平衡常数的关系。

（四）勒夏特列原理

在总结了温度、浓度、压力对平衡的影响的基础上，法国化学家勒夏特列（Le Chatelier）总结出一个普遍规律：平衡向着消除外来影响，恢复原有状态的方向移动。这就是 Le Chatelier 原理。Le Chatelier 原理不仅适用于化学平衡，而且也适用于物理平衡。但它只适用于已经达到平衡的系统，对于非平衡系统，变化方向只能是向着达到平衡的状态移动。

阅读材料

化学热力学在药物晶型转变中的应用

化学热力学研究物质系统在各种条件下的能量转换，从而对化学反应的方向和进行的程度作出准确的判断。热力学原理在药学中的应用有控制药物的吸收、分布、代谢和排泄等过程，为药物的研发和评价提供科学依据。

药物的晶体性质和多态形式对其药效和理化性质具有重要的影响。药物晶型不同，其理化学性质也不同，可能会影响其在体内的溶出和吸收，进而影响药物的生物利用度、临床疗效和安全性。同一种药物在一定条件下，不同晶型之间可以相互转化，称为互变型或可逆变型；如果晶型转变是单向的，称为单向变型或不可逆变型。晶型转化过程与相应的热力学函数密切相关。若药物存在两种晶型 I 和 II，其熔点分别为 $T_{m,I}$ 和 $T_{m,II}$ 根据实验测定晶型 I 转变为晶型 II 的 ΔH、ΔS 和 ΔG 等热力学参数，计算出晶型转变温度为 T_p，当 $T_p < T_{m,I} < T_{m,II}$ 时，两种晶型为互变关系；当 $T_p > T_{m,I} > T_{m,II}$ 时，两种晶型为单变关系。上述热力学方法的研究可以区分在已知的温度条件下药物何种晶型是稳定型，设计合适的生产工艺，提高药物的安全性、有效性和质量可控性，为进一步的制剂研发提供理论依据。

本章小结

热力学是研究各种形式的能量转换规律的科学。热力学第一定律可以用 $\Delta U = Q + W$ 表示。内能、焓、熵、吉布斯自由能均是系统的状态函数，但是热和功不是状态函数。$\Delta U = Q_V$，$\Delta H = Q_p$。用 Hess 定律可从一些热化学方程式求未知反应的反应热，也可用标准摩尔生成焓或标准摩尔燃烧热计算化学反应的标准摩尔反应热。

$$\Delta_r H_m^\ominus = \sum \Delta_f H_m^\ominus (\text{产物}) - \sum \Delta_f H_m^\ominus (\text{反应物})$$

$$\Delta_r H_m^\ominus = \sum \Delta_c H_m^\ominus (\text{反应物}) - \sum \Delta_c H_m^\ominus (\text{产物})$$

能量和混乱度是推动化学反应进行的两个重要因素，熵是混乱度的量度。孤立系统中只能发生熵增加的反应。吉布斯方程把影响化学反应的两个重要因素统一了起来。在等温等压条件下，$\Delta G < 0$，反应自发；$\Delta G > 0$，反应逆向自发；$\Delta G = 0$，反应达到平衡。可以用标准摩尔生成吉布斯自由能和吉布斯方程计算等温等压条件下化学反应的标准摩尔吉布斯自由能变 $\Delta_r G_m^\ominus$，用 $\Delta_r G_m = \Delta_r G_m^\ominus + RT\ln Q$ 计算非标准状态下的化学反应自由能变并判断化学反应的方向。$K^\ominus$ 为标准平衡常数，是化学反应进行限度的量度。$\Delta_r G_m^\ominus = -RT\ln K^\ominus$ 把反应的标准摩尔吉布斯自由能变及 $K^\ominus$ 在数值上联系起来，而通过 $\Delta_r G_m = RT\ln(Q/K^\ominus)$，我们可以利用 $Q/K^\ominus$ 的比值来判断反应自发进行的方向。

浓度、压力都会引起化学平衡的移动，$\Delta_r G_m = RT\ln(Q/K^\ominus)$ 是讨论这些影响的基础。温度的改变引起标准平衡常数的改变，可以利用 $\ln \dfrac{K_2^\ominus}{K_1^\ominus} = \dfrac{\Delta_r H_m^\ominus}{R} \left(\dfrac{T_2 - T_1}{T_1 T_2} \right)$ 进行讨论和计算。Le Chatelier 原理对温度、压力、浓度对化学平衡的影响作出统一的解释。

习题

1. 计算反应焓变的方法有哪些？

2. 什么是热化学方程式？热力学中为什么要建立统一的标准态？什么是热力学标准态？

3. 解释下列名词。
（1）系统；（2）开放系统；（3）封闭系统；（4）孤立系统；（5）等温过程；（6）等压过程；（7）广度性质；（8）强度性质；（9）内能；（10）自发过程；（11）熵

4. 已知下列反应的 $\Delta_r H_m^{\ominus}$ 值，计算 Fe_3O_4 在 298.15K 时的标准摩尔生成焓。

$$2Fe(s)+3/2O_2(g)=\!=\!=Fe_2O_3(s) \qquad \Delta_r H_m^{\ominus} = -824.2 kJ \cdot mol^{-1}$$
$$4Fe_2O_3(s)+Fe(s)=\!=\!=3Fe_3O_4(s) \qquad \Delta_r H_m^{\ominus} = -58.4 kJ \cdot mol^{-1}$$

5. 有人建议在实验室用甲醇的分解来制备甲烷：

$$CH_3OH(l)=\!=\!=CH_4(g)+1/2O_2(g)$$

问：（1）在 298.15K 和标准态下，此反应能否自发进行？（2）在什么温度和压力下，此反应能自发进行？

6. 不查表，排出下列物质的熵值由大到小的顺序。
（1）O_2（l）、O_2（s）、O_2（g）
（2）H_2（g）、F_2（g）、Br_2（g）、Cl_2（g）、I_2（g）

7. 假如一个成年人维持生命每天需要 6300kJ 的热量，某病人每天只能吃 250g 牛奶（燃烧热为 $3.0 kJ \cdot g^{-1}$）和 50g 面包（燃烧热为 $12 kJ \cdot g^{-1}$），问每天还需要给病人输入多少升 $50.0 g \cdot L^{-1}$ 的葡萄糖（燃烧热为 $15.6 kJ \cdot g^{-1}$）。

8. 二氧化钛与碳的还原反应如下：

$$TiO_2(s)+2C(s)=\!=\!=Ti(s)+2CO(g)$$

在查阅相关数据后，计算 298K、100kPa 压力下反应能否自发进行。计算 100kPa 压力下，该反应进行的最低温度是多少。

9. 糖代谢的总反应为：

$$C_{12}H_{22}O_{11}(s)+12O_2(g)=\!=\!=12CO_2(g)+11H_2O(l)$$

根据附录二的热力学的数据求 298.15K、标准状态下的 $\Delta_r H_m^{\ominus}$、$\Delta_r G_m^{\ominus}$、$\Delta_r S_m^{\ominus}$。

10. 已知下列反应：

$$2SO_2(g)+O_2(g)=\!=\!=2SO_3(g)$$

在 800K 时的 $K^{\ominus}=910$，试求 900K 时该反应的 $K^{\ominus}$。

11. 根据相关的热力学数据求算氢氧化镁的 K_{sp}。

$$Mg(OH)_2(s)=\!=\!=Mg^{2+}(aq)+2OH^-(aq)$$

12. 某人每天摄入食物中含大豆 100g。计算 100g 大豆在人体代谢过程中的总热量。已知大豆所含脂肪、蛋白质、碳水化合物、水分的质量分数 ω 和热值（$kJ \cdot g^{-1}$）分别如下：

参数	脂肪	蛋白质	碳水化合物	水分
ω	0.172	0.37	0.28	0.178
热值/($kJ \cdot g^{-1}$)	−37.66	−16.74	−16.74	—

13. 利用 298.15K 时的标准摩尔熵，计算下列反应在 298.15K 时的标准摩尔熵变。

$$C_6H_{12}O_6(s)+6O_2(g)\longrightarrow 6CO_2(g)+6H_2O(l)$$

14. 计算反应 $C(石墨)+CO_2(g)=\!=\!=2CO(g)$ 在 900℃ 时的标准平衡常数 $K^{\ominus}$。

15. 某蛋白质由天然折叠态变到张开状态的变性过程的焓变 ΔH 和熵变 ΔS 分别为 $251.04 kJ \cdot mol^{-1}$ 和 $753 J \cdot K^{-1} \cdot mol^{-1}$，计算：

（1）298K 时蛋白变性过程的 ΔG；

(2) 发生变性过程的最低温度。

16. 已知下列反应 298.15K 时的热效应：

(1) C(金刚石)+O_2(g) = CO_2(g)　　　$\Delta_r H_{m,1}^{\ominus} = -395.4$ kJ·mol^{-1}

(2) C(石墨)+O_2(g) = CO_2(g)　　　　$\Delta_r H_{m,2}^{\ominus} = -393.5$ kJ·mol^{-1}

求 C(石墨) = C(金刚石) 在 298.15K 时的 $\Delta_r H_m^{\ominus}$。

17. 光合作用是将 CO_2(g) 和 H_2O(l) 转化为葡萄糖的复杂过程，总反应为

$$6CO_2(g) + 6H_2O(l) = C_6H_{12}O_6(s) + 6O_2(g)$$

求此反应在 298.15K、100kPa 时的 $\Delta_r G_m^{\ominus}$，并判断此条件下，反应是否自发进行。

第八章
化学动力学

 本章要求

▶ 1. 认知目标

复述浓度与反应速率的关系;回忆化学反应速率的表示方法和活化能的概念、温度与化学反应速率的关系;复述反应进度的概念,举例说明 3 种常见的复杂反应,解释基元反应、反应分子数、反应级数的概念。

▶ 2. 技能目标

运用反应速率方程式和一级、二级、零级反应的特征来解决实际问题;解释并计算平均速率和瞬时速率;区分质量作用定律和速率方程的异同点;灵活计算一级反应的半衰期、浓度;解释基元反应和复合反应计算反应级数时的差异,认可化学动力学在医学上的应用,能用碰撞理论和过渡态理论解释遇到的化学反应现象;解释催化剂的作用原理,应用阿伦尼乌斯方程计算不同温度下的速率常数,用阿伦尼乌斯方程计算并解释药物储存条件、患者发热的处理方法,从催化剂的角度解释碰撞理论和过渡态理论。

▶ 3. 情感目标

通过了解在物理化学发展进程中做出突出贡献的国内外科学家的生平事迹,学习科学家们在科学道路上孜孜以求的精神,激发学生发奋图强、追求真理的精神。通过介绍科学家们尊重实验事实、发现问题、严谨求真、在科研道路上攀登顶峰的事迹,激发学生的创新思维,培养学生实事求是、严谨的科学态度以及探究事物本质的能力。

第七章研究了化学反应进行的方向和限度问题,解决了一个化学反应能否发生、如果能发生那么进行的程度如何等问题,但是如果深入思考一下,一个能发生的化学反应,它究竟需要多少时间?是快是慢?这正是我们要继续研究的化学反应速率的问题。例如合成氨的反应:

$$N_2 + 3H_2 \rightleftharpoons 2NH_3$$
$$\Delta_r G_m^\ominus = -32.8 \text{kJ} \cdot \text{mol}^{-1}$$

虽然反应正向自发进行的趋势比较大,但是在常温、常压、不加催化剂的情况下,此反应是很难自发进行的。在自然界中这个反应可以在豆科植物根瘤菌的作用下发生,而工业上的合成氨反应也要在人工催化剂的作用下才能进行。那么催化剂是怎样影响一个化学反应的平衡的?在这一章的学习中我们可以找到答案。

研究化学反应速率的科学称为化学动力学（chemical kinetics），化学动力学主要研究化学反应速率理论、化学反应机理以及影响反应速率的因素。本章对上述几方面的内容分别做出简要介绍。

第一节　化学反应速率的表示方法

一、反应进度

化学反应是一个过程，在反应中吸热或放热的多少以及内能和焓的变化都与反应进行的程度有关。所以，我们有必要定义一个物理量来表示反应进行的程度，这就是反应进度（extent of reaction），用符号 ξ 表示。

对于任意一个化学反应：

$$eE + fF = gG + hH$$

也可以表示为：

$$0 = gG + hH - eE - fF$$

或简写为：

$$0 = \sum_B \nu_B B \tag{8-1}$$

式(8-1)是任意化学反应的标准缩写式。式中，B 代表相应的反应物或产物；ν_B 代表反应中相应物质 B 的化学计量数；$\sum_B$ 代表反应式中各物质求和。ν_B 是单位为 1 的物理量，ν_B 可以是整数或简单分数。对于反应物，ν_B 为负值（$\nu_E = -e$，$\nu_F = -f$），对于产物，ν_B 为正值（$\nu_G = g$，$\nu_H = h$）。

反应进度表达式如下：

$$\xi = \frac{n_B(\xi) - n_B(0)}{\nu_B} \tag{8-2}$$

式中，$n_B(0)$ 表示反应开始，反应进度为 0 时物质 B 的物质的量；$n_B(\xi)$ 为反应在 t 时刻，反应进度为 ξ 时物质 B 的物质的量。显然，反应进度的单位是 mol。

若始态反应进度不为 0，则反应进度的变化为：

$$\Delta\xi = \frac{\Delta n_B}{\nu_B}$$

例 8-1　在 I^- 催化下，1.0 mol 的 H_2O_2 经 20 min 后分解了一半，其反应方程可写成如下两种形式：

(1) $H_2O_2(aq) \xrightarrow{I^-} H_2O(l) + 1/2 O_2(g)$

(2) $2H_2O_2(aq) \xrightarrow{I^-} 2H_2O(l) + O_2(g)$

分别按（1）、（2）求算此反应的反应进度。

解：反应在 $t = 0$ min 和 $t = 20$ min 时不同物质的量是

t/min	$n(H_2O_2)$/mol	$n(H_2O)$/mol	$n(O_2)$/mol
0	1.0	0.0	0.0
20	0.50	0.50	0.25

按（1）求 ξ：

$$\xi = \frac{\Delta n(H_2O_2)}{\nu(H_2O_2)} = \frac{0.50 - 1.0}{-1} = 0.50 \text{(mol)}$$

若按产物 H_2O 或 O_2 进行计算也可得到同样的结果。

按（2）求 ξ，这次用反应产物 H_2O 来计算：

$$\xi = \frac{\Delta n(H_2O)}{\nu(H_2O)} = \frac{0.50 - 0.0}{2} = 0.25 \text{(mol)}$$

若按反应物 H_2O_2 或反应产物 O_2 进行计算也可得到同样的结果。由此可见，反应进度与反应方程式的写法有关。但对于同一反应方程式，反应进度与用什么反应物或产物计算无关，故在计算反应进度时，必须写出具体的化学反应方程式。

二、化学反应速率

化学反应速率（chemical reaction rate）衡量化学反应过程进行的快慢，即反应体系中各物质的数量随时间的变化率。用反应进度（ξ）来表示，则反应速率可以定义为单位体积内反应进度随时间的变化率。

$$v = \frac{1}{V} \times \frac{d\xi}{dt}$$

式中，V 为体系的体积。对任意一个化学反应计量方程式，则有

$$d\xi = \nu_B^{-1} dn_B$$

式中，n_B 为物质 B 的物质的量；ν_B 为物质 B 的化学计量数；ξ 为反应进度，mol。反应速率表达式也可改写为：

$$v = \frac{1}{V} \times \frac{dn_B}{\nu_B dt} = \frac{1}{\nu_B} \times \frac{dc_B}{dt}$$

例如前面提到的合成氨的反应：

$$v = \frac{1}{\nu_B} \times \frac{dc_B}{dt} = -\frac{1}{1} \times \frac{dc(N_2)}{dt} = -\frac{1}{3} \times \frac{dc(H_2)}{dt} = \frac{1}{2} \times \frac{dc(NH_3)}{dt}$$

三、化学反应的平均速率

平均速率（average rate）是指在一段时间间隔内反应系统中某物质的浓度改变量，即

$$\bar{v} = -\frac{\Delta c(\text{反应物})}{\Delta t} \text{ 或 } \bar{v} = \frac{\Delta c(\text{生成物})}{\Delta t}$$

随着反应的进行，反应物浓度不断减小，Δc（反应物）为一负值，为使反应速率为正值，故在式中加一负号。若用生成物的浓度增加表示，则不必加负号。

如下列分解反应：

$$H_2O_2(aq) = H_2O(l) + 1/2 O_2(g)$$

由表 8-1 可知，在反应开始的第一个 20min 内，过氧化氢的浓度降低得很快，以后逐步减慢。表中的 $\bar{v}$ 表示某一个 20min 内的平均速率。

表 8-1 H_2O_2 分解反应的反应速率

t/min	0	20	40	60	80
$c(H_2O_2)/(\text{mol} \cdot L^{-1})$	0.800	0.400	0.200	0.100	0.050
$\bar{v}/(\text{mol} \cdot L^{-1} \cdot \text{min}^{-1})$		0.020	0.010	0.005	0.0025

四、化学反应的瞬时速率

瞬时速率（instantaneous rate）是指时间间隔 Δt 趋近于 0 时的速率，即

$$v = \lim \frac{-\Delta c(\text{反应物})}{\Delta t} = -\frac{\mathrm{d}c(\text{反应物})}{\mathrm{d}t} \text{ 或 } v = \frac{\mathrm{d}c(\text{生成物})}{\mathrm{d}t}$$

反应的瞬时速率（即反应速率）可通过作图法求得。反应速率需标明采用的是何种物质浓度的变化来表示的，因为若化学计量数不等，则用不同物质表示同一个反应的速率时其值是不等的。

如图 8-1 所示，在臭氧分解的反应中，从 A 点到 B 点之间时间经过 600s，以氧气的生成为参考对象，计算得到从 A 点到 B 点 600s 内的平均速率为 $2.5\times 10^{-6}\,\mathrm{mol\cdot L^{-1}\cdot s^{-1}}$。同样的方法也可以计算 C 点到 D 点的平均速率。

而 C 点瞬时速率的求算则需要做一条切线，在 C 点与氧气浓度变化曲线相切，求出该切线的斜率，则斜率在数值上等于 C 点的瞬时速率。

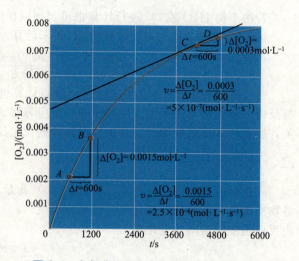

图 8-1　臭氧分解反应中氧气浓度的变化曲线

第二节　反应机理和基元反应

一、简单反应与复合反应

化学计量方程式（chemical stoichiometric formula）只是在计量关系方面表示化学反应进行的情况，无法表示反应的途径和具体步骤。反应机理（reaction mechanism）就是化学反应进行的实际步骤，即实现化学反应的各步骤的微观过程。反应物一步就直接转化为生成物的反应称为简单反应或基元反应（elementary reaction）。如：

$$\mathrm{CO(g) + H_2O(g) \Longrightarrow CO_2(g) + H_2(g)}$$

但是这类反应并不多。许多化学反应并不是按计量方程式一步完成的，而是经历了一系列由简单反应组成的步骤，这类反应称为复合反应。如：

$$\mathrm{H_2(g) + I_2(g) \Longrightarrow 2HI(g)}$$

它是由两步组成的：

(1) $\mathrm{I_2(g) \Longrightarrow 2I(g)}$（快反应）

(2) $\mathrm{H_2(g) + 2I(g) \Longrightarrow 2HI(g)}$（慢反应，速率控制步骤）

实验证明，第二步反应较慢，这一慢反应限制了整个复合反应的速率，故称其为速率控制步骤。

二、基元反应和反应分子数

反应物分子直接碰撞，一步就能生成产物的化学反应也称为基元反应。基元反应中反应物微粒数之和称为反应分子数（molecularity），它是需要同时碰撞才能发生化学反应的微粒数。目前，已知基元反应的反应分子数只有 1、2、3。

如环丙烷的开环反应是单分子反应：

$$\text{CH}_2\text{—CH}_2\text{—CH}_2 \longrightarrow \text{CH}_3\text{—CH}=\text{CH}_2$$

$\text{N}_2\text{O}(\text{g})$ 的分解反应为双分子反应：

$$2\text{N}_2\text{O}(\text{g}) = 2\text{N}_2(\text{g}) + \text{O}_2(\text{g})$$

而 $\text{H}_2(\text{g})$ 与 $2\text{I}(\text{g})$ 的反应为三分子反应：

$$\text{H}_2(\text{g}) + 2\text{I}(\text{g}) = 2\text{HI}(\text{g})$$

三、质量作用定律与速率方程式

（一）质量作用定律

影响反应速率的因素很多，反应物浓度是其中之一。当温度一定时，基元反应的反应速率与各反应物的浓度幂（以化学反应计量方程式中相应的系数为指数）的乘积成正比，这就是**质量作用定律**。如基元反应：

$$\text{CO}(\text{g}) + \text{NO}_2(\text{g}) = \text{CO}_2(\text{g}) + \text{NO}(\text{g})$$

根据质量作用定律，反应速率与反应物浓度之间的关系是：

$$v \propto c(\text{NO}_2)c(\text{CO})$$

或写成：

$$v = kc(\text{NO}_2)c(\text{CO}) \tag{8-3}$$

（二）速率方程式

表示反应物浓度与反应速率之间定量关系的数学式称为**反应速率方程**，式(8-3)就是应用质量作用定律直接得到的速率方程式。书写速率方程时要注意：

（1）质量作用定律仅适用于基元反应。若不清楚一个反应是否为基元反应，则只能根据实验来确定反应速率方程，而不能根据质量作用定律直接得出。如

$$2\text{N}_2\text{O}_5(\text{g}) = 4\text{NO}_2(\text{g}) + \text{O}_2(\text{g})$$

实验证明反应速率仅与 $c(\text{N}_2\text{O}_5)$ 成正比，而不是与 $c^2(\text{N}_2\text{O}_5)$ 成正比，即

$$v = kc(\text{N}_2\text{O}_5) \tag{8-4}$$

研究表明，上述反应不是一个基元反应而是分步进行的：

① $\text{N}_2\text{O}_5 \longrightarrow \text{NO}_2 + \text{NO}_3$（慢，速率控制步骤）
② $\text{NO}_2 + \text{NO}_3 \longrightarrow \text{NO} + \text{NO}_2 + \text{O}_2$（快）
③ $\text{NO} + \text{NO}_3 \longrightarrow 2\text{NO}_2$（快）

第一步反应是基元反应，可应用质量作用定律，且又是速率控制步骤，所得的反应速率即可代表总反应速率，从而使式(8-4)得到合理的解释。

（2）纯固态或纯液态的反应物浓度不写入速率方程式。

（3）在稀溶液中进行的反应，若溶剂参与反应，因它的浓度几乎维持不变，故也不写入速率方程式。

（三）速率常数与反应级数

反应速率方程中比例系数 k 称为速率常数。对一个指定的化学反应而言，k 是一个与反应物浓度无关的常数。k 的物理意义为：在数值上相当于各反应物浓度均为 $1\text{mol} \cdot \text{L}^{-1}$ 时的反应速率。在相同条件下，k 越大，表示反应速率越大，k 值与反应物本质及温度有关，可通过实验测定。

当一反应速率与反应物浓度的关系具有浓度幂乘积的形式时，化学反应也可以用反应级数进行分类，如

$$a\text{A} + b\text{B} \longrightarrow \text{产物}$$

其速率方程式为:
$$v = kc_A^\alpha c_B^\beta \tag{8-5}$$

α 是对反应物 A 而言的级数，β 是对反应物 B 而言的级数，而总的反应级数 $n=\alpha+\beta$，即反应速率方程中各反应物浓度幂次之和。若 $n=0$，则为零级反应；$n=1$，为一级反应，以此类推。反应级数均指总反应级数，由实验确定，数值可以是简单的正整数，也可以是分数或负数，负数表示该物质对反应起阻滞作用。

第三节 具有简单级数的反应及其特点

具有简单级数的反应指反应级数为 0、1、2、3 等。由于三级反应为数较少，所以下面主要介绍一级、二级和零级反应。

一、一级反应

一级反应是指反应速率与反应物浓度的一次方成正比的反应。对于反应 $aA \longrightarrow$ 产物，反应速率方程为

$$v = -\frac{dc_A}{dt} = kc_A$$

对上式求定积分：

$$-\int_{c_{A_0}}^{c_A} \frac{dc_A}{c_A} = \int_0^t k\,dt$$

得
$$\ln c_A = \ln c_{A_0} - kt$$

或
$$\ln \frac{c_{A_0}}{c_A} = kt \tag{8-6a}$$

$$c_A = c_{A_0} e^{-kt} \tag{8-6b}$$

$$\lg \frac{c_{A_0}}{c_A} = \frac{kt}{2.303} \tag{8-6c}$$

上述三式均为一级反应的反应物浓度与时间关系的方程式。其中 c_{A_0} 为反应物 A 的初始浓度，c_A 为反应开始 t 时间后反应物 A 的浓度。若以 $\ln c_A$ 对 t 作图，应得一直线，斜率为 $-k$，k 的量纲为 [时间]$^{-1}$。

当反应物浓度由 c_{A_0} 变为 $c_{A_0}/2$，即反应物反应掉一半所需的时间称为半衰期，常用 $t_{1/2}$ 表示。代入式(8-6a) 得

$$kt_{1/2} = \ln \frac{c_{A_0}}{c_{A_0}/2} = \ln 2$$

即
$$t_{1/2} = \frac{0.693}{k} \tag{8-7}$$

由上式可以看出，一级反应的半衰期是一个与初始浓度无关的常数。半衰期可以用来衡量反应速率，显然半衰期越大，反应速率越慢。属于一级反应的实例很多，如放射性元素的衰变，大多数的热分解反应，部分农药在环境中的分解等。

图 8-2(a) 是一级反应中以 $\ln c_A$ 对时间 t 作图得到的直线，直线斜率在数值上等于一级反应的反应速率常数。图 8-2(b) 是一级反应的反应物浓度与时间变化关系曲线。

例 8-2 已知钴 60 衰变的半衰期是 5.26a，放射性钴 60 所产生的 γ 射线广泛用于癌

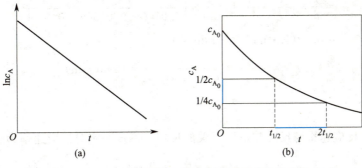

图 8-2 一级反应的直线关系（a）和一级反应的半衰期（b）

症治疗，放射性物质的强度以居里（Ci）表示，某医院购进一台 20Ci 的钴源，在使用十年后还剩多少？（$1Ci=3.7\times 10^{10}Bq$）

解：

$$t_{1/2}=\frac{0.693}{k}$$

$$k=\frac{0.693}{t_{1/2}}=\frac{0.693}{5.26}=0.132(a^{-1})$$

将钴的初浓度 20Ci，$k=0.132a^{-1}$ 代入式（8-6a）得

$$\ln\frac{20Ci}{c(Co)}=0.132a^{-1}\times 10a$$

$$c(Co)=5.3Ci$$

二、二级反应

二级反应是反应速率与反应物浓度的二次方成正比的反应。二级反应通常有两种类型：
(1) $aA \longrightarrow$ 产物
(2) $aA+bB \longrightarrow$ 产物

在第二种类型中，若 A 和 B 的初浓度相等，则在数学处理时可以视作第一种情况，即

$$v=-\frac{dc_A}{dt}=kc_A^2$$

积分可得：

$$\frac{1}{c_A}-\frac{1}{c_{A_0}}=kt \qquad (8-8)$$

以 $1/c_A$ 对 t 作图，得到一直线，如图 8-3 所示，斜率为 k，k 的量纲是 [浓度]$^{-1}$[时间]$^{-1}$。

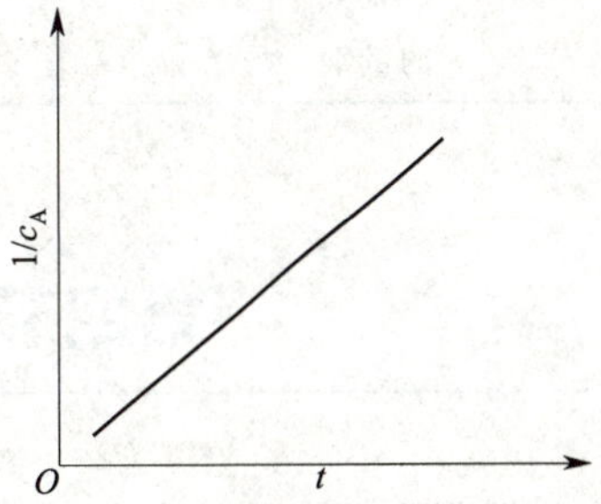

由半衰期定义可得

$$t_{1/2}=\frac{1}{kc_{A_0}} \qquad (8-9)$$

图 8-3 二级反应的直线关系

在溶液中的许多有机化学反应属于二级反应，如一些加成反应、分解反应、取代反应等。

例 8-3 乙酸乙酯在 298K 下的皂化反应为二级反应：

$$CH_3COOC_2H_5+NaOH \longrightarrow CH_3COONa+C_2H_5OH$$

若乙酸乙酯与氢氧化钠的初始浓度均为 $0.0100mol\cdot L^{-1}$，反应 20min 后，碱的浓度变化了 $0.00566mol\cdot L^{-1}$，试求该反应的速率常数和半衰期。

解：代入二级反应的速率方程：

$$k = \frac{1}{t} \times \left(\frac{1}{c_A} - \frac{1}{c_{A_0}}\right) = \frac{1}{20} \times \left(\frac{1}{0.0100-0.00566} - \frac{1}{0.0100}\right)$$
$$= 6.52(\text{L} \cdot \text{mol}^{-1} \cdot \text{min}^{-1})$$
$$t_{1/2} = \frac{1}{kc_{A_0}} = \frac{1}{0.0100 \times 6.52} = 15.3(\text{min})$$

三、零级反应

零级反应是反应速率与反应物浓度无关的反应。温度一定时反应速率为一常数。

$$v = -\frac{dc_A}{dt} = kc_A^0 = k$$

$$c_{A_0} - c_A = kt \tag{8-10}$$

以 c_A 对 t 作图得一直线，如图 8-4 所示，斜率为 $-k$，k 的量纲为 [浓度][时间]$^{-1}$。半衰期为

$$t_{1/2} = c_{A_0}/(2k) \tag{8-11}$$

反应物总级数为零的反应并不多，最常见的是一些在表面上发生的反应。如 NH_3 在金属催化剂钨表面上发生的分解反应，首先 NH_3 被吸附在钨的表面，然后再进行分解，由于钨表面上活性中心是有限的，当活性中心被占满后，再增加氨的浓度，对速率没有影响，表现出零级反应的特性。

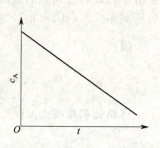

图 8-4 零级反应的直线关系

简单级数反应的特征如表 8-2 所示。

表 8-2 简单级数反应的特征

级数反应特征	一级反应	二级反应	零级反应
基本方程式	$\ln c_A = -kt + \ln c_{A_0}$	$1/c_A = kt + 1/c_{A_0}$	$c_A = -kt + c_{A_0}$
直线关系	$\ln c_A$-t	$1/c_A$-t	c_A-t
斜率	$-k$	k	$-k$
半衰期	$0.693/k$	$1/(kc_{A_0})$	$c_{A_0}/(2k)$
k 的量纲	[时间]$^{-1}$	[浓度]$^{-1}$[时间]$^{-1}$	[浓度][时间]$^{-1}$

第四节 化学反应速率理论简介

化学反应的速率千差万别，有的快到瞬间完成，如火药的爆炸、胶片的感光、离子间的反应等；有的则很慢，以至察觉不出有变化，如常温、常压下氢气和氧气生成水的反应，地层深处煤和石油的形成等。为了说明这些问题，科学家提出了很多关于化学反应速率的理论，被大多数人所接受的是碰撞理论和过渡态理论。

一、碰撞理论与活化能

（一）弹性碰撞和有效碰撞

反应物之间要发生反应，首先它们的分子或离子要克服外层电子之间的斥力而充分接近，互相碰撞，才能促使外层电子重排，即旧键的削弱、断裂和新键的形成，从而使反应物

转化为产物。但反应物分子或离子之间的碰撞并非每一次都能发生反应，对一般反应而言，大部分碰撞都不能发生反应，只有很少数的碰撞才能发生反应。据此，1918 年路易斯（W. C. M. Lewis）提出了著名的碰撞理论，他把能发生反应的碰撞叫做<u>有效碰撞</u>（effective collision），而大部分不发生反应的碰撞叫做<u>弹性碰撞</u>（elastic collision），两种碰撞如图 8-5 所示。

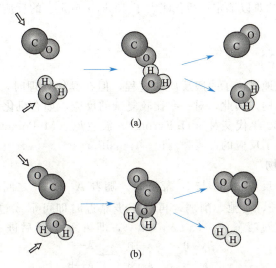

图 8-5　弹性碰撞（a）与有效碰撞（b）

要发生有效碰撞，反应物的分子或离子必须具备两个条件：(1) 需有足够的能量，如动能，这样才能克服外层电子之间的斥力而充分接近并发生化学反应；(2) 碰撞时要有合适的方向，要正好碰在能起反应的部位。一般而言，带相反电荷的简单离子相互碰撞时不存在取向问题，反应通常进行较快。分子之间的反应特别是体积较大的有机化合物分子之间的反应，就必须考虑取向问题，因而它们的反应通常比较慢。如水与一氧化碳的反应，只有当高能量的 $CO(g)$ 分子中的 C 原子与 $H_2O(g)$ 中的 O 原子迎头相碰才有可能发生反应。

$$H_2O(g) + CO(g) \longrightarrow H_2(g) + CO_2(g)$$

（二）活化分子与活化能

具有较大的动能并能够发生有效碰撞的分子称为<u>活化分子</u>（activated molecule），它只占分子总数中的一小部分。活化分子具有的最低能量与反应物分子的平均能量之差，称为<u>活化能</u>（activation energy），用符号 E_a 表示，单位为 $kJ \cdot mol^{-1}$。活化能与活化分子的概念，还可以从气体分子的能量分布规律加以说明。

在一定温度下，分子具有一定的平均动能，但并非每一分子的动能都一样，由于碰撞等原因，分子间不断进行着能量的重新分配，每个分子的能量并不固定在一定值。但从统计的观点看，具有一定能量的分子数目是不随时间改变的。以分子的动能 E 为横坐标，以具有一定动能间隔（ΔE）的分子分数（$\Delta N/N$）与能量间隔之比 $\Delta N/(N\Delta E)$ 为纵坐标作图，得到一定温度下气体分子能量分布曲线，见图 8-6。$\bar{E}$ 是分子的平均能量，E' 为活化分子所具有的最低能量，活化能 $E_a = E' - \bar{E}$，E' 右边阴影部分的面积，是活化分子在分子总数中所占的比值，即活化分子分数。

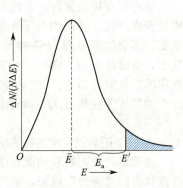

图 8-6　气体分子的能量分布曲线

一定温度下，活化能愈小，活化分子分数愈大，单位时间内有效碰撞的次数愈多，反应速率愈快；反之活化能愈大，反应速率愈慢。因为不同的反应具有不同的活化能，因此不同的化学反应有不同的反应速率，活化能不同是化学反应速率不同的根本原因。

活化能一般为正值，许多化学反应的活化能与破坏一般化学键所需的能量相近，为 40～400 kJ·mol^{-1}，多数在 60～250 kJ·mol^{-1} 之间。活化能小于 40 kJ·mol^{-1} 的化学反应，其反应速率极快，用一般方法难以测定；活化能大于 400 kJ·mol^{-1} 的反应，其反应速率极慢，因此难以察觉。

二、过渡态理论简介

碰撞理论比较直观地讨论了一般反应的过程，但在具体处理时，把分子当成刚性球体，而忽略了分子的内部结构。因此，对一些比较复杂的反应，如有机化学中的各种反应常常不能合理解释。20 世纪 30 年代艾林（H. Eyring）、波兰尼（M. Polanyi）等科学家应用量子力学和统计力学，提出了反应的过渡态理论（transition state theory）。

（一）活化配合物

当具有较高动能的反应物 A_2 与 B_2 靠近时，随着 A_2 和 B_2 之间距离的缩短，A—A 与 B—B 两个旧键开始变长，松弛，削弱，再进一步靠近时即可形成过渡状态的活化配合物（activated complex）或过渡态（transition state），即 A_2B_2，然后进一步形成产物 AB：

$$\begin{array}{c} \text{A B} \\ | + | \\ \text{A B} \end{array} \rightleftharpoons \begin{array}{c} \text{A--B} \\ | + | \\ \text{A--B} \end{array} \longrightarrow \begin{array}{c} \text{A—B} \\ + \\ \text{A—B} \end{array}$$
反应物　　过渡状态　　产物

$$A_2 + B_2 \rightleftharpoons \text{活化配合物 } A_2B_2 \longrightarrow 2AB$$

过渡态理论认为，反应物分子的形状和内部结构的变化，在相互靠近时即已开始，而不仅是在碰撞的一瞬间发生变化。活化配合物能与原来的反应物很快地建立起平衡，可认为活化配合物与反应物经常处于平衡状态，由活化配合物转变为产物的速率很慢，反应速率基本上由活化配合物分解成产物的速率决定。

（二）活化能与反应热

活化配合物比反应物分子平均能量高出的额外能量即活化能 E_a，如图 8-7 所示。由图可知，活化能是反应的能垒，即从反应物形成产物过程中的能量障碍，反应物分子必须越过能垒，一般分子变成活化分子，反应才能进行。活化能越大，能垒越高，反应越慢；反之，反应越快。

活化配合物能量高、不稳定，或是恢复成反应物，或是变成产物。若产物分子的能量比反应物分子的能量低，多余的能量便以热的形式放出，即放热反应；反之，是吸热反应。图 8-7 中正反应的活化能小于逆反应的活化能，即 $E_a < E_a'$，正反应为放热反应，化学反应的等压反应热 $\Delta_r H_m$ 等于正反应的活化能与逆反应的活化能之差。

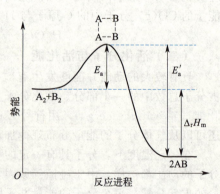

图 8-7　放热反应的势能曲线

$$\Delta_r H_m = E_a - E_a' \tag{8-12}$$

若 $E_a > E_a'$，正反应为吸热反应。在可逆反应中，吸热反应的活化能大于放热反应的活化能。

过渡态理论把物质的微观结构与反应速率联系起来考虑，比碰撞理论进了一步。但由于过渡状态的"寿命"极短，确定其结构相当困难，计算方式过于复杂，除一些简单反应外，还存在不少困难，有待进一步解决。

第五节 温度与化学反应速率的关系

温度对反应速率的影响表现在速率常数随温度的变化上，对多数反应而言，温度升高，速率常数增加，反应速率加快。如常温下，氢气与氧气生成水的反应极慢，当温度为 400℃ 时，约需 80 天才能完全化合，在 600℃ 则瞬间完成。

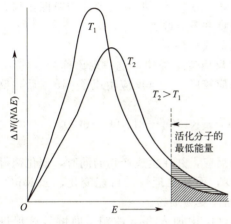

图 8-8 活化分子分数随温度变化示意

根据碰撞理论，温度升高，分子平均动能增加，单位时间内分子的碰撞次数增加，反应速率会加快，但这不是主要原因。主要原因是温度升高，可导致更多的分子成为活化分子，活化分子分数增加，因而反应速率加快（图 8-8）。温度从 298K 升至 308K，升高 10K，平均动能仅增加 3%，而活化分子分数增大到原来的 3.7 倍，反应速率也增加 3.7 倍。

1889 年阿伦尼乌斯（Arrhenius）提出速率常数 k 与反应温度 T 的关系，即 阿伦尼乌斯方程（Arrhenius equation）：

$$k = A e^{-E_a/RT} \tag{8-13}$$

式中，A 为常数，称为指前因子，它与单位时间内反应物的碰撞总数（碰撞频率）有关，也与碰撞时分子取向的可能性（分子的复杂程度）有关；R 为摩尔气体常数（8.314 J·mol^{-1}·K^{-1}）；E_a 为活化能；T 为热力学温度。

从阿伦尼乌斯方程可得出下列三条推论：

(1) 某反应的活化能 E_a、R 和 A 是常数，温度 T 升高，k 变大，反应加快。

(2) 当温度一定时，如反应的 A 值相近，E_a 愈大则 k 愈小，即活化能愈大，反应愈慢。

(3) 对不同的反应，温度对反应速率影响的程度不同。由于 $\ln k$ 与 $1/T$ 呈直线关系，而直线的斜率为负值（$-E_a/R$），故 E_a 愈大的反应，直线斜率愈小，即当温度变化相同时，E_a 愈大的反应，k 的变化越大。

利用阿伦尼乌斯方程进行有关计算时，常要消去未知常数 A。设某反应在温度 T_1 时反应速率常数为 k_1，而在温度 T_2 时反应速率常数为 k_2，又知 E_a 及 A 不随温度而变，则：

$$\ln k_2 = \frac{-E_a}{RT_1} + \ln A$$

$$\ln k_1 = \frac{-E_a}{RT_2} + \ln A$$

两式相减得：

$$\ln \frac{k_2}{k_1} = \frac{E_a}{R}\left(\frac{T_2 - T_1}{T_1 T_2}\right) \tag{8-14}$$

利用这一关系式可以确定反应的活化能（E_a）或温度（T）对反应速率常数的影响，也可以在已知 T_1、k_1、T_2、k_2 的情况下，计算温度 T_3 时的反应速率常数 k_3。

第六节　催化剂对化学反应速率的影响

一、催化剂及催化作用

通过加入一种或多种少量的物质，能显著地改变化学反应的速率，而本身在反应前后的质量及化学性质不改变，这种现象称为催化作用（catalysis），起催化作用的物质称为催化剂（catalyst）。如常温常压下，氢气和氧气的反应慢得不易察觉，但放入少许铂粉催化剂它们就会立即反应生成水，而铂的化学性质及本身的质量并没有改变。

能使反应速率减慢的物质称为负催化剂，如阻化剂或抑制剂等。

有些反应的产物可作为其反应的催化剂，从而使反应速率加快，这一现象称为自催化。例如高锰酸钾在酸性溶液中与草酸的反应，开始时反应较慢，一旦反应生成了 Mn^{2+} 后，反应就自动加速。其反应式为：

$$2KMnO_4 + 3H_2SO_4 + 5H_2C_2O_4 \Longrightarrow 2MnSO_4 + K_2SO_4 + 8H_2O + 10CO_2$$

催化剂具有以下的基本特点：

（1）催化剂的作用是化学作用。由于催化剂参与反应，并在生成产物的同时，催化剂得到再生，因此在化学反应前后的质量和化学组成不变，而其物理性质可能变化，如 MnO_2 在催化 $KClO_3$ 分解放出氧气后虽仍为 MnO_2，但其晶体变为细粉。

（2）少量催化剂就能起显著作用。如在每升 H_2O_2 中加入 $3\mu g$ 的铂，即可显著促进 H_2O_2 分解成 H_2O 和 O_2。

（3）在可逆反应中能催化正向反应的催化剂也同样能催化逆向反应。催化剂能加快化学平衡的到达，但不能使化学平衡发生移动，也不能改变平衡常数的值。因为催化剂不改变反应的始态和终态，即不能改变反应的 ΔG 或 $\Delta G^{\ominus}$，因此，催化剂不能使非自发反应变成自发反应。

（4）催化剂有特殊的选择性（特异性）。一种催化剂通常只能加速一种或少数几种反应，同样的反应物应用不同的催化剂可得到不同的产物。如

$$C_2H_5OH(g) \begin{cases} \xrightarrow{200\sim250℃,Cu} CH_3CHO(g)+H_2(g) \\ \xrightarrow{250\sim300℃,Al_2O_3} C_4H_4(g)+H_2O(g) \end{cases}$$

催化剂能够加快反应速率的根本原因，是改变了反应途径，降低了反应的活化能。如图 8-9 所示，化学反应 $A+B \longrightarrow AB$，所需的活化能为 E_a，在催化剂 C 的参与下，反应按以下两步进行：

（1）$A+C \longrightarrow [AC]$

（2）$[AC]+B \longrightarrow AB+C$

第一步反应的活化能为 E_{a_1}，第二步反应的活化能为 E_{a_2}，催化剂存在下反应的活化能（即 E_{a_1} 和 E_{a_2} 之和）小于 E_a，通过反应催化剂得以再生。在正向反应活化能降低的同时，逆向反应活化能也降低同样多，故逆向反应也同样得到加速。

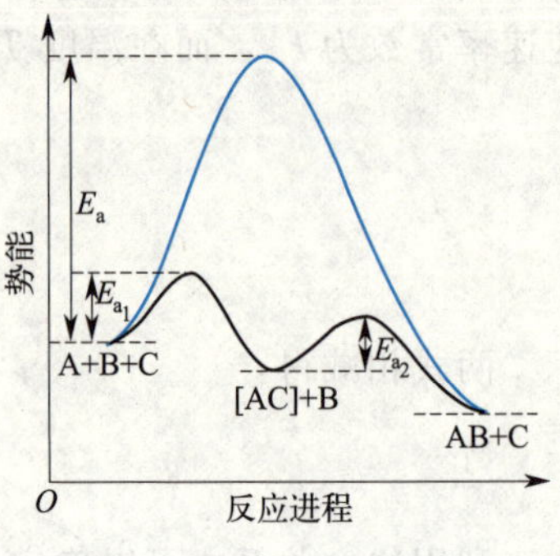

图 8-9　催化作用的能量图

在人体中，催化剂也起着极为重要的作用，几乎所有在体内发生的化学反应（生化反应）都是在一种特殊的催化剂——酶的作用下完成的。

二、生物催化剂——酶

生物体内进行着的许多复杂的化学反应几乎都由特定的酶（enzyme）作催化剂，因此生物体内酶的种类不可胜数。大多数酶的本质为蛋白质。如果生物体内缺少了某些酶，会影响有该酶所参与的反应，严重时将危及生命。有酶参加的反应叫做酶促反应，被酶所催化的物质称为底物（substrate）。酶除了具有一般催化剂的特点外，还有以下特征：

（1）高度特异性。一种酶只对某一种或某一类的反应起催化作用。如 α-淀粉酶作用于淀粉分子的主链，使其水解成糊精，而 β-淀粉酶只水解淀粉分子的支链，生成麦芽糖。即使底物分子为对映异构体，酶一般也能识别，并选择其中之一进行催化。

（2）高度的催化活性。对于同一反应而言，酶的催化能力常常比非酶催化高 $10^6 \sim 10^{10}$ 倍。如蛋白质的消化（即水解），在体外需用浓的强酸或强碱，并煮沸相当长的时间才能完成，但食物中蛋白质在酸、碱性都不强，温度仅为 37℃ 的人体消化道中，却能迅速消化，就是因为消化液中有蛋白酶等催化剂。

（3）通常在一定 pH 范围及一定温度范围内才能有效地发挥作用。因为大多数酶的本质是蛋白质，本身具有许多可解离的基团，溶液 pH 改变，会改变酶的荷电状态从而影响酶的活性。酶的活性常常在某一 pH 范围内最大，称为酶的最适 pH，体内大多数酶的最适 pH 接近中性。同样温度升高，反应速率加快，当温度升高到一定程度时，再继续升高，由于酶的变性，失去活性，反应速率会转为下降直至为零。速率最大时的温度称为酶的最适温度，人体内大多数酶的最适温度在 37℃ 左右。

酶催化反应的机理为酶（E）与底物（S）先生成中间配合物（ES），然后继续反应生成产物（P）而使酶再生。

$$E + S \underset{k_2}{\overset{k_1}{\rightleftharpoons}} ES \xrightarrow{k_3} P + E$$

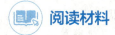

阅读材料

生活中的化学

一、转氨酶与人体健康

转氨酶（transaminase）是催化氨基酸与酮酸之间氨基转移的一类酶。普遍存在于动物、植物组织和微生物中，心肌、脑、肝、肾等动物组织以及绿豆芽中含量较高。种类很多，体内除赖氨酸、苏氨酸外，其余 α-氨基酸都可参加转氨基作用并各有其特异的转氨酶。其中以谷丙转氨酶（GPT）和谷草转氨酶（GOT）最为重要。前者是催化谷氨酸与丙酮酸之间的转氨作用，后者是催化谷氨酸与草酰乙酸之间的转氨作用。GOT 以心脏中的活力最大，其次为肝脏。GPT 则以肝脏中的活力最大，当肝脏细胞损伤时，GPT 释放到血液内，于是血液内酶活力明显增强。在临床上可测定血液中转氨酶的酶活力作为诊断的指标。如测定 GPT 酶活力可诊断肝功能的正常与否，急性肝炎患者血清中 GPT 酶活力明显地高于正常人。而测定 GOT 酶活力则有助于对心脏病变的诊断，心肌梗死时血清中 GOT 酶活力明显上升。

转氨酶中的一类，可以催化氨基酸和 α-氧代酸（α-酮酸）或醛酸之间的氨基转换反应，生成与原来的 α-氧代酸或醛酸相应的 α-氨基酸或 ω-氨基酸，原来氨基酸转变成相应的氧代酸。转氨酶催化的反应都是可逆的。转氨酶可按底物的不同分成 3 大类：L-α-氨基酸转氨酶、ω-氨基酸转氨酶和 D-氨基酸转氨酶。转氨酶的辅基是磷酸吡哆醛或磷酸吡哆胺，两者在转氨基反应中可互相变换。

转氨酶参与氨基酸的分解和合成。氨基酸转氨后生成的酮酸或醛酸可经氧化分解而供能，也可转变成糖类或脂肪酸。相反，酮酸或醛酸也可经转氨酶的作用而生成非必需氨基酸。某些氨基酸之间的互变也有转氨酶参与。

转氨酶是人体代谢过程中必不可少的"催化剂"，主要存在于肝细胞内。当肝细胞发生炎症、坏死、中毒等，造成肝细胞受损时，转氨酶便会释放到血液里，使血清转氨酶升高。

体检中主要检查的转氨酶为 GPT 和 GOT。1% 的肝脏细胞损害，可以使血液中 GPT 的浓度增加 1 倍。因此，通过 GPT 水平可以比较敏感地监测肝脏是否受到损害。

转氨酶水平在 $0 \sim 40 \text{U} \cdot \text{L}^{-1}$ 之间是正常的。如果超出正常范围，在排除由实验室设备故障和操作错误等因素造成误差的可能后，如果转氨酶水平还高，多半是由病毒性肝炎或其他肝病所致。但要确定是不是病毒性肝炎，还需要做其他检查，结合病史、症状、体征等全面分析。对于健康人来说，转氨酶水平在正常范围内升高或降低，并不意味着肝脏出了问题，因为转氨酶非常敏感，健康人在一天之内的不同时间检查，其水平都有可能产生波动。

另外，健康人的转氨酶水平也有可能暂时超出正常范围。剧烈运动、过于劳累或者近期吃过油腻食物，都可能使转氨酶暂时偏高。如果在检查转氨酶前一晚加班工作，没睡好觉，或是体检前早餐吃了油炸的东西，检查结果可能就会超出正常范围。一个人刚刚在操场上跑了几圈，立刻检查他的转氨酶水平，结果也可能会高出正常范围。

二、飞秒化学

飞秒科学的发展已有 30 余年历史，20 世纪 80 年代末泽维尔教授（1999 年诺贝尔化学奖获得者）做了一系列试验，他用可能是世界上速度最快的激光闪光照相机拍摄到了一百万亿分之一秒瞬间处于化学反应中的原子的化学键断裂和形成的过程。这种照相机用激光以几十万亿分之一秒的速度闪光，可以拍摄到反应中一次原子振荡的图像。泽维尔教授创立的这种物理化学方法被称为飞秒化学，飞秒即 10^{-15} 秒，即用高速照相机拍摄化学反应过程中的分子，记录其在反应状态下的图像，以研究化学反应。常规状态下，人们是看不见原子和分子的化学反应过程的，现在则可以通过飞秒化学技术研究单个原子的运动过程。

泽维尔的实验使用了超短激光技术，即飞秒光学技术。就像电视节目通过慢动作来观看足球赛的精彩镜头那样，他的研究成果可以让人们通过"慢动作"观察处于化学反应过程中的原子与分子的转变状态，从根本上改变了我们对化学反应过程的认识。泽维尔通过对基础化学反应的先驱性研究，使人类得以研究和预测重要的化学反应，给化学以及相关科学领域带来了一场革命。

本章小结

化学反应速率的定义为：单位体积内反应进度随时间的变化率，即 $v = \dfrac{1}{V} \times \dfrac{d\xi}{dt}$。化学反应速率有平均速率和瞬时速率两种，通常所指的反应速率是瞬时速率。

从反应机理考虑，化学反应可以分为简单反应和复杂反应，一步能直接作用生成产物的称为简单反应或基元反应，复杂反应是由若干基元反应组合而成的。在基元反应中的反应物微粒数称为反应分子数。常见的有单分子反应、双分子反应，三分子反应比较少见，而三分子以上的反应尚未发现。

表示某反应的反应速率与反应物浓度关系的数学式称为反应速率方程，$v = kc_A^\alpha c_B^\beta$，对基元反应而言可根据质量作用定律直接书写。若不知某一反应是否为基元反应，则根据实验来决定反应速率方程。反应速率方程中的比例常数 k 为速率常数，反应速率方程中的 $\alpha + \beta$ 为反应级数，本章讨论的是具有简单级数的反应，即一级反应、二级反应和零级反应，其中一级反应在医药上应用较广，应熟悉并掌握其特点。

化学反应速率理论是研究反应如何进行的，对于基元反应的速率理论最简单的是碰撞理论，只有活化分子按适当的取向碰撞才能起反应。活化分子所具有的最低能量与分子平均动能之差即为活化能，活化能越小，反应速率越大。

除碰撞理论外还有过渡态理论，反应物先形成能量较高且不稳定的中间产物及活化配合物，然后转变为产物，正、逆反应活化能之差为反应的等压反应热。

阿伦尼乌斯方程 $k = Ae^{-E_a/RT}$ 描述了反应速率与温度的关系，温度升高反应速率加快的原因主要是反应的活化分子数增加，致使有效碰撞次数增加。

催化剂改变了反应的途径，降低了活化能，所以能提高反应速率。

习题

1. 解释下列名词。

(1) 化学反应速率；(2) 基元反应；(3) 有效碰撞；(4) 活化能；(5) 速率常数；(6) 反应级数；(7) 半衰期；(8) 催化剂；(9) 酶

2. 什么是质量作用定律？应用时要注意什么？

3. 温度升高，可逆反应的正、逆反应的速率都加快，为什么化学平衡还会移动？

4. 在 25℃时对反应 $S_2O_8^{2-}(aq) + 2I^-(aq) \Longrightarrow 2SO_4^{2-}(aq) + I_2(aq)$ 进行研究，得到下表所列数据，求反应速率方程和速率常数 k。

实验序号	初始浓度 $c(S_2O_8^{2-})/(mol \cdot L^{-1})$	初始浓度 $c(I^-)/(mol \cdot L^{-1})$	以 I_2 为基准的反应速率 $v/(mol \cdot L^{-1} \cdot min^{-1})$
1	1.0×10^{-4}	1.0×10^{-2}	0.65×10^{-6}
2	2.0×10^{-4}	1.0×10^{-2}	1.3×10^{-6}
3	3.0×10^{-4}	1.0×10^{-2}	2.0×10^{-6}
4	2.0×10^{-4}	0.50×10^{-2}	0.65×10^{-6}
5	2.0×10^{-4}	2.0×10^{-2}	2.6×10^{-6}

5. 已知在 320℃ 时反应 $SO_2Cl_2(g) \longrightarrow SO_2(g) + Cl_2(g)$ 是一级反应，速率常数为 $2.2 \times 10^{-5} s^{-1}$。试计算：

(1) 10.0g SO_2Cl_2 分解一半所需的时间。

(2) 2.00g SO_2Cl_2 经 2h 后还剩多少？

6. 气体 A 的分解反应为 $A(g) \longrightarrow$ 产物，当 A 的浓度为 $0.50 mol \cdot L^{-1}$ 时，反应速率为 $0.014 mol \cdot L^{-1} \cdot s^{-1}$。如果该反应分别属于 (1) 零级反应、(2) 一级反应和 (3) 二级反应，则当 A 的浓度等于 $1.0 mol \cdot L^{-1}$ 时，反应速率各是多少？

7. 某药物的分解反应为一级反应，在体温 37℃ 时，反应速率常数 k 为 $0.46 h^{-1}$，若服用该药物 0.16g，问该药物在体内多长时间可分解 90%。

8. 蔗糖的水解 $C_{12}H_{22}O_{11} + H_2O \longrightarrow 2C_6H_{12}O_6$ 是一级反应，在 25℃时速率常数为

$5.7×10^{-5}s^{-1}$，试计算：

(1) 浓度为 $1mol·L^{-1}$ 的蔗糖溶液水解 10% 需要的时间。

(2) 若反应活化能为 $110kJ·mol^{-1}$，什么温度时其反应速率是 25℃时的十分之一。

9. 在 28℃，鲜牛奶大约 4h 变酸，但在 5℃的冰箱中可保持 48h。假定反应速率与变酸时间成反比，求牛奶变酸反应的活化能。

10. 活着的动植物体内 ^{14}C 和 ^{12}C 两种同位素的比值和大气中 CO_2 所含这两种碳同位素的比值是相等的，但动植物死亡后，^{14}C 不断衰变（此过程为一级反应）

$$^{14}C \longrightarrow {^{14}N} + e^- \quad t_{1/2}=5720a$$

^{14}C 与 ^{12}C 比值便不断下降，考古工作者根据 ^{14}C 与 ^{12}C 比值的变化推算生物化石的年龄，如周口店山顶洞遗址出土的鹿骨化石的 ^{14}C 与 ^{12}C 比值是当今活着的动植物的 0.109 倍，试估算该化石的年龄。

11. 3-戊酮二酸 $CO(CH_2COOH)_2$ 在水溶液中的分解反应，10℃时 $k_{10}=1.08×10^{-4}s^{-1}$，60℃时 $k_{60}=5.48×10^{-2}s^{-1}$，试求反应的活化能及 30℃的反应速率常数 k_{30}。

12. 形成光化学烟雾的化学反应之一是 $O_3(g)+NO(g) \longrightarrow O_2(g)+NO_2(g)$。已知此反应对 O_3 和 NO 都是一级，且速率常数为 $1.2×10^7 L·mol^{-1}·s^{-1}$。试计算当受污染的空气中 $c(O_3)=c(NO)=5.0×10^{-8}mol·L^{-1}$ 时：(1) NO_2 生成的初速率；(2) 反应的半衰期；(3) 5 个半衰期后的 $c(NO)$。

13. 青霉素 G 的分解为一级反应，实验测定有关数据如下：

T/K	310	316	327
k/h^{-1}	$2.16×10^{-2}$	$4.05×10^{-2}$	0.119

求反应的活化能和指前因子 A。

14. 反应 $2HI(g) \longrightarrow H_2(g)+I_2(g)$ 在无催化剂、金催化、铂催化时活化能分别是 $184kJ·mol^{-1}$、$105kJ·mol^{-1}$ 和 $42kJ·mol^{-1}$，试估算 25℃时金催化及铂催化时反应速率分别为无催化剂时的多少倍。

第九章
氧化还原反应与原电池

 本章要求

▶ **1. 认知目标**

复述氧化值、电负性、氧化剂、还原剂的概念，电池组成式、氧化还原反应方向的判断。

▶ **2. 技能目标**

通过添加 H^+、OH^- 或 H_2O 配平方程式，能将反应拆成半反应并写出对应的电对；能根据电对正确书写电池组成式，能解释电池组成式中各个符号的含义，能通过电极电位判断反应进行的方向，通过计算非标准态下的电极电位判断电对氧化性强弱，能通过计算解释 $KMnO_4$ 的氧化性和溶液 pH 值之间的关系；识记电极电位和电池的能斯特方程及相关计算、氧化还原反应平衡常数的求算；能够分析原电池的组成以及正、负电极反应的特点，拆分氧化还原反应，能够根据电极电位或标准电极电位的大小来判断电极反应中涉及的微粒的氧化性和还原性的相对强弱；借助吉布斯自由能理解电池电动势与平衡常数的关系，归纳总结计算 K_{sp} 和 K_a 的 3 种方法。

▶ **3. 情感目标**

通过介绍新型环保电池的原理及开发，培养学生环境保护及创新意识。介绍研究锂电池的诺贝尔奖得主 Goodenough 的事迹，激发学生的科研热情及树立敬业价值观。介绍电化学中的电池制造、电解冶炼、电镀生产等工艺，以及电化学分析、电化学传感器在医学及生命科学领域的应用以及它们的新进展，培养学生的创新意识并拓宽视野，提高科学文化素养。

--- 帕金森病与脑起搏器 ---

帕金森病是一种常见于中老年人的神经系统变性疾病，病因仍然不明，但发病机理已基本明确，脑内某些神经核团异常兴奋是其核心。药物治疗是帕金森病的最基本治疗方法，但随着病情发展，症状会越来越重，药物疗效越来越差，并且出现严重的副作用，到这个阶段，患者十分痛苦，吃药也不行，不吃药更不行。因此，这部分患者需要外科手段消除神经核团异常兴奋，解除症状。但有的患者一提到外科手术，就毛骨悚然，这也有一定原因，因为以往讲的帕金森病外科手术主要是指毁损术，是通过立体定向把脑内异常兴奋的神经核团用射频热凝方法加以摧毁，可想而知，这种摧毁是永久性的、不可逆性的，如果毁损范围过大、过小或毁损定位不准确，会使治疗效果不好或发生并发症，更为严重的是射频毁损有一个固有的风

险，那就是脑出血，这可能会给患者带来极为严重的灾难性后果。欣慰的是科学家们已经找到一种"绿色"外科治疗手段——脑起搏器。

脑起搏器的医学术语为"脑深部刺激系统"，其外形及工作原理与心脏起搏器类同。其工作原理是在脑部皮下埋藏一个脉冲发生器，脉冲发生器发出电刺激通过皮下导线传到脑内电极，作用于脑内异常兴奋的神经核团，抑制不正常的神经放电，使其"改邪归正"，消除症状。此手术仅仅是把直径 1.2mm 的脑内电极植到脑内神经核团，不需要摧毁神经组织，整个刺激系统均埋在皮下，不影响日常工作和生活。这里讲到的手术实际上是一种神经刺激调节疗法，是一种可逆性治疗，不影响今后用其他新的方法治疗，体现了当今绿色治疗理念，被认为是目前世界上最好的外科治疗方法，也是近三四十年来帕金森病治疗的最大进展。目前全球已有近 9 万患者接受脑起搏器治疗，国内的脑起搏器手术也相当成熟，手术效果明显，患者都没有发生明显永久性并发症。

脑起搏器手术缺点有二：费用昂贵和脉冲发生器的电池容量有限（如电量耗完，需要更换脉冲发生器）。能不能用可充电源或大容量电池来作为脑起搏器的供能装置？要解决这一核心问题，需要很多相关专业的知识。在本章中我们重点介绍其中相关的化学电源，即原电池的一些基本知识。

氧化还原反应（oxidation-reduction reaction）是一类自动进行的化学反应，该类反应广泛存在于化学反应和生命过程中。通过第八章的学习，我们已经知道自动进行的化学反应具有对外做功的本领，而化学反应热则是一种无序的能量，通常在反应的过程中以热的方式散失在溶液或空气中。如何将这部分能量有效地加以利用，服务于人们的日常生活和工农业生产，使这种无序的化学能转化为有序的电能就是电化学所要解决的问题。电化学（electrochemistry）是研究电能和化学能相互转化的一门学科，电化学反应属于氧化还原反应，即有电子得失或转移、氧化值变化的反应。电化学是生命科学的一门基础相关学科，电化学方法和电化学仪器已经成为发现、诊断、衡量疾病进程和治疗疾病的重要方法和手段。

本章重点讨论的是一类在水溶液中进行的有电子转移的氧化还原反应，将此类氧化还原反应拆分成氧化还原半反应，组成原电池，阐述原电池电极电势产生的原因、影响因素以及电极电势的应用，并简要介绍电化学在日常生活和医学中的应用及电化学的最新进展。

第一节 氧化还原反应

一、氧化值

氧化还原反应是化学反应中一类重要的反应，为了描述氧化还原反应中发生的变化，在此引入了氧化值〔又称为氧化数（oxidation number）〕。IUPAC 给出的定义是：氧化值是某元素一个原子的表观荷电数（apparent charge number），这种荷电数是由假设把每个化学键中的电子指定给电负性较大的原子而求得。根据此定义，计算元素氧化值要遵循以下几条规则：

（1）单质中元素的氧化值为零。例如 F_2、O_2、Cl_2 等单质分子，其成键电子对无偏向，因此原子的表观荷电数为零。

（2）在电中性的化合物中，所有元素的氧化值之和为零。

(3) 单原子离子元素的氧化值等于离子的电荷数。如 Cl^- 的氧化值为 -1，Mg^{2+} 的为 $+2$。对于多原子离子，所有元素的氧化值之和等于离子的电荷数。

(4) 氧在化合物中氧化值一般为 -2，但在过氧化物（如 H_2O_2）中为 -1，在超氧化物（如 KO_2）中为 $-1/2$，在 OF_2 中为 $+2$（F 的电负性比 O 大）。

氢在化合物中的氧化值一般为 $+1$，但在金属氢化物中（如 NaH、CaH_2）为 -1（H 的电负性比金属大）。

卤族元素中，氟的氧化值在所有化合物中均为 -1，其他卤族元素的氧化值在二元化合物中为 -1。但在卤族的二元化合物中，原子序数靠前的卤原子的氧化值为 -1，如 $BrCl$ 中 Cl 的氧化值为 -1。在含氧化合物中按氧化物决定，如 ClO_2 中 Cl 的氧化值为 $+4$。

根据以上规则，可求算一些较复杂化合物中元素的氧化值。元素的氧化值可以是整数也可以是分数或小数。

二、氧化还原反应和氧化还原电对

（一）氧化还原反应

元素的氧化值发生了变化的化学反应称为**氧化还原反应**。根据中学氧化还原方程式的配平这一知识点可知任意一个氧化还原反应均由两个相反的过程组成，其中一个是元素的氧化值升高的反应，称为氧化反应，另一个是元素的氧化值降低的反应，称为还原反应。被氧化的物质称为**还原剂**，被还原的物质称为**氧化剂**。例如在反应 $Zn+Cu^{2+} \rightleftharpoons Cu+Zn^{2+}$ 中，锌从氧化值为 0（Zn）升为 $+2$（Zn^{2+}），氧化值升高，发生氧化反应，Zn 是还原剂。铜从氧化值为 $+2$（Cu^{2+}）降低为 0（Cu），发生还原反应，Cu^{2+} 是氧化剂。

氧化还原反应的本质是反应过程中有电子转移，从而导致元素的氧化值发生变化。氧化还原反应中的电子转移，既可以表示某一原子得到或失去电子，也可以表示电子云密度远离或趋向某一原子。

（二）氧化还原半反应和氧化还原电对

任意一个氧化还原反应中存在两个相反的过程（含有相同的元素及其对应的原子个数），这两个相反过程对应的分别为两个**氧化还原半反应**。例如氧化还原反应：

$$2MnO_4^- + 16H^+ + 10Cl^- \rightleftharpoons 2Mn^{2+} + 5Cl_2 + 8H_2O$$

反应中 MnO_4^- 中的锰元素得到了电子，生成 Mn^{2+}，这个半反应是还原反应：

$$MnO_4^- + 8H^+ + 5e^- \longrightarrow Mn^{2+} + 4H_2O（含有介质）$$

Cl^- 中的氯元素失去了电子，生成 Cl_2，这个半反应是氧化反应：

$$2Cl^- - 2e^- \longrightarrow Cl_2$$

氧化反应和还原反应必定同时存在，电子有得必有失。在反应过程中得失电子的数目必须相等。半反应的通式为：

$$氧化态 + ne^- \longrightarrow 还原态$$

或

$$Ox + ne^- \longrightarrow Red$$

式中，n 为半反应中电子转移的数目；Ox 为氧化型物质，包括氧化剂及其相关介质；Red 为还原型物质，包括还原剂及其相关介质。同一元素原子的氧化型物质及对应的还原型物质构成**氧化还原电对**。氧化还原电对通常写成氧化型/还原型（Ox/Red），如 Cu^{2+}/Cu、Zn^{2+}/Zn、Cl_2/Cl^-。每个氧化还原半反应中都含有一个氧化还原电对。

三、氧化还原反应方程式的配平

氧化还原反应方程式的配平方法较多，中学也进行过很多配平练习，在此，我们介绍一种非常有用的方法：离子-电子法（或半反应法）。以中学制备氯气的反应 $KMnO_4$ + $HCl \longrightarrow MnCl_2 + KCl + Cl_2 + H_2O$ 配平为例来说明离子-电子法配平氧化还原反应方程式的具体步骤。

（1）写出正确的离子方程式。

$$MnO_4^- + H^+ + Cl^- \longrightarrow Mn^{2+} + Cl_2 + H_2O$$

（2）根据氧化还原电对，将离子方程式拆成氧化和还原两个半反应。

还原反应：$MnO_4^- + H^+ \longrightarrow Mn^{2+} + H_2O$

氧化反应：$Cl^- \longrightarrow Cl_2$

（3）根据物料平衡和电荷平衡，分别配平半反应（尤其应注意不同介质中半反应配平方法的差异）。

还原反应：$MnO_4^- + 8H^+ + 5e^- \longrightarrow Mn^{2+} + 4H_2O$

氧化反应：$2Cl^- - 2e^- \longrightarrow Cl_2$

（4）根据氧化剂和还原剂得失电子数相等的原则，找出两个半反应的最小公倍数，并把它们合并成一个配平的离子方程式。

$$2MnO_4^- + 16H^+ + 10Cl^- \rightleftharpoons 2Mn^{2+} + 5Cl_2 + 8H_2O$$

（5）将配平的离子方程式写为分子方程式，注意反应前后氧化值没有变化的离子的配平。

$$2KMnO_4 + 16HCl \rightleftharpoons 2MnCl_2 + 2KCl + 5Cl_2 + 8H_2O$$

离子-电子法配平氧化还原反应方程式的好处是不需要计算元素的氧化值，但它仅适用于水溶液中进行的反应。用这类方法配平时要特别注意含氧酸根参与的半反应在不同介质中配平方法的差异。一般情况下，酸性介质，只可加 H^+ 和 H_2O，H^+ 加在含氧多的一边；碱性介质，只可加 OH^- 和 H_2O，OH^- 加在含氧少的一边。

第二节　原电池与电极电位

一、原电池

（一）原电池的组成

利用氧化还原反应将化学能转变成电能的装置称为原电池（primary cell），简称电池。把锌片置于 $CuSO_4$ 溶液中，可以观察到 $CuSO_4$ 溶液的蓝色逐渐变浅，而锌片上会沉积一层棕红色的金属 Cu。相应的化学反应可表示为：

$$Zn + Cu^{2+} \rightleftharpoons Cu + Zn^{2+} \qquad \Delta_r G_m^\ominus = -212.2 \text{kJ} \cdot \text{mol}^{-1}$$

反应中 Zn 失去电子生成 Zn^{2+}，发生氧化反应；Cu^{2+} 得到电子生成 Cu，发生还原反应，Zn 和 Cu^{2+} 之间发生了电子转移。从 $\Delta_r G_m^\ominus$ 可以看出这是一个自发性很强的氧化还原反应。但由于 Zn 与 $CuSO_4$ 溶液直接接触，电子直接由 Zn 转移给 Cu^{2+}，无法形成电流。反应过程中系统的自由能降低，反应的化学能只是以热能的形式放出却没有对外做电功。为了得到电能，须将此反应拆成两个半反应：

$$Cu^{2+} + 2e^- \longrightarrow Cu \qquad \text{（还原反应）}$$
$$Zn - 2e^- \longrightarrow Zn^{2+} \qquad \text{（氧化反应）}$$

如图 9-1 所示，不让 Zn 与 $CuSO_4$ 直接接触，使上述两个半反应分别在两个不同的容器中进行。用盐桥（salt bridge）连接两溶液，用金属导线将两金属片及检流计串联在一起，连通后可以观察到检流计的指针发生偏转，说明回路中有电流通过，这就是铜-锌原电池，又称丹尼尔（Daniell）电池。原电池可以将自发进行的氧化还原反应所产生的化学能转变为电能，同时做电功。

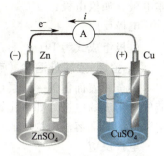

图 9-1 铜-锌原电池示意图

原电池中的盐桥一般是由 U 形玻璃管内充满用琼脂凝胶固定的饱和 KCl 溶液构成。它的作用是通过 K^+ 和 Cl^- 向两个半电池扩散，构成电流通路，保持电荷平衡，消除液接电位。如果组成电池的电解质溶液中含有 Ag^+、Hg_2^{2+} 等，须改用 NH_4NO_3 或 KNO_3 溶液。盐桥亦可用多孔隔膜代替。

在铜-锌原电池中，一半由 Zn 和 $ZnSO_4$ 溶液组成，称为锌半电池（half cell），另一半由 Cu 和 $CuSO_4$ 溶液组成，称为铜半电池。习惯上称电池是由两个电极组成的，所以一个半电池也称为一个电极（electrode）。

（二）电极反应与电池反应

原电池中输出电子的电极为负极（negative electrode），接受电子的电极为正极（positive electrode）。即电子由负极流向正极，而电流由正极流向负极。在上述铜-锌原电池中，电子从锌片流向铜片，说明锌电极的电位比铜电极的低，则锌电极为负极，铜电极为正极。在正极和负极发生的反应分别为

正极反应：$Cu^{2+}+2e^- \longrightarrow Cu$ （氧化剂 Cu^{2+} 得到电子，发生还原反应）

负极反应：$Zn-2e^- \longrightarrow Zn^{2+}$（还原剂 Zn 失去电子，发生氧化反应）

正极反应或负极反应又称作半电池反应（half-cell reaction）。由半电池反应相加所得总反应为电池反应（cell reaction）：

$$Zn+Cu^{2+} \rightleftharpoons Cu+Zn^{2+}$$

可以看出电池反应就是氧化还原反应。电池反应属于电化学反应，虽然电化学反应和一般化学反应的始态、终态是相同的，但反应途径是不同的，所以对应的氧化还原反应放出的热和原电池对外所做的功在数值上是不相等的。

从理论上讲，任何一个氧化还原反应都可以设计成一个原电池，都可拆分成两个电极反应。不言而喻，任何一个电池反应都是氧化还原反应，都是由两个电极反应组成。电极之间的电子转移是由导线和盐桥来实现的，这正是原电池利用氧化还原反应的化学能产生电流的原因。

（三）电极组成式和电极类型

为了简单方便而又科学地表示一个电极（半电池）组成，通常作如下规定：以化学式表示电极中各种物质的组成，并需注明物态，气体应标明压力及依附的惰性电极（如铂），对溶液应注明浓度；用单线"｜"表示不同物相之间的接界（有时也用逗号表示），同一相中的不同物质之间用","分开。常用的电极有以下几类。

1. 金属-金属离子电极

金属作电极板浸入该金属的盐溶液中构成的电极，即金属与其离子组成的电极。如 Ag^+/Ag 电极：

电极反应 $\qquad Ag^+ + e^- \rightleftharpoons Ag$

电极组成式为 $Ag(s)|Ag^+(c)$。

2. 非金属（特别是气体）电极

此类电极是非金属与其离子构成的电极。由于构成这种电极的物质不能导电，因此必须用惰性导体（如铂、金或石墨等）作极板，将气体物质通入含有相应离子的溶液中，构成气

体电极。如氢电极：

电极反应 $2H^+ + 2e^- \rightleftharpoons H_2$

电极组成式为 $Pt(s)|H_2(p)|H^+(c)$。

3. 金属-金属难溶盐（或氧化物）电极

将金属表面覆盖一薄层该金属的一种难溶盐（或氧化物），然后浸入该难溶物阴离子溶液中所构成的电极。如氯化银电极，它是在银丝的表面电镀上一层薄的 AgCl，然后浸入一定浓度的 Cl^- 溶液中构成的。

电极反应 $AgCl + e^- \rightleftharpoons Ag + Cl^-$

电极组成式为 $Ag(s)|AgCl(s)|Cl^-(c)$。

金属-金属难溶氧化物电极，如汞-氧化汞电极：

电极反应 $HgO(s) + H_2O + 2e^- \rightleftharpoons Hg(l) + 2OH^-$

电极组成式为 $Hg(l)|HgO(s)|OH^-(c)$。

4. 氧化还原电极

将惰性导体（如 Pt）浸入离子型氧化还原电对的溶液中所构成的电极。实际上任何电极上发生的反应都是氧化或还原反应，这里的氧化还原电极只是指两种不同氧化型离子之间的相互转化，而惰性电极本身只起传导电流的作用。如将 Pt 浸入含有 Fe^{2+}、Fe^{3+} 的溶液，构成 Fe^{3+}/Fe^{2+} 电极。

电极反应 $Fe^{3+} + e^- \rightleftharpoons Fe^{2+}$

电极组成式为 $Pt(s)|Fe^{2+}(c_1), Fe^{3+}(c_2)$。

（四）电池组成式

当两个电极（正极和负极）组成式的书写规范后，其电池组成式的书写就很简单了。书写原电池组成式时，通常规定：负极写在左方，正极写在右方，电极的极性在括号内用"＋""－"号标注；两个半电池间的盐桥用"‖"表示。如铜-锌原电池可表示为：

$$(-)Zn(s)|Zn^{2+}(c_1)\|Cu^{2+}(c_2)|Cu(s)(+)$$

用电池组成式来表示比电池结构示意图要简洁得多，所以在书面表达时通常用电池组成式来代替原电池。严格讲，电池组成式中各离子的浓度应当以活度表示，但浓度很小时，也可以用浓度代替活度，当浓度为 $1.0\,mol\cdot L^{-1}$ 时也可不必标明。

例 9-1 将反应 $2MnO_4^- + 16H^+ + 10Cl^- \rightleftharpoons 2Mn^{2+} + 5Cl_2 + 8H_2O$ 设计为原电池，写出正、负极的反应，电池反应，电池组成式。

分析：MnO_4^- 是氧化剂，含氧化剂的电对 MnO_4^-/Mn^{2+} 作正极，发生还原反应，属于氧化还原电极；电对 Cl_2/Cl^- 属于气体电极，发生氧化反应，作负极。这两种电极都须用惰性金属铂作导体。

解：正极反应 $MnO_4^- + 8H^+ + 5e^- \rightleftharpoons Mn^{2+} + 4H_2O$

负极反应 $2Cl^- - 2e^- \rightleftharpoons Cl_2$

电池反应是将正、负极反应按得失电子数（本题为 10）相等的原则合并得到：

$$2MnO_4^- + 16H^+ + 10Cl^- \rightleftharpoons 2Mn^{2+} + 5Cl_2 + 8H_2O$$

电池组成式 $(-)Pt(s)|Cl_2(p)|Cl^-(c)\|MnO_4^-(c_1), Mn^{2+}(c_2), H^+(c_3)|Pt(s)(+)$

例 9-2 已知电池组成式为 $(-)Ag|AgCl|Cl^-(c_1)\|Ag^+(c_2)|Ag(+)$，请写出对应的电极反应、电池反应，并说明电极的种类。

分析：原电池的负极发生氧化反应，正极发生还原反应，电极反应相加，则为电池反应（要注意两个电极得失电子数要相等，状态类型完全相同的粒子可通过代数规则合并）。应首先判断出所给的原电池是由哪两个电极组成。

解：正极反应　　　$Ag^+ + e^- \rightleftharpoons Ag(s)$　　　此电极为金属-金属离子电极

负极反应　　　$AgCl(s) + e^- \rightleftharpoons Ag(s) + Cl^-$　　　此电极为金属-金属难溶盐电极

电池反应　　　$Ag^+ + Cl^- \rightleftharpoons AgCl(s)$

二、电极电位的产生

用导线连接 Cu-Zn 原电池的两个电极后，就有电流产生，这说明两电极的电势不同，存在电位差。1889 年德国物理化学家能斯特（W. H. Nernst）提出了双电层理论（electric double layer theory），解释了电极电位的产生。其要点归纳如下。

（1）当金属片插入其盐溶液中时，由于分子的热运动和水分子的极性作用，可发生两种倾向：一方面，金属表面的离子有进入溶液生成水合金属离子，把电子留在金属表面的溶解倾向；另一方面，溶液中水合金属离子受到极板上电子的吸引，有接受电子生成金属原子沉积在金属极板表面的倾向。当这两种相反过程的速率相等时，就建立下列动态平衡：

$$M(s) \underset{析出}{\overset{溶解}{\rightleftharpoons}} M^{n+}(aq) + ne^-$$

金属愈活泼，金属盐溶液的浓度愈稀，溶解倾向就愈大。当金属愈不活泼，金属盐溶液浓度愈大，沉积的倾向就愈大。

（2）上述过程达到平衡时，由于正、负电荷的吸引，金属离子不是均匀地分布到整个溶液中，而是集中在金属表面附近的溶液中，形成了双电层（electric double layer），如图 9-2 所示。虽然双电层的厚度很小（10^{-10} m 左右，与分子大小相当），但金属和溶液间却形成了电位差。这种双电层的电位差称为电极电位（electrode potential），也称为绝对电极电位，或电极的平衡电位。

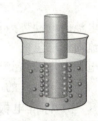

图 9-2　双电层示意图

（3）电极电位的大小与金属的本性有关。若金属溶解趋势大于沉积趋势，达到动态平衡时，金属带负电而溶液带正电。金属愈活泼，溶解趋势愈大，电极电位愈负。反之，则金属带正电，而溶液带负电，金属愈不活泼，沉积趋势愈大，电极电位愈正。

电极电位的大小除与金属的本性有关外，还与温度、金属离子的浓度等因素有关。

三、电极电位的测定

电极电位的绝对值（即单个电极双电层之间的电位差）无法测定。实际应用中选定标准氢电极（standard hydrogen electrode，SHE）作为基准电极，令其电极电位为零，并与其他电极组成原电池，其他电极的电极电位便可根据后面式(9-1) 求出。

（一）标准氢电极

标准氢电极（SHE）的装置如图 9-3 所示。将镀有一层光亮铂黑的铂片浸入 $[H^+] = 1.0 \text{mol} \cdot L^{-1}$（严格应是 $a_{H^+} = 1$）的盐酸溶液中，不断通入纯 H_2，并保持 $p_{H_2} = 100 \text{kPa}$，铂黑吸附 H_2 达到饱和，并与溶液中的 H^+ 建立平衡。

对应的电极反应为：$2H^+(aq, 1.0 \text{mol} \cdot L^{-1}) + 2e^- \rightleftharpoons H_2(g, 100 \text{kPa})$

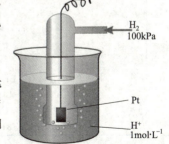

图 9-3　标准氢电极示意图

SHE 的电极组成式可表示为：$Pt | H_2(100 \text{kPa}) | H^+(a_{H^+} = 1)$，IUPAC 规定 298.15K 下标准状态的氢电极（标准氢电极）的电极电位为零，即 $\varphi_{SHE} = 0.00000 V$。

（二）电极电位的测定

将待测电极（标准状态）与标准氢电极组成一个原电池，原电池的电动势就是待测电极的电极电位。

（-）标准氢电极‖待测电极（+）

$$E^{\ominus}=\varphi_{\text{待测}}-\varphi_{\text{SHE}}=\varphi_{\text{待测}}-0=\varphi_{\text{待测}} \tag{9-1}$$

例如，要测定铜电极 $Cu|Cu^{2+}$（$1mol \cdot L^{-1}$）的标准电极电位，可组成如图9-4所示的电池：

（-）$Pt(s)|H_2(p_{H_2}=100kPa)|H^+(1mol \cdot L^{-1})\|Cu^{2+}(1mol \cdot L^{-1})|Cu(s)$（+）

测得的电池电动势为0.3419V。

$$E^{\ominus}=\varphi^{\ominus}(Cu^{2+}/Cu)-\varphi_{\text{SHE}}=\varphi^{\ominus}(Cu^{2+}/Cu)=0.3419V$$

即 $Cu|Cu^{2+}$（$1mol \cdot L^{-1}$）的标准电极电位为0.3419V。

又如，欲测定锌电极 $Zn|Zn^{2+}$ 的标准电极电位，可组成电池：

（-）$Pt(s)|H_2(p_{H_2}=100kPa)|H^+(1mol \cdot L^{-1})\|$
$Zn^{2+}(1mol \cdot L^{-1})|Zn(s)$（+）

测得电池的电动势为负值，$E^{\ominus}=-0.7618V$，说明电子由锌电极流向标准氢电极。所以标准氢电极为正极，锌电极为负极。电池电动势应该恒为正值，正、负极需要对换。则锌电极 $\varphi^{\ominus}(Zn^{2+}/Zn)$ 的电极电位等于$-0.7618V$。

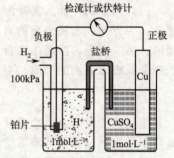

图9-4 测定铜电极电势示意图

（三）标准电极电位表

电极反应各物质都处于标准态（$1.0mol \cdot L^{-1}$）时的电极电位，称为该电极的**标准电极电位**（standard electrode potential），用符号 $\varphi^{\ominus}$ 表示。表9-1中列举了部分电极的 $\varphi^{\ominus}$ 值。

表9-1 一些常见的电极反应和标准电极电位（298.15K）

氧化剂氧化能力	电极反应	$\varphi^{\ominus}$/V	还原剂还原能力
增强	$Na^+ + e^- \rightleftharpoons Na$	-2.71	增强
	$Zn^{2+} + 2e^- \rightleftharpoons Zn$	-0.7618	
	$Pb^{2+} + 2e^- \rightleftharpoons Pb$	-0.1262	
	$2H^+ + 2e^- \rightleftharpoons H_2$	0.00000	
	$AgCl + e^- \rightleftharpoons Ag + Cl^-$	0.22233	
	$Cu^{2+} + 2e^- \rightleftharpoons Cu$	0.3419	
	$I_2 + 2e^- \rightleftharpoons 2I^-$	0.5355	
	$O_2 + 2H^+ + 2e^- \rightleftharpoons H_2O_2$	0.695	
	$Fe^{3+} + e^- \rightleftharpoons Fe^{2+}$	0.771	
	$Ag^+ + e^- \rightleftharpoons Ag$	0.7996	
	$Br_2(l) + 2e^- \rightleftharpoons 2Br^-$	1.066	
	$Cr_2O_7^{2-} + 14H^+ + 6e^- \rightleftharpoons 2Cr^{3+} + 7H_2O$	1.232	
	$Cl_2 + 2e^- \rightleftharpoons 2Cl^-$	1.35827	
	$MnO_4^- + 8H^+ + 5e^- \rightleftharpoons Mn^{2+} + 4H_2O$	1.507	

使用标准电极电位表时要注意以下几点：

① 标准电极电位是指在热力学标准状态下的电极电位，应在满足标准态的条件下使用，即电极中溶液所涉及的离子浓度为 $1mol \cdot L^{-1}$，电极中的气体分压为 $100kPa$。

② 表中电极电位是相对于 φ_{SHE} 测定出的相对数值。

③ 表中电极反应用 $Ox + ne^- \rightleftharpoons Red$ 表示，所以表中电极电位又称为还原电位。但是，

这并不表示该电极一定作正极。如作负极，则电极反应逆向进行。

④ 电极电位是强度性质，它反映了氧化还原电对得失电子的倾向，这种性质与物质的量无关。由于电极反应是可逆的，电极电位是在平衡状态下测定的，它也与反应方程式的书写方向无关，如

$$Fe^{3+} + e^- \rightleftharpoons Fe^{2+} \qquad \varphi^\ominus = 0.771V$$
$$2Fe^{3+} + 2e^- \rightleftharpoons 2Fe^{2+} \qquad \varphi^\ominus = 0.771V，而非前一反应的2倍$$
$$Fe^{2+} - e^- \rightleftharpoons Fe^{3+} \qquad \varphi^\ominus = 0.771V，而不是-0.771V$$

⑤ 由于标准电极电位 $\varphi^\ominus$ 是在水溶液中测定的，因此不适用于非水溶剂系统及高温下的固相反应。

⑥ 表 9-1 中的标准电极电位是温度为 298.15K 时的数据，由于电极电位随温度变化并不很大，此表中的电极电位在其他温度下也可参照使用。

（四）标准电极电位（表）的应用

标准电极电位的数据反映了氧化还原电对得失电子的趋向，根据标准电极电位的高低可判断电对氧化还原能力的相对强弱。

（1）电极电位值愈高的电对，其氧化型物质愈易得电子，氧化能力愈强；还原型物质愈不易失去电子，还原能力愈弱。电极电位值愈低的电对，其还原型物质愈易失去电子，还原能力愈强；氧化型物质愈不易得到电子，氧化能力愈弱。

附录三表中各电对的 $\varphi^\ominus$ 值自上而下依次增加，说明各电对中氧化型物质的氧化能力自上而下依次增强，而还原型物质的还原能力自上而下依次减弱。表中左上方的 Li 是最强的还原剂，对应的氧化型 Li^+ 是最弱的氧化剂；而表中右下方的 F_2 是最强的氧化剂，对应的还原型 F^- 是最弱的还原剂。

（2）氧化还原反应自发进行的方向总是较强氧化剂和较强还原剂作用，生成较弱的还原剂和较弱的氧化剂，即

$$强氧化剂1 + 强还原剂2 = 弱还原剂1 + 弱氧化剂2$$

例 9-3 试判断标准态下反应 $2Fe^{2+} + I_2 \rightleftharpoons 2Fe^{3+} + 2I^-$ 自发进行的方向。

分析：将反应拆成两个半反应，并查出它们的 $\varphi^\ominus$，两电对中 $\varphi^\ominus$ 值高的氧化型物质为较强的氧化剂，$\varphi^\ominus$ 值低的还原型物质为较强的还原剂。

解：$I_2 + 2e^- \rightleftharpoons 2I^- \qquad \varphi^\ominus(I_2/I^-) = 0.5355V$

$Fe^{3+} + e^- \rightleftharpoons Fe^{2+} \qquad \varphi^\ominus(Fe^{3+}/Fe^{2+}) = 0.771V$

从标准电极电位可以看出，较强的氧化剂是 Fe^{3+}，而较强的还原剂是 I^-，因此，反应将逆向（由右向左）自发进行。即

$$2Fe^{3+} + 2I^- \longrightarrow 2Fe^{2+} + I_2$$

若将两个电极的还原反应按照电极电位由小到大的次序排列，那么左下方的强氧化剂和右上方的强还原剂可自发进行氧化还原反应；反之，左上方的弱氧化剂和右下方的弱还原剂则不能自发进行氧化还原反应，这种关系称为"对角线规则"。

第三节　电极电位的能斯特方程及影响电极电位的因素

标准电极电位是在标准状态下测得的，对于一个指定的电极，在一定温度的标准态下，

其电极电势是特定的值,比如 298.15K 下的标准电极电势的值可以查附录三。然而绝大多数电极反应都是在非标准状态下进行。通过电极电势的产生原因我们知道,电极电位的大小除与金属的本性有关外,还与温度、金属离子的浓度等因素有关,它们之间的关系又如何影响电极电位的大小呢?

一、电极电位的能斯特方程

当浓度、温度等条件发生变化时电极电位将发生改变。非标准态情况下的电极电位可用能斯特方程(Nernst equation)来表示。对于任意电极反应

$$a\text{Ox} + ne^- \rightleftharpoons b\text{Red}$$

其电极电位 φ 可表示为

$$\varphi(\text{Ox/Red}) = \varphi^{\ominus}(\text{Ox/Red}) + \frac{RT}{nF}\ln\frac{c^a(\text{Ox})}{c^b(\text{Red})} \tag{9-2}$$

式(9-2)为电极电位的能斯特方程,是电化学中最重要的公式之一。式中,$\varphi^{\ominus}(\text{Ox/Red})$ 为标准电极电位;R 为摩尔气体常数(8.314J·mol^{-1}·K^{-1});T 为热力学温度;n 为电极反应中转移的电子数;F 为法拉第(Faraday)常数(9.6485×10^4 C·mol^{-1});$c(\text{Ox})$、$c(\text{Red})$ 分别表示氧化型、还原型物质浓度对标准浓度($c^{\ominus} = 1.0$ mol·L^{-1})的相对值,量纲为1;a 和 b 分别表示电极反应式中氧化型、还原型物质的化学计量数。

能斯特方程说明电极电位取决于电极的本性($\varphi^{\ominus}$)、温度和浓度(或分压)。

当 T 为 298.15K 时,将有关常数代入式(9-2)中,得

$$\varphi(\text{Ox/Red}) = \varphi^{\ominus}(\text{Ox/Red}) + \frac{0.0592\text{V}}{n}\lg\frac{c^a(\text{Ox})}{c^b(\text{Red})} \tag{9-3}$$

温度一定时,半反应中氧化型、还原型及相关介质浓度发生变化,将影响电极电位的大小。氧化型浓度愈大,则 $\varphi(\text{Ox/Red})$ 值愈大;反之,还原型浓度愈大,则 $\varphi(\text{Ox/Red})$ 值愈小。电极电位的高低主要取决于标准电极电位 $\varphi^{\ominus}(\text{Ox/Red})$。因浓度项为对数值,还要乘上小于 1 的量 $\frac{0.0592\text{V}}{n}$,一般情况下浓度对电极电位的影响并不大。只有当氧化型或还原型物质浓度很大或很小时,或电极反应式中物质前的系数很大时才对电极电位产生显著的影响。

应用能斯特方程时应注意以下几点。

① 纯固体(例如固体单质 Cu、难溶强电解质 AgCl 等)或纯液体(例如金属 Hg、液体 Br$_2$ 等)浓度视为 1mol·L^{-1},即其浓度项不出现在方程中。如:

$$\text{Pb}^{2+} + 2e^- \rightleftharpoons \text{Pb}(s)$$

$$\varphi(\text{Pb}^{2+}/\text{Pb}) = \varphi^{\ominus}(\text{Pb}^{2+}/\text{Pb}) + \frac{0.0592\text{V}}{2}\lg c(\text{Pb}^{2+})$$

$$\text{Br}_2(l) + 2e^- \rightleftharpoons 2\text{Br}^-$$

$$\varphi(\text{Br}_2/\text{Br}^-) = \varphi^{\ominus}(\text{Br}_2/\text{Br}^-) - \frac{0.0592\text{V}}{2}\lg c^2(\text{Br}^-) = \varphi^{\ominus}(\text{Br}_2/\text{Br}^-) - 0.0592\text{V}\lg c(\text{Br}^-)$$

② 气体物质,用相对分压 $p/p^{\ominus}$ 表示。如:

$$2\text{H}^+(\text{aq}) + 2e^- \rightleftharpoons \text{H}_2(g)$$

$$\varphi(\text{H}^+/\text{H}_2) = \varphi^{\ominus}(\text{H}^+/\text{H}_2) + \frac{0.0592\text{V}}{2}\lg\frac{c^2(\text{H}^+)}{p_{\text{H}_2}/p^{\ominus}}$$

③ 若电极反应有 H$^+$、OH$^-$ 或 Cl$^-$ 等参加,而它们不是氧化型或还原型物质,氧化值不变,则称其为介质。它们的浓度也必须写入能斯特方程中。介质若处于反应式氧化型一

侧,就当作氧化型处理;若处于反应式还原型一侧,则当作还原型处理。

如 298.15K 时,$Cr_2O_7^{2-}(aq)+14H^+(aq)+6e^- \rightleftharpoons 2Cr^{3+}(aq)+7H_2O(l)$

$$\varphi(Cr_2O_7^{2-}/Cr^{3+})=\varphi^{\ominus}(Cr_2O_7^{2-}/Cr^{3+})+\frac{0.0592V}{6}\lg\frac{c(Cr_2O_7^{2-})c^{14}(H^+)}{c^2(Cr^{3+})}$$

又如 $AgCl(s)+e^- \rightleftharpoons Ag(s)+Cl^-(aq)$

$$\varphi(AgCl/Ag)=\varphi^{\ominus}(AgCl/Ag)-0.0592V\lg c(Cl^-)$$

二、电极半反应中各物质浓度对电极电位的影响

从电极的 Nernst 方程可知,电极反应式中各物质的浓度发生变化可以对电极电位产生影响。通过式(9-3)可知:浓度项为对数值,还要乘上小于1的量 $\frac{0.0592V}{n}$,一般情况下浓度对电极电位的影响并不大,只有当氧化型或还原型物质浓度改变很大时,或电极反应式中物质(离子或气体)前的系数很大时才对电极电位产生显著的影响。下面我们就讨论几种比较特殊情况下,物质浓度改变对电极电位的影响。

(一)溶液酸度对电极电位的影响

对于有 H^+ 或 OH^- 参加的电极半反应,溶液的酸碱度对电极电位的影响非常明显,绝大多数含氧酸根的氧化能力随介质酸度的增大而增强。

例 9-4 已知电极反应 $MnO_4^-+8H^++5e^- \rightleftharpoons Mn^{2+}+4H_2O(l)$ $\varphi^{\ominus}=1.507V$

若 MnO_4^- 和 Mn^{2+} 仍为标准状态,即浓度均为 $1mol \cdot L^{-1}$,求 298.15K,pH=6 时,此电极的电极电位。

分析:当 pH=6 时,$[H^+]=1.0\times10^{-6}mol \cdot L^{-1}$,$c(Mn^{2+})=c(MnO_4^-)=1mol \cdot L^{-1}$,反应式中 $n=5$。

解:298.15K 时,按式(9-3)得

$$\varphi(MnO_4^-/Mn^{2+})=\varphi^{\ominus}(MnO_4^-/Mn^{2+})+\frac{0.0592V}{5}\lg\frac{c(MnO_4^-)c^8(H^+)}{c(Mn^{2+})}$$

$$=1.507V+\frac{0.0592V}{5}\lg c^8(H^+)$$

$$=1.507V-\frac{0.0592V\times8}{5}pH$$

$$=1.507V-\frac{0.0592V\times8}{5}\times6=0.939V$$

同理,当其他离子浓度保持不变,pH=12 时,此时 $\varphi(MnO_4^-/Mn^{2+})$ 为 0.371V。通过计算可知,当 $[H^+]$ 由 $1mol \cdot L^{-1}$ 变为 $1.0\times10^{-6}mol \cdot L^{-1}$ 或者更低时,电极电位从 1.507V 降到 0.939V 或者 0.371V。电极电位降低,说明电极中对应的 MnO_4^- 的氧化能力比在标准状态下大大降低了。说明酸度对含氧酸根的氧化性影响较大,含氧酸根的氧化能力随介质酸度的增大而增强。

(二)离子转化为沉淀对电极电位的影响

在氧化还原电对中,加入沉淀剂使组成电极的离子生成沉淀,会导致该电极的电极电位发生变化。

例 9-5 已知银电极的电极反应为 $Ag^++e^- \rightleftharpoons Ag$,$\varphi^{\ominus}=0.7996V$。若在此电极溶液中加入 NaCl,使其生成 AgCl 沉淀,并维持 Cl^- 浓度为 $1.0mol \cdot L^{-1}$,求 298.15K 时该

电极电位的值（已知 AgCl 的 $K_{sp} = 1.77 \times 10^{-10}$）。

分析：当加入 NaCl 的时候，氧化型物质 Ag^+ 将和 Cl^- 发生沉淀反应，造成浓度下降，从而使电极电位降低。当沉淀平衡建立后，氧化型物质 Ag^+ 的浓度受下面的平衡控制：

$$AgCl(s) \rightleftharpoons Ag^+(aq) + Cl^-(aq)$$

因为 $K_{sp}(AgCl) = [Ag^+][Cl^-] = 1.77 \times 10^{-10}$，所以 $[Ag^+] = K_{sp}(AgCl)/[Cl^-]$

解：根据能斯特方程有

$$\begin{aligned}\varphi(Ag^+/Ag) &= \varphi^{\ominus}(Ag^+/Ag) + \frac{0.0592V}{n} \lg \frac{[Ag^+]}{[Ag]} \\ &= \varphi^{\ominus}(Ag^+/Ag) + 0.0592V \lg(K_{sp}(AgCl)/[Cl^-]) \\ &= 0.7996V + 0.0592V \lg(1.77 \times 10^{-10}) \\ &= 0.2223V\end{aligned}$$

从这个例子可以看出，形成难溶电解质对电极电位的影响很大，AgCl 的氧化性比 Ag^+ 弱得多。由于 $c(Cl^-)$ 为 $1.0 mol \cdot L^{-1}$，因而求出的 φ 的值实际上已是电极 $Ag(s)|AgCl(s)|Cl^-(aq)$ 的标准电极电位。

（三）离子转化为难解离的物质对电极电位的影响

若使电极中氧化型或还原型离子通过化学反应等途径转化生成难解离的物质，也会造成电极电位的改变。

例 9-6 向标准氢电极的 H^+ 溶液中加入 NaAc，并使溶液中 Ac^- 浓度为 $1.0 mol \cdot L^{-1}$，H_2 的分压维持为 100kPa。根据能斯特方程计算此时氢电极的电极电位。

分析：标准氢电极的电极反应为

$$2H^+(aq) + 2e^- \rightleftharpoons H_2(g) \quad \varphi^{\ominus}(H^+/H_2) = 0.00000V$$

加入的 Ac^- 与 H^+ 结合形成 HAc，$H^+ + Ac^- \rightleftharpoons HAc$，若使 Ac^- 维持 $1.00 mol \cdot L^{-1}$，因 K_{HAc} 很小，且 Ac^- 产生同离子效应，HAc 解离生成的 H^+ 浓度已很小，所以 $c(HAc) \approx 1.00 mol \cdot L^{-1}$，则此溶液为缓冲溶液。其 H^+ 浓度可以通过 Henderson-Hasselbalch 方程求出。

$$pH = pK_a + \lg \frac{c(Ac^-)}{c(HAc)} = pK_a + \lg \frac{1}{1} = pK_a = 4.76$$

解：根据电极电位的 Nernst 方程

$$\begin{aligned}\varphi(H^+/H_2) &= \varphi^{\ominus}(H^+/H_2) + \frac{0.0592V}{2} \lg \frac{c^2(H^+)}{p_{H_2}/p^{\ominus}} = -0.0592 \times 4.76V \\ &= -0.282V\end{aligned}$$

可见，由于 NaAc 的加入，生成难解离的物质 HAc，降低了氧化型物质 H^+ 的浓度，所以电极电位降低了。

第四节 电池电动势及其应用

用导线和盐桥将任意两个电极连接，从理论上就可以组成一个原电池，该原电池电动势的大小取决于电极电势，电池的电池电动势就是电池反应的推动力。根据热力学知识，$\Delta_r G_m$ 是等温、等压下化学反应自发进行的推动力，因此电池电动势和 Gibbs 自由能变之间必定有某种内在联系。

一、电池电动势的能斯特方程

对于任意电池反应

$$a\,\mathrm{Ox_1} + d\,\mathrm{Red_2} \rightleftharpoons b\,\mathrm{Red_1} + c\,\mathrm{Ox_2}$$

按照上面指定的反应,其电池电动势 E 就等于正极电极电势 $\varphi(\mathrm{Ox_1/Red_1})$ 与负极电极电势 $\varphi(\mathrm{Ox_2/Red_2})$ 之差。

$$E = \varphi(\mathrm{Ox_1/Red_1}) - \varphi(\mathrm{Ox_2/Red_2})$$

将正、负极对应的 Nernst 方程代入上式,则有:

$$E = \left[\varphi^{\ominus}(\mathrm{Ox_1/Red_1}) + \frac{RT}{nF}\ln\frac{c^a(\mathrm{Ox_1})}{c^b(\mathrm{Red_1})}\right] - \left[\varphi^{\ominus}(\mathrm{Ox_2/Red_2}) + \frac{RT}{nF}\ln\frac{c^c(\mathrm{Ox_2})}{c^d(\mathrm{Red_2})}\right]$$

$$= \left[\varphi^{\ominus}(\mathrm{Ox_1/Red_1}) - \varphi^{\ominus}(\mathrm{Ox_2/Red_2})\right] + \left[\frac{RT}{nF}\ln\frac{c^a(\mathrm{Ox_1})}{c^b(\mathrm{Red_1})} - \frac{RT}{nF}\ln\frac{c^c(\mathrm{Ox_2})}{c^d(\mathrm{Red_2})}\right]$$

$$= E^{\ominus} + \frac{RT}{nF}\ln\frac{c^a(\mathrm{Ox_1})c^d(\mathrm{Red_2})}{c^b(\mathrm{Red_1})c^c(\mathrm{Ox_2})} \tag{9-4a}$$

$$= E^{\ominus} - \frac{RT}{nF}\ln Q \tag{9-4b}$$

式(9-4)为<u>电池电动势的能斯特方程</u>。式中,$E^{\ominus}$ 为标准电池电动势;R 为摩尔气体常数(8.314 J·mol^{-1}·K^{-1});T 为热力学温度;n 为电池反应中转移的电子数;F 为 Faraday 常数(9.6485×10^4 C·mol^{-1});Q 为反应商。反应商 Q 的书写与第八章化学反应等温方程式中的要求一致。

二、原电池的电池电动势与吉布斯自由能变的关系

由热力学可知,在恒温恒压可逆过程中,体系做的最大非体积功等于体系自由能的减少,在电池反应过程中,体系做的最大非体积功就是电功 $W'_{\max}$,即

$$\Delta_r G_m = W'_{\max}$$

原电池是一种可逆电池,即让电池通过的电流无限小,电池反应不以热的形式传递能量,电池内部始终处于平衡状态,电极上发生的化学反应及能量变化就是可逆的。系统所做的非体积功全部为电功,又由于系统对外做功其值规定为负,所以有:

$$W'_{\max} = -qE = -nFE$$

$$\Delta_r G_m = W'_{\max} = -qE = -nFE \tag{9-5a}$$

当电池反应的所有物质都处于标准状态则有:

$$\Delta_r G_m^{\ominus} = -nFE^{\ominus} \tag{9-5b}$$

式中,n 是电池反应中所转移的电子的物质的量;$E^{\ominus}$ 是原电池的标准电池电动势;F 为法拉第常数,其值为 96485 C·mol^{-1},不太精确计算时可取 96500 C·mol^{-1}。上面两式把自由能变 $\Delta_r G_m$、$\Delta_r G_m^{\ominus}$ 与电池电动势 E、$E^{\ominus}$ 联系起来。

三、电池电动势的应用

(一)判断氧化还原反应的自发性

自由能的变化($\Delta_r G_m$)是恒温恒压下化学反应能否自发进行的一般性判据。因此,对于原电池反应(氧化还原反应),既可以用 $\Delta_r G_m$,也可以用 E 来判断其自发进行的方向:

$\Delta_r G_m < 0$,$E > 0$,反应正向自发进行;

$\Delta_r G_m > 0$,$E < 0$,反应逆向自发进行;

$\Delta_r G_m = 0$，$E = 0$，反应达到平衡。

若组成电极的各物质处于标准态，则根据标准电动势 $E^\ominus$ 的正、负来判断氧化还原反应进行的方向。应当指出，自发进行的氧化还原反应，其电池电动势恒为正值（$E > 0$）。但由未知其自发进行方向的氧化还原反应方程式设计的原电池，因其正、负极是预先指定的，计算结果可能出现 $E < 0$ 的情况，这说明反应是逆向进行的，应把正、负电极调换过来。

例 9-7 判断反应 $2Fe^{2+} + Cu^{2+} \rightleftharpoons Cu + 2Fe^{3+}$ 在标准状态下自发进行的方向。

分析：假设反应按所写反应方程式正向进行，则 Cu^{2+} 发生还原反应，电对 Cu^{2+}/Cu 为正极；Fe^{2+} 发生氧化反应，电对 Fe^{3+}/Fe^{2+} 为负极。电池组成式为：

$(-)Pt|Fe^{2+}(1.00 mol \cdot L^{-1}), Fe^{3+}(1.00 mol \cdot L^{-1}) \| Cu^{2+}(1.00 mol \cdot L^{-1})|Cu(+)$

解：正极 $Cu^{2+} + 2e^- \rightleftharpoons Cu$ $\quad \varphi^\ominus(+) = 0.3419V$
负极 $\quad Fe^{2+} \rightleftharpoons Fe^{3+} + e^- \quad \varphi^\ominus(-) = 0.771V$

$$E^\ominus = \varphi^\ominus(+) - \varphi^\ominus(-) = 0.3419 - 0.771 = -0.4291(V)$$

因为 $E^\ominus < 0$，所以按照指定反应方程式逆向自发进行。

当然，也可根据电极电位高低来判断氧化还原反应进行的方向。标准状态下，电极电位高的电对中的氧化型物质与电极电位低的还原型物质组成的反应必定正向进行，反之逆向进行。

例 9-8 计算 298.15K 时，下列电池组成式对应的原电池反应自发进行的方向，已知：$\varphi^\ominus(MnO_4^-/Mn^{2+}) = 1.507V$，$\varphi^\ominus(Cl_2/Cl^-) = 1.358V$。

$Pt|MnO_4^-(0.1 mol \cdot L^{-1}), Mn^{2+}(1.0 mol \cdot L^{-1}), H^+(0.01 mol \cdot L^{-1}) \| Cl^-(0.1 mol \cdot L^{-1}), Cl_2(100kPa)|Pt$

分析：由指定的原电池组成式可知，电极 Cl_2/Cl^- 作正极，MnO_4^-/Mn^{2+} 电极作负极。如果是标准态下的反应，直接可用标准电池电动势或标准电极来判断反应自发进行的方向。然而本题中两电极都处于非标准态下，所以此种情况要求出原电池的非标准态的电池电动势。

解：正极的电极反应为 $Cl_2 + 2e^- \rightleftharpoons 2Cl^-$

$$\varphi(+) = \varphi^\ominus(Cl_2/Cl^-) + \frac{0.0592V}{2} \lg \frac{p_{Cl_2}/100kPa}{c^2(Cl^-)} = 1.358 + \frac{0.0592}{2} \lg \frac{100/100}{(0.1)^2} = 1.417(V)$$

正极的电极反应为：$MnO_4^- + 8H^+ + 5e^- \rightleftharpoons Mn^{2+} + 4H_2O$

$$\varphi(-) = \varphi^\ominus(MnO_4^-/Mn^{2+}) + \frac{0.0592V}{5} \lg \frac{c(MnO_4^-)c^8(H^+)}{c^2(Mn^{2+})}$$

$$= 1.507 + \frac{0.0592}{5} \lg \frac{0.1 \times (0.01)^8}{(1.0)^2} = 1.306(V)$$

$$E = \varphi(+) - \varphi(-) = 1.417 - 1.306 = 0.111(V) > 0$$

所以此反应正向进行。

从上例可以看出，浓度的变化可以导致整个氧化还原反应方向的改变。

判断非标准态下氧化还原反应进行的方向，应用 E 而不是 $E^\ominus$。但由于标准电池电动势 $E^\ominus$ 是决定电池电动势的主要因素，浓度对反应方向的影响较小，因此有时直接用 $E^\ominus$ 作判据。一般认为：若 $E^\ominus > +0.3V$，非标准态下的反应正向进行；若 $E^\ominus < -0.3V$，非标准态下的反应逆向进行。在这两种情况下浓度的变化一般不能改变反应的方向，但若 $-0.3V < E^\ominus < +0.3V$，浓度的变化可能改变反应的方向。

用电动势 E 来判断氧化还原反应进行的方向，与 ΔG 一样，只能判断反应能否发生，不能说明反应的速率问题，即不能说"E 越大，反应速率越快"。

（二）判断氧化还原反应进行的程度（计算反应的平衡常数 K）

氧化还原反应进行的程度可以用反应的平衡常数来判断，平衡常数可以由氧化还原反应的标准自由能的变化（$\Delta_r G_m^\ominus$）求出，而 $\Delta_r G_m^\ominus$ 可以从氧化还原反应对应的标准电极电势求得。

根据
$$\Delta_r G_m^\ominus = -RT\ln K^\ominus$$
而
$$\Delta_r G_m^\ominus = -nFE^\ominus$$
所以
$$-nFE^\ominus = -RT\ln K^\ominus$$

将 $T=298.15\text{K}$，$R=8.314 \text{J} \cdot \text{K}^{-1} \cdot \text{mol}^{-1}$，$F=9.6485 \times 10^4 \text{C} \cdot \text{mol}^{-1}$，代入上式得

$$\lg K^\ominus = \frac{nE^\ominus}{0.0592\text{V}} = \frac{n[E^\ominus(+) - E^\ominus(-)]}{0.0592\text{V}} \tag{9-6}$$

注意式中 n 是配平的氧化还原反应方程式中转移的电子数，是两个电极反应中转移电子数最小公倍数。氧化还原反应的平衡常数与和电子转移数有关，即与反应方程式的写法有关。

$E^\ominus$ 愈大，反应进行愈完全（注意：并不是反应进行愈快，平衡常数只讨论可能性问题）。对于不同的氧化还原反应，其电池的标准电动势在 $0.2 \sim 0.4\text{V}$ 时，表明该反应较彻底地完成。计算表明，对于 $n=2$ 的反应，$E^\ominus > 0.2\text{V}$ 时，或者当 $n=1$，$E^\ominus > 0.4\text{V}$ 时，均使得 $K^\ominus > 10^6$，此时平衡常数较大，认为反应进行得相当完全。

例 9-9 求 298.15K 下 $Zn + Cu^{2+} \rightleftharpoons Zn^{2+} + Cu$ 反应的平衡常数 $K^\ominus$。

分析：先将该氧化还原反应设计成原电池，$(-)Zn|Zn^{2+} \| Cu^{2+}|Cu(+)$，可从标准电极电位表（表9-1）中查出两个电对的 $\varphi^\ominus$ 值，代入式(9-6)求 $K^\ominus$。

解：正极反应 $Cu^{2+} + 2e^- \rightleftharpoons Cu$ $\varphi^\ominus(Cu^{2+}/Cu) = 0.3419\text{V}$

负极反应 $Zn^{2+} + 2e^- \rightleftharpoons Zn$ $\varphi^\ominus(Zn^{2+}/Zn) = -0.7618\text{V}$

配平的氧化还原反应方程式中得失电子数 $n=2$，代入式(9-6)得

$$\lg K^\ominus = \frac{2E^\ominus}{0.0592\text{V}} = \frac{2 \times (0.3419 + 0.7618)\text{V}}{0.0592\text{V}} = 37.29$$
$$K^\ominus = 1.95 \times 10^{37}$$

$K^\ominus = 1.95 \times 10^{37} \gg 10^6$，此时平衡常数非常大，该反应进行得非常彻底。

例 9-10 选择合适的电极组成原电池，求 298.15K 时 AgCl 的溶度积常数 K_{sp}。

分析：AgCl 的沉淀溶解平衡为 $AgCl(s) \rightleftharpoons Ag^+ + Cl^-$
$$K_{sp}(AgCl) = [Ag^+][Cl^-]$$

选用 $Ag^+|Ag$ 电极作正极，$Ag|AgCl(s)|Cl^-$ 电极作负极组成电池：

$(-)Ag|AgCl(s)|Cl^-(1.0\text{mol} \cdot \text{L}^{-1}) \| Ag^+(1.0\text{mol} \cdot \text{L}^{-1})|Ag(+)$

正极反应 $Ag^+ + e^- \rightleftharpoons Ag$ (1) $\varphi^\ominus(+) = 0.7996\text{V}$

负极反应 $AgCl(s) + e^- \rightleftharpoons Ag + Cl^-$ (2) $\varphi^\ominus(-) = 0.22233\text{V}$

(1)-(2) 得电池反应 $Ag^+ + Cl^- \rightleftharpoons AgCl(s)$

该电池反应是 AgCl(s) 沉淀溶解平衡的逆反应，其平衡常数的倒数为 AgCl(s) 的溶度积常数 K_{sp}。

解：电池电动势 $E^\ominus = \varphi^\ominus(+) - \varphi^\ominus(-) = 0.7996 - 0.22233 = 0.57727(\text{V})$

此电池反应的平衡常数

$$\lg K^\ominus = \frac{E^\ominus}{0.0592\text{V}} = \frac{(0.7996 - 0.22233)\text{V}}{0.0592\text{V}} = 9.75$$

$$K^\ominus = 5.62 \times 10^9$$

AgCl 的溶度积常数 K_{sp} 为

$$K_{sp} = 1/K^\ominus = 1.78 \times 10^{-10}$$

按上述方法,类比选择附录三中合适的电极组成电池,可求出水的离子积常数 K_w 和银氨配离子的配位平衡常数 K_s 等。

第五节　电位法测定溶液的 pH

电位分析法(potential analysis)是电化学分析方法的重要分支,是通过原电池电动势(或电极电位)的测量确定待测物质活度(或浓度)的方法。测定溶液的 pH 值时,通常用玻璃电极(glass electrode)作 pH 指示电极(indicating electrode),饱和甘汞电极(saturated calomel electrode,SCE)为参比电极(reference electrode),和待测物质溶液组成原电池。

(−)玻璃电极│待测 pH 溶液‖SCE(+)

其中玻璃电极电位随待测物质中 H^+ 的浓度(或活度)而改变,符合能斯特方程。参比电极是指电极电位已知,且为定值,稳定而不受待测物质浓度影响的电极。在整个原电池电路电流为零的条件下测定上述原电池的电动势,求出玻璃电极的电极电位,并由能斯特方程计算出待测物质中 H^+ 的浓度,再根据 H^+ 的浓度与 pH 值之间的关系即可得到待测溶液的 pH 值。

一、常用参比电极

标准氢电极(SHE)是测量标准电极电位的基础,可作为参比电极。但 SHE 由于制作麻烦,操作条件苛刻,且电极中铂黑很容易受到其他物质的毒化,微量的砷、汞、硫及氰化物都会改变其电极电位,因此在实际应用中很少使用。常用的参比电极是甘汞电极和氯化银电极。

(一)饱和甘汞电极

饱和甘汞电极是由 $Hg(l)$、$Hg_2Cl_2(s)$ 以及饱和的 KCl 溶液组成,结构如图 9-5 所示。它由两个玻璃套管组成,内管的上部是汞,电极引线连接的金属丝插入 Hg 中,中部为 Hg-Hg_2Cl_2 的糊状混合物,下端用玻璃纤维或石棉塞紧。外管盛有饱和的 KCl 溶液,支管下部端口用素烧瓷(多孔性物质)堵塞,能使内外液体接触但不流失。外管上端有一侧口,便于补入 KCl 溶液。盛有 KCl 溶液的外管还能起到盐桥的作用。

甘汞电极的组成式为　　$Hg_2Cl_2(s)\mid Hg(l)\mid Pt(s)\mid Cl^-(c)$

电极反应式为 $Hg_2Cl_2(s) + 2e^- \rightleftharpoons 2Hg(l) + 2Cl^-(aq)$

电极在 298.15K 的能斯特方程为

$$\varphi_{SCE} = \varphi^\ominus + \frac{0.0592\text{V}}{2}\lg\frac{1}{c_{Cl^-}^2} = \varphi^\ominus - 0.0592\text{V}\lg c_{Cl^-}$$

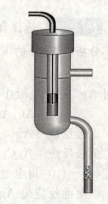

图 9-5　饱和甘汞电极

在 298.15K 时，这里 $\varphi^{\ominus}$ 为 0.268V，当 KCl 溶液达到饱和时，其氯离子的浓度为一定值，代入求得 φ_{SCE}=0.2412V。该电极在指定温度下，电极电位的值比较稳定，且制备简单、使用方便，但电极电位的值随温度的变化较大。

（二） AgCl/Ag 电极

AgCl/Ag 电极属于金属-金属难溶盐电极，它是将银丝的表面电镀上一层薄的 AgCl，然后浸入盛有一定浓度的 KCl 溶液的玻璃管中，玻璃管的下端用石棉丝封住，上端用导线引出而组成。

电极组成式　　　　　　　　$Ag|AgCl(s)|Cl^{-}(c)$

电极反应　　　　　　　　　$AgCl+e^{-} \rightleftharpoons Ag+Cl^{-}$

电极在 298.15K 的能斯特方程为

$$\varphi=\varphi^{\ominus}+\frac{0.0592V}{1}\lg\frac{1}{c_{Cl^{-}}}=\varphi^{\ominus}-0.0592V\lg c_{Cl^{-}}$$

在 298.15K 时，这里 $\varphi^{\ominus}$ 为 0.22233V，当 KCl 溶液达到饱和时，其氯离子的浓度为一定值，代入求得 φ=0.1971V。该电极对温度的变化不敏感，甚至在较高温度下也可以使用。

二、指示电极

（一）玻璃电极

<u>玻璃电极</u>的构造如图 9-6 所示。玻璃管的下部是成分特殊的玻璃制成的薄膜球，膜厚 50～100nm，其中插入一只氯化银电极作为内参比电极，球内装有 $0.1mol \cdot L^{-1}$ HCl 溶液作内参比溶液。引出的导线需用金属网套管屏蔽，防止由静电干扰和漏电所引起的实验误差。将玻璃电极置于待测 pH 溶液中构成指示电极，其电极电位为：

$$\varphi_{玻}=K_{玻}+\frac{RT}{F}\lg[H^{+}]=K_{玻}-\frac{RT}{F}pH \qquad (9-7)$$

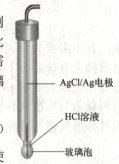

图 9-6　玻璃电极

此电位不是氧化还原反应产生，而是膜两侧溶液 H^{+} 浓度不同，使在膜内、外的固-液界面上的电荷分布不同导致的，所以称为<u>膜电位</u>，也称<u>浓差电位</u>。

式中的 $K_{玻}$ 从理论上讲是常数，但实际上是一个未知数，因为每个玻璃电极的玻璃薄膜表面都会存在一定的差异，也就会有不同的 $K_{玻}$ 值，即使是同一支玻璃电极，其 $K_{玻}$ 也会随时间变化，所以每次使用前必须校正。

玻璃电极一般适用于测量 pH 为 1～10 的溶液。玻璃电极不受氧化剂、还原剂存在的影响，并且能在胶体或有色溶液中使用。

（二）复合电极

将指示电极和参比电极组装在一起就构成<u>复合电极</u>（combination electrode）。测定 pH 使用的复合电极通常由玻璃电极和 AgCl/Ag 电极或玻璃电极和甘汞电极组合而成。其结构为电极外套将玻璃电极和参比电极包裹在一起，并固定，敏感的玻璃泡则位于外套的保护栅内，参比电极的补充液由外套上端小孔加入。复合电极的优点在于使用方便，并且测定值较稳定。

三、测定方法

测定溶液的 pH 值时，将玻璃电极和饱和甘汞电极（一起构成复合电极）与待测溶液组成一个原电池

$$(-)玻璃电极|待测pH溶液\|SCE(+)$$

电池的电动势 E_x 为

$$E_x = \varphi_{SCE} - \varphi_{玻} = \varphi_{SCE} - \left(K_{玻} + \frac{2.303RT}{F}\lg[H^+]\right) = \varphi_{SCE} - K_{玻} + \frac{2.303RT}{F}pH_x \quad (9-8)$$

由于在一定温度下 φ_{SCE} 为一常数，但 $K_{玻}$ 是未知数，为了求出溶液的 pH 必须消去 $K_{玻}$，可先将此玻璃电极和饱和甘汞电极浸入 $pH=pH_s$ 的标准缓冲溶液中

$$(-)玻璃电极|标准缓冲溶液\|SCE(+)$$

测其电动势 E_s，得：

$$E_s = \varphi_{SCE} - \varphi_{玻} = \varphi_{SCE} - K_{玻} + \frac{2.303RT}{F}pH_s \quad (9-9)$$

将式(9-8)与式(9-9)合并，消去 $K_{玻}$，即得待测溶液的 pH：

$$pH_x = pH_s + \frac{(E_x - E_s)F}{2.303RT} \quad (9-10)$$

温度一定时，T、F 和 R 均为常数，pH_s 为已知的标准值，只要先后两次测定电池电动势 E_s 和 E_x 即可求出溶液的 pH。式(9-10)是 IUPAC 确认的 pH 的操作定义（operational definition of pH）。为减少误差，应使测定 E_s 和 E_x 时的温度和条件尽量相同。由于被测溶液与标准缓冲溶液离子组成不同、电位测量存在误差等，测量的相对误差一般在 $\pm5\%$。

大家在化学实验中所用的 PHS-3C 型酸度计就是根据这一原理设计的。在实际测量过程中，并不需要先分别测定 E_s 和 E_x，再通过式(9-10)计算待测溶液的 pH。而是先将复合电极插入有确定 pH 的标准缓冲溶液中组成原电池，测定原电池的电动势并转换成 pH（通过操作仪器表面的 pH-mV 转换键即可完成），通过反复调整仪器的定位和校正旋钮使仪器的测量值与标准缓冲溶液的 pH 一致（这一过程称为定位，也称 pH 校正），再用待测溶液代替标准缓冲溶液在 pH 计上直接测量，仪表显示的 pH 即为待测溶液的 pH。

第六节　化学电源与生物化学传感器

利用自发的化学反应生产电能的电源称为化学电源，简称电池。化学电源具有能量转化效率高、方便、安全可靠等优点。当前实用的电池可以分为一次电池（不能重复使用的电池，如干电池、丹尼尔电池等）、二次电池（经充电后可反复使用的电池，如铅蓄电池、镉镍电池等）、燃料电池等。除了化学电源以外，新型电池还包括更为环保的物理电源，主要指太阳能电池和温差发电器。当今，这些化学与物理电源已广泛应用于国民经济（如信息、能源、交通运输和工业自动化等）、人民日常生活以及卫星、载人飞船、军事武器与装备等各个领域。

一、新型电源及其发展趋势

近年来，新型高能电池发展很快，例如锌镍蓄电池、金属燃料电池等受到极大重视，并不断取得技术进步。目前备受关注的新型化学电池有以下几类。

（一）镉-镍电池

电池负极为海绵状金属镉，正极为氧化镍，电解液为 KOH 或 NaOH 水溶液。镉-镍电池的最大特点是循环寿命长，可达 2000~4000 次。电池结构紧凑、牢固、耐冲击、耐振动、

自放电较低、性能稳定可靠、可大电流放电、使用温度范围宽。缺点是电流效率、能量效率、活性物质利用率较低，价格较贵和易造成重金属污染。工业上生产的大容量电池，仍以极板盒式电池为主。

（二）锂电池

锂电池是用金属锂作负极活性物质，使用非水电解质溶液的电池。锂电池通常按电解质性质分类，可分为锂有机电解质电池、锂无机电解质电池、固体电解质电池、锂熔盐电池等。随着二十世纪微电子技术的发展，小型化的设备日益增多，对电源提出了很高的要求。锂电池随之进入了大规模的实用阶段，最早应用于心脏起搏器中。锂电池的自放电率极低，放电电压平缓，使得起搏器植入人体长期使用成为可能。

由于锂的标准电极电位最负（-3.045V），锂电池一般有高于 3.0V 的标准电压，因此，以锂为负极组成的电池具有比能量大、电池电压高的电性能，更适合作集成电路电源。并且锂电池有放电电压平稳、工作温度范围宽、低温性能好、贮存寿命长等优点。20 世纪 90 年代初期索尼（Sony）公司成功开发了锂离子电池。它的实用化使人们的移动电话、笔记本电脑等便携式电子设备的重量和体积大大减小，使用时间大大延长。由于锂离子电池中不含有重金属镉，与镉-镍电池相比，大大减少了对环境的污染。

（三）燃料电池

由于电池的工作物质主要是可燃性气体——氢，因而被称为燃料电池。燃料电池按所用电解质材料来分共有五种类型：碱溶液型、磷酸型、溶化碳酸盐型、固体电解质型、固体高分子型。

燃料电池和其他电池的主要差别在于，它不是把还原剂、氧化剂物质全部储存在电池内，而是在工作时不断从外界输入氧化剂和还原剂，同时将电极反应产物不断排出电池。因此，燃料电池是名副其实地把能源中燃料燃烧反应的化学能连续和直接转化为电能的"能量转换机器"。它的能量转化率很高，可达 80% 以上，为热机效率的一倍多。燃料电池的高能量转化率可达到节省燃料的目的。此外，传统的燃料能源在空气中燃烧时要产生大量的烟、雾、尘和有害气体污染大气，危害生态环境，而燃料电池在燃烧时只产生水，不会产生这些污染问题。所以科学家认为，燃料电池将成为 21 世纪世界上获得电力的重要途径，属于继水力、火电、核能发电后的第四类发电——化学能发电。

（四）太阳能电池

太阳能电池是通过光电效应或者光化学效应直接把光能转化成电能的装置。太阳光照在半导体 p-n 结上，形成新的空穴-电子对，在 p-n 结电场的作用下，空穴由 n 区流向 p 区，电子由 p 区流向 n 区，接通电路后就形成电流。这就是光电效应太阳能电池的工作原理。太阳能发电有两种方式，一种是光-热-电转换方式，另一种是光-电直接转换方式。太阳能电池是最有前途的新型电源之一，具有永久性、清洁性和灵活性三大优点。太阳能电池寿命长，只要太阳存在，太阳能电池就可以一次投资而长期使用。与火力发电、核能发电相比，太阳能电池不会引起环境污染。太阳能电池可以大中小并举，大到百万千瓦的中型电站，小到只供一户用的太阳能电池组，这是其他电源无法比拟的。当电力、煤炭、石油等不可再生能源频频告急，能源问题日益成为国际社会经济发展的瓶颈时，越来越多的国家开始开发太阳能资源，寻求经济发展的新动力。

二、电化学生物传感器

传感器与通信系统和计算机共同构成现代信息处理系统。传感器相当于人的感官，是计算机与自然界及社会的接口，是为计算机提供信息的工具。传感器通常由敏感（识别）元件、转换元件、电子线路及相应结构附件组成。生物传感器是指用固定化的生物体成分（酶、抗原、抗体、激素等）或生物体本身（细胞、细胞器、组织等）作为感应器件的传感器。**电化学生物传感器**（electrochemical biosensor）则是指由生物材料作为敏感元件，电极（固体电极、离子选择性电极、气敏电极等）作为转换元件，以电势或电流为特征检测信号的传感器。图 9-7 是电化学生物传感器（酶电极传感器）的基本构成示意图。由于使用生物材料作为传感器的敏感元件，所以电化学生物传感器具有高度选择性，是快速、直接获取复杂体系组成信息的理想分析工具。一些研究成果已在生物技术、食品工业、临床检测、医药工业、生物医学、环境分析等领域获得实际应用。

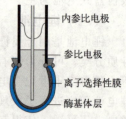

图 9-7　酶电极传感器

根据作为敏感元件所用生物材料的不同，电化学生物传感器可分为酶电极传感器、微生物电极传感器、电化学免疫传感器、组织电极与细胞器电极传感器、电化学 DNA 传感器等。

（一）酶电极传感器

以葡萄糖氧化酶（glucose oxidase，GOD）电极为例简述其工作原理。在 GOD 的催化下，葡萄糖（$C_6H_{12}O_6$）被氧气氧化生成葡萄糖酸（$C_6H_{12}O_7$）和过氧化氢（H_2O_2）。

$$C_6H_{12}O_6 + O_2 \xrightarrow{\text{葡萄糖氧化酶}} C_6H_{12}O_7 + H_2O_2$$

根据上述反应，显然可通过氧电极（测氧的消耗）、过氧化氢电极（测 H_2O_2 的产生）和 pH 电极（测酸度变化）来间接测定葡萄糖的含量。因此只要将 GOD 固定在上述电极表面即可构成测葡萄糖的 GOD 传感器。这便是所谓的第一代酶电极传感器。这种传感器采用间接测定法，干扰因素较多。第二代酶电极传感器采用氧化还原电子媒介体在酶的氧化还原活性中心与电极之间传递电子。第二代酶电极传感器可不受测定体系的限制，测量浓度线性范围较宽，干扰少。现在不少研究者又在努力发展第三代酶电极传感器，即酶的氧化还原活性中心直接和电极表面交换电子的酶电极传感器。目前已有的商品酶电极传感器包括：GOD 电极传感器、L-乳酸单氧化酶电极传感器、尿酸酶电极传感器等。在研究中的酶电极传感器则非常多。

（二）微生物电极传感器

离析酶的价格昂贵且稳定性较差，限制了其在电化学生物传感器中的应用，研究者从而想到直接利用活的微生物来作为分子识别元件的敏感材料。这种将微生物（常用的主要是细菌和酵母菌）作为敏感材料固定在电极表面构成的电化学生物传感器称为微生物电极传感器。其工作原理大致可分为三种类型：其一，利用微生物体内含有的酶（单一酶或复合酶）系来识别分子，这种类型与酶电极类似；其二，利用微生物对有机物的同化作用，通过检测其呼吸活性（摄氧量）的提高，即通过氧电极测量体系中氧的减少间接测定有机物的浓度；其三，通过测定电极敏感的代谢产物间接测定一些能被厌氧微生物所同化的有机物。

微生物电极传感器在发酵工业、食品检验、医疗卫生等领域都有应用。例如：在食品发酵过程中测定葡萄糖的佛鲁奥森假单胞菌电极；测定甲烷的鞭毛甲基单胞菌电极；测定抗生素头孢菌素的弗氏柠檬酸杆菌电极等。微生物电极传感器由于价廉、使用寿命长而具有很好的应用前景，但是它的选择性和长期稳定性等还有待进一步提高。

（三）电化学免疫传感器

抗体对相应抗原具有唯一性识别和结合功能。电化学免疫传感器就是利用这种识别和结合功能将抗体或抗原和电极组合而成的检测装置。

根据电化学免疫传感器的结构可将其分为直接型和间接型两类。直接型的特点是在抗体与其相应抗原识别结合的同时将免疫反应的信息直接转变成电信号。这类传感器在结构上可进一步分为结合型和分离型两种。前者是将抗体或抗原直接固定在电极表面上,传感器与相应的抗体或抗原发生结合的同时电势改变;后者是用抗体或抗原制作抗体膜或抗原膜,当其与相应的配基反应时,膜电势发生变化,测定膜电势的电极与膜是分开的。间接型的特点是将抗原和抗体结合的信息转变成另一种中间信息,然后再把这个中间信息转变成电信号。这类传感器在结构上也可进一步分为两种类型:结合型和分离型。前者是将抗体或抗原固定在电极上,而后者抗体或抗原和电极是完全分开的。间接型电化学免疫传感器通常采用酶或其他电活性化合物进行标记,将被测抗体或抗原的浓度信息加以化学放大,从而达到极高的灵敏度。

电化学免疫传感器的例子有:诊断早期妊娠的人绒毛膜促性腺激素(HCG)免疫传感器,诊断原发性肝癌的甲胎蛋白(AFP)免疫传感器,人血清白蛋白(HSA)免疫传感器,免疫球蛋白G(IgG)免疫传感器,胰岛素免疫传感器等。

(四)组织电极与细胞器电极传感器

直接采用动植物组织薄片作为敏感元件的电化学传感器称为组织电极传感器,其原理是利用动植物组织中的酶,优点是酶活性及其稳定性均比离析酶高、材料易于获取、制备简单、使用寿命长等。但在选择性、灵敏度、响应时间等方面还存在不足。

动物组织电极主要有肾组织电极、肝组织电极、肠组织电极、肌肉组织电极、胸腺组织电极等。植物组织电极敏感元件的选材范围很广,包括不同植物的根、茎、叶、花、果等。植物组织电极制备比动物组织电极更简单,成本更低并易于保存。细胞器电极传感器是利用动植物细胞器作为敏感元件的传感器。细胞器是指存在于细胞内的被膜包围起来的微小器官,如线粒体、微粒体、溶酶体、过氧化氢体、叶绿体、氢化酶颗粒、磁粒体等。其原理是利用细胞器内所含的酶(往往是多酶体系)。

(五)电化学DNA传感器

电化学DNA传感器是近几年迅速发展起来的一种全新的生物传感器。其用途是检测基因及一些能与DNA发生特殊相互作用的物质。电化学DNA传感器是利用单链DNA(ssDNA)或基因探针作为敏感元件固定在固体电极表面,加上识别杂交信息的电活性指示剂(称为杂交指示剂)共同构成的检测特定基因的装置。其工作原理是利用固定在电极表面的某一特定序列的ssDNA与溶液中同源序列的特异识别作用(分子杂交)形成双链DNA(dsDNA,电极表面性质改变),同时借助能识别ssDNA和dsDNA的杂交指示剂的电流响应信号的改变来达到检测基因的目的。

目前已有关于检测灵敏度高达 $10\sim 13\text{g}\cdot\text{mL}^{-1}$ 的电化学DNA传感器的报道,但电化学DNA传感器离实用化还有相当距离,主要是传感器的稳定性、重现性、灵敏度等都还有待提高。有关DNA修饰电极的研究除对于基因检测有重要意义外,还可将其用于其他生物传感器的研究,用于DNA与外源分子间的相互作用研究,如抗癌药物筛选、抗癌药物作用机理研究,以及用于检测DNA结合分子。无疑,电化学DNA传感器将成为生物电化学的一个非常有生命力的前沿领域。

生物电化学所涉及的面非常广,内容很丰富。以上介绍的只是该交叉学科一些领域的概况。可以相信,随着相关学科的发展,生物电化学传感器在医学、药学等领域的应用必将显现出巨大的优势。

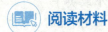
阅读材料

人体最重要的一种反应:氧化应激

氧化应激(oxidative stress,OS)是指体内氧化与抗氧化作用失衡,倾向于氧化,导致中性粒细胞炎性浸润,蛋白酶分泌增加,产生大量中间产物。

氧化作用对生命非常重要，离开氧化就不会有生命。氧化反应在人体发生的同时会产生自由基，自由基在一定程度是必需的，在造成损害的同时也会刺激修复。人体有天然的抗氧化系统来对抗自由基的影响。当细胞的抗氧化系统被活性氧类（ROS）和其他自由基破坏时，就会产生氧化应激，从而导致细胞不健康的状态。现代医学研究发现，炎症、衰老及一些疾病，如癌症、心脏病和糖尿病等都与氧化应激有关。

1. 氧化应激的产生

以下情况会导致氧化应激：恶劣环境，如空气污染、紫外线辐射等；不健康生活方式，如吸烟喝酒、过度劳累、运动过度等；疾病，如急性、慢性炎症，高血糖，肥胖等；营养素的缺乏，如硒、锌的缺乏或者体内的维生素E、维生素A或其他关键性抗氧化剂含量不足；超重也会有危害，脂肪组织产生发炎分子，从而导致氧化应激。

2. 氧化应激与疾病

（1）睡眠与氧化应激

失眠与睡眠障碍会导致肠道内氧化应激，进而加速衰老，补充SOD可以解除胃肠氧化应激，提高睡眠质量。

（2）神经系统疾病和氧化应激

氧化应激会导致神经元细胞的凋亡和有害物质的分泌，进而引起多种神经系统疾病，如帕金森病、阿尔茨海默病、抑郁症等。

（3）皮肤和氧化应激

紫外线中UVB是晒伤、晒黑和光老化的主要原因，氧化应激会导致皮肤红肿、刺痒，加速衰老。

（4）癌症与氧化应激

研究表明肿瘤患者体内氧化应激水平较正常人群明显提高。通过合理调整抗氧化酶的使用调节基体活性氧产生的水平，可成为未来肿瘤防治的新方向。

此外，一些药物，如环孢菌素和庆大霉素使用说明中会注明肾脏功能障碍者慎用，其原因就是这些药物会导致肾氧化应激而产生肾毒性。

3. 如何降低氧化应激

饮食方面，戒糖，减少摄入含反式脂肪酸的食物，增加全谷类和蔬果，也可以补充抗氧化剂（如多酚类姜黄素、维生素C、维生素E），或多吃抗氧化食物，比如蓝莓等；经常运动维持健康体重，降低心血管疾病风险，保持心脏、肌肉和骨骼健康；增加睡眠时间，刺激人体生长激素和睾酮的分泌，有助于身体自我修复；不抽烟，抽烟会导致身体内的抗氧化剂包括维生素C和维生素E等水平下降。

本章小结

电化学是研究电能和化学能相互转化的一门学科，电化学反应属于氧化还原反应，即有电子得失或转移、氧化值变化的反应。本章讨论的重点是将一类在水溶液中进行的有电子转移的氧化还原反应，拆分成两个氧化还原半反应，组成原电池。

原电池是一种能够将化学能转变成电能的装置，其电池电动势的大小取决于电极材料的本性、相关物质的浓度和反应的温度。但是每一个电极电位的绝对值是无法求得的，所以我们通常所说的电极电位或标准电极电位都是相对于标准氢电极电位为零而言的。

Nernst 方程是电化学中最重要的方程式，它定量地给出了各种因素对电极电位的影响，对于一任意氧化还原半反应：

$$a\text{Ox} + ne^- \rightleftharpoons b\text{Red}$$

其电极电位 φ 可表示为

$$\varphi(\text{Ox/Red}) = \varphi^{\ominus}(\text{Ox/Red}) + \frac{RT}{nF} \ln \frac{c^a(\text{Ox})}{c^b(\text{Red})}$$

当 T 为 298.15K 时，将有关常数代入式中，可得

$$\varphi(\text{Ox/Red}) = \varphi^{\ominus}(\text{Ox/Red}) + \frac{0.0592\text{V}}{n} \lg \frac{c^a(\text{Ox})}{c^b(\text{Red})}$$

原电池的电动势可以通过正、负极电极电位之差求得：

$$E = \varphi(+) - \varphi(-) \text{ 或 } E^{\ominus} = \varphi^{\ominus}(+) - \varphi^{\ominus}(-)$$

一切影响电极电势的因素，也是影响原电池电池电动势的因素。通过（标准）电极电位可以定性比较电化学反应中所涉及的各种微粒的氧化性和还原性的相对强弱。同时通过电池电动势 $E^{\ominus}$ 或 E 可以判断氧化还原反应的方向，这实质上和利用自由能的变化 $\Delta_r G_m$ 或 $\Delta_r G_m^{\ominus}$ 来判断反应方向是一致的，因为两者满足下列关系式：

$$\Delta_r G_m = -nFE \text{ 或 } \Delta_r G_m^{\ominus} = -nFE^{\ominus}$$

通过标准电池电动势的测定可以求算出氧化还原反应的平衡常数，在 298.15K 下的标准态，$E^{\ominus}$ 和 $K^{\ominus}$ 之间满足下列关系：

$$\lg K^{\ominus} = \frac{nE^{\ominus}}{0.0592\text{V}} = \frac{n[\varphi^{\ominus}(+) - \varphi^{\ominus}(-)]}{0.0592\text{V}}$$

式中，n 为配平的电池反应中转移的电子数。同时利用电位法也可以测定溶液的 pH 值。现在电化学方法和电化学仪器已经成为发现、诊断、衡量疾病进程和治疗疾病的重要方法和手段。

习题

1. 求 $Cr_2O_7^{2-}$ 和 $S_2O_3^{2-}$ 中 Cr 和 S 的氧化值。

2. 在酸性介质的条件下，配平下列氧化还原反应方程式，写出每个氧化还原反应对应的两个半电池反应，并写出电极组成和电池组成式。
   (1) $MnO_4^- + H_2O_2 \longrightarrow Mn^{2+} + O_2$
   (2) $MnO_4^- + C_2O_4^{2-} \longrightarrow Mn^{2+} + CO_2$

3. 在标准状态下，写出下列反应的电池组成，并判断反应自发进行的方向：
   (1) $Zn(s) + Ag^+(aq) \longrightarrow Zn^{2+}(aq) + Ag(s)$
   (2) $Cr^{3+}(aq) + Cl_2(g) \longrightarrow Cr_2O_7^{2-} + Cl^-(aq)$
   (3) $IO_3^-(aq) + Fe^{2+}(aq) \longrightarrow Fe^{3+}(aq) + I_2(s)$

4. 通过附录三，各找出两种满足下列要求的物质：
   (1) 能将 Co^{2+} 还原成 Co，但不能将 Zn^{2+} 还原成 Zn；
   (2) 能将 Br^- 氧化成 Br_2，但不能将 Cl^- 氧化成 Cl_2。

5. 同种金属及其盐溶液能否组成原电池？若能请写出下列电池反应方程式，并判断原电池的正、负极？

$$Cu|Cu^{2+}(10^{-4}mol \cdot L^{-1}) \| Cu^{2+}(10^{-1}mol \cdot L^{-1})|Cu$$

6. 当 $[OH^-] = 0.0100 mol \cdot L^{-1}$、$O_2$ 分压为 $100kPa$ 时，氧电极的电极电位是多少？与其标准状态的电极电位比较说明什么？$[O_2 + 2H_2O + 4e^- \Longrightarrow 4OH^-, \varphi^\ominus(O_2/OH^-) = 0.401V]$。

7. 已知标准电极电位 $\varphi^\ominus(Sn^{2+}/Sn) = -0.1375V$，$\varphi^\ominus(Fe^{3+}/Fe^{2+}) = 0.771V$，$\varphi^\ominus(Hg^{2+}/Hg_2^{2+}) = 0.920V$，$\varphi^\ominus(Br_2/Br^-) = 1.066V$。用上述几个电极中的微粒，从理论上可以写出几个正向自发进行的反应方程式？

8. 计算下列反应的电池电动势，并写出其电池组成式。

$$2Ag + Cu^{2+}(0.1mol \cdot L^{-1}) \Longrightarrow 2Ag^+(0.1mol \cdot L^{-1}) + Cu$$

9. 二氧化氯作为消毒剂用于水的净化处理：

(1) 二氧化氯的生成反应为 $2NaClO_2(aq) + Cl_2(g) \Longrightarrow 2ClO_2(g) + 2NaCl(aq)$，已知 $ClO_2 + e^- \Longrightarrow ClO_2^-$，$\varphi^\ominus = 0.954V$，$Cl_2 + 2e^- \Longrightarrow 2Cl^-$，$\varphi^\ominus = 1.358V$，计算该反应的电池电动势 $E^\ominus$、$\Delta_r G_m^\ominus$ 和 $K^\ominus$。

(2) 二氧化氯的消毒作用在于 $ClO_2(g) \longrightarrow ClO_3^-(aq) + Cl^-(aq)$，请配平该反应式。

10. 已知 $Co^{3+} + 3e^- \Longrightarrow Co$，$\varphi^\ominus = 1.26V$，$Co^{2+} + 2e^- \Longrightarrow Co$，$\varphi^\ominus = -0.28V$，求：(1) 当钴金属溶于 $1.0mol \cdot L^{-1}$ 硝酸时，反应生成的是 Co^{3+} 还是 Co^{2+}（假设在标准条件下）；(2) 如改变硝酸的浓度可以改变（1）中的结论吗？已知 $\varphi^\ominus(NO_3^-/NO) = 0.96V$。

11. 根据以下电池的条件，求出胃液的 pH 值。已知，$298.15K$ 时，SCE 的电极电位为 $0.2412V$，对应的电池电动势 $E = 0.420V$。

$$Pt|H_2(100kPa) \| 胃液|SCE$$

12. 已知：$Hg_2SO_4(s) + 2e^- \Longrightarrow 2Hg(l) + SO_4^{2-}(aq)$，$\varphi^\ominus = 0.612V$；$Hg_2^{2+}(aq) + 2e^- \Longrightarrow 2Hg(l)$，$\varphi^\ominus = 0.797V$。试求 Hg_2SO_4 溶度积常数。

13. 已知电极反应：$Ag^+(aq) + e^- \Longrightarrow Ag(s)$，$\varphi^\ominus = 0.7996V$。若在溶液中加入 NH_3 时，生成难解离的 $[Ag(NH_3)_2]^+$。假定反应平衡时 $[Ag(NH_3)_2]^+$ 浓度为 $1.00 mol \cdot L^{-1}$，求 $298.15K$ 时，该电极的电极电位。已知生成 $[Ag(NH_3)_2]^+$ 反应的平衡常数为 1.12×10^7。

14. 在附录三中查出相应的电极电位，设计原电池，通过电池电动势计算 $298.15K$、标准状态下液态水的标准摩尔生成吉布斯自由能 $\Delta_f G_m^\ominus$。液态水的生成反应方程式为：

$$2H_2(g) + O_2(g) \Longrightarrow 2H_2O(l)$$

15. 同 14 题，设计原电池，计算 $298.15K$、标准状态下水的离子积 K_w。

16. 在 $298.15K$，以玻璃电极为负极，以饱和甘汞电极为正极，用 pH 为 6.0 的标准缓冲溶液测其电池电动势为 $0.350V$，然后用 $0.010 mol \cdot L^{-1}$ HAc 溶液测其电池电动势为 $0.231V$。计算此弱酸溶液的 pH，并计算弱酸的解离平衡常数 K_a。

第十章
原子结构和元素周期律

 本章要求

▶ 1. 认知目标

复述核外电子运动状态的近代概念；复述波粒二象性，薛定谔（Schrödinger）方程，波函数和原子轨道，概率密度和电子云，氢质子的 s、p、d 波函数的角度分布及电子云图形，四个量子数及用它表示核外电子的运动状态概率密度、电子云的概念和四个量子数的物理意义及其取值范围。

▶ 2. 技能目标

识记原子核外电子的运动规律和排布规律，并运用其说明元素的电子结构同元素某些性质的周期性间的关系。

▶ 3. 情感目标

通过原子结构的学习，培养学生从物质结构与物质性质相互关系的基本规律出发，分析和解决问题的能力；结构决定性能、性能反映结构，培养学生辩证唯物主义思想。

原子结构极其复杂，人们对原子结构认识的过程实际上是根据科学实验不断创立、完善模型的过程。原子结构模型的发展主要经历了以下几个重要阶段。英国物理学家卢瑟福（E. Rutherford）和他的学生们建立的含核原子模型，认为原子是由带正电的原子核和一定数目绕核运动的电子组成，该模型为近代原子结构的研究奠定了基础。1913 年，丹麦物理学家玻尔（N. Bohr）在卢瑟福含核原子模型的基础上，应用普朗克（M. Planck）的量子论和爱因斯坦（A. Einstein）的光子学说建立了玻尔原子模型，认为电子是以一定的能量在一定的轨道上运动，并不释放或吸收能量。玻尔理论成功地解释了氢原子光谱，它把宏观的光谱现象和微观的原子内部电子分层结构联系起来，推动了化学科学的进一步发展。但是，玻尔对微观粒子运动规律的认识没有摆脱经典力学的束缚，有很大的局限性，因此玻尔原子模型就不可避免地要被新的模型——原子的量子力学模型所代替。

量子力学模型是建立在对电子运动特殊性的正确认识基础之上的。原子内电子的运动有什么特殊性？与宏观物体比较，电子质量极小（9.109×10^{-31} kg），运动速率极快（10^6 m·s^{-1}），运动范围极小（直径约为 10^{-10} m），这就决定了它们的运动具有许多特殊性，其中最主要的是量子化、波粒二象性和统计性。

缺铁性贫血（iron deficiency anemia，IDA）是体内缺少铁而影响血红蛋白合成所引起的一种常见贫血。这种贫血的特点是骨髓、肝、脾及其他组织中缺乏可染色铁，血清铁浓度和血清转铁蛋白饱和度均降低。小细胞低色素性贫血是贫血常见类型，普遍存在于世界各地。生育年龄妇女（特别是孕妇）和婴幼儿这种贫血的发病率很高。上海地区高危人群临床流行病学调查显示：月经期妇女、妊娠妇女和青少年缺铁性贫血患病率分别为 11.39%、19.28% 及 9.84%，缺铁性贫血患病率分别为 43.3%、66.27% 及 13.17%；月经期妇女主要的危险因素为月经过多，青少年为营养因素，中老年缺铁性贫血患者应警惕消化道肿瘤。在钩虫病流行地区缺铁性贫血不但多见，而且贫血程度也比较重。该病发生没有明显的季节性，治愈率为 80%。缺铁性贫血的原因：一是铁的需要量增加而摄入不足，二是铁的吸收不良，三是失血过多等。这些均会影响血红蛋白和红细胞而发生贫血。

铜参与造血过程，主要是影响铁的吸收、运送与利用（血红蛋白及细胞色素的合成）。铜可促使无机铁变为有机铁，使三价铁变为二价铁，能促进铁由贮存场所进入骨髓，加速血红蛋白和卟啉的合成。铜还可加速幼稚细胞的成熟及释放。动物缺铜时表现为：首先发生血铜降低，形成"低血铜症"，继之，铁代谢出现异常，肠道吸收的铁减少，肝、肾及脾内的储存铁减少，血清铁降低，组织贮存铁困难，骨髓中的铁利用困难，红细胞成熟困难，成熟红细胞的半寿期缩短等。上述情况是红细胞容积减少，出现小细胞低色素性贫血。补铁无效，补铜后改善。

既然元素与人体健康有这么紧密的联系，那么本章我们就来学习一些关于元素的原子结构与它们各自性能的关系。

第一节 原子的结构

一、原子核外电子运动的特性

（一）量子化

若某一物理量的变化是按一个基本量的整倍数进行不连续的变化，就说这个物理量是量子化的，最小的基本量称为量子。例如原子的辐射能只能按一个基本量或其整倍数一份一份地吸收或发射，所以说原子的能量是量子化的。每一个量子的能量与相应电磁波的频率成正比。

$$E = h\nu \tag{10-1}$$

式中，$h = 6.626 \times 10^{-34}$ J·s 为普朗克（Planck）常数；ν 为频率。

宏观物体的运动是连续变化的，而用来描述核外电子运动状态的物理量，如角动量、能量等的变化却是不连续的，都具有量子化的特征。

（二）波粒二象性

基础物理知识告诉人们，光具有波动性，又具有粒子性，前者由衍射和干涉现象证实，后者则表现为光能够产生光压和光电效应，光的这种二重性就称为波粒二象性（wave-particle duality）。

1924 年法国物理学家德布罗意（Louis de Broglie）受上述事实的启发大胆预言：一切实物粒子（即具有静止质量的微观粒子）如电子、质子、中子、原子等，都与光一样具有波粒二象性的特征。同时指出微观粒子的波长 λ 和质量 m、运动速率 v 可通过普朗克常数联系起来。

$$\lambda = \frac{h}{mv} \tag{10-2}$$

这就是著名的德布罗意公式。式中，波长 λ 表示粒子的波动性；mv 则表示其粒子性。它表明粒子性和波动性共存于一个物体上。

19 世纪物理学家在研究低气压下气体的放电现象时首先发现了电子，随后又测定了电子的质核比，那时人们就认识了电子的粒子性。而电子的波动性则是在 1927 年才被电子衍射实验所证实。一束电子流经加速并通过金属晶体（晶体中质点按一定方式排列，相当于一个光栅），在照相底片上得到的是一系列明暗相间的衍射环纹，如图 10-1 所示。

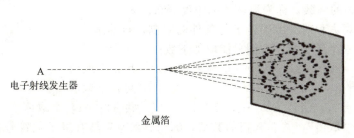

图 10-1　电子衍射示意图

由于根据衍射实验得到的电子波的波长与按德布罗意公式计算的结果一致，因此有力证实了电子具有波动性。随后又证明中子、质子等其他微观粒子都具有波动性。

其实，凡是物质皆具有粒子性和波动性。可以说，任何物体的运动都会产生"物质波"，只不过对于宏观物体来说，其波长极短，它的波动性难以觉察，主要表现为粒子性，服从经典力学的运动规律。

（三）统计性

物质波是一种怎样的波呢？可根据电子衍射实验来讨论。假如只有一个电子穿过晶体光栅，那么在照相底片上只会得到一个位置不能准确预测的感光斑点；若是少数几个电子，则所得的感光斑点也无明显规律可循；但若是大量电子穿过晶体，就能得到有确定规律的衍射环。所以说电子衍射图像是大量电子的集体行为，或者说是单个电子无数次重复的统计结果。因此电子波是一种统计性的波，称为概率波。

在衍射图上，衍射强度大（亮）的地方，电子出现的概率密度大；衍射强度小（暗）的地方，电子出现的概率密度小。在空间任一点上，电子波的强度与电子出现的概率密度成正比。

由此可见具有波动性的电子运动没有确定的运动轨道，只是遵循与波的强度成正比的概率密度分布规律。量子力学中所谓的"轨道"只是沿用了经典物理学中的说法，实际上它是微观粒子的"运动状态"，而微观粒子的运动状态在量子力学中是用波函数来描述的。

二、核外电子运动状态的描述

（一）波函数与原子轨道

人们知道，电磁波可以用波函数 ψ 来描述，量子力学从微观粒子具有波粒二象性出发，认为微观粒子的运动状态也可以用波函数来描述。波函数 ψ 是用空间坐标 x，y，z 来描写的数学表达式，它可以通过求解量子力学的基本方程——薛定谔方程得到。

薛定谔方程：
$$\frac{\partial^2 \varphi}{\partial x^2} + \frac{\partial^2 \varphi}{\partial y^2} + \frac{\partial^2 \varphi}{\partial z^2} + \frac{8\pi^2 m}{h^2}(E-V)\psi = 0 \tag{10-3}$$

式中，E 是系统的总能量；V 是系统的势能；m 是微粒的质量。

解薛定谔方程就是解出其中的波函数 $\psi(x, y, z)$ 和与波函数相对应的能量 E，这样就可以了解电子运动的状态和能量的高低。由于解此方程相当复杂，对大家来说也没有解这个方程的必要，在医用化学课程中只需要掌握由求解方程所得到的一些重要概念。

为求解方便，常把直角坐标转变成球坐标，使 $\psi=\psi(r,\theta,\varphi)$，如图 10-2 所示。对于多变量方程，经数学上的变数分离法处理后，$\psi=\psi(r,\theta,\varphi)$ 的函数式变为：

$$\psi(r,\theta,\varphi)=R(r)Y(\theta,\varphi)$$

式中，$R(r)$ 只是径向 r 的函数，称为波函数的径向分布；$Y(\theta,\varphi)$ 是 θ 和 φ 的函数，称为波函数的角度分布。

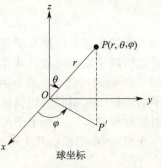

图 10-2 直角坐标与球坐标的关系

在求解薛定谔方程时，由于量子化条件的限制，自然地得到了相互制约的三个量子数，它们只能取如下数值。

主量子数 $n=1, 2, 3, \cdots, n$（正整数）　　　共 n 个取值
角量子数 $l=0, 1, 2, \cdots, n-1$　　　　　　共 n 个取值
磁量子数 $m=0, \pm 1, \pm 2, \cdots, \pm l$　　　共 $(2l+1)$ 个取值

注意：所谓"取值"，并非真正的数值，0，1，2 等只具有量子化符号的意义，且相互约束，如当 $n=1$ 时，只能取 $l=0$，$m=0$。

求解结果表明，波函数 ψ 的具体表达式与上述三个量子数有关。三个确定的量子数组成一套参数，代入方程才能得到一组合理的解，即波函数 $\psi(n,l,m)$ 及其相应的能量 E。例如基态氢原子的原子轨道 $n=1$，$l=0$，$m=0$，解方程得到

$$\psi(1,0,0)=\sqrt{\frac{1}{\pi a_0^3}}\mathrm{e}^{\frac{-r}{a_0}}, \quad E=-2.179\times 10^{-18}\mathrm{J} \tag{10-4}$$

式中，r 为电子离核的距离；a_0 为玻尔半径。

由上述可知，波函数可用一组量子数来描述，每一个由一组量子数所确定的波函数表示电子的一种状态。在量子力学中，把三个量子数都有确定值的波函数称为一个原子轨道。波函数和原子轨道是同义词，这里原子轨道的含义不同于宏观物体的运动轨道，也不同于玻尔所说的固定轨道，它指的是电子的一种空间运动状态。

（二）概率密度与电子云

按照光的传播原理，波函数 ψ 描述电场或磁场的大小，$|\psi|^2$ 与光的强度即光子密度成正比。由于电子能产生与光相似的衍射图像，所以可认为电子波的 $|\psi|^2$ 代表电子出现的概率密度（即电子在核外某处单位体积内出现的概率大小）。

人们常把电子在核外出现的概率密度大小用点的疏密来表示，电子出现概率密度大的区域即 $|\psi|^2$ 大的地方用密集的小点表示，$|\psi|^2$ 小的地方用稀疏的小点表示，这样得到的图像称为电子云。电子云是电子在核外空间各处出现概率密度大小的形象化描述。图 10-3 是基态氢原子（1s）电子云示意图。由图可以看出，电子的概率密度随离核距离的增大而减小，在半径为 53pm 的球面内出现的概率最大，而在离核 200pm 以外的空间出现的概率小到可以忽略。

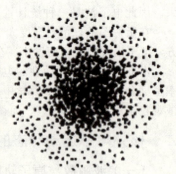

图 10-3 基态氢原子（1s）电子云示意图

（三）四个量子数

解薛定谔方程必须先确定三个量子数。对于三维运动的电子，用三个量子数就可以描述其运动状态。但根据实验和理论的进一步研究发现，电子还作自旋运动，因此还需要第四个

量子数——自旋量子数 m_s。**只有四个量子数都确定，才能完全描述核外电子的运动状态。** 下面对四个量子数分别加以讨论。

1. 主量子数 n

主量子数 n 描述核外电子的能量高低和电子在核外出现概率最大的区域离核的远近。n 取正整数，n 数值越大，电子的能量越高，电子离核的平均距离越远。

通常把具有相同 n 的各原子轨道并称为"电子层"，与 n 值对应的电子层可用光谱符号表示如下。

n 值	1	2	3	4	5	6	……
电子层符号	K	L	M	N	O	P	……

2. 角量子数 l

角量子数 l 主要表示原子轨道和电子云的形状。在同一电子层中，通常将具有相同 l 值的各原子轨道合并称为同一"电子亚层"，简称为亚层。与 l 值对应的电子亚层符号表示如下。

l 值	0	1	2	3	4	5	6	……
电子亚层（能级）符号	s	p	d	f	g	h	i	……

$n=1$ 的电子层有一个亚层，用 1s 表示；$n=2$ 的电子层有两个亚层，用 2s 和 2p 表示；$n=3$ 的电子层有三个亚层，用 3s、3p、3d 表示。在给定的电子层中，s、p、d 等轨道的能量稍有差别，所以亚层又称为能级。在多电子原子中，原子轨道的能级是由 n 和 l 共同决定的。

不同的轨道具有不同的大小、形状和空间取向。s、p、d 原子轨道和电子云的角度分布剖面图如图 10-4 和图 10-5 所示。

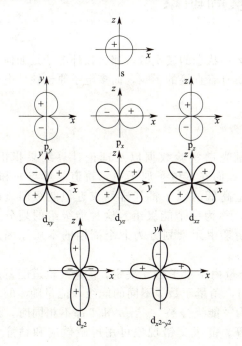

图 10-4　s、p、d 原子轨道的角度分布剖面图

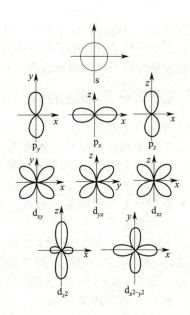

图 10-5　s、p、d 电子云的角度分布剖面图

s 轨道呈球形对称分布，p 轨道为哑铃型，d 轨道呈花瓣形。图 10-4 中的"+""—"是解方程的结果，表示该区域的波函数 ψ 为正值或负值，不要误以为它是带正电或负电。这些原子轨道的角度分布在化学键的形成中有着重要意义。

3. 磁量子数 m

角量子数 l 相同的电子具有确定的电子云形状，但在空间可以沿着不同的方向伸展，电子云在空间的伸展方向由磁量子数 m 决定。当 $l=0$ 时，$m=0$，即 s 亚层只有一个球形对称的 s 轨道，无方向性；当 $l=1$ 时，$m=0$，±1，说明 p 亚层有三个空间取向不同的原子轨道（p_x、p_y、p_z）；当 $l=2$ 时，$m=0$，±1，±2，说明 d 亚层有五个空间取向不同的原子轨道，参见图 10-4。

同一电子亚层中，即 l 相同的几个原子轨道能量是等同的，只是磁量子数 m 不同，这样的轨道称为等价轨道或简并轨道。这几个简并轨道的数目称为简并度。

4. 自旋量子数 m_s

原子中电子不仅绕核旋转，而且还绕着本身的轴做自旋运动，电子自旋运动的特征用自旋量子数 m_s 来描述。m_s 的取值只有两个，即 $+\frac{1}{2}$ 和 $-\frac{1}{2}$。+、-表示电子自旋的两种不同方向，即顺时针和逆时针方向，通常用向上和向下的箭头表示，即"↑"和"↓"。m_s 是不依赖于 n、l、m 三个量子数的独立量。

要全面描述电子的运动状态，必须用四个量子数 n、l、m 和 m_s。n、l、m 分别决定了电子离核的平均距离、轨道的形状和空间取向，即决定了电子的空间运动状态。m_s 决定了电子的自旋状态。

第二节　元素周期系

通过前面的讨论，已经了解了描述核外电子运动状态的波函数，那么核外电子是如何分布的呢？多电子原子核外电子的分布对元素的性质有着直接的影响，而多电子原子核外电子的分布规律又与原子轨道的能级高低有关。

一、多电子原子轨道的能级

美国著名化学家鲍林（L. Pauling）根据大量光谱实验数据以及理论计算结果指出，在氢原子中原子轨道能量只与 n 有关，与 l 无关；而在多电子原子中，轨道能量与 n 和 l 都有关。Pauling 用小圆圈代表原子轨道，按能量高低的顺序将其排列成近似能级图（图 10-6）。图中每一个方框中的几个轨道能量相近，称为一个能级组。这种能级组的划分与元素周期系划分七个周期是一致的，即元素周期系中元素划分为七个周期的本质原因是原子轨道的能量关系。

由图 10-6 可见：角量子数 l 相同的能级其能量由主量子数 n 决定，n 越大轨道能量越大，如 $E_{1s}<E_{2s}<E_{3s}<E_{4s}$。但主量子数 n 相同，角量子数 l 不同的能级，能量随 l 的增大而升高，如 $E_{ns}<E_{np}<E_{nd}<E_{nf}$，此现象称为"能级分裂"。当 n 和 l 都不相同时，还会出现"能级交错"现象，如 $E_{4s}<E_{3d}<E_{4p}$ 等。能级交错现象可用屏蔽效应和钻穿效应来解释。

原子轨道近似能级顺序可以用图 10-7 帮助掌握。图中按照原子轨道能量高低的顺序排列，下方的轨道能量低，上方的轨道能量高。用斜线贯穿各原子轨道，由下而上就得到近似

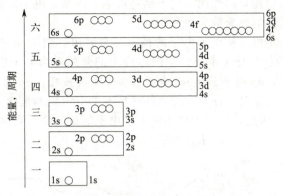

图 10-6 鲍林近似能级图

能级顺序。

（一）屏蔽效应

在多电子原子中，电子不仅受到原子核的吸引，而且电子与电子之间存在排斥作用。对某一指定电子而言，其余电子会抵消核电荷对该指定电子的吸引作用，这种抵消作用叫做屏蔽效应。屏蔽效应使核电荷减小的数值称为屏蔽常数，用符号 σ 表示。通常把电子实际上所受到的核电荷数称为有效核电荷数，用 Z^* 表示，则

$$Z^* = Z - \sigma$$

在原子中，如果屏蔽效应越大，则有效核电荷数就越小，因而电子具有的能量就越大。要计算原子填入轨道中某一电子的有效核电荷，必须知道屏蔽常数。屏蔽常数等于其余电子（屏蔽电子）对指定电子（被屏蔽电子）的屏蔽值（σ）之和，即 $\sigma = \sum \sigma_i$。每个电

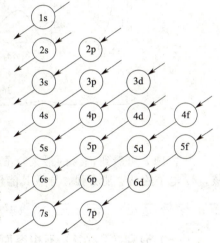

图 10-7 原子轨道近似能级顺序

子的屏蔽值是由光谱实验总结出来的。若被屏蔽的电子是 s 电子或 p 电子，同层又没有 d 或 f 电子，则 σ 值可简单取数如下：

外层每一个电子对内层被屏蔽电子的 $\sigma = 0$；

同层每一个电子对同层被屏蔽电子的 $\sigma = 0.35$（第一层电子之间的 $\sigma = 0.30$）；

$(n-1)$ 层每一个电子对 n 层被屏蔽电子的 $\sigma = 0.85$；

$(n-2)$ 层及其以内的各层的每一个电子，对 n 层被屏蔽电子的 $\sigma = 1.00$；

若被屏蔽的电子处于 nd 或 nf 轨道时，所有的内层电子对被屏蔽电子的屏蔽常数均为 $\sigma = 1.00$。

例如：对于钾原子，根据上述规则计算，如果最后一个电子填在 4s 上，则受到的有效核电荷数 $Z^* = Z - \sigma = 19 - (0.85 \times 8 + 1.00 \times 10) = 2.2$；若填在 3d 上，则受到的有效核电荷数 $Z^* = Z - \sigma = 19 - (1.00 \times 18) = 1.0$。

可见电子在 4s 上受到的有效核电荷数比 3d 上受到的大，所以 4s 能级较 3d 低，即 $E_{4s} < E_{3d}$。

（二）钻穿效应

从量子力学观点来看，电子可以出现在原子内任何位置上，因此，最外层电子有时也会出现在离核很近处，这就是说外层电子可钻入内电子壳层而更靠近核。这种电子渗入原子内部空间而更靠近核的本领称为钻穿。钻穿的结果降低了其他电子对它的屏蔽作用，起到了增

加有效核电荷、降低轨道能量的作用。电子钻穿得越靠近核,电子的能量越低。这种由电子钻穿而引起能量发生变化的现象称为 钻穿效应。

电子钻穿能力的大小可以从核外电子的径向分布看出。图 10-8 中电子云的径向分布函数 $D(r) = r^2 R^2(r)$,$D(r)$ 是在半径为 r 的球面上的薄球壳内电子出现的概率。由图 10-8 可看到,在同一主层中,ns 电子云比 np 电子云多一个近核峰,np 又比 nd 电子云多一个近核峰。峰离核越近,表明该电子在越靠近核的区域有部分出现的机会,或者说它们的钻穿能力大小是 ns>np>nd。因此,同一主层不同亚层电子能量的高低顺序是:

$$E_{ns} < E_{np} < E_{nd} < E_{nf}$$

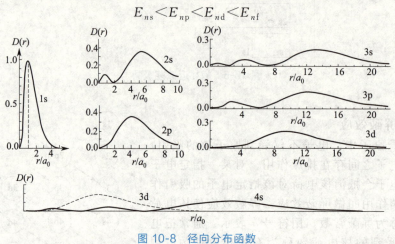

图 10-8 径向分布函数

由图 10-8 可看到,4s 的最大峰虽然比 3d 离核远,但它有三个小峰钻到 3d 峰内而靠近核,4s 电子的钻穿能力强,导致其能量低于 3d,出现 $E_{4s} < E_{3d}$ 的能级交错现象。

二、核外电子分布的三个原理

(一) 泡利(Pauli)不相容原理

在同一个原子中,不可能有四个量子数完全相同的两个电子。这一原理说明在同一原子中不可能有运动状态完全相同的电子。一个原子轨道由三个量子数 n、l 和 m 决定,对一个电子作完整的描述则还需要第四个量子数 m_s,而 m_s 仅有两个值,所以这一原理也可这样表达:同一个原子轨道最多能容纳 2 个自旋相反的电子。由此可以推算各能级或电子层中电子的最大容量(表 10-1)。若以 n 代表电子层号数,则每层电子最大容量为 $2n^2$。

表 10-1 量子数和原子轨道

n	l	亚层符号	m		轨道数		电子最大容量
1	0	1s	0	1	1	2	2
2	0	2s	0	1	4	2	8
	1	2p	0,±1	3		6	
3	0	3s	0	1	9	2	18
	1	3p	0,±1	3		6	
	2	3d	0,±1,±2	5		10	
4	0	4s	0	1	16	2	32
	1	4p	0,±1	3		6	
	2	4d	0,±1,±2	5		10	
	3	4f	0,±1,±2,±3	7		14	

（二）能量最低原理

在不违背泡利不相容原理的前提下，电子将尽可能优先占据能量最低的轨道，即电子按能级顺序由低到高排列。

（三）洪特（Hund）规则

电子在 n、l 都相同的轨道上分布时，总是尽可能分布在不同的轨道，并且自旋平行。这样的电子填入方式可使原子能量最低。

当能量相同的轨道处于全充满（如 p^6、d^{10}、f^{14}）、半充满（如 p^3、d^5、f^7）或全空（如 p^0、d^0、f^0）时，通常是比较稳定的。这也可以说是洪特规则的一个特例，实际上洪特规则也属于能量最低原理。

第三节 元素性质的周期性和原子结构的关系

一、原子核外电子分布式和外层电子分布式

根据上述原理和近似能级顺序，可以写出大多数元素原子核外电子的分布式。电子在核外的分布常称为电子构型。

例 10-1 写出 $_6$C、$_{22}$Ti、$_{24}$Cr、$_{26}$Fe、$_{30}$Zn 原子的核外电子分布式。

解： $_6$C 为 $1s^2 2s^2 2p^2$

$_{22}$Ti 为 $1s^2 2s^2 2p^6 3s^2 3p^6 3d^2 4s^2$

$_{24}$Cr 为 $1s^2 2s^2 2p^6 3s^2 3p^6 3d^5 4s^1$

$_{26}$Fe 为 $1s^2 2s^2 2p^6 3s^2 3p^6 3d^6 4s^2$

$_{30}$Zn 为 $1s^2 2s^2 2p^6 3s^2 3p^6 3d^{10} 4s^2$

书写原子核外电子分布式的几点说明。

（1）在书写电子分布式时，应把同一层各轨道排在一起写。如在填充电子时，由于能级交错，3d 能级高于 4s，即 4s 轨道先于 3d 轨道填充电子，但在最后书写时要把 3d 写在 4s 前面。因为 4s 轨道填充电子后，核和电子所组成的力场发生变化，4s 轨道能级升高，因此失去电子时，应先失去 4s 电子，后失去 3d 电子。

（2）对于原子序数较大的元素，其原子的电子构型常采用缩写方法，即将排布内层已达到稀有气体的电子结构部分用该稀有气体符号加上方括号表示，称为原子实。如 $_6$C 的电子构型可写为 [He]$2s^2 2p^2$，$_{22}$Ti 的电子构型可写为 [Ar]$3d^2 4s^2$。

（3）电子构型也可用轨道表示。用一个小圆圈或一根短线代表一个轨道，用一个箭头代表一个电子。

如 $_6$C 可写为：$\underset{1s}{\uparrow\downarrow} \quad \underset{2s}{\uparrow\downarrow} \quad \underset{2p}{\uparrow \quad \uparrow \quad \_}$

$_{24}$Cr 可写为：$\underset{3d}{\uparrow \quad \uparrow \quad \uparrow \quad \uparrow \quad \uparrow} \quad \underset{4s}{\uparrow}$

一般内层充满，用原子实表示，外层才是其特征轨道。

（4）表 10-2 列出了元素周期表中原子序数为 1~118 各元素原子的电子分布。可以看出尚有少数元素原子的电子层结构呈现例外，如 $_{41}$Nb、$_{44}$Ru、$_{57}$La 等，它们的电子构型既不符合鲍林能级图排布顺序也不符合半充满、全充满规则，实际上这是光谱实验事实。对于核

外电子分布，只要掌握一般分布规律，并尊重实验事实，注意少数例外即可。

表 10-2 原子中电子的分布

周期	原子序数	元素	电子构型	周期	原子序数	元素	电子构型
1	1	H	$1s^1$	5	49	In	$[Kr]4d^{10}5s^25p^1$
	2	He	$1s^2$		50	Sn	$[Kr]4d^{10}5s^25p^2$
2	3	Li	$[He]2s^1$		51	Sb	$[Kr]4d^{10}5s^25p^3$
	4	Be	$[He]2s^2$		52	Te	$[Kr]4d^{10}5s^25p^4$
	5	B	$[He]2s^22p^1$		53	I	$[Kr]4d^{10}5s^25p^5$
	6	C	$[He]2s^22p^2$		54	Xe	$[Kr]4d^{10}5s^25p^6$
	7	N	$[He]2s^22p^3$	6	55	Cs	$[Xe]6s^1$
	8	O	$[He]2s^22p^4$		56	Ba	$[Xe]6s^2$
	9	F	$[He]2s^22p^5$		57	La	$[Xe]5d^16s^2$
	10	Ne	$[He]2s^22p^6$		58	Ce	$[Xe]4f^15d^16s^2$
3	11	Na	$[Ne]3s^1$		59	Pr	$[Xe]4f^36s^2$
	12	Mg	$[Ne]3s^2$		60	Nd	$[Xe]4f^46s^2$
	13	Al	$[Ne]3s^23p^1$		61	Pm	$[Xe]4f^56s^2$
	14	Si	$[Ne]3s^23p^2$		62	Sm	$[Xe]4f^66s^2$
	15	P	$[Ne]3s^23p^3$		63	Eu	$[Xe]4f^76s^2$
	16	S	$[Ne]3s^23p^4$		64	Gd	$[Xe]4f^75d^16s^2$
	17	Cl	$[Ne]3s^23p^5$		65	Tb	$[Xe]4f^96s^2$
	18	Ar	$[Ne]3s^23p^6$		66	Dy	$[Xe]4f^{10}6s^2$
4	19	K	$[Ar]4s^1$		67	Ho	$[Xe]4f^{11}6s^2$
	20	Ca	$[Ar]4s^2$		68	Er	$[Xe]4f^{12}6s^2$
	21	Sc	$[Ar]3d^14s^2$		69	Tm	$[Xe]4f^{13}6s^2$
	22	Ti	$[Ar]3d^24s^2$		70	Yb	$[Xe]4f^{14}6s^2$
	23	V	$[Ar]3d^34s^2$		71	Lu	$[Xe]4f^{14}5d^16s^2$
	24	Cr	$[Ar]3d^44s^2$		72	Hf	$[Xe]4f^{14}5d^26s^2$
	25	Mn	$[Ar]3d^54s^2$		73	Ta	$[Xe]4f^{14}5d^36s^2$
	26	Fe	$[Ar]3d^64s^2$		74	W	$[Xe]4f^{14}5d^46s^2$
	27	Co	$[Ar]3d^74s^2$		75	Re	$[Xe]4f^{14}5d^56s^2$
	28	Ni	$[Ar]3d^84s^2$		76	Os	$[Xe]4f^{14}5d^66s^2$
	29	Cu	$[Ar]3d^94s^2$		77	Ir	$[Xe]4f^{14}5d^76s^2$
	30	Zn	$[Ar]3d^{10}4s^2$		78	Pt	$[Xe]4f^{14}5d^96s^1$
	31	Ga	$[Ar]3d^{10}4s^24p^1$		79	Au	$[Xe]4f^{14}5d^{10}6s^1$
	32	Ge	$[Ar]3d^{10}4s^24p^2$		80	Hg	$[Xe]4f^{14}5d^{10}6s^2$
	33	As	$[Ar]3d^{10}4s^24p^3$		81	Tl	$[Xe]4f^{14}5d^{10}6s^26p^1$
	34	Se	$[Ar]3d^{10}4s^24p^4$		82	Pb	$[Xe]4f^{14}5d^{10}6s^26p^2$
	35	Br	$[Ar]3d^{10}4s^24p^5$		83	Bi	$[Xe]4f^{14}5d^{10}6s^26p^3$
	36	Kr	$[Ar]3d^{10}4s^24p^6$		84	Po	$[Xe]4f^{14}5d^{10}6s^26p^4$
5	37	Rb	$[Kr]5s^1$		85	At	$[Xe]4f^{14}5d^{10}6s^26p^5$
	38	Sr	$[Kr]5s^2$		86	Rn	$[Xe]4f^{14}5d^{10}6s^26p^6$
	39	Y	$[Kr]4d^15s^2$	7	87	Fr	$[Rn]7s^1$
	40	Zr	$[Kr]4d^25s^2$		88	Ra	$[Rn]7s^2$
	41	Nb	$[Kr]4d^45s^1$		89	Ac	$[Rn]6d^17s^2$
	42	Mo	$[Kr]4d^55s^1$		90	Th	$[Rn]6d^27s^2$
	43	Tc	$[Kr]4d^55s^2$		91	Pa	$[Rn]5f^26d^17s^2$
	44	Ru	$[Kr]4d^75s^1$		92	U	$[Rn]5f^36d^17s^2$
	45	Rh	$[Kr]4d^85s^1$		93	Np	$[Rn]5f^46d^17s^2$
	46	Pd	$[Kr]4d^{10}$		94	Pu	$[Rn]5f^67s^2$
	47	Ag	$[Kr]4d^{10}5s^1$		95	Am	$[Rn]5f^77s^2$
	48	Cd	$[Kr]4d^{10}5s^2$		96	Cm	$[Rn]5f^76d^17s^2$

续表

周期	原子序数	元素	电子构型	周期	原子序数	元素	电子构型
7	97	Bk	$[Rn]5f^9 7s^2$	7	108	Hs	$[Rn]5f^{14}6d^6 7s^2$
	98	Cf	$[Rn]5f^{10} 7s^2$		109	Mt	$[Rn]5f^{14}6d^7 7s^2$
	99	Es	$[Rn]5f^{11} 7s^2$		110	Ds	$[Rn]5f^{14}6d^8 7s^2$
	100	Fm	$[Rn]5f^{12} 7s^2$		111	Rg	$[Rn]5f^{14}6d^9 7s^2$
	101	Md	$[Rn]5f^{13} 7s^2$		112	Cn	$[Rn]5f^{14}6d^{10} 7s^2$
	102	No	$[Rn]5f^{14} 7s^2$		113	Nh	$[Rn]5f^{14}6d^{10} 7s^2 7p^1$
	103	Lr	$[Rn]5f^{14}6d^1 7s^2$		114	Fl	$[Rn]5f^{14}6d^{10} 7s^2 7p^2$
	104	Rf	$[Rn]5f^{14}6d^2 7s^2$		115	Mc	$[Rn]5f^{14}6d^{10} 7s^2 7p^3$
	105	Db	$[Rn]5f^{14}6d^3 7s^2$		116	Lv	$[Rn]5f^{14}6d^{10} 7s^2 7p^4$
	106	Sg	$[Rn]5f^{14}6d^4 7s^2$		117	Ts	$[Rn]5f^{14}6d^{10} 7s^2 7p^5$
	107	Bh	$[Rn]5f^{14}6d^5 7s^2$		118	Og	$[Rn]5f^{14}6d^{10} 7s^2 7p^6$

由于化学反应中通常只涉及外层电子的改变，所以一般不必写出完整的电子分布式，只需写出外层电子分布式即可。外层电子分布式又称为外层电子构型，各族元素原子的外层电子构型见表 10-3。对于主族元素，其外层电子构型即为最外层电子分布式，如氯原子的外层电子构型为 $3s^2 3p^5$。而对于副族元素，则是最外层 s 电子和次外层 d 电子的分布式，如钛原子的外层电子构型为 $3d^2 4s^2$。可见，所谓原子的外层电子并不一定是最外层电子，而是指对物质性质有较明显影响的电子。

表 10-3 原子外层电子构型与周期系分区

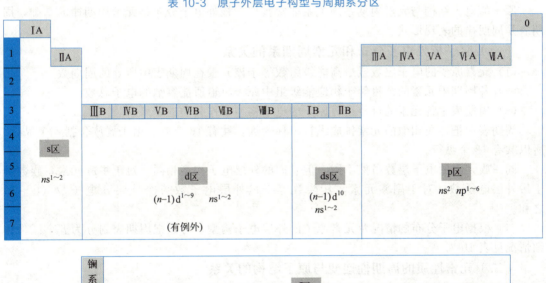

当原子失去电子而成为正离子时，一般是能量较高的最外层电子先失去，而且往往引起电子层数的减少。当原子得到电子成为负离子时，原子所得电子总是分布在它的最外层电子层上。因此，在书写离子的电子构型时，一般是先写出原子的电子构型，然后根据电子的得失加减电子。注意失电子顺序并不是原子中电子填充顺序的逆过程。

例 10-2 写出 Ti^{2+}、Fe^{2+}、Fe^{3+}、Cl^- 的电子排布式及外层电子构型。

解： 离子的电子分布式 　　　　　　　　　　　外层电子构型
Ti^{2+}　$1s^2 2s^2 2p^6 3s^2 3p^6 3d^2$　　　　　　　$3s^2 3p^6 3d^2$
Fe^{2+}　$1s^2 2s^2 2p^6 3s^2 3p^6 3d^6$　　　　　　　$3s^2 3p^6 3d^6$
Fe^{3+}　$1s^2 2s^2 2p^6 3s^2 3p^6 3d^5$　　　　　　　$3s^2 3p^6 3d^5$
Cl^-　　$1s^2 2s^2 2p^6 3s^2 3p^6$　　　　　　　　　$3s^2 3p^6$

根据离子的外层电子分布，离子的外层电子构型主要可分为 5 种类型（见表 10-4）。离子的外层电子构型直接影响离子的性质，例如：Fe^{3+} 比 Fe^{2+} 稳定，正是由于前者的外层电子构型处于半充满状态。

表 10-4　离子的外层电子构型

类型	外层电子构型	实例
2 电子构型	$1s^2$	Li^+，Be^+
8 电子构型	$ns^2 np^6$	Na^+，S^{2-}
9~17 电子构型	$ns^2 np^6 nd^{1\sim 9}$	Cu^{2+}，Mn^{2+}
18 电子构型	$ns^2 np^6 nd^{10}$	Zn^{2+}，Ag^+
18+2 电子构型	$(n-1)s^2(n-1)p^6(n-1)d^{10}4s^2$	Sn^{2+}，Pb^{2+}

二、多电子原子结构与周期系

原子的电子结构与元素周期系的关系非常密切。核外电子分布是元素周期律的基础，周期表是周期律的表现形式。

（一）原子核外电子分布和元素周期系的关系

（1）元素原子的电子层数或最高能级组数等于该元素在周期表中所处的周期数。
（2）各周期中元素的数目等于相应能级组中原子轨道所能容纳的电子总数。
（3）周期表中各元素的分族是对原子的电子构型所作分类的结果。

周期表中把性质相似的元素排成纵行，称为族，共有 16 个族。由于Ⅷ族包括三个纵行，所以共有 18 个纵行。

同一族元素的电子层数虽然不同，但它们的外层电子构型相同。对于主族元素，族数等于最外层电子数；对于副族元素，其族数等于最外层电子数与次外层 d 电子数（0~5）之和。

（4）根据电子分布的情况及元素原子的外层电子构型，可以把周期表划分为五个区，详细情况见表 10-3。

（二）元素性质的周期性递变与原子结构的关系

原子的电子层结构随核电荷数的增加而出现周期性变化，它导致原子的某些性质如原子半径、电离能、电子亲和能和电负性等的周期性变化，并进一步导致与之有关的元素的某些性质，如金属性、非金属性和化合价等呈现出周期性的变化。

1. 原子半径

由于电子云没有明显的界面，因此原子大小的概念是比较模糊不清的，但可以用物理量——原子半径近似描述。原子半径有共价半径、金属半径和范德华半径。如果一个元素的两个原子以共价单键结合时，两原子核间距的一半称为原子的共价半径（r_c）；金属晶体中相邻两原子核间距的一半称为金属半径；在稀有气体形成的单原子分子晶体中，分子间以范德华力相互联系，则两个同种原子核间距的一半称为范德华半径。原子半径大小主要取决于原子的有效核电荷数和核外电子层数。周期系中各元素的原子半径见表 10-5。

表 10-5　元素的原子半径　　　　　　　　　　　　　　　　　　　　　　单位：pm

H 37																	He 122
Li 152	Be 111											B 88	C 77	N 70	O 66	F 64	Ne 160
Na 186	Mg 160											Al 143	Si 117	P 110	S 104	Cl 99	Ar 191
K 227	Ca 197	Sc 161	Ti 145	V 132	Cr 125	Mn 124	Fe 124	Co 125	Ni 125	Cu 128	Zn 133	Ga 122	Ge 122	As 121	Se 117	Br 114	Kr 198
Rb 248	Sr 215	Y 181	Zr 160	Nb 143	Mo 136	Tc 136	Ru 133	Rh 135	Pd 138	Ag 144	Cd 149	In 163	Sn 141	Sb 141	Te 137	I 133	Xe 217
Cs 265	Ba 217	镧系	Hf 159	Ta 143	W 137	Re 137	Os 134	Ir 136	Pt 136	Au 144	Hg 160	Tl 170	Pb 175	Bi 155	Po 153	At 145	Rn 222

La 188	Ce 183	Pr 183	Nd 182	Pm 181	Sm 180	Eu 204	Gd 180	Tb 178	Dy 177	Ho 177	Er 176	Tm 175	Yb 194	Lu 172

可以看出，同周期内的主族元素从左到右原子半径明显减小，反映出金属性明显减弱，非金属性逐渐增强。过渡金属元素从左到右原子半径缩小的趋势不及主族元素明显，镧系元素从左到右，原子半径略有收缩，这是由于新增加的电子填入外数第三层上，对外层电子的屏蔽效应更强，外层电子受到的有效核电荷数增加得更少，因此半径增加得更慢。镧系收缩导致镧系以后的各元素与第五周期的同族元素原子半径非常接近，如 Zr 与 Hf、Nb 与 Ta、Mo 与 W 等，它们的化学性质极为相近，在自然界共生在一起，并且难以分离。

2. 元素的电离能与电子亲和能

在化学反应中，各元素原子将得到或失去电子使外层电子构型变成稳定的构型，其得失电子的能力可用电离能、电子亲和能来描述。

基态气态原子或离子失去一个电子所需要的最低能量叫第一电离能（I_1），其余类推。原子的第一电离能可作为原子失去电子难易程度的度量标准。电离能越大，表示原子失去电子越难，即金属性越弱。表 10-6 列出了各元素的第一电离能。

表 10-6　元素的第一电离能　　　　　　　　　　　　　　　　　　　单位：kJ·mol^{-1}

H 1311																	He 2372
Li 520.2	Be 899.4											B 800.6	C 1086	N 1402	O 1313	F 1680	Ne 2080
Na 495.8	Mg 737.9											Al 577.5	Si 786.4	P 1018	S 999.5	Cl 1251	Ar 1520
K 418.5	Ca 598.8	Sc 631	Ti 658	V 650	Cr 652.8	Mn 717.3	Fe 759.3	Co 758	Ni 736.6	Cu 745.4	Zn 906.3	Ga 578.8	Ge 762.1	As 946	Se 940.9	Br 1139	Kr 1350
Rb 403.0	Sr 549.5	Y 616	Zr 660	Nb 664	Mo 684.9	Tc 702	Ru 711	Rh 720	Pd 805	Ag 730.9	Cd 867.6	In 558.2	Sn 708.6	Sb 833.6	Te 869.2	I 1008	Xe 1170
Cs 356.4	Ba 502.9	镧系	Hf 642	Ta 743.1	W 768	Re 759.4	Os 840	Ir 878	Pt 868	Au 890.7	Hg 1007	Tl 589.1	Pb 715.5	Bi 703.2	Po 812	At 912	Rn 1037

La 538.1	Ce 528	Pr 523	Nd 530	Pm 536	Sm 549	Eu 546.7	Gd 592	Tb 564	Dy 571.9	Ho 581	Er 589	Tm 596.7	Yb 603.8	Lu 523.4

电子亲和能（E_A）是指元素的气态原子在基态得到一个电子成为一价气态负离子所放

出的能量。原子的第一电子亲和能可用来衡量原子获得一个电子的难易程度。表 10-7 列出了主族元素的电子亲和能。

表 10-7 主族元素的电子亲和能   单位：$kJ \cdot mol^{-1}$

H −72.7							He 48.2
Li −59.6	Be 48.2	B −26.7	C −121.9	N 6.75	O −141	F −328.0	Ne 115.8
Na −52.9	Mg 38.6	Al −42.5	Si −133.6	P −72.1	S −200.4	Cl −349.0	Ar 96.5
K −48.4	Ca 28.9	Ga −28.9	Ge −115.8	As −78.2	Se −195.0	Br −324.7	Kr 96.5
Rb −46.9	Sr 28.9	In −28.9	Sn −115.8	Sb −103.2	Te −190.2	I −295.1	Xe 77.2

3. 电负性

为了全面衡量分子中原子争夺电子的能力，鲍林于 1932 年提出了**电负性**的概念。**元素的电负性是指原子在分子中吸引电子的能力，用 χ 表示**。他指出氟的电负性为 4.0，并根据热化学数据比较各元素原子吸引电子的能力，得出其他元素的电负性，见表 10-8。显然，电负性越大，表示原子在分子中吸引电子的能力越强，即元素的非金属性增强，一般来说，金属元素的电负性小于 2.0，而非金属元素的电负性则大于 2.0（少数例外，如某些第Ⅷ族元素和 Au、Si 等）。

表 10-8 元素的电负性

H 2.1																
Li 1.0	Be 1.5											B 2.0	C 2.5	N 3.0	O 3.5	F 4.0
Na 0.9	Mg 1.2											Al 1.5	Si 1.8	P 2.1	S 2.5	Cl 3.0
K 0.8	Ca 1.0	Sc 1.3	Ti 1.5	V 1.6	Cr 1.6	Mn 1.5	Fe 1.8	Co 1.9	Ni 1.9	Cu 1.9	Zn 1.6	Ga 1.6	Ge 1.8	As 2.0	Se 2.4	Br 2.8
Rb 0.8	Sr 1.0	Y 1.2	Zr 1.4	Nb 1.6	Mo 1.8	Tc 1.9	Ru 2.2	Rh 2.2	Pd 2.2	Ag 1.9	Cd 1.7	In 1.7	Sn 1.8	Sb 1.9	Te 2.1	I 2.5
Cs 0.7	Ba 0.9	La~Lu 1.0~1.2	Hf 1.3	Ta 1.5	W 1.7	Re 1.9	Os 2.2	Ir 2.2	Pt 2.2	Au 2.4	Hg 1.9	Tl 1.8	Pb 1.9	Bi 1.9	Po 2.0	At 2.2
Fr 0.7	Ra 0.9	Ac~No 1.1~1.3														

4. 元素的氧化值

元素的氧化值表示化合物中各个原子所带的电荷（或形式电荷）数，该电荷数是假设把化合物中的成键电子都指定归于电负性更大的原子而求得。如 NaCl 分子中，Cl 的氧化值为 −1，Na 的氧化值为 +1。

元素所呈现的氧化值与原子的外电子层结构密切相关。元素参加化学反应时，原子常失去或获得电子以使其最外电子层结构达到 2、8 或 18 个电子的稳定结构。在化学反应中，参与化学键形成的电子称为价电子。元素的氧化值取决于价电子的数目，而价电子的数目则取决于原子的外电子层结构。

元素的最高氧化值等于价电子的总数。对于主族元素，次外电子层已经充满，所以最外层电子是价电子。主族元素最高氧化值从左到右逐渐升高，并等于该元素所属的族数。对于副族元素，除最外层电子外，未充满的次外层的 d 电子也是价电子，其价电子构型和最高氧化值见表 10-9。由于元素周期性地重复它的外电子层结构，因此最高正氧化值的变化也呈现周期性。

表 10-9　副族元素的价电子构型和最高氧化值

副族	ⅢB	ⅣB	ⅤB	ⅥB	ⅦB	ⅧB	ⅠB	ⅡB
价电子构型	$(n-1)d^1ns^2$	$(n-1)d^2ns^2$	$(n-1)d^3ns^2$	$(n-1)d^4ns^2$	$(n-1)d^5ns^2$	$(n-1)d^{6\sim8}ns^2$	$(n-1)d^{10}ns^1$	$(n-1)d^{10}ns^2$
最高氧化值	+3	+4	+5	+6	+7	+8	+1	+2

阅读材料

化学元素与人体健康

一、人体必需元素

化学元素组成了宇宙万物，人类也不例外。在人类的生命过程中，不断地与地球生物圈进行着以化学元素为基础的物质交换。在自然界存在的 90 多种元素中，目前在人体中可检出 80 多种。人体中总质量分数占 99.95% 以上的 11 种常量元素和 18 种微量元素，对于维持人体正常生理功能是不可缺少的，故称为生命必需元素或生物元素。

（一）常量生命元素与人体健康

在自然界中，构成生物体的 H、C、N、O、Na、Mg、P、S、Cl、K、Ca 11 种常量元素，位于周期表主族元素前 20 位。表 10-10 是按 11 种元素在人体内的质量分数从大到小排列，简述了这些元素在人体组织中的分布与功能。这些元素在人体内以不同的形式存在，其生物功能涉及生命活动的各个方面。H、C、N、O、P、S 6 种非金属元素是组成人体的最主要成分，它们是蛋白质、核酸、脂肪的主要构成元素，是生命活动的基础。Na、Mg、K、Ca 在周期表中彼此相邻，均以水合离子的形式存在于体内，对于维持细胞内外电解质平衡，维持体液的渗透压，保持神经和肌肉的正常生理机能起着重要作用。

表 10-10　人体内的常量元素

元素	在人体组织中的分布与功能
O	水、有机化合物的组成部分
C	有机化合物的组成部分
H	水、有机化合物的组成部分
N	有机化合物的组成部分
Na	骨骼、牙齿的主要成分，神经传导和肌肉收缩所必需
P	磷脂、磷蛋白的重要组成成分，生物合成与能量代谢所必需
S	各种蛋白质的组成成分
K	细胞内液中，维持渗透平衡和酸碱平衡
Na	细胞外液中，维持渗透平衡和酸碱平衡
Cl	细胞外液阴离子，作用同钾、钠
Mg	骨骼的成分，参加酶的激活

1. 磷和钙

钙是人体必需的重要元素，骨骼是钙的仓库，99%的钙存在于骨骼中。钙参加一切生命活动，它是血液凝结的激发剂，还具有维持组织，尤其是肌肉和神经正常反应的功能。人体缺钙易患多种疾病，抽筋是缺钙的典型表现。有些婴幼儿睡觉时，即使在室温并不高的情况下也会大量出汗（称盗汗），就是缺钙的表现。更年期的妇女，由于钙的流失，极易患骨质疏松等。缺钙也是引起高血压的原因之一。

必须学会科学补钙，首先要注意平时多摄入富含钙的食物。钙的吸收也很重要，补充维生素D可增加肠道对钙质的吸收。适当地增加户外运动，既可促进维生素D的合成，又可防止缺钙。人体中的含钙量是一定的，少了不行，多了也无益处，都会影响骨骼、肌肉和神经的正常功能。

磷也是骨骼和牙齿的重要组成元素。磷在体内以磷酸盐的形式存在时，起着维持体内正常酸碱度的作用；以磷脂的形式存在时，是糖和脂肪吸收和代谢过程中必需的物质。

2. 钾和钠

钾和钠是维持体内渗透平衡、酸碱平衡的重要元素，也是控制肌肉及神经细胞的应激性物质。当人体大量失水后，因缺钠会感到头晕、乏力，长期缺钠容易患心脏病，并可能导致低钠血症。但是，钠摄入过多又会导致血管平滑肌肿胀，使管腔变窄，阻力增大，从而引起高血压和导致心脏负担过重。

钾离子存在于细胞内液中，除参与许多细胞内酶的作用，还可以促进人体内钠及其他有害毒素的排泄。如果在饮食中以部分钾盐取代钠盐，对某些糖尿病患者、高血压患者大有好处。新鲜绿叶蔬菜、新鲜水果及豆类中富含钾，如果食物的烹调方式不当，致使青菜中的钾在煮、炒中丢失，会助长低钾血症和高血压的患病率。因而科学的饮食习惯、降低钠的摄入比例，对预防高血压有重要意义。

(二) 微量生命元素的功能

通常，把人体中质量分数低于0.01%的元素称为微量元素。人体内18种必需微量元素的含量虽然很低，但它们却有着重要的生理功能，表10-11介绍了18种微量元素在人体内的分布与功能。这些微量元素可作为酶的活性因子，参与激素和维生素的生理作用，参与常量元素的运载作用，维持核酸的正常代谢。微量元素生理功能的逐一发现，揭开了许多生命的奥秘，使过去难以理解的生命现象得到科学的解释，对这一领域的深入研究必将大大提高人类生命的质量。研究微量元素在生命过程中的作用以及微量元素与疾病关系的科学，是当今科学界引人瞩目的崭新领域，是当代生命科学活跃的前沿和趋向。

表 10-11 18 种微量元素在人体内的分布与功能

元素	在人体中的分布与功能
Fe	血红蛋白、细胞色素的组成部分，可输送氧气，缺铁会引起贫血
Zn	肌肉、骨骼等组织中，多种酶的活性中心
Cu	肌肉、骨骼和血液中，铜蛋白的组成成分，有助于铁的吸收、利用
V	脂肪组织中，且促进牙齿的矿化，缺钒引起骨骼畸形
Sn	脂肪、皮肤中，促进蛋白质及核酸反应，与黄素酶的活性有关
Mn	骨骼、肌肉等组织中，参与酶的激活
Ni	蛋白质的组成成分，参与酶的激活，与 DNA、RNA 的代谢有关
Mo	肝组织中，为黄嘌呤氧化酶等多种酶之必需，与铜、硫的代谢有关
Cr	肾、胰、皮肤等，促进葡萄糖的利用和胰岛素的作用，缺铬引起动脉粥样硬化和冠心病
Co	骨髓中，形成红细胞所必需的维生素 B_{12} 的组成成分

续表

元素	在人体中的分布与功能
Sr	骨骼、牙齿中,确定为必需元素较晚,其代谢功能与钙相似
F	骨骼、牙齿中,促进骨质生长
Br	肌肉组织中
As	头发、皮肤中,1975年后才确定为有益元素
Se	肌肉(心肌)组织中,谷胱甘肽过氧化物酶的重要组成成分
I	甲状腺的组成成分,对发育及物质代谢有重要作用
B	脑、肝、肾中,促进有机物运转和酶促反应,主要为植物生长所必需
Si	骨骼、淋巴结中,在骨形成初期所必需

1. 铁

铁是人类认识最早、人体内质量分数最高的微量元素,人体内含铁量为3~5g。铁的功能极为重要,它是血红蛋白、肌肉蛋白、细胞色素的组成成分,以 Fe^{2+} 与原卟啉形成的配合物形式存在,在体内参与氧气的运输、贮存及利用。缺铁会引起人贫血,免疫机制受损,抵抗力减弱,易发生感染。若体内含铁量过多,也会导致胰腺纤维化及功能不良,还会干扰体内铬的输送及导致色素代谢紊乱,致使皮肤呈棕黑色。此外,铁还是很多酶的活性中心。

2. 锌

在微量元素中,锌在人体内的质量分数仅低于铁,它是许多酶的活性中心,在人体内发现的含锌酶有100多种,锌参与体内大多数的新陈代谢过程。人体缺锌会引起锌酶的活性降低,引起有关的代谢紊乱。儿童缺锌会出现厌食、营养不良,并影响脑、心、胰和甲状腺的正常发育。缺锌可引起人体的免疫缺陷,增加易感染性,并可使生殖力下降、视力减退,身材矮小及侏儒症也与锌缺乏有关。目前,锌的测定已被列为临床生化检验项目。

3. 铜

在微量元素中,铜的质量分数位于第三位,大部分以结合状态的金属蛋白质和金属酶存在于肌肉、骨骼、肝脏和血液中。铜主要参与造血过程,对铁的代谢也具有重要作用。缺铜是引起缺铜性贫血、白化病的主要原因。铜还是体内一种重要的抗氧化剂超氧化物歧化酶(SOD)的重要组成部分。

4. 锰

锰主要以金属酶的形式存在,是多种酶的激活剂。锰对碳水化合物的新陈代谢具有重要作用。缺锰会影响骨骼的正常生长发育,导致骨骼畸形。缺锰也会使胰腺产生胰岛素的能力降低,还会引起智力低下、性功能障碍等疾病。

5. 碘

碘是合成甲状腺素的重要原料,甲状腺素是一种重要的激素,它能促进新陈代谢和人体发育。缺碘会出现甲状腺肿大,儿童缺碘会出现盗汗,成年人缺碘会出现全身乏力、肌肉痉挛、内分泌失调、神经系统紊乱、呆傻、骨质疏松、糖尿病、心脏病等一系列症状。世界上有若干地区存在着缺碘性地方病,其地区的居民大多患有"大脖子"病,就是单纯性的甲状腺病。防治碘缺乏症的最有效方法是长期服用加碘食盐,但是碘也不能摄入过量,过量也会发生碘中毒。

6. 硒

人类对硒的认识比较晚,硒是对人体健康极为重要的必需微量元素。硒是保护细胞膜的酶——谷胱甘肽过氧化物酶的必要组成部分,它对于免疫细胞吞噬病菌的能力也有重要作用，因而硒可以保护体内的细胞不受损害，维持细胞的正常功能。硒能抑制致癌性很强的过氧化物和自由基在体内的形成，从而抑制癌的发生和发展。因缺硒而引起的一种以心肌病变为主要表现的地方病——克山病，在我国已得到基本控制，这是我国医学研究的重要成果。

以上列举了几种必需微量元素，应该指出的是，"必需"和"非必需"的界限是相对的。随着检测手段和诊断方法的进步和完善，今天认为是非必需的元素，明天可能会发现它是必需的。即使是必需元素，也有一个最佳摄入量问题，过量和不足都不利于身体健康，过量时很可能对身体有害。

二、环境污染中对人体有害的元素

工业的发展和社会物质文明的进步，也给人类的生存环境带来污染，尤其是重金属污染来源十分广泛，其盐类不但非常稳定，而且还可通过食物链在生物体内富集，使人类的健康遭受很大危害。下面列举几种对人体有害的元素。

1. 镉

镉主要通过饮食和呼吸进入人体。甲壳类和动物肝、肾中镉的含量较高；河水若被污染，饮用水及污水灌溉中农作物，镉的含量较高；烟草易富集镉，吸烟者体内镉的平均含量往往高于不吸烟者。在人体中镉最先危害的器官是肾和肺，镉一旦被吸收后排出非常缓慢，它在人体内聚集使含巯基的酶失去活性而出现毒性，中毒的典型症状是骨痛病，患者的全身关节、骨骼痛不可忍，使人在疼痛中死去。生育期男女若吸收较多的镉，可引起核酸立体结构发生变化，使其生理功能受抑制或破坏。孕妇若受到镉的污染，则影响体内胎儿的健康成长。

2. 汞

汞及其大部分化合物均有剧毒。汞进入人体大约有三个途径：一是经饮食由消化道吸收；二是经呼吸由肺部吸收；三是由皮肤直接吸收。汞主要危害人类的神经系统和肾脏，它还能干扰核酸代谢的各个阶段，包括核酸的转译和复制能力，可引起染色体畸变。汞中毒可导致人肢体麻木，语言、听觉、视觉障碍，严重时可导致精神错乱，甚至死亡，汞蒸气还能通过脐带危害胎儿的生长。汞可在浮游生物、鱼、虾体内富集，通过生物链使人类中毒。例如，20世纪50年代日本九州熊本县水俣镇几百名儿童神经系统发育不全，或先天麻痹痴呆，或脑性瘫痪而死亡，就是儿童的父母食用了被汞污染的鱼类而造成的后果。

3. 铅

铅及其化合物对人体均有害，是危害儿童健康的头号环境因素，如含铅汽油造成的汽车尾气污染。铅主要通过呼吸道进入人体，在人体内主要分布于骨骼之中，其次分布在血液和肝、肾部位，铅与蛋白质的巯基结合而抑制酶的活性。过量的铅直接危害造血系统、心血管系统、神经系统和肾脏，对儿童智能产生不可逆的影响。

本章小结

量子力学认为，电子的运动具有与宏观物体完全不同的特征，它具有波动性和波粒二象性。薛定谔方程是电子的波动方程，它以波函数及其相应的能量来描述电子的运动状态，电子云是概率密度的形象化描述。

电子运动具有量子化的特征，n、l、m、m_s 4个量子数决定电子的运动状态，n 决定出现概率最大区域离核的远近以及能量高低，l 决定原子轨道的形状，n、l

两个量子数决定电子的能级，m 决定原子轨道在空间的伸展方向，n、l、m 决定一个原子轨道，m_s 决定电子的自旋方向。

原子轨道的角度分布图反映了角度波函数和方位角的关系，它与离核远近无关，其＋、－号反映波动性。径向分布函数图反映了概率和离核距离 r 的关系。

氢原子核外电子的能量仅由 n 决定，而多电子原子能量要引进一个屏蔽常数，因此与 l 也有关系。l 愈小，钻穿能力愈强，电子受到的屏蔽作用愈弱，能量愈低。根据能量最低原理、Pauli 不相容原理、Hund 规则可以写出基态原子的电子排布式。

元素周期表反映的周期律其内在因素是核外电子排布的周期性变化。

习题

1. 如何理解电子的波动性？它和电磁波有什么不同？
2. 写出下列各能级或轨道的名称。
   (1) $n=2$，$l=1$
   (2) $n=3$，$l=2$
   (3) $n=5$，$l=3$
   (4) $n=2$，$l=1$，$m=-1$
   (5) $n=4$，$l=0$，$m=0$
3. 氮的价层电子排布是 $2s^2 2p^3$，试用 4 个电子数分别表示每个电子的运动状态。
4. 判断下列说法是否正确，并说明原因。
   (1) 下列原子核外电子运动状态是不存在的：$n=2$，$l=3$，$m=2$，$m_s=1$。
   (2) 磁量子数为零的轨道都是 s 轨道。
   (3) 若原子中某一电子处于 $n=3$，$l=1$，$m=0$ 的状态，则该电子是 3s 电子。
   (4) p 轨道的角度分布图为"8"形，这表明电子是沿"8"轨道运动的。
   (5) 多电子原子轨道的能级只与主量子数 n 有关。
5. 写出原子序数为 12、25、33、47 的元素的电子分布式、外层电子构型、周期、分区、族数、最高化合价、未成对电子数。
6. 将下列原子按电负性降低的次序排列，并解释原因。
   As，F，S，Ca，Zn
7. 以下各亚层哪些可能存在？包含多少轨道？
   (1) 2s (2) 3f (3) 4p (4) 5d
8. 不参考元素周期表，试给出下列原子的电子排布式和未成对电子。
   (1) 第 4 周期的第七个元素；
   (2) 第 4 周期的稀有气体元素；
   (3) 原子序数为 38 的元素的最稳定离子；
   (4) 4p 轨道半充满的主族元素。

第十一章
配位化合物

 本章要求

▶ 1. 认知目标

复述配位化合物的基本概念。

▶ 2. 技能目标

识记配位平衡,并运用公式进行有关计算。复述配合物的价键理论要点。

▶ 3. 情感目标

将配位化学发展史上国内外科学家追求真知、热爱祖国、向往和平的一些励志故事融入配位化学的课堂教学中,对学生进行辩证唯物主义和爱国主义教育,培养学生实事求是的态度和科学创新的精神,树立正确的人生观和价值观。

配位化合物(coordination compound)简称配合物,是一类组成复杂,在理论上和应用上都十分重要的化合物,与生命科学的关系十分密切。许多配合物具有独特的生物活性,在生命过程中起到重要作用。人体中的必需微量元素大都是以配合物的形式存在和发挥生理作用的。许多重要的生物催化剂——酶,也是以金属配合物为活性中心。用于治疗和预防疾病的一些药物,有的本身就是配合物(如治疗癌症的顺铂),有的在体内形成配合物发挥其作用(如治疗重金属中毒的药物二巯基丙醇)。此外,在生化检验、环境监测及药物分析等领域,以配位反应为基础的分析方法也有着广泛的应用。本章着重介绍配位化合物的基本概念、价键理论、配位平衡和螯合物等基本知识。

———— 铊中毒及治疗 ————

1994年12月至1995年4月,某大学学生朱某患了一种罕见的疾病,生命垂危。病人先是胸闷、胃疼、恶心呕吐,接着又出现头发大把脱落、全身疼痛、视物模糊、面神经瘫痪、四肢感觉减退等病征,最后转入嗜睡状态,并出现中枢性呼吸障碍,陷入深度昏迷。直到1995年4月底,经北京市职业病卫生防治所的研究人员化验,确诊为铊中毒。之后在协和医院,医生用一种配合物——普鲁士蓝(六氰合亚铁(Ⅱ)酸铁钾,$KFe[Fe(CN)_6] \cdot H_2O$)拯救了患者的生命。

普鲁士蓝治疗铊中毒的原理是,铊能置换出 $KFe[Fe(CN)_6]$ 中的钾,生成不溶于水的 $TlFe[Fe(CN)_6]$,加速铊的排泄。

$$KFe[Fe(CN)_6] + Tl \longrightarrow TlFe[Fe(CN)_6] \downarrow + K^+$$

第一节 配位化合物的基本概念

一、配位化合物的定义

让我们观察这样一个实验：向浅蓝色的 $CuSO_4$ 溶液中加入氨水，开始有浅蓝色的 $Cu_2(OH)_2SO_4$ 沉淀生成，继续加入过量的氨水，则沉淀消失，变成深蓝色澄清溶液。将此溶液分成两份，一份中加入少量 $BaCl_2$ 溶液，立即有白色 $BaSO_4$ 沉淀生成，说明溶液中有大量 SO_4^{2-} 存在；另一份中加入少量 $NaOH$ 溶液，并没有 $Cu(OH)_2$ 沉淀产生，说明溶液中 Cu^{2+} 浓度很小，不足以与 OH^- 形成 $Cu(OH)_2$ 沉淀。这是因为加入过量氨水后，Cu^{2+} 与 NH_3 结合成了与简单 Cu^{2+} 性质不同的复杂离子 $[Cu(NH_3)_4]^{2+}$。经进一步研究确定，Cu^{2+} 与 NH_3 之间是以配位键结合的。$[Cu(NH_3)_4]SO_4$ 在水溶液中可解离成 $[Cu(NH_3)_4]^{2+}$ 和 SO_4^{2-}，说明它们之间是以离子键结合的。若向上述深蓝色溶液中加入乙醇，则可析出深蓝色晶体 $[Cu(NH_3)_4]SO_4 \cdot H_2O$。

类似的例子还有 $H[Pt(NH_3)Cl_3]$、$Na_3[AlF_6]$、$[Co(NH_3)_3Cl_3]$ 等，它们的晶体或溶液中含有难解离的复杂结构单元 $[Pt(NH_3)Cl_3]^-$、$[AlF_6]^{3-}$、$[Co(NH_3)_3Cl_3]$。化学上把这类由中心原子与一定数目的分子或阴离子以配位键结合而成的复杂的结构单元称为**配离子**（coordination ion）或**配位分子**。结构单元带电荷时称为配离子，如 $[Pt(NH_3)Cl_3]^-$、$[AlF_6]^{3-}$ 等；电中性时称为配位分子，如 $[Co(NH_3)_3Cl_3]$、$[Ni(CO)_4]$ 等。含有配离子的化合物和配位分子统称为**配位化合物**。

二、配位化合物的组成

以 $[Cu(NH_3)_4]SO_4$ 为例，讨论配合物的组成特点。

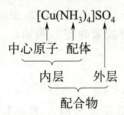

（一）中心原子

中心原子（central atom）位于配合物的中心，必须具有空的价层电子轨道，能接受孤对电子。常见的中心原子多为副族的金属离子或原子，其次外层 d 轨道多未充满，最外层 ns、np、nd 轨道多全空，价电子层有空轨道容纳更多的成键电子，有条件形成配位键，如 $[Cu(NH_3)_4]SO_4$ 中的 Cu^{2+} 和 $[Ni(CO)_4]$ 中的 Ni 原子等。少数高氧化态的非金属元素也可以作为配合物的中心原子，如 $[SiF_6]^{2-}$ 中的 Si^{4+} 和 $[BF_4]^-$ 中的 B^{3+} 等。

（二）配位原子与配位体

能提供孤对电子，并与中心原子形成配位键的原子称为**配位原子**（ligating atom）。常见配位原子多为周期表中ⅤA、ⅥA、ⅦA 三个主族的，电负性较大的非金属元素，如 C、O、S、N、F、Cl、Br、I 等。含有配位原子的中性分子或阴离子称为**配位体**（ligand），简称**配体**。配体分为单齿配体和多齿配体两类。只含有一个配位原子的配体为单齿配体（monodentate ligand），如卤素离子、NH_3、H_2O、CO（羰基）、CN^-（氰根）、SCN^-（硫氰酸根）、NCS^-（异硫氰酸根）、NO_2^-（硝基）、ONO^-（亚硝酸根）等；含有两个或两个以上配位原子的配体为多齿配体（polydentate ligand），如 $H_2NCH_2CH_2NH_2$（乙二胺，简写为 en）含两个配位原子（N 原子）、$(^-OOCH_2C)_2NCH_2CH_2N(CH_2COO^-)_2$（乙二胺四乙酸根，简写为 Y^{4-}）含有 6 个配位原子，分别为 2 齿、6 齿配体。有些配体虽然不止一个配位原子，但两个配位原子距离太近，只能选择其中一个与中心原子形成配位键，故仍为单齿配体，如 SCN^-。

（三）配位数

直接与中心原子以配位键结合的配位原子的数目称为中心原子的配位数（coordination number），从本质上讲，配位数就是中心原子与配体形成的配位键的数目。全部由单齿配体形成的配合物中，配体数等于配位数，若配体中有多齿配体，则形成的配合物中配位数不等于配体数。如在 $[Cu(en)_2]^{2+}$ 中，因为 en 是二齿配体，所以中心原子 Cu 的配位数是 4 而不是 2。表 11-1 列出某些金属离子常见的、较稳定的配位数。

表 11-1 金属离子的配位数

配位数	金属离子	实例
2	Cu^+、Ag^+、Au^+	$[Ag(NH_3)_2]^+$、$[Cu(CN)_2]^-$
4	Cu^{2+}、Zn^{2+}、Ni^{2+}、Pt^{2+}、Cd^{2+}、Co^{2+}、Sn^{2+}、Fe^{2+}、Pb^{2+}、Hg^{2+}、Al^{3+}、Fe^{3+}	$[Cu(NH_3)_4]^{2+}$、$[Zn(CN)_4]^{2-}$、$[HgI_4]^{2-}$、$[Pt(NH_3)_2Cl_2]^{2+}$
6	Fe^{2+}、Fe^{3+}、Ni^{2+}、Pt^{4+}、Cr^{3+}、Co^{2+}、Co^{3+}、Pb^{4+}、Al^{3+}	$[Co(NH_3)_3Cl_3]$、$[AlF_6]^{3-}$、$[Fe(CN)_6]^{3-}$、$[PtCl_6]^{2-}$、$[Ni(NH_3)_6]^{2+}$

（四）内层与外层

多数配位化合物都是由配离子和带相反电荷的简单离子组成，可以把配合物分为内层和外层两部分。中心原子与配体紧密结合的部分称为内层（inner sphere）也叫内界，是配合物的特征部分，用方括号括上。配离子以外的部分称为外层（outer sphere）也叫外界。内层与外层之间是以离子键结合的，在水溶液中的行为类似于强电解质。配位分子只有内层而没有外层。

（五）配离子的电荷

配离子电荷数等于中心原子与配体电荷数的代数和。因为配合物是电中性的，所以配离子的电荷也可以根据外界离子的电荷数来确定。例如，$[Cu(NH_3)_4]SO_4$ 和 $Na_3[AlF_6]$ 中配离子的电荷数分别为 +2 和 -3。

三、配位化合物的命名

配位化合物的命名分为俗名和系统命名两大类。本章主要讨论系统命名法。按照 IUPAC 的规定，配合物的命名服从一般无机化合物的命名基本原则。

（1）内外界顺序与一般无机物的命名原则相同。内界与外界之间按阴离子在前，阳离子在后的顺序，命名为"某化某""某酸某""氢氧化某"或"某酸"。

（2）内界中各物质的命名顺序为：配体数（汉字数字）—配体名称（不同配体间用中圆点分开）—"合"—中心原子名称—中心原子氧化值（罗马数字）。

（3）不同配体按下列原则排序：

① 若配离子中既有无机配体又有有机配体，则无机配体排列在前，有机配体排列在后。

② 若同时存在阴离子配体和中性分子配体，则先阴离子配体后中性分子配体。

③ 若都为同类配体，则按配位原子元素符号的英文字母的顺序排列。

④ 若同类配体中配位原子相同，配体中含原子的数目也相同，则按在结构式中与配位

原子相连的原子元素符号的英文字母顺序排列。

⑤ 若同类配体中配位原子相同，配体中含原子的数目不同，则将较少原子数的配体排在前面，较多原子数的配体排在后面。

命名举例：

$Na_3[AlF_6]$	六氟合铝(Ⅲ)酸钠
$H[Pt(NH_3)Cl_5]$	五氯·一氨合铂(Ⅳ)酸
$[Ni(NH_3)_4]SO_4$	硫酸四氨合镍(Ⅱ)
$[Cr(en)_2Cl_2]OH$	氢氧化二氯·二(乙二胺)合铬(Ⅲ)
$[Co(NH_3)_5H_2O]Cl_3$	氯化五氨·一水合钴(Ⅲ)
$K_3[Co(ONO)_3Cl_3]$	三氯·三(亚硝酸根)合钴(Ⅲ)酸钾
$[Pt(NH_3)_2NH_2NO_2]$	氨基·硝基·二氨合铂(Ⅱ)
$[Ag(CN)_2]^-$	二氰合银(Ⅰ)配离子

第二节 配位化合物的价键理论

配合物之所以显示出独特的性质，与中心原子和配位原子之间的特殊结合方式密切相关。为阐明这种结合力的本质，人们先后提出了配合物的电价理论、电子理论、价键理论、晶体场理论和配位场理论。本节重点研究价键理论，并用它解释配合物的某些性质，如配位数、几何构型、磁性等。

一、价键理论要点

1931 年 Pauling 把杂化轨道理论应用到配合物中，提出了配合物的**价键理论**（valence bond theory）。该理论的要点为：

(1) 配合物的中心原子与配位原子之间以配位键相结合。配体至少含一对孤对电子，中心原子必须具有能接受电子的空的价电子轨道，即配体提供孤对电子，填入中心原子的价电子空轨道，形成配位键。

(2) 在形成配位键时，中心原子提供的空轨道首先必须进行杂化。这些杂化轨道能量相等，且具有一定的方向性，与配位原子的孤对电子按一定的方向发生最大重叠成键，从而使配离子具有一定的空间构型，即中心原子的杂化方式决定配离子的配位数和空间构型，见表 11-2。

表 11-2 一些配合物杂化轨道与空间构型的关系

杂化类型	配合物类型	配位数	空间构型	实例
sp	外轨型	2	直线形	$[Au(CN)_2]^-$、$[Ag(NH_3)_2]^+$
sp^3	外轨型	4	正四面体形	$[ZnCl_4]^{2-}$、$[Ni(NH_3)_4]^{2+}$
dsp^2	内轨型	4	平面四边形	$[Pt(NH_3)_2Cl_2]$、$[Ni(CN)_4]^{2-}$
sp^3d^2	外轨型	6	正八面体形	$[FeF_6]^{3-}$、$[Ni(NH_3)_6]^{2+}$
d^2sp^3	内轨型	6	正八面体形	$[Fe(CN)_6]^{3-}$、$[Co(NH_3)_6]^{3+}$

(3) 中心原子除了提供外层 s 和 p 轨道参与杂化外，还可提供次外层的 d 轨道或最外层的 d 轨道进行杂化，从而形成 sp、sp^3、dsp^2、d^2sp^3、sp^3d^2 等杂化类型。中心原子空轨道进行杂化时，如果有次外层的 d 轨道参与，即由 $(n-1)d$、ns、np 轨道杂化成键，则所形成的配合物称为**内轨型配合物**（inner-orbital coordination compound），如 dsp^2、d^2sp^3。如果参与杂化的

全都是最外层轨道，即由 ns、np、nd 轨道杂化成键，则所形成的配合物称为外轨型配合物 (outer-orbital coordination compound)，如 sp、sp^3、sp^3d^2，因为 $(n-1)d$ 轨道比 nd 轨道能级低，故一般内轨型配合物比外轨型稳定。多数情况下，当中心原子 d 轨道的电子数为 1～3 时，往往形成内轨型配合物；d 轨道的电子数为 9～10 时，形成外轨型配合物；而 d 轨道的电子数为 4～8 时，既可能形成内轨型配合物也可能形成外轨型配合物。形成内轨型配合物时，中心原子 d 轨道进行 d 电子重排，以保证有空的次外层轨道参与杂化。电子重排所需要的能量，由形成配位键后释放的能量补偿。

价键理论可以解释配合物的某些性质，如配位数、几何构型、磁性等。

对于 d^4～d^8 的中心原子，若形成内轨型配合物，由于中心原子 d 电子重排，造成单电子数小于自由离子的单电子数，故磁性降低。相反，外轨型配合物中心原子 d 轨道的单电子数没有发生改变，故磁性不变。同一中心原子外轨型配合物磁矩较大，内轨型配合物磁矩较小。因此通过实验测定磁矩可以判断配合物是内轨型还是外轨型。磁矩（μ）与中心原子 d 轨道的单电子数（n）的关系可用下列经验公式表示：

$$\mu = \sqrt{n(n+2)}\mu_B \tag{11-1}$$

式中，μ_B 为玻尔磁子。分别测定自由离子和配合物的磁矩，确定各自的单电子数 n，若二者单电子数一致则为外轨型，不同则为内轨型。例如配离子 $[FeF_6]^{3-}$，实验测得磁矩为 $5.88\mu_B$，与根据上式 $n=5$ 时所计算出的磁矩理论值 $5.92\mu_B$ 接近，由此可推知 $[FeF_6]^{3-}$ 有 5 个单电子，与自由离子相同，属于外轨型配离子。又如 $[Fe(CN)_6]^{3-}$ 实验测得磁矩为 $2.25\mu_B$，与 $n=1$ 时所计算出的理论磁矩 $1.73\mu_B$ 接近，故 $[Fe(CN)_6]^{3-}$ 含有 1 个单电子，说明其 d 轨道电子发生了重排，属于内轨型配离子。

二、价键理论应用实例

下面运用价键理论讨论几个配离子形成的实例。

1. $[Ag(NH_3)_2]^+$

氧化值为 +1 的中心原子通常形成配位数为 2 的配合物，如 $[Au(CN)_2]^-$、$[Ag(NH_3)_2]^+$ 等。以 $[Ag(NH_3)_2]^+$ 为例，$_{47}Ag^+$ 的价电子构型为 $4d^{10}$，当它与 NH_3 分子形成 $[Ag(NH_3)_2]^+$ 时，Ag^+ 的 1 个 5s 空轨道和 1 个 5p 空轨道采取 sp 杂化，形成 2 个能量相同的 sp 杂化轨道，其空间伸展方向为直线形。每一个杂化轨道由 NH_3 中的 N 原子提供一对电子形成一个配位键，从而形成空间构型为直线形的配离子。无次外层轨道参与成键，属外轨型。其杂化形式如下所示：

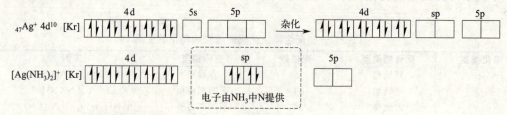

2. $[Ni(NH_3)_4]^{2+}$ 和 $[Ni(CN)_4]^{2-}$

$_{28}Ni^{2+}$ 的价电子构型为 $3d^8$，磁矩 $\mu = 2.83\mu_B$，有 2 个单电子。实验证明：$[Ni(NH_3)_4]^{2+}$ 的 $\mu = 2.83\mu_B$，电子未发生重排；$[Ni(CN)_4]^{2-}$ 的 $\mu = 0\mu_B$，发生了电子重排。这说明形成 4 配位化合物时中心原子 Ni^{2+} 有 2 种不同的杂化类型。

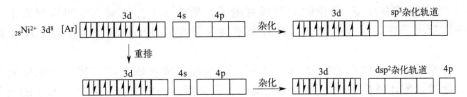

当它与 NH_3 分子形成 $[Ni(NH_3)_4]^{2+}$ 时,可提供 1 个 4s 和 3 个 4p 空轨道进行杂化,形成 4 个 sp^3 杂化轨道,4 个 NH_3 中的 N 原子提供 4 对孤对电子填入其中形成 4 个配位键,从而形成空间构型为正四面体形的配离子,属外轨型。

当 Ni^{2+} 与 CN^- 接近时,在 CN^- 的影响下,Ni^{2+} 次外层 d 电子发生重排,空出的 1 个 3d 轨道与 1 个 4s 轨道、2 个 4p 轨道进行杂化,形成 4 个能量相同的 dsp^2 杂化轨道。4 个 CN^- 中的 C 原子提供 4 对孤对电子填入 Ni^{2+} 的 4 个 dsp^2 杂化轨道形成配位键,从而形成空间构型为平面正方形的配离子,属内轨型。两种配离子的电子排布如下所示:

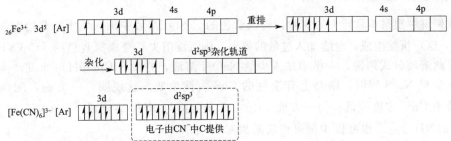

3. $[Fe(CN)_6]^{3-}$ 和 $[FeF_6]^{3-}$

$_{26}Fe^{3+}$ 的价层电子构型为 $3d^5$,磁矩 $\mu=5.92\mu_B$,说明有 5 个单电子。形成 6 配位化合物时有 2 种不同的杂化类型。

(1) $[Fe(CN)_6]^{3-}$ 的 $\mu=2.25\mu_B$,与 $n=1$ 时计算出的理论磁矩 $1.73\mu_B$ 接近,故 $[Fe(CN)_6]^{3-}$ 仅含有 1 个单电子,说明配体 CN^- 对中心原子 d 电子产生较强的排斥作用,致使其重排,空出 2 个 3d 轨道,进行 d^2sp^3 杂化,d^2sp^3 杂化轨道接受来自 CN^- 中 C 原子提供的 6 对孤对电子,形成 6 个配位键,空间构型为正八面体形。由于该配离子未成对电子数减少,故其磁矩减小,由于有内层 d 轨道参与杂化,故属内轨型。配离子的形成过程如下所示:

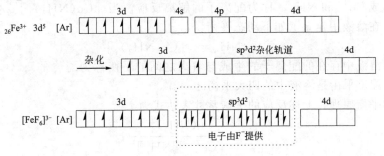

(2) $[FeF_6]^{3-}$ 的 $\mu=5.88\mu_B$,说明有 5 个单电子。由于配体 F^- 对中心原子 d 电子产生的排斥较小,d 电子不发生重排。其杂化过程如下所示:

sp^3d^2 杂化轨道接受 F^- 提供的 6 对孤对电子，形成 6 个配位键，空间构型为正八面体形。由于该配离子有 5 个成单电子，具有顺磁性，只有最外层轨道参与杂化，属外轨型配合物。

当中心原子 d 轨道的电子数为 4~8 个时，既可能形成内轨型配合物也可能形成外轨型配合物。此时，配体就成为决定配合物类型的主要因素。一般而言，若配位原子的电负性较大（如卤素原子和氧原子等），对孤对电子的约束力强，不易影响中心原子的 $(n-1)d$ 电子排布，则倾向于形成外轨型配合物，如 $[FeF_6]^{3-}$、$[Fe(H_2O)_6]^{3+}$ 都是外轨型配离子。若配位原子的电负性较小（如 CN^- 中的 C 原子、NO_2^- 中的 N 原子等），对孤对电子的约束力小，易于给出孤对电子，对中心原子 $(n-1)d$ 电子排斥较强，使中心原子 $(n-1)d$ 电子发生重排，空出 $(n-1)d$ 轨道，形成内轨型配合物，如 $[Fe(CN)_6]^{3-}$、$[Co(NO_2)_6]^{3-}$ 都是内轨型配离子。有些情况下，中心原子的氧化态也会影响配合物的类型。当中心原子处于高氧化态时，对配体的孤对电子吸引力大，使孤对电子更靠近而易于受到影响，则倾向于形成内轨型配合物。当中心原子处于低氧化态时，则倾向于形成外轨型配合物，如 $[Co(NH_3)_6]^{3+}$ 属内轨型配离子，而 $[Co(NH_3)_6]^{2+}$ 属外轨型配离子。

相对而言，在水溶液中 $[Fe(CN)_6]^{3-}$ 比 $[FeF_6]^{3-}$ 更难解离，这是因为一般情况下，内轨型配合物比外轨型更稳定。

价键理论成功地解释了配合物的空间构型、磁性及稳定性，但由于它仅考虑了中心原子的杂化情况，没有考虑配体与中心原子 d 轨道的相互作用，所以在应用时存在一定的局限性，如不能解释配离子的特征颜色、内轨型和外轨型配合物形成的原因以及空间构型变化等现象。

第三节　配位平衡

一、配离子的稳定常数

让我们继续观察本章开头的实验：向浅蓝色的 $CuSO_4$ 溶液中加入氨水，开始有浅蓝色的 $Cu_2(OH)_2SO_4$ 沉淀生成，继续加入过量的氨水，则沉淀消失，变成深蓝色的 $[Cu(NH_3)_4]^{2+}$ 溶液。将此溶液分成两份，一份中加入少量 NaOH 溶液，并没有 $Cu(OH)_2$ 沉淀产生；另一份中加入少量 Na_2S 溶液，则马上有黑色的 CuS 沉淀生成。这说明：一方面，配离子很稳定，溶液中 Cu^{2+} 浓度极低；另一方面，Cu^{2+} 并未全部与 NH_3 结合成 $[Cu(NH_3)_4]^{2+}$，或者说 $[Cu(NH_3)_4]^{2+}$ 也有极少量解离成游离 Cu^{2+} 和 NH_3。

也就是说，在配离子的溶液中，存在配离子生成和解离的两个相反过程，向 $CuSO_4$ 溶液中加入过量氨水，将有 $[Cu(NH_3)_4]^{2+}$ 配离子生成，称为配位反应，而 $[Cu(NH_3)_4]^{2+}$ 也可逆向解离成 Cu^{2+} 和 NH_3，称为配离子的解离反应。当 $[Cu(NH_3)_4]^{2+}$ 生成速率等于解离速率时，在溶液中建立了如下动态平衡：

$$Cu^{2+} + 4NH_3 \rightleftharpoons [Cu(NH_3)_4]^{2+}$$

这种在水溶液中存在的配离子的生成与解离之间的平衡称为**配位平衡**（coordination equilibrium）。配位平衡是溶液中的四大平衡之一。

依据化学平衡原理，上述反应的平衡常数表达式为

$$K_s = \frac{[Cu(NH_3)_4^{2+}]}{[Cu^{2+}][NH_3]^4}$$

同理，对于任意一个配位反应 $M + nL \rightleftharpoons ML_n$

$$K_s = \frac{[ML_n]}{[M][L]^n} \tag{11-2}$$

式中，$[M]$、$[L]$、$[ML_n]$ 分别为金属离子、配体及配离子平衡时的浓度；n 表示配体的数目；K_s 称为配位化合物的稳定常数（stability constant）。

配离子的生成与解离都是分步进行的，每一步都有逐级稳定常数。如 $[Cu(NH_3)_4]^{2+}$ 有 4 级稳定常数：

$$Cu^{2+} + NH_3 \xrightleftharpoons{K_{s_1}} [Cu(NH_3)]^{2+}$$

$$[Cu(NH_3)]^{2+} + NH_3 \xrightleftharpoons{K_{s_2}} [Cu(NH_3)_2]^{2+}$$

$$[Cu(NH_3)_2]^{2+} + NH_3 \xrightleftharpoons{K_{s_3}} [Cu(NH_3)_3]^{2+}$$

$$[Cu(NH_3)_3]^{2+} + NH_3 \xrightleftharpoons{K_{s_4}} [Cu(NH_3)_4]^{2+}$$

若将第一、二步相加，可得：

$$Cu^{2+} + 2NH_3 \rightleftharpoons [Cu(NH_3)_2]^{2+}$$

其平衡常数用 β_2 表示：

$$\beta_2 = \frac{[Cu(NH_3)_2^{2+}]}{[Cu^{2+}][NH_3]^2} = \frac{[Cu(NH_3)^{2+}]}{[Cu^{2+}][NH_3]} \times \frac{[Cu(NH_3)_2^{2+}]}{[Cu(NH_3)^{2+}][NH_3]} = K_{s_1} K_{s_2}$$

显然，

$$\beta_3 = K_{s_1} K_{s_2} K_{s_3}$$

$$\beta_n = K_{s_1} K_{s_2} K_{s_3} \cdots K_{s_n}$$

β_n 称为累积稳定常数。最后一级累积稳定常数与 K_s 相等。K_s 的数值很大，为方便起见，常用 $\lg K_s$ 表示。常见配合物的稳定常数见书后附录一。

K_s 的大小反映了配合物的稳定性。K_s 越大，配合物越稳定。配体数相同的配离子稳定性可以直接根据 K_s 的数值比较，如 $[Ag(NH_3)_2]^+$ 与 $[Ag(CN)_2]^-$ 的 K_s 分别为 1.12×10^7 及 1.26×10^{21}，在水溶液中 $[Ag(CN)_2]^-$ 远比 $[Ag(NH_3)_2]^+$ 稳定。当配体的数目不同时，必须通过计算，比较游离金属离子浓度才能判断配离子的稳定性。

例 11-1 已知 $[CuY]^{2-}$ 和 $[Cu(en)_2]^{2+}$ 的 K_s 值分别为 5.0×10^{18} 和 1.0×10^{21}，试判断哪种配离子更稳定。

解：$[CuY]^{2-}$ 和 $[Cu(en)_2]^{2+}$ 的配体数目不等，两者 K_s 值差别不是很大，所以不能直接根据 K_s 值的相对大小来判断其稳定性，而需要通过计算确定。

设两种配离子浓度均为 $0.1 \text{mol} \cdot L^{-1}$，平衡时有 $x_1 \text{mol} \cdot L^{-1}$ 的 $[CuY]^{2-}$ 解离及 $x_2 \text{mol} \cdot L^{-1}$ 的 $[Cu(en)_2]^{2+}$ 解离。

$$Cu^{2+} + Y^{4-} \rightleftharpoons [CuY]^{2-}$$

平衡浓度/$(\text{mol} \cdot L^{-1})$ x_1 x_1 $0.1 - x_1 \approx 0.1$

$$K_s = \frac{[CuY^{2-}]}{[Cu^{2+}][Y^{4-}]} = \frac{0.1}{x_1^2} = 5 \times 10^{18}$$

$$x_1 = 1.4 \times 10^{-10} (\text{mol} \cdot L^{-1})$$

在 $[Cu(en)_2]^{2+}$ 溶液中

$$Cu^{2+} + 2en \rightleftharpoons [Cu(en)_2]^{2+}$$

平衡浓度/(mol·L^{-1})　　　x_2　　$2x_2$　　$0.1-x_2 \approx 0.1$

$$K_s = \frac{[\text{Cu(en)}_2^{2+}]}{[\text{Cu}^{2+}][\text{en}]^2} = \frac{0.1}{4x_2^3} = 1.0 \times 10^{21}$$

$$x_2 = 2.9 \times 10^{-8} (\text{mol} \cdot \text{L}^{-1})$$

计算结果表明，$x_2 > x_1$，故 $[\text{CuY}]^{2-}$ 比 $[\text{Cu(en)}_2]^{2+}$ 更稳定。

二、配位平衡的移动

配位平衡与其他化学平衡一样，也是一个动态平衡，当外界条件改变时，平衡发生移动，从而改变配离子的稳定性。溶液的酸度、沉淀剂、氧化还原剂以及其他配体的存在，均可能导致配位平衡的移动或转化。

（一）溶液酸度的影响

1. 酸效应

配离子中许多配体都属于碱性物质，能接受 H^+，形成难解离的弱酸，造成了配位平衡与酸碱平衡的相互竞争。若配体的碱性较强，溶液酸度又较大时，配体与质子结合，使配离子解离，如在 $[\text{Cu(NH}_3)_4]^{2+}$ 溶液中加入盐酸，则 H^+ 与 $[\text{Cu(NH}_3)_4]^{2+}$ 中的 NH_3 结合，生成 NH_4^+ 而使配离子解离。

$$\begin{array}{c} M + L \rightleftharpoons ML \\ \Updownarrow H^+ \\ HL \end{array}$$

这种增大溶液 $[H^+]$ 而导致配离子解离的现象称为**酸效应**（acid effect）。溶液的酸度越高，配离子越不稳定；溶液的酸度一定时，配体的碱性越强，配离子越不稳定；配离子的 K_s 越大，抗酸能力越强。

2. 水解效应

配合物中的大多数中心原子是过渡金属离子，往往容易发生水解而使配位平衡向解离方向移动。如向 $[\text{FeF}_6]^{3-}$ 溶液中加入 NaOH，则 Fe^{3+} 发生水解，生成氢氧化物沉淀而使配离子解离。这种因金属离子与 OH^- 结合致使配离子解离的作用称为**水解效应**（hydrolytic effect）。溶液的碱性越强，越有利于中心原子的水解反应。

$$\begin{array}{c} M + L \rightleftharpoons ML \\ \Updownarrow n\text{OH}^- \\ M(\text{OH})_n \end{array}$$

综上所述，不管是酸效应还是水解效应，均不利于配离子的稳定性。为了保持配离子的相对稳定性，应综合考虑配离子的稳定常数、配体的碱性、中心原子氢氧化物的溶解度对配位平衡的影响。通常在不产生氢氧化物沉淀的基础上，适当提高溶液的 pH 值以保证配离子的稳定性。

（二）配位平衡与沉淀平衡的关系

若在 AgCl 沉淀中加入过量氨水，可使白色 AgCl 沉淀溶解生成无色透明的 $[\text{Ag(NH}_3)_2]^+$ 溶液。反之，若再向该溶液中加入 NaBr 溶液，则立即出现淡黄色 AgBr 沉淀，在沉淀中加入 CN^- 配体，又可使沉淀溶解，从而在溶液中建立了多重平衡：

$$Ag^+ \underset{Cl^-}{\rightleftharpoons} AgCl \underset{NH_3}{\rightleftharpoons} [Ag(NH_3)_2]^+ \underset{Br^-}{\rightleftharpoons} AgBr \underset{CN^-}{\rightleftharpoons} [Ag(CN)_2]^-$$

上述反应朝哪个方向移动，取决于沉淀剂 Cl^-、Br^- 与配体 NH_3、CN^- 争夺金属离子的能力。若 K_s 越大，K_{sp} 也越大，即配离子越稳定，沉淀的溶解度越大，则越易形成配离子，平衡朝生成配离子的方向移动；若 K_s 越小，K_{sp} 也越小，即配离子越不稳定，沉淀的溶解度越小，则越易形成沉淀，反应朝生成沉淀的方向移动。

例 11-2 在 100mL 含有过量氨的 $0.1\,mol\cdot L^{-1}$ $AgNO_3$ 溶液中，加入 $0.1\,mol\cdot L^{-1}$ NaCl 溶液 100mL 时，无 AgCl 生成，计算混合溶液中游离氨的浓度至少为多少。

解：查表得 $K_{sp}(AgCl)=1.77\times10^{-10}$，$K_s([Ag(NH_3)_2]^+)=1.1\times10^7$。

本例中沉淀平衡和配位平衡两种平衡同时存在，依题意，溶液中无 AgCl 生成，说明平衡偏向生成配离子一方：

$$AgCl(s)+2NH_3(aq) \rightleftharpoons [Ag(NH_3)_2]^+(aq)+Cl^-(aq)$$

反应的平衡常数为

$$K=\frac{[Ag(NH_3)_2^+][Cl^-]}{[NH_3]^2}=\frac{[Ag(NH_3)_2^+][Cl^-][Ag^+]}{[NH_3]^2[Ag^+]}$$

$$=K_s([Ag(NH_3)_2]^+)K_{sp}(AgCl)$$

$$=1.1\times10^7\times1.77\times10^{-10}=1.95\times10^{-3}$$

平衡时

$$[Cl^-]=0.05\,mol\cdot L^{-1}$$

$$[Ag^+]=K_{sp}/[Cl^-]$$

$$[Ag(NH_3)_2^+]=0.05-[Ag^+]\approx0.05\,(mol\cdot L^{-1})$$

所以

$$[NH_3]=\sqrt{\frac{[Ag(NH_3)_2^+][Cl^-]}{K}}=\sqrt{\frac{0.05\times0.05}{1.95\times10^{-3}}}=1.13\,(mol\cdot L^{-1})$$

计算表明，溶液中游离氨的浓度至少应为 $1.13\,mol\cdot L^{-1}$。

（三）配位平衡与氧化还原平衡的关系

当溶液中同时存在氧化还原平衡和配位平衡时，两种平衡可以互相转化。溶液中的氧化还原反应可以影响配位平衡，使配位平衡移动，配离子解离。另外，配位平衡也可以使氧化还原平衡改变方向。加入配位剂，使某种金属离子生成配离子，使游离的该金属离子的浓度减小，从而改变有关电对的电极电位，改变了金属的氧化还原能力，氧化还原反应会改变方向。

$$[FeCl_4]^- \rightleftharpoons Fe^{3+}+4Cl^- \qquad Fe^{3+}+I^- \rightleftharpoons Fe^{2+}+1/2\,I_2$$

$$+ \qquad\qquad\qquad\qquad\qquad +$$

$$I^- \qquad\qquad\qquad\qquad\qquad 6F^-$$

平衡移动方向 ↓ ↑ $\qquad\qquad\qquad$ 平衡移动方向 ↓

$$Fe^{2+}+1/2\,I_2 \qquad\qquad\qquad [FeF_6]^{3-}$$

如在 $[FeCl_4]^-$ 溶液中加入 I^-，将使配离子中的 Fe^{3+} 还原成 Fe^{2+}，配位平衡转化为氧化还原平衡，配离子被破坏。反过来，在上述例子中再加入 F^-，由于 F^- 能与 Fe^{3+} 形成比 $[FeCl_4]^-$ 更稳定的 $[FeF_6]^{3-}$，溶液中 Fe^{3+} 浓度大大降低，其氧化能力也大为降低，导致该反应逆向进行，氧化还原平衡转变为配位平衡。

例 11-3 试计算 $\varphi^{\ominus}([FeF_6]^{3-}/Fe^{2+})$，已知 $\varphi^{\ominus}(Fe^{3+}/Fe^{2+})=0.771V$，$[FeF_6]^{3-}$ 的 $\lg K_s = 15.77$。

解：
$$Fe^{3+} + 6F^- \rightleftharpoons [FeF_6]^{3-}$$

可改写为
$$Fe^{3+} + 6F^- + Fe^{2+} \rightleftharpoons [FeF_6]^{3-} + Fe^{2+}$$

拆分成两个氧化还原半反应：
$$Fe^{3+} + e^- \rightleftharpoons Fe^{2+}$$
$$[FeF_6]^{3-} + e^- \rightleftharpoons Fe^{2+} + 6F^-$$

由
$$\lg K^{\ominus} = \frac{nE^{\ominus}}{0.0592V}$$

而
$$K^{\ominus} = K_s([FeF_6]^{3-})$$
$$\lg K_s = \frac{n\{\varphi^{\ominus}(Fe^{3+}/Fe^{2+}) - \varphi^{\ominus}([FeF_6]^{3-}/Fe^{2+})\}}{0.0592V}$$

所以
$$\varphi^{\ominus}([FeF_6]^{3-}/Fe^{2+}) = \varphi^{\ominus}(Fe^{3+}/Fe^{2+}) - \frac{0.0592V}{n}\lg K_s$$
$$= 0.771 - 0.0592 \times 15.77 = -0.162(V)$$

通过计算说明生成配离子使 $[FeF_6]^{3-}/Fe^{2+}$ 电极电位低于 I_2/I^-，导致上述反应逆向进行，氧化还原平衡转变为配位平衡。

（四）其他配位平衡的影响

在某一配位平衡体系中，加入另一种能与中心原子配位的配位剂，或加入另一种能与该配体形成配离子的金属离子，配离子能否转化，取决于配离子的相对稳定性大小。如下例所示，对于金属离子 Zn^{2+} 和配体 NH_3 都分别涉及两个配位平衡，究竟平衡朝哪个方向移动，主要取决于 K_{s_1} 与 K_{s_2}、K_{s_1} 与 K_{s_3} 的相对大小。一般平衡总是向生成更稳定配离子的方向移动，而两种配离子的稳定常数相差越大，转化越完全。

$$
\begin{array}{ccc}
Zn^{2+} & + & 4NH_3 \xrightleftharpoons{K_{s_1}} [Zn(NH_3)_4]^{2+} \\
+ & & + \\
4CN^- & & Cu^{2+} \\
\Updownarrow K_{s_2} & & \Updownarrow K_{s_3} \\
[Zn(CN)_4]^{2-} & & [Cu(NH_3)_4]^{2+}
\end{array}
$$

例 11-4 已知 $[Ag(CN)_2]^-$ 和 $[Ag(NH_3)_2]^+$ 的 K_s 值分别为 1.3×10^{21} 及 1.1×10^7，试判断下列配位反应的方向。

$$[Ag(CN)_2]^- + 2NH_3 \rightleftharpoons [Ag(NH_3)_2]^+ + 2CN^-$$

解： 一般情况下，配位反应的方向可用反应的平衡常数大小来判断。若用 K_{s_1} 与 K_{s_2} 分别表示 $[Ag(CN)_2]^-$ 和 $[Ag(NH_3)_2]^+$ 的稳定常数，则

$$K = \frac{[Ag(NH_3)_2^+][CN^-]^2}{[Ag(CN)_2^-][NH_3]^2} = \frac{[Ag(NH_3)_2^+][CN^-]^2[Ag^+]}{[Ag(CN)_2^-][NH_3]^2[Ag^+]}$$

$$= \frac{K_{s_2}}{K_{s_1}} = \frac{1.1 \times 10^7}{1.3 \times 10^{21}} = 8.5 \times 10^{-15}$$

计算所得 K 值很小，说明反应强烈向左进行。

第四节 螯合物

一、螯合物与螯合剂

从图 11-1 看出：Cd^{2+} 可分别与甲胺、乙二胺生成配位数均为 4 的配合物，但是二者的稳定常数却相差很大。

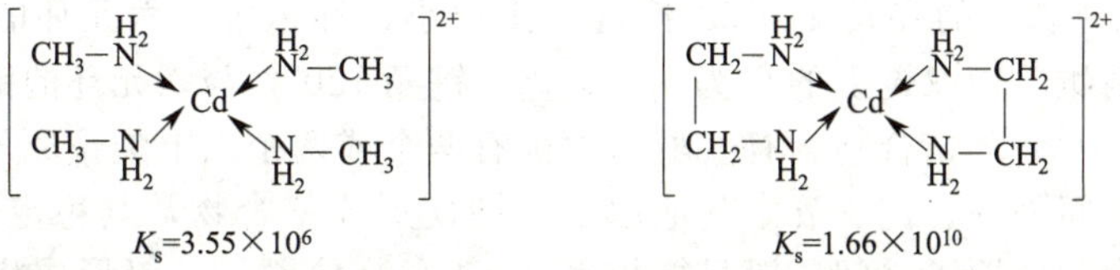

$$K_s = 3.55 \times 10^6 \qquad K_s = 1.66 \times 10^{10}$$

图 11-1 $[Cd(CH_3NH_2)_4]^{2+}$ 和 $[Cd(en)_2]^{2+}$ 的结构

它们的不同之处在于，甲胺为单齿配体，只形成普通配合物；乙二胺为双齿配体，en 中 2 个 N 原子各提供一对孤对电子与中心原子形成配位键，犹如螃蟹以双螯钳住中心原子，形成环状结构，将中心原子嵌在中间。这种中心原子与多齿配体形成的具有环状结构的配合物称为**螯合物**（chelate），螯合物具有特殊的稳定性。生成螯合物而使配合物稳定性大大增强的作用称为**螯合效应**（chelate effect）。能与中心原子形成螯合物的多齿配体称为**螯合剂**（chelating agent）。

螯合剂有以下特点：

(1) 螯合剂为多齿配体，即一个配体含有两个或两个以上参与配位的配位原子。

(2) 同一配体的两个配位原子之间相隔两个或三个其他原子，中心原子与配体间形成稳定的五元环或六元环。

对于以上所列举的 $[Cd(CH_3NH_2)_4]^{2+}$ 和 $[Cd(en)_2]^{2+}$，虽然它们的中心原子、配位原子相同，配位数相等，但由于在 $[Cd(en)_2]^{2+}$ 中形成了两个螯合环，其 K_s 为 1.66×10^{10}，远远大于 $[Cd(CH_3NH_2)_4]^{2+}$ 的 K_s（3.55×10^6）。螯合物与一般配合物的 lgK_s 值如表 11-3 所示。

表 11-3 螯合物与一般配合物的 lgK_s 值

螯合物	lgK_s	一般配合物	lgK_s
$[Cu(en)_2]^{2+}$	20.00	$[Cu(NH_3)_4]^{2+}$	13.32
$[Zn(en)_2]^{2+}$	10.83	$[Zn(NH_3)_4]^{2+}$	9.46
$[Cd(en)_2]^{2+}$	10.09	$[Cd(NH_3)_4]^{2+}$	6.56

常见的螯合剂大多是有机物，特别是具有氨基 N 和羧基 O 的一类氨羧螯合剂应用最广，如乙二胺四乙酸根可与多数金属形成有 5 个五元环的稳定性很高的螯合物，广泛应用于螯合滴定分析中。

螯合反应的动力主要来源于熵变。金属离子在水溶液中实际上是以水合离子的形式存在的，以 $[Cd(H_2O)_4]^{2+}$ 为例，当 Cd^{2+} 与 CH_3NH_2 形成普通配离子，每个配体只能取代出一个 H_2O，反应前后微粒数相等，熵变改变不大：

$$[Cd(H_2O)_4]^{2+} + 4CH_3NH_2 \Longleftrightarrow [Cd(CH_3NH_2)_4]^{2+} + 4H_2O$$

而在与多齿配体 en 形成螯合物时，1 个配体能取代出 2 个 H_2O：

$$[Cd(H_2O)_4]^{2+} + 2en \Longleftrightarrow [Cd(en)_2]^{2+} + 4H_2O$$

再如取代反应：

$$[Cd(CH_3NH_2)_4]^{2+} + 2en \rightleftharpoons [Cd(en)_2]^{2+} + 4CH_3NH_2$$

形成 $[Cd(en)_2]^{2+}$ 时，1 个 en 可取代 2 个 CH_3NH_2，反应后溶液中微粒数增加，混乱度增大，则化学反应的熵变增大，故螯合物具有特殊稳定性。

二、影响螯合物稳定性的因素

（一）螯合环的大小

螯合物的稳定性与螯合环的大小有关系，以五元环和六元环最稳定。五元环的键角为 108°，与 C sp^3 杂化轨道的夹角 109°28′ 接近，张力小，环稳定。六元环的键角为 120°，比较稳定，如乙酰丙酮共轭双键上的 C 为 sp^2 杂化，键角 120°，与六元环的键角相符，可与中心原子形成稳定的六元环螯合物。有些配体中虽有两个或两个以上配位原子，但由于两个配位原子间无相隔或间隔一、四、五个其他原子，即使形成螯合物，其稳定性也不高。所以，螯合剂中相邻两个配位原子之间一般只能相隔 2～3 个其他原子，以形成稳定的五元环或六元环螯合物。Ca^{2+} 与一些多齿配体形成螯合物的 lgK_s 如表 11-4 所示。

表 11-4　Ca^{2+} 与一些多齿配体形成螯合物的 lgK_s

配体	成环情况	lgK_s
乙二胺四乙酸根离子	5 个五元环	11.0
丙二胺四乙酸根离子	4 个五元环,1 个六元环	7.1
丁二胺四乙酸根离子	4 个五元环,1 个七元环	5.1
戊二胺四乙酸根离子	4 个五元环,1 个八元环	4.6

（二）螯合环的数目

螯合物的稳定性与螯合环的数目也有关。多齿配体中某个配位原子与中心原子结合后，其余的配位原子与中心原子结合的概率便增大。若其中有一配位键被破坏，多齿配体中其他配位原子仍与中心原子键合，使得被破坏的配位键较易恢复，所以螯合物特别稳定。螯合环的数目越多，中心原子脱离配体的概率越小，所以在可能的情况下形成的螯合环数目越多，稳定性越大，见表 11-5。

表 11-5　Cu^{2+} 与一些多齿配体形成螯合物的 lgK_s

中心原子	配体	配体数	螯合环数	lgK_s
Cu^{2+}	$H_2NCH_2CH_2NH_2$	1	1 个五元环	10.67
	$(H_2NCH_2CH_2)_2NH$	1	2 个五元环	15.9
	$H_2N(CH_2)_2NH(CH_2)_2NH(CH_2)_2NH_2$	1	3 个五元环	20.5

阅读材料

配合物与生命科学

配合物与生命科学的关系十分密切。金属元素是生物体不可缺少的组成部分，它们或参与代谢反应，或与生物分子形成具有生物活性的化合物。生命金属大多是与生物配体形成螯合物而存在于体内，并发挥重要作用。生物配体主要有蛋白质、聚核苷酸、卟啉类化合物等。

一、常见生物配体及其重要配合物

（一）卟啉类配合物

由金属离子与卟啉结合成的配合物统称为金属卟啉。卟啉类配合物的结构特征为：四个吡咯组成卟吩，卟啉是卟吩的衍生大环化合物，它们能够结合铁、镁和其他金属离子，形成四个氮原子共平面的配合物。主要起光合作用功能的叶绿素，是由 Mg^{2+} 与卟啉环形成的螯合物。血红素就是铁卟啉的总称。铁与原卟啉Ⅸ结合形成的血红素，是血红蛋白、肌红蛋白、细胞色素 P450 酶系、过氧化物酶和过氧化氢酶等的辅基。这些物质具有储存、运输氧以及传递电子等功能。

1. 血红蛋白

在体内血红蛋白主要用于运输氧气，其作用主要通过血红蛋白中的血红素来完成。血红素是由 Fe^{2+} 与卟啉环形成的高分子配合物。Fe^{2+} 配位数为 6，它与卟啉环中 4 个 N 原子及蛋白肽链中组氨酸咪唑基的 N 原子形成四方锥，而第六配位位置空着，可由 O_2 配位形成氧合血红蛋白，结构见图 11-2。载氧的血红蛋白随血液流动将氧气输送到机体的各部分。

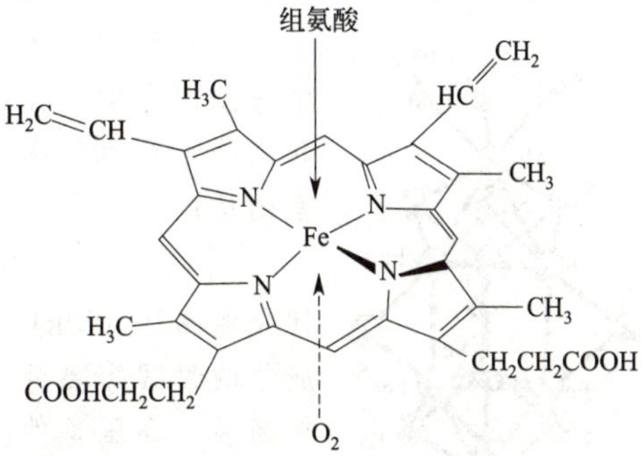

图 11-2 血红素的结构

除 O_2 外，CN^-、CO 以及含 S 的毒气也能与血红素中的 Fe^{2+} 结合，它们的结合力甚至更强，如 CO 的结合力是 O_2 的 240 倍，从而取代氧的位置，致使血液及组织供氧中断，导致死亡。

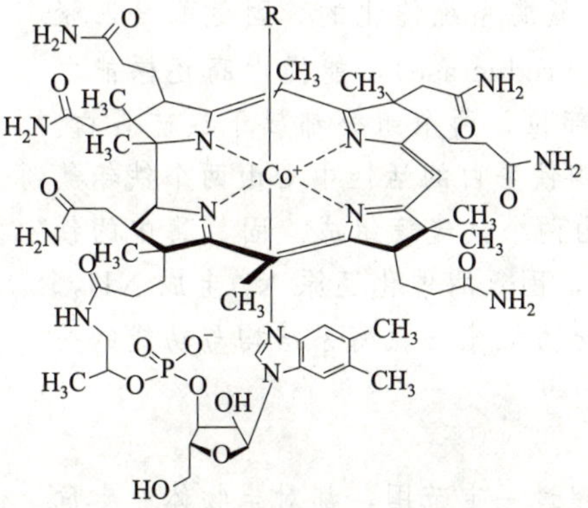

2. 维生素 B_{12}

维生素 B_{12} 也称钴胺素，是由 Co^{3+} 与卟啉环形成的大环配合物。它的结构如图 11-3 所示。维生素 B_{12} 主要由核苷酸和咕啉核两部分组成。中心原子 Co^{3+} 与咕啉大环上的 4 个吡咯 N 原子形成 4 个配位键，第五个配位原子是核苷酸中的咪唑基上的 N 原子，第六个配位位置用 R 表示，可以是 CN^-、—OH、—CH_3、—NO_2 及 5′-脱氧腺苷基团。维生素 B_{12} 具有抗恶性贫血的作用，对维持机体的正常生长和红细胞的产生有极其重要的作用，并能作为多种酶的辅因子，促进包括血红蛋白的合成、氨基

图 11-3 维生素 B_{12} 的结构

酸的代谢及生物合成等生化反应。

（二）核苷酸类配合物

核苷酸分子上的磷酸根和碱基上的 O 及 N 与金属配位，形成的配合物为核苷酸类配合物。三磷酸腺苷（ATP）的水解是个能量的释放过程，在生物体能量释放和利用的代谢过程中起到关键作用，是生物生命活动的直接能源物质。但在 ATP 的水解反应中 ATP 不能直接作为 ATP 酶的底物。而 ATP 与 Mg^{2+} 形成的配合物（见图 11-4）能作为 ATP 酶的底物，被 ATP 酶催化水解，产生能量，该反应对细胞内的信息传递和能量储存起着重要的作用。

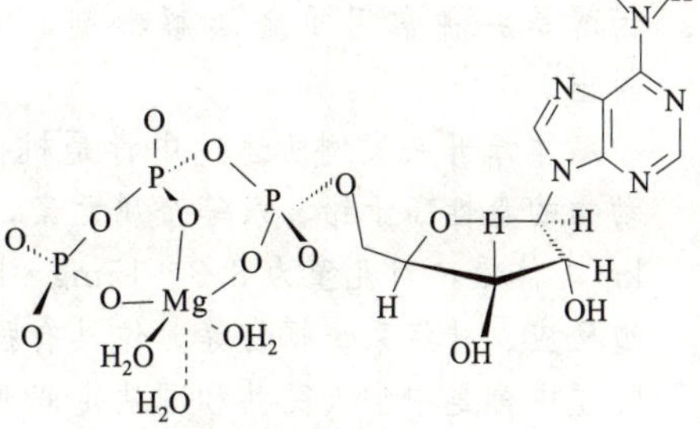

图 11-4 ATP 与 Mg^{2+} 形成的配合物

（三）金属酶

金属酶是一类具有催化功能的金属蛋白。按催化功能分为水解酶、氧化还原酶、异构酶等。金属离子往往与肽链上的配位原子如 N、S、O 等原子配位，构成了具有一定空间构型的金属酶的催化中心。该催化中心的空间构型接近于被催化底物反应的过渡态的形状。当金属酶与相应的底物结合后，就形成了底物-金属离子-酶的三元配合物，从而改变了底物的反应性，降低活化能，大大提高了反应速率。

氮是所有生物构建蛋白质和核酸所必需的。氮气在地球上非常普遍，在空气分子组分中占比超过 75%。然而处于氨和硝酸盐状态的可利用氮是非常少的。由于氮气十分稳定，将氮气还原为氨的反应

$$N_2(g) + 3H_2(g) \longrightarrow 2NH_3(g)$$

活化能高达 $420kJ \cdot mol^{-1}$，几乎是不可逾越的能垒，将氮气转化成氨的过程需要极端条件。工业上合成氨在催化剂的存在下还需要高温、高压条件。可是自然界进化出一种完全不同的更加精巧的合成路线，可以在常温常压下完成这一反应。这就是在固氮酶的催化作用下进行的生物固氮。固氮酶是固氮微生物体内所特有的酶。生物固氮过程可以用下面的反应式概括表示：

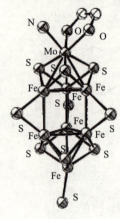

图 11-5　固氮酶中的铁钼簇

$$N_2 + 6H^+ + nMg\text{-}ATP + 6e^- \xrightarrow{\text{固氮酶}} 2NH_3 + nMg\text{-}ADP + nPi$$

这一过程是由极其复杂的固氮酶系统催化的。固氮酶是四聚体蛋白质，包括两个功能部分：一个称为还原酶（reductase），能提供高还原能电子；另一个称为固氮酶，是底物配合还原的活性部位。两个组分都属于铁硫蛋白。固氮酶组分还含有 1 个钼原子，又称钼铁蛋白。钼铁蛋白的活性中心由两个铁钼簇及两个铁硫簇（P 簇）组成，铁蛋白的活性中心由两个铁硫簇组成。固氮酶中的铁钼簇如图 11-5 所示。靠着这两种蛋白的协同作用，固氮酶催化还原 N_2 生成 NH_3。目前固氮酶系催化机理尚不完全清楚，科学家正努力探索固氮酶系结构与功能的关系，以求揭开生物固氮的奥秘。

二、配合物的解毒作用

不管是生命必需金属还是有毒金属，其含量超过一定范围，都对生物体产生危害，这就提出过量元素或有毒元素的排除问题。金属离子的排除主要通过肾脏进行，而以配离子形式的清除率较高。所以当金属中毒时，常服用一些螯合剂类的药物，使金属离子顺利排除。例如枸橼酸钠能溶解因铅中毒而积存在骨骼内的磷酸铅，并与铅形成稳定的螯合物，所以能迅速减轻铅中毒的症状，促进体内的铅排除。Ca-EDTA 是排除体内 U、Th、Pu、Sr 等放射性元素的高效解毒剂。二巯基丙醇是一种常用重金属解毒剂，它能与砷、汞、锑等离子形成螯合物并从尿中排出。

本章开头案例所述铊中毒是机体摄入含铊化合物后产生的中毒反应。铊对哺乳动物的毒性高于铅、汞等金属元素，与砷相当，其对成人的最小致死剂量为 $12mg \cdot kg^{-1}$ 体重，对儿童为 $8.8 \sim 15mg \cdot kg^{-1}$ 体重。铊中毒的典型症状有毛发脱落、胃肠道反应、神经系统损伤等。铊具有强蓄积性毒性，可以对患者造成永久性损害。职业性铊中毒是中华人民共和国法定职业病。

铊的毒性反应机理是多方面的，大多和它与生物分子形成配合物有关。目前已知的包括：铊离子与蛋白质中的巯基结合，形成螯合物，致使其失去生理活性，如

与线粒体中相关蛋白质结合，导致氧化磷酸化解偶联，干扰机体的能量代谢；铊与角蛋白中的巯基结合，影响角蛋白的合成，导致脱发和米氏纹的产生；铊与核黄素结合成配合物，干扰生物氧化的过程，引起周围神经炎；+1价铊离子在生物体内会与钾离子发生竞争，影响有钾离子参与的生理活动如神经冲动的传导等；铊还会干扰DNA的合成并抑制有丝分裂。

对于铊中毒至今仍没有非常理想的治疗药物，基本的治疗原则是脱离接触，阻断吸收，加速排泄。临床上常用金属配合剂如普鲁士蓝、含巯基化合物二巯基丙磺酸钠、硫代硫酸钠等药物促进铊离子排泄，其中普鲁士蓝效果最好。此外还有口服氯化钾溶液促进铊经肾代谢，使用利尿药加速铊排泄，使用血液灌流疗法在体外吸附清除铊离子等。

三、抗癌药物

金属抗癌剂的研究是一个方兴未艾的领域。目前临床上常用的抗癌药物不少是金属配位化合物，铂、钛、钌、锡等金属配合物已经或正在成为抗癌新药，如顺铂、卡铂、金属茂类化合物、有机锡配合物等。金属铂类化合物是目前应用较为广泛的一类抗癌药物，其抗癌机制一般是通过破坏癌细胞膜结构或直接与癌细胞DNA作用来实现的。

顺铂[cisplatin，顺-二氯·二氨合铂（Ⅱ），$Pt(NH_3)_2Cl_2$]，是人类发现的第一个具有广谱抗癌作用的配合物。现在仍然在临床上广泛应用于治疗膀胱癌、卵巢癌、前列腺癌、直肠癌等。其抗癌机制是通过破坏癌细胞膜结构或直接与癌细胞DNA作用来实现的。一方面，它与癌细胞膜上脂质体相互结合引起膜组织构象改变，导致膜通透性增加和流动性下降，从而造成癌细胞的损伤；另一方面，在pH为7.4的生理条件下，顺铂将迅速发生水解反应，其水合取代物将与细胞核DNA碱基中嘌呤氮原子和DNA链内或链间的其他碱基氮配位，引起交联（cross-linking），直接影响癌细胞DNA合成，阻碍DNA复制，抑制细胞的有丝分裂。

金属抗癌药物的研究是生物无机化学的一个典型课题，其研究内容涉及无机化学、生物化学、医学、药学等各个领域。高效、广谱、低毒的金属抗癌药物的筛选及其作用机理研究仍是当前亟须解决的关键问题。

四、螯合物在生物分析中的应用

金属配合物在分析化学中得到广泛应用。以配位反应为基础的分析方法广泛应用在生化检验、环境监测及药物分析等领域。在此简要介绍金属钌配合物电致化学发光在分析化学方面的应用。

电致化学发光（electrochemiluminescence，ECL）是将电能转化为辐射能，在一定的电位下，在电极表面通过电子传递反应形成激发态，当激发态的分子回到基态时发射光子而产生的一种发光现象。在ECL中应用较多的发光试剂是三(2,2′-联吡啶)合钌(Ⅱ)（$[Ru(bpy)_3]^{2+}$），如图11-6所示。它具有水溶性好、稳定性强、发光效率高等优点，已应用到胺类、醇类、肽、DNA等物质的分析测定以及机理研究、发光器件的研制等诸多领域。钌螯合物作为标记物的电致化学发光免疫测定（electrochemiluminescence immunoassay，ECLIA），正越来越多地应用于生物分析领域，为生物大分子的检测提供了一种全新的手段。这种技术是利用化学发光剂$[Ru(bpy)_3]^{2+}$作为标记物标记抗体或抗原而形成稳定的复合物，当这种复合物与被检测物中对应的抗原或抗体结合

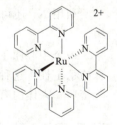

图11-6 $[Ru(bpy)_3]^{2+}$的结构

后，在加电电极的作用下激发出特异的光，根据发光强度对被测抗原或抗体进行定性或定量分析。与荧光、放射和酶联等传统的免疫技术相比，ECLIA 除高灵敏度、高特异性之外，还具有无放射性辐射危害、线性范围宽、稳定性好、操作简便快速等优点，正越来越多地应用于肿瘤或病毒蛋白质、核酸以及激素等生物分子的分析检测。

本章小结

配位化合物的主要特征是具有中心原子与一定数目的配体以配位键结合的配离子（或配位分子）。配合物的一般组成为：

$$配合物 \begin{cases} 内层 \begin{cases} 中心原子 \\ 配体 \end{cases} 配位键 \\ 外层 \end{cases} 离子键$$

配合物的命名采用系统命名法，内层与外层之间服从普通无机物的命名原则，称为"某化某""某酸某"或"某酸"，内层的命名顺序为：

配体数＋配体名称＋"合"＋中心原子名称（中心原子氧化值）

配合物的价键理论揭示了中心原子和配位原子之间的特殊结合力的本质。价键理论认为，配合物的中心原子与配位原子之间以配位键相结合。配体提供孤对电子，填入中心原子的价电子空轨道，形成配位键。中心原子提供的空轨道在成键时必须首先进行杂化。这些杂化轨道具有一定的方向性，从而决定了配离子的空间构型。中心原子空轨道进行杂化时，如果有次外层的 d 轨道参与，则所形成的配合物称为内轨型配合物；如果参与杂化的全都是最外层轨道，则所形成的配合物称为外轨型配合物，因为 $(n-1)d$ 轨道比 nd 轨道能级低，故一般内轨型配合物比外轨型稳定。

配离子在水溶液中的生成与解离平衡称为配位平衡。配位平衡常数也叫配离子的稳定常数 K_s。K_s 是配离子在水溶液中稳定性的量度，K_s 越大配离子越稳定。改变溶液的 pH、加入沉淀剂、加入另一种配体或发生氧化还原反应都可能使配位平衡发生移动，反之，生成配合物也可以使沉淀溶解或者改变氧化还原反应的方向。

利用 K_s 还可以计算配离子溶液的有关浓度以及判断配位反应进行的方向和限度。

一个中心原子和多齿配体可形成环状螯合物。螯合环的形成使螯合物具有特殊的稳定性，这种作用称为螯合效应。螯合物与生物化学、医学、药学的关系十分密切。人体内有多种具有重要生理功能的螯合物。

习题

1. 指出下列配合物的中心原子、配体、配位原子和配位数，并加以命名。

(1) $K_4[Fe(CN)_6]$ (2) $[Cu(en)_2]SO_4$ (3) $[Pt(NH_3)_2Cl_2]$

(4) $[Al(OH)_4]^-$ (5) $[Cr(H_2O)_4Br_2]Br$ (6) $Na_3[Ag(S_2O_3)_2]$

(7) $[Pt(NH_3)_4(NO_2)Cl]$ (8) $[Co(NH_3)_3(H_2O)Cl_2]^+$

2. 写出下列各配合物的化学式。
(1) 六氯合铂酸（Ⅳ）钾　　　　　　(2) 四氯合铂（Ⅱ）酸四氨合铜（Ⅱ）
(3) 四氰合镍（Ⅱ）离子　　　　　　(4) 二氯·四（硫氰酸根）合铬（Ⅲ）酸铵

3. 下列配合物中，配位数最大的是（　　）。
A. $[CaY]^{2-}$　　　B. $[Cu(en)_2]^{2+}$　　　C. $[Zn(NH_3)_4]^{2+}$　　　D. $[Ag(CN)_2]^-$

4. 指出下列说法的对错。
(1) 配合物全是由配离子和外界离子组成的。
(2) 配合物中心原子的配位数等于配体的数目。
(3) 配离子的电荷数等于中心原子的电荷数。
(4) 外轨型配合物的磁矩一定大于内轨型配合物。

5. 如向含有 Fe^{3+} 的溶液中加入 KSCN，则生成 $[Fe(SCN)_6]^{3-}$ 而使溶液显血红色，将 KSCN 溶液加入下列溶液中能否显血红色？说明原因。
(1) $Fe_2(SO_4)_3$ 溶液　　　　　　(2) $K_3[Fe(CN)_6]$ 溶液

6. 用 H_2O 和 Cl^- 作配体，写出符合下列条件的 Ni^{2+} 的配合物的化学式：
(1) 非电解质八面体形配合物；
(2) 与同浓度 NaCl 溶液等渗的平面四边形配合物。

7. 已知 $[PdCl_4]^{2-}$ 为平面四边形结构，$[Cd(CN)_4]^{2-}$ 为四面体形结构，根据价键理论分析它们的成键杂化轨道，并指出配离子是顺磁性还是反磁性。

8. 根据实测磁矩，推断下列配合物的空间构型，并指出是内轨型还是外轨型配合物。
(1) $[Co(en)_3]^{2+}$　　$3.82\mu_B$；(2) $[Fe(C_2O_4)_3]^{3-}$　　$5.75\mu_B$；(3) $[Co(en)_2Cl_2]Cl$　　$0\mu_B$

9. 通过计算平衡常数，判断下列反应进行的方向，指出哪个正向进行得最完全。
(1) $2[Ag(CN)_2]^- + S^{2-} \rightleftharpoons Ag_2S + 4CN^-$
(2) $[Cu(en)_2]^{2+} + Y^{4-} \rightleftharpoons CuY^{2-} + 2en$
(3) $[Cu(NH_3)_4]^{2+} + 4H^+ \rightleftharpoons Cu^{2+} + 4NH_4^+$

10. 解释下列现象：AgCl 沉淀溶于氨水，再加入 HNO_3 酸化，则又有 AgCl 沉淀析出。

11. 向 50.0mL $0.100mol \cdot L^{-1}$ $AgNO_3$ 溶液中加入质量分数为 18.3%（$\rho = 0.929 kg \cdot L^{-1}$）的氨水 30.0mL，然后用水稀释至 100mL。
(1) 求溶液中 Ag^+、$[Ag(NH_3)_2]^+$、NH_3 的浓度；
(2) 加入 $0.100 mol \cdot L^{-1}$ KCl 溶液 10.0mL 时，是否有 AgCl 沉淀生成？欲阻止 AgCl 沉淀生成，原溶液中 NH_3 的最低浓度应为多少？

12. 已知 $\varphi^{\ominus}(Ag^+/Ag) = 0.7996V$，$[Ag(NH_3)_2]^+$ 的 $K_s = 1.1 \times 10^7$，求 $[Ag(NH_3)_2]^+/Ag$ 电对的标准电极电位。

第十二章
有机化学概述

本章要求

▶ 1. 认知目标

解释 C、N、O 杂化的类型及特点;识别有机化合物的结构和分类。

▶ 2. 技能目标

比较元素的电负性顺序,判断共价键的性质和断裂方式;解释分子间作用力和分子轨道理论。

▶ 3. 情感目标

通过有机化学反应的实质,使学生学会辩证法分析问题;联系社会生活、科学研究前沿,使学生认识到有机化学来源于生活又要运用到生活中的必要性和实用性。

第一节 有机化学的研究对象和在医学中的重要性

一、有机化学的研究对象

有机化学是化学科学的一个分支,是研究有机化合物的化学。有机化合物和人们的衣、食、住、行、生、老、病、死都有密切关系,体内自身的变化就是一连串非常复杂、彼此制约、彼此协调的有机化合物之间的变化过程。人们对有机化合物的认识由浅入深,逐渐把它变成了一门学科。

早期化学家根据化合物的来源,将从矿物中得到的化合物称为无机化合物(inorganic compound),将从动、植物等生命体中获得的物质叫做有机化合物(organic compound)。1828 年德国一位年仅 28 岁的化学家维勒(F. Wöhler)在实验室里浓缩氰酸铵时,偶然地制得了尿素:

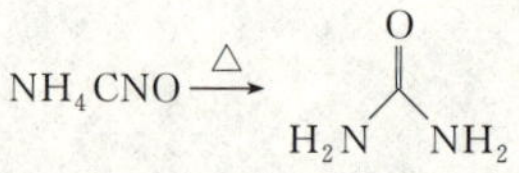

$$NH_4CNO \xrightarrow{\Delta} H_2N-\underset{\underset{O}{\|}}{C}-NH_2$$

这是一个具有划时代意义的发现,它为近代有机化合物概念的确立奠定了基础。目前数以万计的有机化合物被合成出来。许多重要的生命物质,例如蛋白质、核酸和激素等被成功地合成。由于历史的原因,目前人们仍然使用"有机"描述有机物和有机化学等概念,但其含义与早期相应名词的含义有本质的差异。有机化合物在化学组成上与无机化合物有着显著的差别。构成无机化合物的元素有一百余种,已报道的无机化合物有几十万种。构成有机化合物的元素只有几种,而已报道了数千万种有机化合物。有机化合物都含碳元素,是含碳的化合物,绝大多数有机化合物还含有氢元素,有的还含有氧、氮、卤素、硫和磷等元素。现在对有机化学(organic chemistry)的定义是研究有机化合物的来源、制备、结构、性质、功能、应用以及有关理论与方法的科学。

1824年,德国青年学者维勒试图由氰酸银和氯化铵进行复分解反应,希望通过隔绝氧气加热、浓缩来制得固体的氰酸铵,然而实际上他得到了尿素。这在当时是不可思议的,因为当时的主流学派认为,无机物来自无生命的矿石等,而有机物来自有生命的动物、植物,无机物、有机物之间有一条不可逾越的鸿沟。

尿素是一个有机物,而反应物都是无机物,维勒的工作实际上把无机物和有机物之间的天然鸿沟填平了。维勒把实验的结果告诉他的导师贝采里乌斯(J. J. Berzelius)(瑞典著名的化学家,最早提出有机化学这一概念),即可以用无机物制备出尿素而且不求助于肾脏或动物。但是 Berzelius 不屑一顾,认为这是绝对不可能的,因为氰酸铵是无机物,尿素是有机物,按照他的观点,无机物不可能变为有机物。

维勒又花了4年时间来证明他合成得到的就是尿素,在1828年发表了《论尿素的人工合成》这篇论文,颠覆了传统的生命力学说,打破了无机、有机的界限,开创了有机化学的新纪元。随后,乙酸、酒石酸等有机物相继被合成出来,支持了维勒的观点。这个例子给了我们一个启示——要尊师,但是不要迷信权威,对待科研要严谨务实、锲而不舍。维勒的导师也并非故步自封,后来他也意识到了自己的错误。因此我们要勇于摒弃陈旧的观念,开拓思维,不断学习新知识,产生新思想。基于维勒的工作结果,又结合当时的实验事实,根据氰酸铵和尿素、酒石酸和葡萄酸提出了化学领域中非常熟悉的一个概念:同分异构。

分子中原子相互连接的顺序和方式称为构造(constitution),表示分子构造的化学式称构造式。有机化合物的构造可通过蛛网式、缩写式和键线式表示,如表 12-1 所示。

表 12-1 有机化合物构造表示式

化合物	蛛网式	缩写式	键线式
丙烷	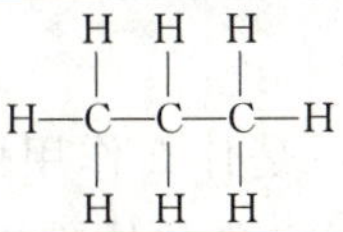 (H H H 连 C-C-C)	$CH_3CH_2CH_2CH_3$	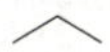 ∧
丙烯	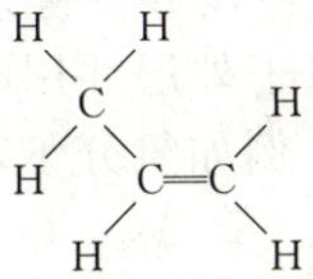	$CH_2CH=CH_2$	
丙炔	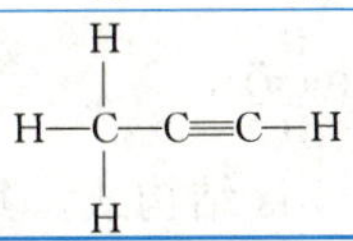	$H_3C-C\equiv CH$	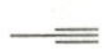

第十二章 有机化学概述

有机分子中原子的空间排列状态可通过模型表示，常用的模型是球棍模型和比例模型。中心碳原子（或其他原子，如氧、氮等）上各个价键在三维空间结构中常用楔线式表示，式中细线"—"表示该键在纸面上，楔形实线"◣"表示该键在纸面前方，虚线"⁄⁄⁄"或"﹀"表示该键在纸面后方。甲烷的三种立体结构如图12-1所示。

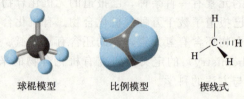

球棍模型　　　比例模型　　　楔线式

图12-1　甲烷分子的模型和楔线式

二、有机化学在医学中的重要性

人类生命活动与有机化学和有机化合物息息相关，有机化学是医学重要的基础课。人体组织的成分除了水和无机离子外，几乎都是有机分子。机体的代谢过程和生物转化过程实际就是机体内的有机化学反应。人的发育、生长、衰老等过程伴随着许多有机化合物的合成和分解，成千上万有序进行的有机反应构成了生命现象。化学家已经发现生物体内的化学反应和实验室中进行的化学反应有许多类似之处。有机化学的研究方法可用于阐明人类体内糖类、脂肪、蛋白质等的代谢过程，解释激素、维生素等生物活性物质的作用，也有助于了解关于基因序列、蛋白质功能等有机化合物分子与其功能之间的关系。因此掌握有机化合物结构、性质及其相互关系，才能深刻了解蛋白质、核酸等生命物质的结构和功能，并奠定探索生命奥妙的基础。

人体某些疾病可导致机体的代谢障碍、内分泌失调或脏器功能的损伤，这些疾病将使机体内某些有机分子（如胆固醇、酮体、尿酸、甘油三酯、羟皮质类固醇等）的含量发生改变，分析上述化合物给出各种临床化验指标，临床医生根据化验报告，结合其症状进行诊断，并制定治疗方案。许多有机化合物的分析结果是临床医生诊断疾病的重要依据。有机化学和分子生物学等学科密切配合，预计不远的将来有望征服一些束手无策的疾病如癌症、精神病等，以及在控制遗传、延长人类的寿命等方面起到巨大作用。

第二节　共价键

一、路易斯共价键理论

同核双原子分子 H_2、O_2、N_2 为什么会形成？是什么作用使相同的原子结合成分子？1916年，美国化学家路易斯（G.N.Lewis）提出了经典共价键理论：同种元素或电负性相近元素的原子间通过共用电子满足"八隅律"，即原子外层共用电子对，满足稀有气体的八电子层结构（He为2电子）时，可以形成共价键。例如氢分子，通过共用一对电子，每个H均成为He的电子构型，形成共价键。

$$H:\!\overset{H}{\underset{H}{\overset{..}{C}}}\!H \qquad H:\!\overset{H}{\underset{}{\overset{..}{N}}}\!H \qquad H:\!\overset{H}{\underset{}{\overset{..}{\underset{..}{C}}}}\!\ddot{\underset{..}{O}}H$$

这种用电子对表示共价键结构的化学式称为Lewis结构式，其简化式的表示方式为：标出或省略分子中的孤对电子,成键电子对用短线表示(或省略短线)。

$$H-\ddot{O}-N\begin{matrix}\ddot{O}:\\ \ddot{O}:\end{matrix}$$

经典的共价键理论初步揭示了共价键和离子键的区别,解释了电负性相近的元素之间原子的成键事实。但 Lewis 没有说明共价键的实质,同时不能说明:

(1) 电子均带负电,同性相斥,为什么还能形成电子对?

(2) 计算表明对于氢分子(H_2),共用电子对和原子核的静电作用的结合能只约占共价键键能的 5%,那么氢分子(H_2)中大部分的键能是怎样产生的?

(3) 许多化合物中原子最外层电子数超过了或不够 8 个也可以成键,如 PCl_5、BF_3 不符合八隅律,如何解释?

$$BF_3 \qquad PCl_5$$

(4) 共价键为什么具有方向性和饱和性?

> 吉尔伯特·牛顿·路易斯(Gilbert Newton Lewis, 1875—1946),美国化学家,美国加利福尼亚大学伯克利分校教授、前伯克利化学院院长,曾 41 次获得诺贝尔化学奖提名,而他从未获奖也成为诺贝尔奖历史上的巨大争议之一。路易斯是化学热力学的创始人之一,提出了电子对共价键理论、酸碱电子理论等,化学中的"路易斯结构式"即是以其名字命名。他还在同位素分离、光化学领域作出了贡献,并于 1926 年命名了"光子(photon)"。Lewis 有五位学生获得诺贝尔奖,他一生甘于奉献、追求卓越,不被名利所动摇。

二、现代价键理论

1927 年,德国化学家 W. Heitler 和 F. London 用量子力学处理氢气分子(H_2),解决了两个氢原子之间化学键的本质问题,使共价键理论从经典的 Lewis 理论发展到今天的现代价键理论。

(一)现代价键理论的要点

现代价键理论(valence bond theory,简称 VB 法),其要点为:

(1) 当两个原子相互接近到一定距离时,两单电子以自旋相反的方式相互配对,即两个电子所在的原子轨道相互重叠,形成了密集于两核之间的电子云。该电子云通过降低两个原子核间正电荷的斥力使体系能量降低,形成稳定化学键。

(2) 每个原子所能形成共价键的数目取决于该原子的单电子数目,即一个原子含有几个单电子,就能与其他原子的几个自旋方向相反的单电子形成共价键,此性质称为共价键的饱和性。

(3) 成键时,两原子轨道重叠愈多,两核间电子云愈密集,形成的共价键愈牢固。因此,原子总是尽可能沿着原子轨道最大重叠方向形成共价键,这称为原子轨道最大重叠原理,因此共价键具有方向性。

例如,H_2 可形成一个共价键,HCl 分子中也可形成一个共价键。对于 N_2 分子,N 原子的电子结构为 $1s^2 2s^2 2p^3$。每个 N 原子有三个单电子,所以 N_2 分子中 N 与 N 原子之间可形成三个共价键,如图 12-2 所示。

(二)共价键的类型

根据原子轨道重叠的原则,s 轨道和 p 轨道有两类不同的重叠方式,可形成两类共价

图 12-2 N 核外电子排布及 N_2 分子

键：σ 键和 π 键。

1. σ 键

沿着键轴的方向以"头碰头"的方式发生轨道重叠，如 s-s（H_2 分子中的键）、p_x-s（HCl 分子中的键）、p_x-p_x（Cl_2 分子中的键）等（图 12-3），轨道重叠部分是沿着键轴呈圆柱形分布的，这种键称为 σ 键。

σ 键的特点：将成键轨道沿着键轴旋转任意角度，图形及符号均保持不变，即 σ 键轨道对键轴呈圆柱形对称，或键轴是 n 重轴。

2. π 键

原子轨道以"肩并肩"（或平行）的方式发生轨道重叠，如 p_x-p_x 成 σ 键后 p_z-p_z、p_y-p_y 重叠轨道的重叠部分通过键轴有一个镜面，镜面上下（或前后）两部分符号相反，所以具有镜面反对称性，这种键称为 π 键（图 12-4）。

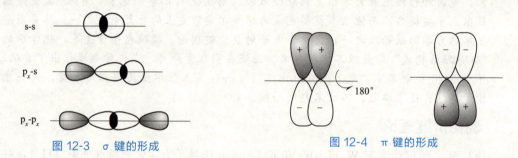

图 12-3 σ 键的形成　　　　　　　　图 12-4 π 键的形成

π 键的特点：成键轨道围绕键轴旋转 180°时，图形重合，但符号相反。

π 键与 σ 键相比，σ 键的轨道重叠程度比 π 键的轨道重叠程度大，因而 σ 键比 π 键牢固，二者的比较见表 12-2。

表 12-2 σ 键和 π 键的比较

共价键类型	重叠方式	对称情况	重叠程度	键能	化学活性
σ 键	"头碰头"	沿键轴方向呈圆柱形对称	大	大	不活泼
π 键	"肩并肩"	镜面反对称	小	小	活泼

（三）键参数

化学键的形成情况，通常用几个物理量加以描述，这些物理量称为键参数。共价键的键参数主要有键能、键长、键角和键的极性。

1. 键能

键能（bond energy）是从能量因素来衡量共价键强度的物理量。对于双原子分子，键能（E）等于分子的解离能（D），单位为 $kJ \cdot mol^{-1}$。

$$AB(g) \longrightarrow A(g) + B(g) \quad \Delta H = E_{AB} = D_{AB}$$

对于多原子分子，则要注意解离能与键能的区别与联系，如 NH_3：

$$NH_3(g) \longrightarrow H(g) + NH_2(g) \quad D_1 = 435.1 \text{kJ} \cdot \text{mol}^{-1}$$
$$NH_2(g) \longrightarrow H(g) + NH(g) \quad D_2 = 397.5 \text{kJ} \cdot \text{mol}^{-1}$$
$$NH(g) \longrightarrow H(g) + N(g) \quad D_3 = 338.9 \text{kJ} \cdot \text{mol}^{-1}$$

同一种共价键在不同的多原子分子中的键能虽有差别，但差别不大。我们可用不同分子中同一种键能的平均值即平均键能作为该键的键能。一般键能愈大，键愈牢固。表 12-3 列出了一些双原子分子的键能和某些键的平均键能。

表 12-3　一些双原子分子的键能和某些键的平均键能　　　　单位：$kJ \cdot mol^{-1}$

分子名称	键能	分子名称	键能	共价键	平均键能	共价键	平均键能
H_2	436	HF	565	C—H	413	N—H	391
F_2	165	HCl	431	C—F	460	N—N	159
Cl_2	247	HBr	366	C—Cl	335	N=N	418
Br_2	193	HI	299	O—O	143	N≡N	946

2. 键长

分子中两个成键原子的核间平衡距离称为 键长（bond length）。光谱及衍射实验的结果表明，同一种键在不同分子中的键长几乎相等，因而可用平均键长作为该键的键长。就相同的两原子形成的键而言，单键键长＞双键键长＞三键键长，如表 12-4 所示。一般键长越短，键越强。

表 12-4　碳碳键的键长和键能

化学键	键长/pm	键能/($kJ \cdot mol^{-1}$)
C—C	154	345.6
C=C	134	602.0
C≡C	120	835.1

3. 键角

分子中同一原子形成的两个化学键间的夹角称为键角（在多原子分子中才涉及键角）。例如，H_2S 分子中 H—S—H 的键角为 92°，决定了 H_2S 分子的构型为"V"字形。CO_2 中，O=C=O 的键角为 180°，则 CO_2 分子为直线形。因而，键角是决定分子几何构型的重要因素。

4. 键的极性

键的极性是成键原子的电负性不同而引起的。当成键原子的电负性相同时，核间的电子云密集区域在两核的中间位置，两个原子正电荷重心和负电荷重心重合，这样的共价键称为 非极性共价键（nonpolar covalent bond）。例如，H_2、O_2 分子中的共价键都是非极性共价键。当成键原子的电负性不同时，核间的电子云密集区域偏向电负性较大的原子一端，使之带部分负电荷（以 δ^- 表示），而电负性较小的原子一端则带部分正电荷（以 δ^+ 表示），键的正电荷重心与负电荷重心不重合，这样的共价键称为 极性共价键（polar covalent bond）。例如，HCl 分子中的 $H^{\delta+}$—$Cl^{\delta-}$ 键就是极性共价键。成键原子的电负性差值愈大，键的极性就愈大。

当成键原子的电负性相差等于或大于 1.7，可认为成键电子对完全转移到电负性大的原子上，这时原子转变为离子，形成离子键。电负性差值小于 0.7 的两种元素形成非极性共价键，电负性差值在 0.7～1.7 的两种元素形成极性共价键。H 的电负性相对值为 2.20，其他几种常见元素的电负性数值如图 12-5 所示。

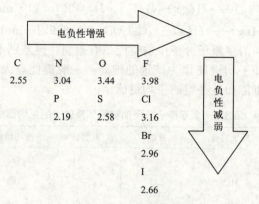

图 12-5 常见元素的电负性

三、杂化轨道理论

BF_3 分子中键角为 120°，NH_4^+ 中键角为 109°28′，在成键过程中轨道之间的夹角是怎样形成的？如何解释构型的存在呢？CH_4 为什么是正四面体结构？这些问题用一般价键理论难以解释。1931 年 L. Pauling 等人在价键理论的基础上提出了杂化轨道理论（hybrid orbital theory），它实质上仍属于现代价键理论，但在成键能力、分子的空间构型等方面丰富和发展了现代价键理论。

（一）杂化轨道理论的概念及其理论要点

在形成多原子分子的过程中，中心原子的若干能量相近的原子轨道重新组合，形成一组新的轨道，这个过程叫做轨道的杂化，产生的新轨道称作杂化轨道。例如形成 CH_4 分子时，中心碳原子的 $2s$ 和 $2p_x$、$2p_y$、$2p_z$ 四个原子轨道发生杂化，形成一组新的杂化轨道，即四个 sp^3 杂化轨道，这些 sp^3 杂化轨道不同于 s 轨道，也不同于 p 轨道，有自己的波函数、能量、形状和空间取向。

杂化轨道理论的基本要点：

(1) 原子中只有能量相近的、不同类型的原子轨道〔如 ns 与 np，$(n-1)d$、ns 与 np 等〕才能杂化，杂化只有在形成分子的过程中才会发生，原子若处于孤立状态不会发生杂化。

(2) 原子轨道杂化时，一般使成对电子激发到空轨道而成单电子，其所需的能量由成键时放出的能量予以补偿。

(3) 杂化轨道的数目等于参与杂化的原子轨道总数。

（二）杂化轨道的类型和分子的空间构型

按参加杂化的原子轨道种类，轨道的杂化有 sp 和 spd 两种主要类型。按杂化后形成的几个杂化轨道的能量是否相同，轨道的杂化可分为等性杂化和不等性杂化。

等性杂化是指形成的杂化轨道中所含的成分和能量都是相同的。常见的有多种，在此只介绍 sp^n 型的等性杂化及其分子的空间构型，sp 型杂化可分为 sp、sp^2、sp^3 三种杂化。以下介绍碳原子的三种杂化轨道。

1. sp^3 杂化

基态碳原子外层电子构型为 $2s^2 2p_x^1 2p_y^1 2p_z^0$，根据 Pauling 杂化轨道理论，碳原子与氢原子成键时，在氢原子的影响下，碳原子 $2s$ 轨道上的 1 个电子被激发到 $2p_z$ 空轨道，形成碳原子激发态，价层电子构型为 $2s^1 2p_x^1 2p_y^1 2p_z^1$，1 个 2s 轨道和 3 个 2p 轨道发生 sp^3 杂化，组合成 4 个 sp^3 杂化轨道。sp^3 杂化轨道类似葫芦，一头大一头小。为使轨道间的排斥能最小，4 个顶角的 sp^3 杂化轨道间的夹角均为 109°28′（图 12-6）。4 个轨道分别与其他 4 个原子的轨道重叠成键后，形成正四面体构型的分子。

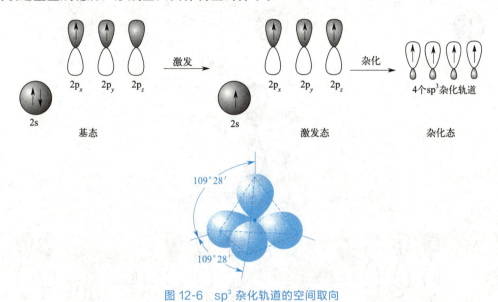

图 12-6 sp^3 杂化轨道的空间取向

从化合物的结构式看，当 1 个碳原子与其他 4 个原子直接键合，该碳原子为 sp^3 杂化，即饱和碳原子均为 sp^3 杂化。例如，以下化合物分子中的碳原子均为 sp^3 杂化。

$$CH_4 \qquad CH_3CH_2CH_3 \qquad CHCl_3$$
$$\text{甲烷} \qquad \text{丙烷} \qquad \text{氯仿}$$

2. sp^2 杂化

碳原子形成双键的过程中，基态碳原子 2s 轨道上的 1 个电子被激发到 $2p_z$ 空轨道，形成碳原子激发态，1 个 2s 轨道和 2 个 2p 轨道发生 sp^2 杂化，形成 3 个相同的 sp^2 杂化轨道，碳原子剩 1 个未参与杂化的 p 轨道。sp^2 杂化轨道一头大一头小，比 sp^3 轨道略短，类似稍胖葫芦。为使轨道间的排斥能最小，3 个 sp^2 杂化轨道处于同一平面，呈正三角形分布，夹角为 120°（图 12-7），余下的 1 个未参与杂化的 p 轨道垂直于 3 个 sp^2 杂化轨道所在的平面。当 3 个 sp^2 杂化轨道分别与其他 3 个相同原子的轨道重叠成键后，就形成正三角形构型的分子。

从化合物的结构式看，一般双键碳为 sp^2 杂化。例如，以下化合物的双键碳原子均为 sp^2 杂化。

$$H_2C{=}CH_2 \qquad H_2C{=}HC{-}CH_2{-}CH{=}CH_2 \qquad H_3C\overset{O}{\overset{\|}{C}}CH_3$$

3. sp 杂化

碳原子形成碳碳三键的过程中，基态碳原子 2s 轨道上的 1 个电子被激发到 $2p_z$ 空轨道，形成碳原子激发态，1 个 2s 轨道和 1 个 2p 轨道发生 sp 杂化，形成 2 个相同的 sp^2 杂化轨道，碳原子剩 2 个未参与杂化的 p 轨道。sp 杂化轨道类似胖葫芦，为使轨道间的排斥能最小，2 个 sp 杂化轨道呈直线形，夹角为 180°（图 12-8），余下的两个相互垂直的 p 轨道，均垂直于 sp 杂化轨道。

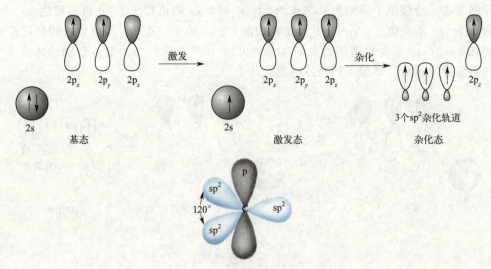

图 12-7 sp² 杂化轨道的空间取向

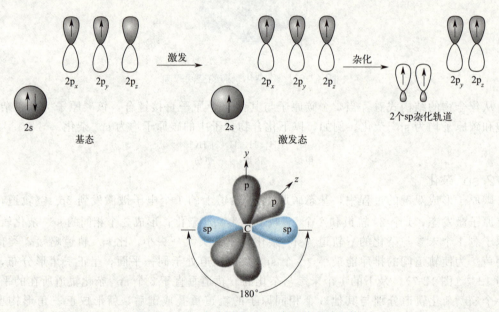

图 12-8 sp 杂化过程及 sp 杂化轨道的形状

从化合物的结构式看，三键碳为 sp 杂化，此外，与两个双键直接相连的碳也是 sp 杂化。例如，以下化合物标有蓝色的碳原子均为 sp 杂化。

HC≡CH   H₂C=C=CH₂   H₃C—C≡N

—————— 不等性杂化 ——————

杂化后所形成的几个杂化轨道所含原来轨道成分的比例不相等而能量不完全相同，这种杂化称为不等性杂化（nonequivalent hybridization）。通常，若参与杂化的原子轨道中，有的已被孤对电子占据，其杂化是不等性的。等性杂化和不等性杂化的关键点——每个杂化轨道的状态是否一样。

NH₃ 分子的空间构型为什么是三角锥形？

实验测知，NH₃ 分子中有 3 个 N—H 键，键角为 107°，分子的空间构型为三角锥形（习惯上孤对电子不包括在分子的空间构型中）。N 原子是 NH₃ 分子的中心原子，其价层电子构型为 $2s^2 2p_x^1 2p_y^1 2p_z^1$。在形成 NH₃ 分子的过程中，N 原子的 1 个已被孤对电子占据的 2s 轨道与 3 个含有单电子的 p 轨道进行 sp^3 杂化，但在形成的 4 个 sp^3 杂化轨道中，有 1 个已被 N 原子的孤对电子占据，该 sp^3 杂化轨道含有较多的 2s 轨道成分，其余 3 个各有单电子的 sp^3 杂化轨道则含有较多的 2p 轨道成分，故 N 原子的 sp^3 杂化是不等性杂化。

3 个含有单电子的 sp^3 杂化轨道各与 1 个 H 原子的 1s 轨道重叠，形成 3 个 sp^3-s 的 σ 键。N 原子中有 1 对孤对电子不参与成键，其电子云较密集于 N 原子周围，它对成键电子对产生排斥作用，使 N—H 键的夹角被压缩至 107°（小于 109°28′），所以 NH₃ 分子的空间构型呈三角锥形。

同样方法可以解释 H₂O 分子的空间构型。实验测得，H₂O 分子中有 2 个 O—H 键，键角为 104°45′，分子的空间构型为 V 形。中心原子 O 的价层电子构型为 $2s^2 2p_x^2 2p_y^1 2p_z^1$。在形成 H₂O 分子的过程中，O 原子以 sp^3 不等性杂化形成 4 个 sp^3 不等性杂化轨道，其中有单电子的 2 个 sp^3 杂化轨道含有较多的 2p 轨道成分，它们各与 1 个 H 原子的 1s 轨道重叠，形成 2 个 sp^3-s 的 σ 键，而余下的 2 个含有较多 2s 轨道成分的 sp^3 杂化轨道各被 1 对孤对电子占据，它们对成键电子对的排斥作用比 NH₃ 分子中的更大，使 O—H 键夹角压缩至 104°45′（比 NH₃ 分子的键角小），故 H₂O 分子具有 V 形空间构型。

第三节　分子的极性和分子间作用力

一、分子的极性

根据分子中正、负电荷重心是否重合，可将分子分为极性分子和非极性分子（图 12-9）。分子的正电荷重心和负电荷重心不重合，分子则为极性分子。

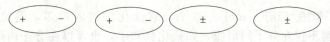

图 12-9　极性分子（正、负电荷重心不重合）和非极性分子（正、负电荷重心重合）

分子的极性大小用电偶极矩（简称偶极矩）来度量，用 μ 表示。若正电（或负电）重心上的电荷的电量为 q，正、负电重心之间的距离为 d（称偶极矩长），则偶极矩 $\mu = qd$，偶极矩以 D（德拜）为单位，$1D = 3.336 \times 10^{-30}$ C·m（库仑·米）。μ=0 的分子是非极性分子，极性分子 μ 值一般在 1~3D，偶极矩愈大表示分子的极性愈强。一些常见分子的偶极矩见表 12-5。

表 12-5　一些常见分子的偶极矩

化合物	μ/D	化合物	μ/D	化合物	μ/D
H₂	0	CH₃Cl	1.87	H₂O	1.85
Cl₂	0	CH₂Cl₂	1.55	NH₃	1.47
CO₂	0	CHCl₃	1.02	HF	1.91
BF₃	0	CCl₄	0	HBr	0.80

对于双原子分子，分子的极性与键的极性一致，即由非极性键构成的双原子分子一定是非极性分子，如 H_2、Cl_2、N_2、O_2 等。由极性键构成的双原子分子一定是极性分子，如 HF、HCl、HBr 等。

对于多原子分子，分子的极性与键的极性不一定一致。分子是否有极性，不仅取决于组成分子的元素的电负性，而且与分子的构型有关。例如二氧化碳和四氯甲烷分子，虽然都是极性键，但前者是直线构型，后者是正四面体构型，键的极性互相抵消，因此它们为非极性分子。而水分子和一氯甲烷分子，键的极性不能抵消，是极性分子。

偶极矩是一个矢量，化学上规定其方向是从正电荷重心指向负电荷重心。符号 +→ 表示键的偶极。

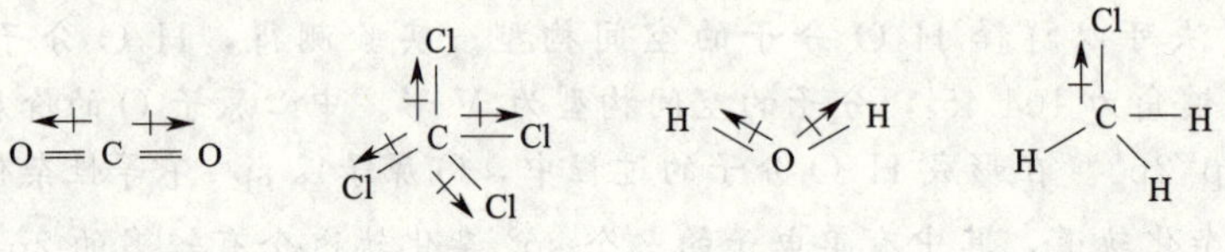

O═C═O   四氯甲烷结构   H—O—H   一氯甲烷结构

二氧化碳　　　四氯甲烷　　　水　　　一氯甲烷
(非极性分子)　(非极性分子)　(极性分子)　(极性分子)

二、分子间作用力

静态时，非极性分子偶极矩为零。分子内部的电子不断地运动，同时原子核在不断地振动，使分子的正、负电荷重心不断发生瞬间相对位移，从而产生瞬间偶极。瞬间偶极又可诱使邻近的分子极化，因此非极性分子之间可靠瞬间偶极互相吸引产生分子间作用力。虽然瞬间偶极存在的时间很短，但是会不断重复发生，因此作用广泛。瞬间偶极是维系细胞膜的磷脂非极性链之间的重要作用力。

当 H 原子与电负性很大、半径很小的原子 X（如 F、O、N）以共价键结合成分子时，密集于两核间的电子云强烈地偏向 X，使 H 几乎变成裸露的质子而具有较大的吸引电子的能力，因而这个 H 原子还能与另一个电负性大、半径小并在外层有孤对电子的 Y（如 F、O、N）产生定向的吸引作用，形成 X—H⋯Y 结构，其中 H 与 Y 间的静电吸引作用称为氢键 (hydrogen bond)。

氢键的键能一般在 $42kJ·mol^{-1}$ 以下，它比化学键弱得多，但比范德华（van der Waals）力强。氢键不仅在分子间形成，如氟化氢和水，也可以在分子内形成，如邻硝基苯酚。分子内氢键虽不在同一条直线上，但形成了稳定的环状结构。一些生物高分子物质如蛋白质、核酸中均有分子内氢键。

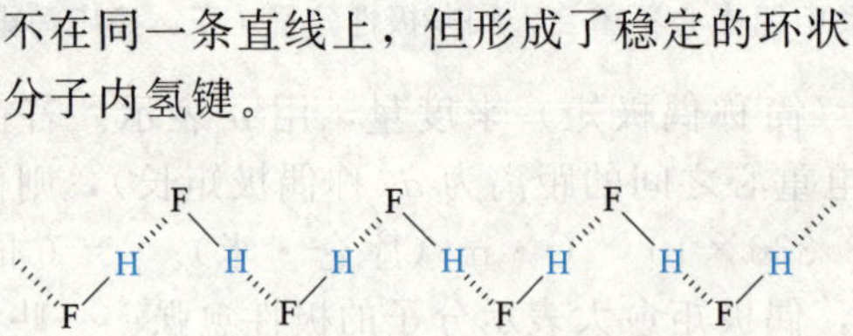

F⋯H—F⋯H—F⋯H—F⋯H—F⋯H—F $(HF)_n, n=2, 3, 4,\cdots$

邻硝基苯酚分子内氢键结构

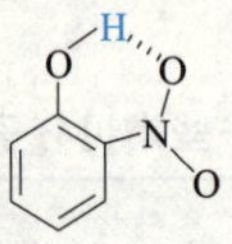

物质的沸点、熔点等物理性质与分子间的作用力有关，一般说来 van der Waals 力小的物质，其沸点和熔点都较低。例如：Cl_2、Br_2、I_2 的 van der Waals 力依次增大，故其沸点和熔点依次升高，因此常温下，氯是气体，溴是液体，碘是固体。

第四节 有机化合物分类和有机反应类型

一、有机化合物分类

有机化合物的种类繁多,为了系统地学习和研究的方便,有必要对其科学分类。有机化合物一般的分类方法有两种:一种是按碳链骨架分类,另一种是按官能团分类。在有机化合物中,体现一类有机物化学特性的原子或原子团称为官能团(functional group,又称作功能基)。

(一)按碳链分类

有机化合物按分子中碳链骨架的不同分为三类。

1. 链状化合物

分子中碳原子间或与其他原子(如O、S、N)之间结合成开放的链状结构。因这类化合物最初在油脂中发现,所以又称脂肪族化合物,例如:

$$CH_3-CH_2-CH_3 \quad CH_3-CH_2-COOH$$
丙烷　　　　　丙酸

2. 碳环化合物

分子中碳原子与碳原子之间结合成闭合的环状结构。按成环的原子种类不同,分为碳环化合物和杂环化合物。含苯环的碳环化合物称为芳香族化合物,不含苯环的称为脂环族化合物。

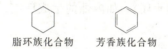
脂环族化合物　　芳香族化合物

3. 杂环化合物

杂环化合物是指成环的原子除碳原子外,还含有其他元素原子(如O、S、N等)的化合物,例如:

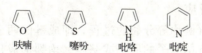
呋喃　　噻吩　　吡咯　　吡啶

(二)按官能团分类

有机物的性质主要取决于其官能团的性质。根据分子中所含官能团的不同将有机化合物分为若干类。本书后续章节以官能团分类为主,再适当结合骨架,把重点放在与医学有关的常见基本有机化合物类别上。

表 12-6 是不同类别有机物中的常见官能团,式中的 R 代表烃基,X 代表卤素。

表 12-6　常见官能团

官能团类型	化合物类型
碳氢类	烯烃:碳碳双键　　炔烃:碳碳三键　　芳香烃:苯基

续表

官能团类型	化合物类型
单键氧	R—OH 醇:醇羟基 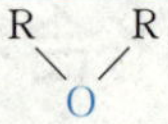　　R—O—R 醚:醚键 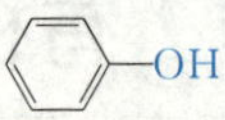　　Ph—OH 酚:酚羟基
双键氧	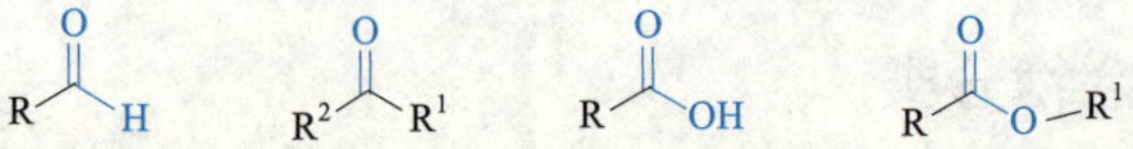 R—CHO 醛:醛基　　R²—CO—R¹ 酮:酮基　　R—COOH 羧酸:羧基　　R—COO—R¹ 酯:酯基
氮类	—CN 腈:氰基　　—NH₂ 胺:氨基　　—NO₂ 硝基化合物:硝基
卤素	R—X 卤代烷 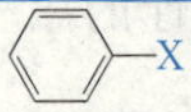　　Ph—X 卤代芳烃
含硫	R—SH 硫醇　　R—S—S—R 二硫化物　　R—S—R 硫醚

含有多个官能团的有机化合物包括两种情况：含有相同官能团，含有多个不同官能团。在多官能团化合物中，每个官能团完全或部分保留其原有的理化性质，但多官能团之间相互影响会导致其性质发生一定的改变。多官能团之间的相互影响通常与官能团之间的相对位置有关。

（1）当两个官能团互为对方的 α 位时，两个官能团的性质常发生改变。如 α-醇酸、邻二醇等。

（2）当两个官能团互为对方的 β 位时，位于两个官能团之间的碳原子上的氢可被活化，如 1,3-己二酮两个羰基之间的氢酸性较强。

（3）当两个官能团相距较远时，它们原有的性质不变，但官能团可发生分子内反应，生成环状结构（通常为五元环或六元环），如内酯的生成反应。

二、有机反应类型

许多有机反应要经过形成不稳定的中间体或过渡态的中间过程才能生成产物。对反应过程的描述称为反应机制（reaction mechanism）。有机化合物发生化学反应时，总是伴随着旧键的断裂和新键的形成，共价键的断裂有均裂和异裂两种方式。

（一）均裂与自由基反应

均裂是指有机反应中共价键均等分裂的过程，即成键的两个原子从共享的一对电子中各得到一个电子，分别形成带有单电子的原子或基团。均裂形成带有单电子的原子或基团称为自由基（free radical）。

$$CH_3 : H \xrightarrow{均裂} \cdot CH_3 + \cdot H$$
$$\text{甲基自由基}$$

在有机反应中，经过均裂生成的自由基参与的反应称作自由基反应，例如甲烷在光照条件下的氯代反应。

（二）异裂与离子型反应

异裂是指在有机反应中共价键非均等分裂的过程，即成键的两个原子之一得到了原来共享的一对电子，生成两个带相反电荷的离子。在有机反应中，有正离子和负离子生成的反应，称为离子型反应。带正电荷的碳原子称为碳正离子。在讨论有机反应机理时，常用弯箭头表示反应中电子的移动。

自由基、碳正离子均不稳定，只能在反应中瞬间存在。

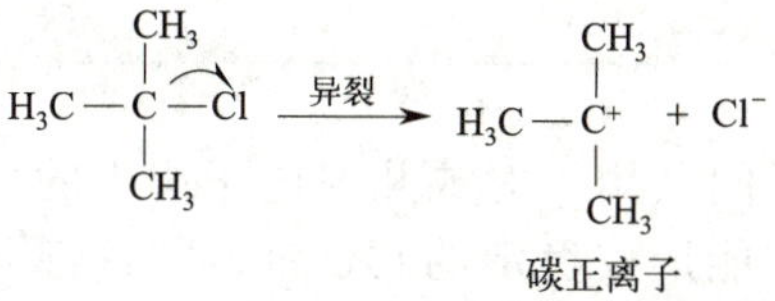

$$(CH_3)_3C-Cl \xrightarrow{\text{异裂}} (CH_3)_3C^+ + Cl^-$$
　　　　　　　　　　　　　碳正离子

第五节　路易斯酸碱理论

　　酸碱电子理论即通常所说的路易斯（Lewis）酸碱理论。能够接受电子对的物质是Lewis酸，能够提供电子对的物质是Lewis碱，即Lewis酸是电子对的接受体，Lewis碱是电子对的给予体。

　　根据Lewis酸碱理论，中心原子缺电子或有空轨道的分子和正离子（Li^+、Ag^+和Br^+）等都属于Lewis酸。如BF_3分子中的B原子外层只有六个电子，可接受一对电子，因此BF_3是Lewis酸。BF_3、$AlCl_3$、$ZnCl_2$等在有机反应中常作为催化剂。具有孤对电子的分子和负离子，如NH_3、RNH_2、ROH、RO^-等均为Lewis碱。如三溴化铁与溴发生酸碱反应。

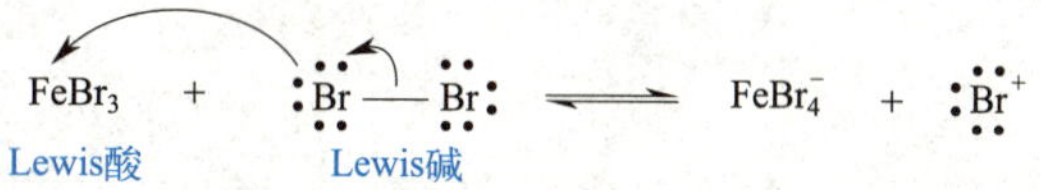

$$FeBr_3 + Br-Br \rightleftharpoons FeBr_4^- + Br^+$$
　　Lewis酸　　Lewis碱

📖 阅读材料

青霉素

　　青霉素是一种重要的抗生素，同时也是一种重要的有机化合物，它的基本化学结构如下：

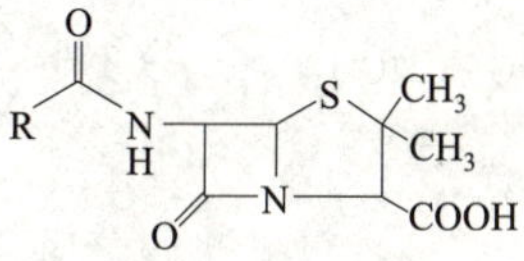

$$R=PhCH_2-$$

　　其中青霉素G（R为苄基时）较为稳定，抗菌作用强，是常用青霉素。

　　青霉素G是一种不稳定的有机弱酸，难溶于水，其K^+、Na^+盐性质稳定，易溶于水。青霉素G的抗菌效价用国际单位（U）表示，1U相当于0.6μg的钠盐或0.625μg的钾盐，1mg青霉素钠盐相当于1667U，1mg青霉素钾盐相当于1595U，1mg普鲁卡因青霉素G等于1000U。

　　青霉素G抗菌作用时间短，低浓度抑菌，高浓度可杀菌。大多数球菌如溶血性链球菌、肺炎球菌、葡萄球菌、脑膜炎球菌等对青霉素极敏感。青霉素除过敏反应外，毒性很低。在重病下，一日滴注达2000万U时仍然安全。这样有效而安全的抗生素几十年来一直在临床上广泛使用着。可以说青霉素的发现不但开创了抗生素治疗疾病的新纪元，也将临床治疗提高到了一个新水平，因此，三位发现者同时获得了1945年的诺贝尔生理学或医学奖。

本章小结

共价键是由两个原子间共用一对或几对电子产生的化学键。自旋方向相反的未成对电子相互接近时才能形成稳定的共价键。共价键具有饱和性和方向性。成键时，能量相近的原子轨道可进行杂化，组成数目相等的杂化轨道，使成键能力更强，体系能量更低，成键后达到稳定的分子状态。碳原子的杂化类型有：sp^3、sp^2 和 sp。

共价键的性质包括：键长，键长越短，键越稳定；键角，反映分子的空间结构；键能，键能越大，键越强；键的极性，双原子分子的极性就是键的极性，多原子分子的极性是各个价键极性的矢量和。

电负性是反映原子吸引电子能力大小的物理量。电负性是判断反应类型和反应机理的重要参数。根据成键原子的电负性，共价键分为极性共价键和非极性共价键。

有机反应的本质是旧键断裂和新键生成。共价键断裂方式分为：均裂和异裂。均裂产生的具有未成对电子的原子或基团称为自由基，对应的反应类型为自由基反应。异裂产生离子，反应类型为离子型反应。

习题

1. 名词解释。
(1) 均裂　　(2) 异裂　　(3) 官能团

2. 将下列化合物中标有字母的碳碳键，按照键的长短排列顺序。
(1) HC≡C—CH₃　　(2) H₂C=CH—CH₃　　(3) H₃C—CH₂—CH₃
   （a）（b）　　　　　（c）（d）　　　　　　（e）

3. 指出下列分子中标字母的各碳原子的杂化方式。
(1) CH₃CH₂CH₃　　(2) CH₃—CH₂—C≡C—CHCH₃　　(3) 环己烷
    （a）　　　　　　　　　（b）　　CH₃　　　　　（c）

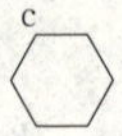

(4) 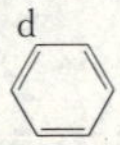 （d）　　(5) 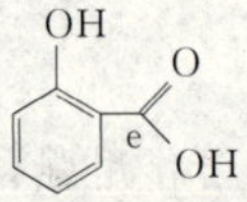 水杨酸（e）

4. 按照共价键极性由强到弱排列顺序。
(1) H—C　　(2) H—O　　(3) Cl—H　　(4) N—H

5. 指出下列化合物中所含官能团的名称以及它们所属化合物的类型。
(1) 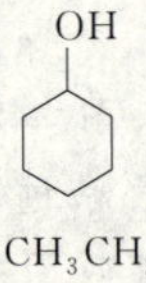 环己醇OH　　(2) CH₃CH₂CHCH₃ (Cl)　　(3) 苯酚OH
(4) CH₃CH₂COOH　　(5) CH₃COOCH₂CH₃

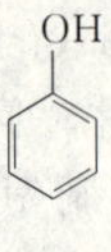

6. 判断下列分子的极性。
(1) CH₄　　(2) CH₃Cl　　(3) H₂O
(4) CS₂　　(5) H₂　　(6) CH₃OH

第十三章
烷烃和环烷烃

本章要求

▶ 1. 认知目标

运用 IUPAC 命名法对烷烃进行命名；阐释烷烃的卤代反应，判断自由基稳定性，指出烷烃稳定的构象异构体。

▶ 2. 技能目标

推衍环烷烃的开环加成反应；判断环烷烃的稳定构象。

▶ 3. 情感目标

通过了解自然界和人类生产、生活中存在的烃，认识烃对生产、生活和环境的影响。

只含有碳和氢两种元素的有机化合物称为碳氢化合物（hydrocarbon），简称烃。根据分子的碳骨架不同，烃可分为链烃和环烃两大类。根据分子中碳碳成键方式的不同，烃又可分为饱和烃、不饱和烃和芳烃。其他各类有机化合物可看作烃的衍生物，如氯甲烷（CH_3Cl）、甲醇（CH_3OH）可视为 CH_4 分子中的一个原子分别被氯（—Cl）、羟基（—OH）取代的产物。

烃分子中碳原子之间均以碳碳单键相连，其余的价键均为氢原子所饱和的碳氢化合物，称为饱和烃（saturated hydrocarbon）。其中碳骨架是开链的称为烷烃（alkane），碳骨架是环状的称为环烷烃（cycloalkane）。烃的分类如下所示。

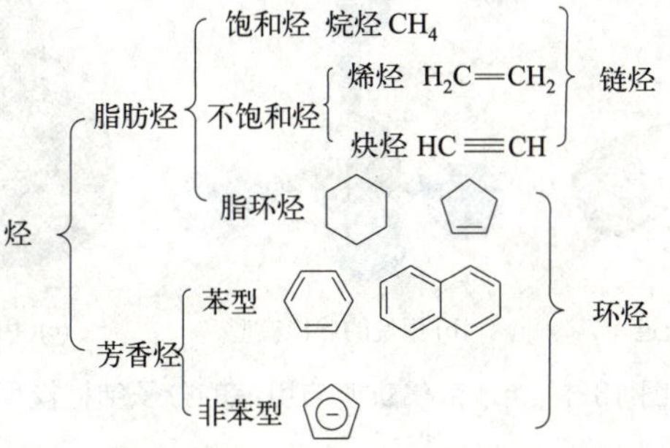

$$
烃\begin{cases}脂肪烃\begin{cases}饱和烃\ 烷烃\ CH_4\\ 不饱和烃\begin{cases}烯烃\ H_2C=CH_2\\ 炔烃\ HC\equiv CH\end{cases}\end{cases}链烃\\ \begin{cases}脂环烃\\ 芳香烃\begin{cases}苯型\\ 非苯型\end{cases}\end{cases}环烃\end{cases}
$$

全球变暖是人类的行为造成地球气候变化的后果。2020 年 9 月 22 日，中国在第七十五届联合国大会上提出：中国将提高国家自主贡献力度，采取更加有力的政策和措施，二氧化碳排放力争于2030年前达到峰值，努力争取2060年前实现碳中和。"碳中和"一般是指国家、企业、产品、活动或个人在一定时间内直接或间接产生的二氧化碳或温室气体排放总量，通过植树造林、节能减排等形式，以抵消自身产生的二氧化碳或温室气体排放量，实现正负抵消，达到相对"零排放"。"碳达峰"指的是碳排放进入平台期后，进入平稳下降阶段。碳达峰与碳中和一起，简称"双碳"。

在减少碳排放方面，从供给来看，一是构建清洁低碳安全高效的能源体系，二是实施重点行业领域减污减碳行动；从需求来看，则是要推广绿色交通、倡导绿色出行，并推行绿色金融与碳排放交易等配套设施。在提高碳吸收方面，则是要加强碳捕捉技术与提升生态碳汇能力。绿色交通是"双碳"目标实现的重要环节，倡导绿色出行，推广新能源汽车是目前绿色交通的主要政策方向。根据国际能源署发布的数据，2022年全球交通碳排放超过84亿吨，约占全球总碳排放的23%。中国碳排放总量约为121亿吨，其中交通运输领域约占10.4%。2022年交通运输部门的碳排放增加了2.1%（1.37亿吨）。随着经济持续发展，交通运输需求规模将持续扩大，交通运输行业的节能减排压力较大。

实施"双碳"目标是党中央统筹国内国际两个大局做出的重大战略决策，是实现全球气候可持续发展的迫切需要，是推动高质量发展的内在要求，是一场广泛而深刻的经济社会系统性变革。当代大学生要从实践出发为实现"双碳"目标作出贡献，培养低碳环保意识，做到垃圾分类，养成节约好习惯，做绿色低碳理念的传播者、绿色低碳生活的践行者、绿色低碳技术的推动者。

第一节　烷烃

一、烷烃的结构

烷烃分子中的碳原子均为 sp^3 杂化，原子之间以 sp^3 杂化轨道形成 σ 键。以甲烷为例：碳原子采用 sp^3 杂化，4 个 sp^3 杂化轨道分别与 4 个氢原子的 1s 轨道以头碰头形式重叠形成 4 个 C—H σ 键，由于 sp^3 杂化轨道呈正四面体构型，所以甲烷分子也是正四面体构型。sp^3 杂化轨道夹角是 109°28′，故 H—C—H 键角也是 109°28′，如图 13-1 所示。

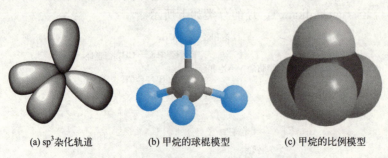

(a) sp^3 杂化轨道　　(b) 甲烷的球棍模型　　(c) 甲烷的比例模型

图 13-1　sp^3 杂化轨道与甲烷的分子结构模型

乙烷分子中的两个碳原子以 sp^3 杂化轨道重叠形成 C—C(sp^3—sp^3) σ 键，其余 sp^3 杂化轨道分别与 6 个氢原子的 1s 轨道重叠形成 C—H (sp^3—s) σ 键，如图 13-2 所示。乙烷中所有成键原子可围绕键轴自由旋转。由于分子中所有共价键均为 σ 键,轨道重叠程度大,所以键强度大,对化学试剂比较稳定。

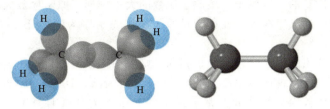

图 13-2　乙烷的分子结构模型

随着碳原子数的增加,可形成丙烷、丁烷等各种烷烃。由于碳原子采用 sp³ 杂化,因此 C—C—C 键角等于或近似 109°28′,所以正烷烃的碳链的空间排列并不是直线,实际上是锯齿形的(图 13-3)。通常为了书写方便,才将结构式写成直链形式。

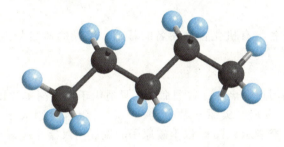

图 13-3　戊烷的分子结构模型

二、碳原子的类型

在饱和碳原子结构中,按照与它直接相连的碳原子的数目不同,可分为伯、仲、叔、季碳原子。

伯碳原子是指与一个其他碳原子直接相连的碳原子,又称为一级碳原子,用 1°C 表示;仲碳原子是指与两个其他碳原子直接相连的碳原子,又称为二级碳原子,用 2°C 表示;叔碳原子是指与三个其他碳原子直接相连的碳原子,又称为三级碳原子,用 3°C 表示;季碳原子是指与四个其他碳原子直接相连的碳原子,又称为四级碳原子,用 4°C 表示。例如:

$$\begin{array}{c} \overset{1°}{CH_3} \\ \overset{1°}{H_3C}-\overset{2°}{\underset{4°}{C}}-\overset{2°}{CH_2}-\overset{3°}{CH}-\overset{1°}{CH_3} \\ \overset{|}{\underset{1°}{CH_3}} \quad \overset{|}{\underset{1°}{CH_3}} \end{array}$$

伯、仲、叔碳原子上的氢原子,分别称为伯氢原子(1°H)、仲氢原子(2°H)、叔氢原子(3°H),不同类型氢原子的相对反应活性不同。

三、烷烃的命名

有机化合物数目庞大、种类繁多,即使同一分子式所代表的化合物也有不同的异构体。采用合理、完善的命名法,才能准确地用文字表达化合物的结构。命名有机化合物或确定其立体异构时,常常需要比较原子或基团的大小,为此先讨论次序规则。

（一）次序规则

各种原子或取代基按先后次序排列的规则称为次序规则，其要点如下：

（1）将各种取代基的连接原子，按原子序数的大小排列，原子序数大的顺序在前。若为同位素，则质量数高的顺序在前。几种常见原子的优先次序为：I＞Br＞Cl＞F＞O＞N＞C＞D＞H。

（2）若多原子基团的第一个连接原子相同，则顺序比较与它直接相连的其他原子，先比较原子序数最大的原子，再比较第二大的，依次类推。若第二层次的原子仍相同，则沿取代链依次比较，直至比较出大小为止。常见烃基优先次序为：（CH₃）₃C—＞（CH₃）₂CH—＞CH₃CH₂—＞CH₃—。

（3）连有双键或三键的原子可以认为连有2个或3个相同的原子。常见烃基的优先次序为：—C≡CH＞—CH=CH₂＞—CH₂CH₃。

常见不饱和基团的优先次序可按如下排列：—CH₂Cl＞—COOH＞—COR＞—CHO＞—CH₂OH。

（二）命名原则

烷烃的命名原则是各类有机化合物命名的基础。烷烃的命名分为普通命名法和系统命名法。

1. 普通命名法

普通命名法亦称为习惯命名法，普通命名法只适用于结构简单的化合物。直链烷烃的名称用"碳原子数＋烷"表示。碳原子数目为1～10，命名时用天干——甲、乙、丙、丁、戊、己、庚、辛、壬、癸表示，10个以上碳原子的烷烃用汉字十一、十二、十三……表示。例如，五个碳的直链烷烃命名为（正）戊烷，十一个碳的直链烷烃命名为十一烷。烷烃的英文名称是alkane，词尾用"-ane"表示。

一些简单的脂肪烃拥有支链，是支链烷烃的构造异构体。为了区分烷烃的异构体，用"正"（n-）、"异"（iso-）、"新"（neo-）等词来区分直链和支链。"正"表示直链烷烃；"异"表示碳链具有 H₃C-CH(CH₃)— 作为端基，再无其他支链烷烃，则按碳原子总数叫做"异某烷"；"新"表示碳链具有 H₃C-C(CH₃)₂— 作为端基，再无其他支链的烷烃，按碳原子总数叫做"新某烷"。例如：

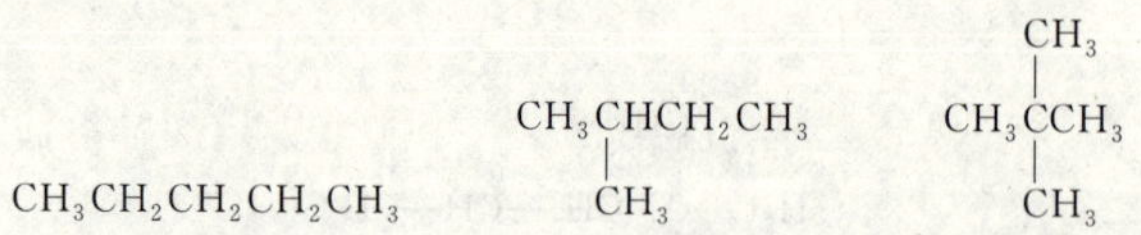

CH₃CH₂CH₂CH₂CH₃   CH₃CHCH₂CH₃   CH₃C(CH₃)₂CH₃
                             |
                             CH₃

正戊烷   异戊烷   新戊烷
n-pentane   isopentane   neopentane

用"正""异""新"可以区别烷烃中具有五个碳原子以下的同分异构体，但命名多于五个碳原子的烷烃时具有困难。如六个碳原子化合物有五个同分异构体，用"正""异""新"只能表示其中三个化合物，尚有两个无法区别，故此命名法只适用于简单化合物。

烃分子中去掉一个氢原子所剩下的基团叫<u>烃基</u>。烷烃去掉一个氢原子所剩下的基团称为<u>烷基（alkyl）</u>，用R—表示，烷基的名称由相应的烷烃而来。一些常见的烷基的结构和名称见表13-1。

表 13-1　一些常见的烷基

烷基结构	中文名称	英文名称	英文缩写	烷基结构	中文名称	英文名称	英文缩写
CH_3-	甲基	methyl	Me	$CH_3(CH_2)_2CH_2-$	丁基	n-butyl	n-Bu
CH_3CH_2-	乙基	ethyl	Et	$CH_3CH_2\underset{\underset{CH_3}{\|}}{CH}-$	仲丁基	sec-butyl	sec-Bu
$CH_3CH_2CH_2-$	丙基	n-propyl	n-Pr	$CH_3\underset{\underset{CH_3}{\|}}{CH}CH_2-$	异丁基	isobutyl	iso-Bu
$H_3C\underset{\underset{CH_3}{\|}}{CH}-$	异丙基	isopropyl	iso-Pr	$H_3C-\overset{\overset{CH_3}{\|}}{\underset{\underset{CH_3}{\|}}{C}}-$	叔丁基	$tert$-butyl	$tert$-Bu

此外，烷烃去掉两个氢称为亚基，去掉三个氢称为次基。例如：

$-CH_2-$　　　$\diagdown CHCH_3$　　　$\diagdown CH$　　　$\diagdown CCH_3$

亚甲基　　　亚乙基　　　次甲基　　　次乙基

methylene　　ethylidene　　methylidyne　　ethylidyne

2. 系统命名法

系统命名法也称为日内瓦命名法，是1892年日内瓦国际化学会上首次拟定的有机化合物命名原则，后经国际纯粹与应用化学联合会（International Union of Pure and Applied Chemistry，IUPAC）多次修订，称为 IUPAC 命名法。1980 年我国根据 IUPAC 法的命名原则并结合汉字的特点而制定了中文命名规则。

根据系统命名法，直链烷烃的命名与普通命名法基本一致，而带有支链的烷烃则看作直链烷烃的烷基衍生物。命名时，要确定主链，取代基的位次、数目和名称。其命名的步骤和基本原则如下：

（1）选主链

选择含有碳原子数最多的碳链作为主链，按照主链所含碳原子数命名为"某烷"。例如，烷烃母体为庚烷。

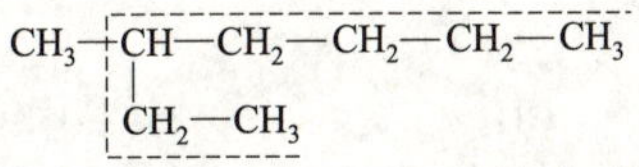

$$CH_3-\overset{\overset{}{\|}}{\underset{\underset{CH_2-CH_3}{\|}}{CH}}-CH_2-CH_2-CH_2-CH_3$$

当含有多条相等的最长碳链时，选择含有取代基最多的最长碳链为主链。例如：应选取含取代基多的长链 B 为主链。

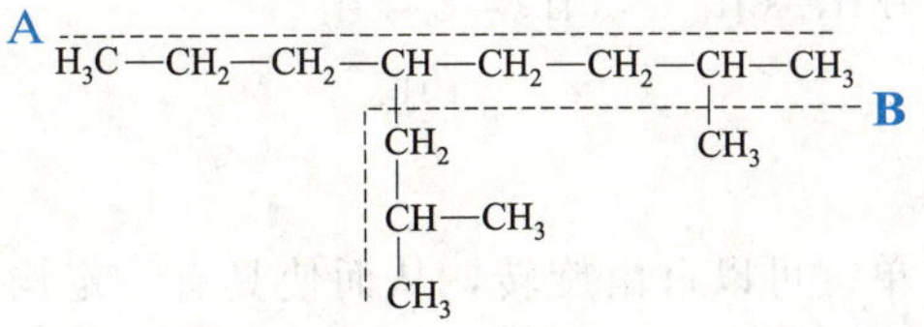

A
$H_3C-CH_2-CH_2-CH-CH_2-CH_2-CH-CH_3$ B
　　　　　　　　　$|$　　　　　　　$|$
　　　　　　　　　CH_2　　　　　CH_3
　　　　　　　　　$|$
　　　　　　　　　$CH-CH_3$
　　　　　　　　　$|$
　　　　　　　　　CH_3

（2）编号

从靠近取代基的一侧开始编号，主链上的碳原子依次用 1、2、3、4、5……编号；若两个不同的取代基位于相同位次时，按次序规则中排列较小的编号；当两个相同取代基位于相同位次时，应使第三个取代基的位次尽可能小。例如：

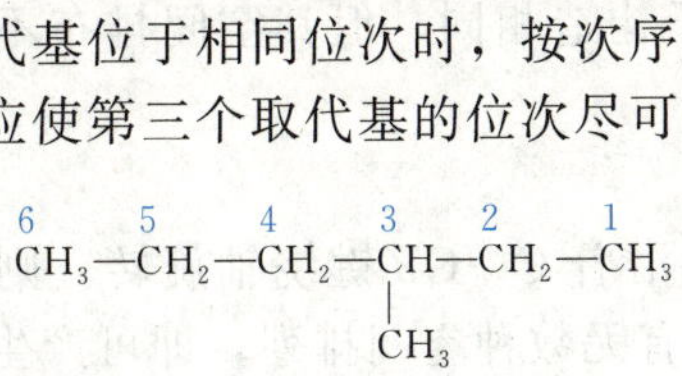

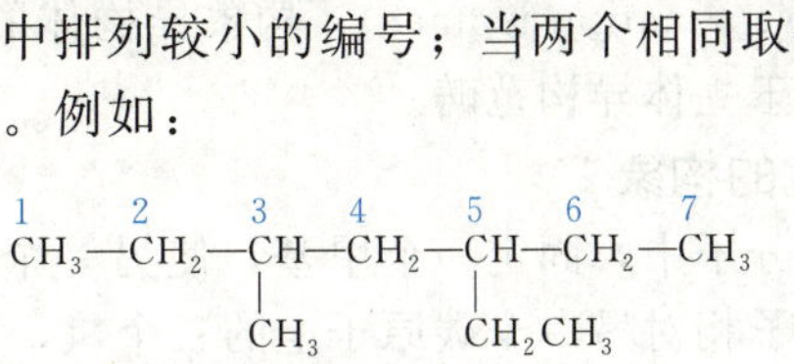

$\overset{6}{CH_3}-\overset{5}{CH_2}-\overset{4}{CH_2}-\overset{3}{\underset{\underset{CH_3}{\|}}{CH}}-\overset{2}{CH_2}-\overset{1}{CH_3}$　　　　$\overset{1}{CH_3}-\overset{2}{CH_2}-\overset{3}{\underset{\underset{CH_3}{\|}}{CH}}-\overset{4}{CH_2}-\overset{5}{\underset{\underset{CH_2CH_3}{\|}}{CH}}-\overset{6}{CH_2}-\overset{7}{CH_3}$

第十三章　烷烃和环烷烃

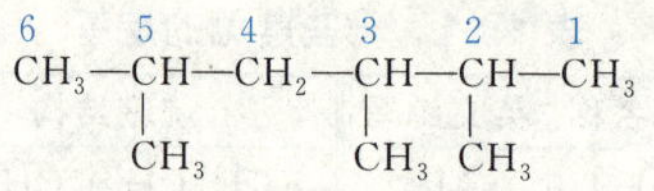

$$\underset{6}{CH_3}-\underset{5}{CH}-\underset{4}{CH_2}-\underset{3}{CH}-\underset{2}{CH}-\underset{1}{CH_3}$$
$$\qquad\ \ |\qquad\ \ \ \ \ \ \ \ |\ \ \ \ |$$
$$\qquad CH_3\qquad\ \ CH_3\ CH_3$$

（3）命名

在母体"某烷"的前面写出取代基的位次与名称，各取代基的位次用数字标出，取代基的位次于名称之间用半字线"-"隔开。含有多个相同取代基时，相同基团合并，依次写出取代基的位次，用","隔开，用二、三、四……中文数字表明取代基的个数。例如：

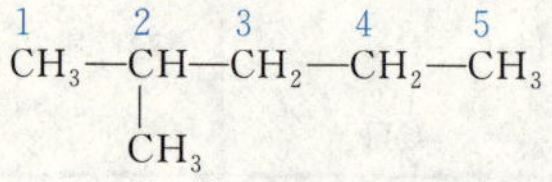

$$\underset{1}{CH_3}-\underset{2}{CH}-\underset{3}{CH_2}-\underset{4}{CH_2}-\underset{5}{CH_3}\qquad\qquad \underset{6}{CH_3}-\underset{5}{CH_2}-\underset{4}{CH_2}-\underset{3}{C}-\underset{2}{CH}-\underset{1}{CH_3}$$

2-甲基戊烷 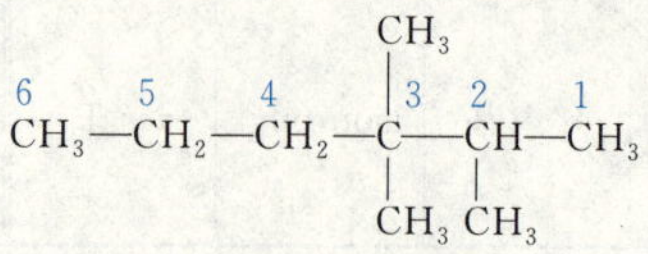　　　　　　　　　　　　2,3,3-三甲基己烷

主链含有几个不同的取代基，按照次序规则比较优先次序，按照<u>较优基团后列出</u>原则列出各取代基。常见烷基的优先顺序为：

叔丁基＞异丙基＞异丁基＞丁基＞丙基＞乙基＞甲基

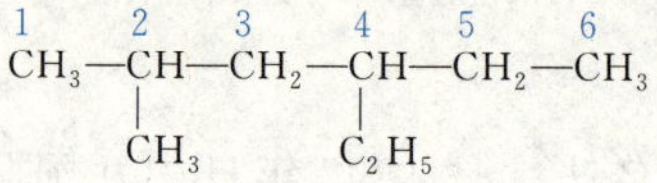

$$\underset{1}{CH_3}-\underset{2}{CH}-\underset{3}{CH_2}-\underset{4}{CH}-\underset{5}{CH_2}-\underset{6}{CH_3}$$

2-甲基-4-乙基己烷

四、烷烃的异构

（一）碳链异构

有机化学中，分子式相同、结构不同的化合物互为同分异构体，简称<u>异构体（isomer）</u>。分子中原子间相互连接的次序和方式称为构造。

随着碳原子数的增加，烷烃可以有多种碳原子连接方式。具有相同分子式，由于碳链结构不同而产生的同分异构现象称为碳链异构。烷烃同分异构体的数目随着碳原子数目增加而增加，如丁烷 C_4H_{10} 有2个异构体，戊烷 C_5H_{12} 有3个异构体，己烷 C_6H_{14} 有5个异构体，庚烷 C_7H_{16} 有9个异构体。

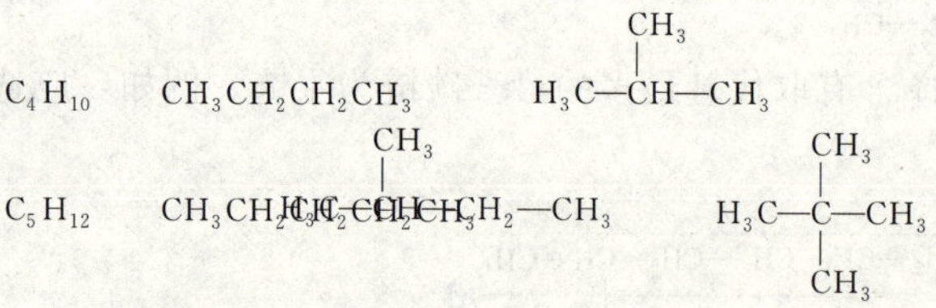

（二）构象异构

烷烃分子中的C—Cσ单键可以自由旋转，从而使具有一定构造和构型的化合物分子中各原子或基团在空间具有不同的排布方式。这种由围绕σ单键旋转而导致的分子中各原子或基团在空间不同的排列方式称为<u>构象（conformation）</u>，由单键旋转产生的异构体称为<u>构象异构体（conformation isomer）</u>。构象异构体的分子构造相同，但其空间排布不同，因此构象异构体属于立体异构范畴。

1. 乙烷的构象

在乙烷分子中，固定一个甲基，使另一个甲基沿着C—Cσ键绕轴旋转，则该碳原子上的三个氢原子相对另一个碳原子上的三个氢，可以有无数种空间排列，即可产生无数种构象异构体。其中**重叠式**（eclipsed form）和**交叉式**（staggered form）是乙烷无限构象中两个典型的极限构象。常用两种三维式表示不同的构象，即**锯架式**（sawhorse representation）和**纽曼投影式**（Newman projection）。

两个碳原子的各个氢原子正好处在相互重叠的位置上，即氢原子相距最近的构象，称为重叠式。另一种是其中一个碳原子上的每一个氢原子处在另一个碳原子的两个氢原子正中间，即氢原子相距最远的构象，称为交叉式，如图 13-4 所示。

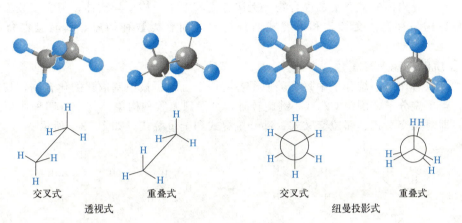

图 13-4　乙烷分子构象

透视式是从分子的侧面观察分子，能直接反映碳原子和氢原子在空间的排列情况。纽曼投影式是从 C—C 单键的延长线上观察分子，从圆圈中心伸出的三条线，表示离观察者近的碳原子上的价键，三个键互成 120°，而从圆周上伸出的三条线，表示离观察者远的碳原子上的价键，三个键也互成 120°。

化合物分子中非键合的原子间存在相互作用力，其作用力大小与原子间的距离有关，当该距离等于或大于它们的范德华半径之和时，原子间相互吸引；当该距离小于范德华半径之和时，原子间彼此排斥，产生范德华张力，又称为空间张力。

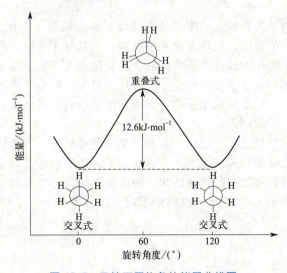

图 13-5　乙烷不同构象的能量曲线图

在乙烷的交叉式构象中，前后两个碳原子上的氢原子距离最远，相互之间的排斥力最

第十三章　烷烃和环烷烃

小，分子能量最低，最稳定，是优势构象。随着分子中C—C键相对旋转，前后两个碳原子上的氢原子之间的距离越来越近，相互间的斥力逐渐增大，分子内能逐渐升高。在重叠式构象中，前后两个碳原子上的氢原子相对重叠，相距最近，相互间的排斥力最大，分子的能量最高，所以是不稳定的构象。从乙烷分子各种构象的能量曲线图（图13-5）可知，交叉式构象和重叠式构象之间的能量差约为12.6kJ·mol^{-1}，此能量差称为能垒。室温下，分子间的碰撞即可产生83.8kJ·mol^{-1}的能量，足以使C—C键自由旋转，各构象间迅速互变，成为无数个构象异构体的动态平衡混合物，无法分离其中某一构象异构体，但大多数乙烷分子主要以优势构象存在。交叉式和重叠式两种构象之间有无数种构象，其能量也介于两者之间。

2. 丁烷的构象

丁烷可以看作是乙烷分子中每个碳原子各有一个氢原子被甲基取代的化合物，其构象较为复杂。当丁烷分子在围绕C2—C3键旋转时，可得到无数种构象，其中有四种典型的构象异构体，即对位交叉式、邻位交叉式、部分重叠式和全重叠式，如图13-6所示。

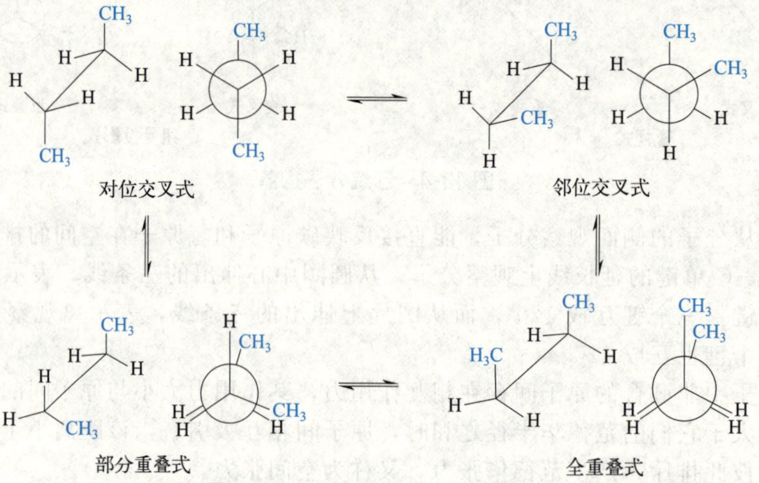

图13-6 丁烷分子4种典型构象

对位交叉式中，两个体积较大的甲基处于对位，相距最远，基团之间的空间斥力最小，分子的能量最低，是优势构象。邻位交叉式中的两个甲基处于邻位，相对距离比对位交叉式近，两个甲基之间的空间斥力使这种构象的能量比对位交叉式高，因而较不稳定。全重叠式中的两个甲基及氢原子都各处于重叠位置，空间斥力最大，故分子的能量最高，是最不稳定的构象。部分重叠式中，甲基和氢原子的重叠使其能量较高，但比全重叠式的能量低。因此这4种典型构象的稳定性次序是：

$$对位交叉式＞邻位交叉式＞部分重叠式＞全重叠式$$

正丁烷各种构象之间能量差别不大。室温下分子碰撞的能量足以克服不同构象之间变化所需的能垒，引起各种构象之间的迅速转化，因此正丁烷实际上是构象异构体的混合物。正丁烷构象的能量变化如图13-7所示，由图中可以看出，室温下正丁烷主要以对位交叉式和邻位交叉式构象存在。

五、物理性质

有机化合物的物理性质一般是指状态、沸点、熔点、密度、溶解度和折射率等。通常单一纯净的有机化合物的物理性质在一定条件下是固定不变的，通过测定其物理性质得到的固定数值称为物理常数。通过测定化合物的物理常数，可以鉴定有机化合物及其纯度，也可利

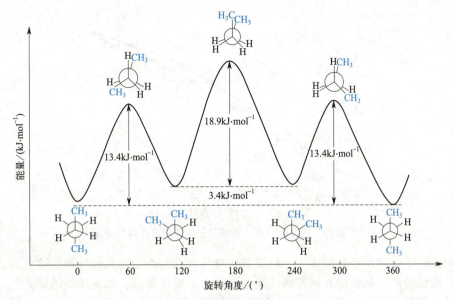

图 13-7　正丁烷 C2—C3 旋转时各种构象的能量曲线

用物理性质的不同分离有机化合物。

在室温和常压下，直链烷烃中 $C_1 \sim C_4$ 是气体，$C_5 \sim C_{17}$ 是液体，C_{18} 及以上的直链烷烃是固体。

1. 沸点

烷烃的沸点与分子间的作用力有关，烷烃分子间的作用力主要为范德华力。范德华力与分子中原子的数目、大小以及分子间的距离有关，因此，随着烷烃分子中碳原子数目的增加，分子间的作用力增大，沸点也相应升高，如图 13-8 所示。在碳原子数相同的烷烃异构体中，分子的支链越多，分子间有效接触的程度越小，分子间的作用力越弱，沸点越低。如正戊烷的沸点为 36.1℃，异戊烷的沸点为 28℃，新戊烷的沸点为 9.5℃。

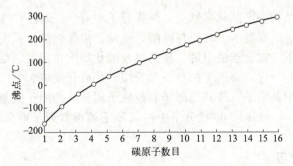

图 13-8　直链烷烃的沸点与分子中碳原子数目的关系

2. 熔点

直链烷烃熔点的变化规律与沸点基本相似，随着碳原子数的增多而升高。正烷烃中，含偶数碳原子的分子对称性好，故含偶数碳原子的烷烃比含奇数碳原子的烷烃的熔点升高幅度大，并形成一条锯齿形的熔点曲线。将含偶数和奇数碳原子的烷烃分别画出熔点曲线，则可得偶数烷烃在上、奇数烷烃在下的两条平行曲线。随着碳原子数的不断增加，两条曲线逐渐接近（图 13-9）。

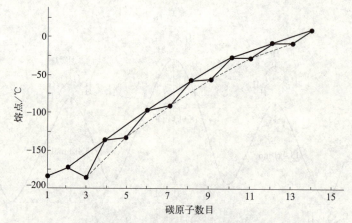

图 13-9 直链烷烃的熔点与分子中碳原子数目的关系

相同碳原子数的烷烃异构体中，取代基对称性较好的烷烃比直链烷烃的熔点高，这是由于分子对称性越好，晶格排列越紧密，晶格能越大，熔点越高。如正戊烷的熔点是 $-130℃$。对称性最差的异戊烷，熔点 $-160℃$。而分子对称性最好的新戊烷，则熔点为 $-17℃$。

3. 密度

烷烃比水轻，其相对密度都小于 1，烷烃是所有有机化合物中密度最小的一类化合物。随着碳原子数的增加，烷烃的相对密度逐渐增大，但增大到一定值后，随碳原子数增加相对密度变化较小，最终接近 0.78。

4. 溶解度

烷烃是非极性或弱极性分子。根据"相似相溶"原理，烷烃易溶于非极性或极性较小的有机溶剂，如石油醚、苯、氯仿、四氯化碳、乙醚等，而难溶于水和其他强极性溶剂如乙醇等。液态烷烃作为溶剂时，可溶解弱极性化合物，但不溶解强极性化合物。

六、化学性质

有机化合物分子结构决定其化学性质。烷烃分子中 C—C 键和 C—H 键为非极性和弱极性的 σ 键，都比较稳定。室温下，烷烃与强酸、强碱、强氧化剂、强还原剂一般都不发生化学反应。在一定条件下，如适当的温度、压力以及催化剂的作用下，烷烃也可以发生一些反应。较为典型的是由共价键均裂产生的自由基反应，如卤代反应。

有机化合物分子中氢原子（或其他原子）或原子团被其他原子或基团取代的反应称为取代反应（substitution reaction）。烷烃分子中的氢原子被卤素原子取代的反应称为卤代反应（halogenation reaction）。

1. 甲烷的卤代反应

在紫外光照射、高温（250～400℃）或催化剂的作用下，甲烷和氯气的混合物可剧烈地发生氯代反应，同时放出大量的热。反应一般情况下难以停留在一氯取代阶段，生成的一氯甲烷容易继续氯代生成二氯甲烷、三氯甲烷和四氯甲烷。甲烷的氯代反应通常得到的是四种氯代产物的混合物，但反应条件对反应产物的组成有较大影响，所以，控制一定的反应条件，也可使其中一种氯代烷成为主要产物。

$$CH_4 + Cl_2 \xrightarrow{h\nu \text{ 或高温}} CH_3Cl + HCl$$

$$CH_3Cl + Cl_2 \xrightarrow{h\nu \text{ 或高温}} CH_2Cl_2 + HCl$$

$$CH_2Cl_2 + Cl_2 \xrightarrow{h\nu \text{ 或高温}} CHCl_3 + HCl$$

$$CHCl_3 + Cl_2 \xrightarrow{h\nu \text{ 或高温}} CCl_4 + HCl$$

2. 卤代反应机理

反应机理是化学反应所经历的途径或过程，亦称反应历程。有机化合物的反应较为复杂，由反应物到产物往往不是简单的一步反应，也不是只有一种途径，因此只有了解了反应机理，才能认清反应的本质，掌握反应的规律，从而达到控制和利用反应的目的。所以反应机理的研究是有机化学理论的重要组成部分。

研究表明，烷烃卤代反应机理是自由基取代反应，其反应机理分为链引发（chain initiation）、链增长（chain propagation）和链终止（chain termination）三个阶段，下面以甲烷的氯代反应为例进行说明。

（1）链引发

氯分子从光或热中获得能量，使 Cl—Cl 键均裂，生成高能量的氯自由基 Cl·。自由基是带单电子的原子或基团，是在反应过程中形成的活泼中间体，反应活性很强，只能瞬间存在。自由基一旦形成就有很强的获取一个电子的倾向，以形成稳定的八隅体结构。

$$Cl_2 \xrightarrow{h\nu \text{ 或高温}} Cl\cdot + Cl\cdot \quad \Delta_r H_m = +243 \text{kJ} \cdot \text{mol}^{-1} \quad ①$$

（2）链增长

形成的氯自由基夺取甲烷分子中的一个 H 原子，使甲烷分子中的 C—H 键均裂，并与氢原子生成氯化氢分子和一个新的甲基自由基 $CH_3\cdot$。

$$CH_3-H + Cl\cdot \longrightarrow CH_3\cdot + HCl \quad \Delta_r H_m = +4 \text{kJ} \cdot \text{mol}^{-1} \quad ②$$

活泼的甲基自由基再夺取氯分子中一个氯原子，形成一氯甲烷和一个新的氯自由基 Cl·。

$$CH_3\cdot + Cl_2 \longrightarrow Cl\cdot + CH_3Cl \quad \Delta_r H_m = -108 \text{kJ} \cdot \text{mol}^{-1} \quad ③$$

甲烷的氯代反应，每一步都消耗一个活泼的自由基，同时为下一步反应产生一个活泼的自由基，故称为自由基的链反应。

反应③是放热反应，所放出的能量足以补偿反应②所需吸收的能量，因而反应可以不断地进行，将甲烷转变为一氯甲烷。

当一氯甲烷达到一定浓度时，氯原子除了与甲烷作用外，也可与一氯甲烷作用生成·CH_2Cl，它再夺取氯分子中的一个氯原子生成二氯甲烷 CH_2Cl_2 和一个新的 Cl·。反应就这样继续下去，直至生成三氯甲烷和四氯甲烷，因此，甲烷的氯代反应所得产物为四种氯甲烷的混合物。主要生成什么化合物取决于反应物与试剂的比例、反应的条件和能量的情况等诸多因素。例如，工业上在 400～450℃下，甲烷与氯的摩尔比为 10∶1，主要产物为一氯甲烷。若甲烷与氯的摩尔比为 0.263∶1，则主要产物为四氯甲烷。

$$CH_3Cl + Cl\cdot \longrightarrow \cdot CH_2Cl + HCl$$
$$\cdot CH_2Cl + Cl_2 \longrightarrow CH_2Cl_2 + Cl\cdot$$
$$CH_2Cl_2 + Cl\cdot \longrightarrow \cdot CHCl_2 + HCl$$
$$\cdot CHCl_2 + Cl_2 \longrightarrow CHCl_3 + Cl\cdot$$
$$CHCl_3 + Cl\cdot \longrightarrow \cdot CCl_3 + HCl$$
$$\cdot CCl_3 + Cl_2 \longrightarrow CCl_4 + Cl\cdot$$

（3）链终止

在反应后期，随着反应物的量逐渐减少，自由基与反应物碰撞的机会减少，而自相碰撞的机会增多，自由基一旦相互碰撞结合成分子，取代反应就会逐渐终止。例如：

$$Cl\cdot + Cl\cdot \longrightarrow Cl—Cl$$
$$CH_3\cdot + CH_3\cdot \longrightarrow CH_3—CH_3$$
$$CH_3\cdot + Cl\cdot \longrightarrow CH_3—Cl$$

在自由基的链反应中，加入少量能抑制自由基生成或降低自由基活性的抑制剂，可使反应速率减慢或终止反应，这是一个自由基消除的过程。

在甲烷的氯代反应过程中，只需在链引发阶段供给能量（光或热）以形成氯原子，而链增长的第一、二步反应所需的活化能都不高，所以一旦产生氯原子后即可继续进行链反应。在链终止阶段，两个自由基结合成稳定的分子时，由于没有键的断裂，活化能为零，反应非常容易进行。例如：

$$Cl\cdot + Cl\cdot \longrightarrow Cl—Cl \quad \Delta H=-243 kJ\cdot mol^{-1}, E_a=0$$

甲烷的氯代反应历程，也适用于甲烷的溴代和其他烷烃的卤代反应。卤素与烷烃的反应活性顺序为：$F_2>Cl_2>Br_2>I_2$。氟很活泼，故甲烷与氟反应十分剧烈，难以控制，并放出大量热，以致发生爆炸。碘最不活泼，且碘代是吸热反应，第二步活化能较大，反应难以进行。因此，卤代反应通常是指氯代和溴代反应。

3. 卤代反应的取向与自由基的稳定性

甲烷、乙烷分子中只有一种氢原子，发生卤素取代反应时不存在取向问题。碳链较长的烷烃含有不同类型的氢原子，发生氯代反应生成多种氯代烃异构体的混合物。如丙烷分子中存在伯、仲两种氢原子，氯代可以得到两种一氯代产物。

$$CH_3CH_2CH_3 + Cl_2 \xrightarrow[25℃]{光照} CH_3CH_2CH_2Cl + CH_3\underset{Cl}{\overset{|}{C}}HCH_3$$

1-氯丙烷（43%）　　2-氯丙烷（57%）

丙烷分子中有六个伯氢、两个仲氢，如果这两类氢原子被取代的概率相同，则伯氢和仲氢被取代的产物比例应为 3∶1，但实验得到的两种一氯代产物分别为 43% 和 57%，这说明在丙烷分子中两类氢的反应活性是不相同的，伯氢和仲氢的相对反应活性比可按下式计算：

$$\frac{仲氢}{伯氢}=\frac{57/2}{43/6}=\frac{28.5}{7.16}\approx\frac{4}{1}$$

同理，异丁烷分子中存在伯、叔两种氢原子，氯代亦可以得到两种一氯代产物。

$$\underset{CH_3CHCH_3}{\overset{CH_3|}{}} + Cl_2 \xrightarrow{h\nu} \underset{CH_3CHCH_2Cl}{\overset{CH_3|}{}} + \underset{CH_3\underset{Cl}{\overset{|}{C}}CH_3}{\overset{CH_3|}{}}$$

异丁基氯（63%）　　叔丁基氯（37%）

异丁烷分子中有九个伯氢、一个叔氢。如果这两类氢原子被取代的概率相同，则伯氢和叔氢被取代产物的比例应为 9∶1，但实验得到的两种一氯代产物分别为 63% 和 37%，说明在异丁烷分子中两类氢的反应活性也是不相同的，伯氢和叔氢的相对反应活性比可按下式计算：

$$\frac{叔氢}{伯氢}=\frac{37/1}{63/9}=\frac{37}{7}\approx\frac{5}{1}$$

大量烷烃的氯代反应实验表明，室温下烷烃分子中伯、仲、叔三种氢原子的相对反应活性比为 1∶4∶5。由此可知，三种氢原子卤代反应的活性次序为：

叔氢＞仲氢＞伯氢

由于氯的活性较大，选择性较差，在氯代反应中，各种产物间的相对比例相差不大。溴代反应活性较小，选择性较强，以一种产物占优势。例如：

$$CH_3CH_2CH_3 + Br_2 \xrightarrow{h\nu} CH_3CH_2CH_2Br + CH_3CHCH_3$$
$$\hspace{10em} | \hspace{2em}$$
$$\hspace{11em} Br$$
1-溴丙烷(3%)   2-溴丙烷(97%)

$$(CH_3)_3CH + Br_2 \xrightarrow{h\nu} (CH_3)_2CHCH_2Br + (CH_3)_3CBr$$
异丁基溴(痕量)   叔丁基溴(>99%)

可见，溴代反应的选择性比氯代高。反应中，溴原子对烷烃分子中活性较大的叔氢原子有较高的选择性（伯氢∶仲氢∶叔氢≈1∶82∶1600）。无论是氯代还是溴代反应，温度越高，反应选择性越差。

共价键发生均裂形成自由基所需要的能量称为共价键的解离能。烷烃分子中不同氢原子的活性不同，与C—H键的解离能有关。共价键的解离能可衡量共价键的强度，化学键越牢固，越不容易断裂，需要的解离能越大。反之，化学键越易断裂，需要的解离能越小，因此也就越容易被取代。不同类型C—H键的解离能如下：

不同类型碳氢键	解离能
$CH_3-H \longrightarrow CH_3\cdot + H\cdot$	$435 \text{kJ}\cdot\text{mol}^{-1}$
$CH_3CH_2-H \longrightarrow CH_3CH_2\cdot + H\cdot$	$406 \text{kJ}\cdot\text{mol}^{-1}$
$(CH_3)_2CH-H \longrightarrow (CH_3)_2CH\cdot + H\cdot$	$394 \text{kJ}\cdot\text{mol}^{-1}$
$(CH_3)_3C-H \longrightarrow (CH_3)_3C\cdot + H\cdot$	$377 \text{kJ}\cdot\text{mol}^{-1}$

共价键的解离能越小，C—H键发生均裂需要的能量越低，自由基越容易形成，所含的能量就越低，结构就越稳定。所以烷基自由基的稳定性次序为：

$$3°R\cdot > 2°R\cdot > 1°R\cdot > CH_3\cdot$$

这与卤代反应中叔氢、仲氢和伯氢被取代的活性次序是一致的。关于自由基的稳定性，也可以利用电子效应来判断。

近年来随着仪器分析方法的发展，借助仪器分析证实了自由基机理的真实性，并确定甲基自由基具有如图13-10所示的结构。甲基自由基中所有原子在同一平面上，碳原子以三个sp^2杂化轨道分别与氢的1s轨道重叠形成三个σ键，碳原子上未参与杂化的p轨道与三个σ键的平面垂直，占有一个电子。

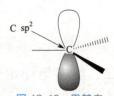

图 13-10 甲基自由基的结构

第二节 环烷烃

一、环烷烃的分类和命名

（一）分类

环烷烃（cycloalkane）是指碳原子通过单键互相连接而成的环状骨架结构的饱和烃，属于脂环化合物。根据分子中碳环的数目可分为单环烷烃和多环烷烃。单环烷烃根据成环碳原子数目，可分为小环（三元环、四元环）、普通环（五元环～七元环）、中环（八元环～十一元环）及大环（十二元环以上）。自然界最常见的是五元环和六元环。

（二）命名

单环环烷烃的命名与烷烃相似，只是在同数碳原子链状烷烃的名称前加"环"字，称作"环某烷"。英文命名则加词头 cyclo。

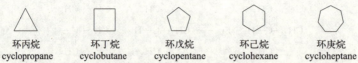

环上有取代基的单环烷烃命名分两种情况。环上的取代基比较简单时，将环作为母体，环碳原子的编号，应使环上取代基的位次最小。若环上有多个取代基，编号遵守最低系列原则，书写时遵守基团次序规则。

乙基环戊烷　　1,2,3-三甲基环戊烷　　1-甲基-3-异丙基环己烷

当环上有复杂取代基时，可将环作为取代基命名。例如：

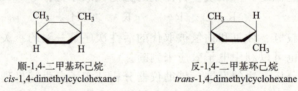

1,4-二环丙基丁烷　　1-环丁基丁烷

由于碳原子连成环，环上 C—C 单键受环的限制而不能自由旋转，所以当成环的两个碳原子各连有一个取代基时，即可产生顺、反两种异构体。两个取代基位于环平面同侧的，称为顺式异构体（*cis*-isomer）；两个取代基位于环平面异侧的，称为反式异构体（*trans*-isomer）。顺式和反式异构体是由键不能自由转动，导致分子中的原子或原子团在空间的排列方式不同，而产生的两种构型不同的异构体，所以顺、反异构是立体异构中的一种。例如1,4-二甲基环己烷，具有顺式和反式两种异构体。

顺-1,4-二甲基环己烷　　　　反-1,4-二甲基环己烷
cis-1,4-dimethylcyclohexane　　*trans*-1,4-dimethylcyclohexane

二、结构与稳定性

为了解释各种环的反应活性，1885 年拜尔（A. von Baeyer）提出了张力学说（strain theory）。张力学说假设环丙烷的三个碳原子在同一平面成正三角形，键角为 60°，环丁烷是正四边形，键角为 90°。由于烷烃的键角接近 109°28′，所以形成环丙烷时，每个键必须向内偏转 (109°28′−60°)/2 = 24°44′，形成环丁烷时，每个键向内偏转 9°44′。键的偏转使分子内部产生了张力，这种张力是由键角的偏转而产生的，故称角张力（angle strain）。键的偏转角度越大，角张力越大，环越不稳定而易发生开环反应，以解除张力，生成较稳定的开链化合物。环丙烷的偏转角度比环丁烷大，所以更易开环。环戊烷和环己烷的键角均接近 109°28′，所以不易开环，化学性质稳定。

现代理论认为，sp³ 杂化碳原子沿键轴方向重叠，要求键角为 109°28′。因此，环丙烷中碳碳键不能像开链烷烃那样沿键轴方向重叠，而是形成了一种弯曲键（俗称香蕉键），如图 13-11 所示。这种弯曲的键产生很大的张力，导致分子不稳定，易发生开环反应。

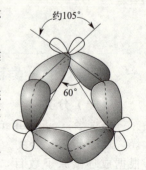

图 13-11　环丙烷分子轨道的重叠

为了减小角张力，构成脂环的碳原子并不是固定在同一平面，实际上除了环丙烷中的三个碳原子在同一平面外，其他环烷烃的原子都不在一个平面，通过改变环的几何形状使得环内键角接近109°28′，减小张力。一般环戊烷和环己烷较稳定，不发生开环反应，化学性质稳定。环烷烃的稳定性顺序为：环己烷＞环戊烷＞环丁烷＞环丙烷。

三、性质

五元环、六元环等较大环烷烃与链状烷烃的化学性质相似，在常温下，不容易与强酸、强碱、氧化剂和还原剂等反应，能发生自由基取代反应。环丙烷和环丁烷由于存在张力，不稳定，易开环发生加成反应（addition reaction），生成开链产物。

1. 自由基取代反应

脂环烃与烷烃相似，在光照、高温或者过氧化物（R—O—O—R）条件下，可发生自由基取代反应。例如：

$$\bigcirc + Br_2 \xrightarrow{300℃} \bigcirc\text{-Br} + HBr$$
$$\text{溴代环戊烷}$$

2. 加成反应

在催化剂 Ni 的作用下，脂环烃可与氢气发生加成反应，生成开链烷烃。不同碳原子数的脂环烃反应难易程度不同。

$$\triangle + H_2 \xrightarrow[80℃]{Ni} CH_3CH_2CH_3$$

$$\square + H_2 \xrightarrow[120℃]{Ni} CH_3CH_2CH_2CH_3$$

环丙烷在常温下，能与卤素或氢卤酸发生开环反应，生成链状化合物。例如：

$$\triangle + Br_2 \longrightarrow CH_2\text{—}CH_2\text{—}CH_2$$
$$\qquad\qquad\qquad\quad |\qquad\qquad\quad |$$
$$\qquad\qquad\qquad\ \ Br\qquad\qquad\ \ Br$$

$$\triangle + HBr \longrightarrow CH_2\text{—}CH_2\text{—}CH_2$$
$$\qquad\qquad\qquad\quad |\qquad\qquad\quad |$$
$$\qquad\qquad\qquad\ \ H\qquad\qquad\ \ Br$$

当环丙烷的烷基衍生物与氢卤酸作用时，碳环开环发生在连氢原子最多和连氢原子最少的两个碳原子之间。氢卤酸中的氢原子加在连氢原子较多的碳原子上，而卤原子则加在连氢原子较少的碳原子上。例如：

$$CH_3\text{—}CH\text{┊}CH_2 + HBr \longrightarrow CH_3CHCH_2$$
$$\qquad\quad\ |\qquad\qquad\qquad\qquad\qquad\ |\quad\ |$$
$$\quad\ CH_2\qquad\qquad\qquad\qquad\quad Br\quad H$$

环丁烷的反应活性比环丙烷略低，常温下环丁烷与卤素或氢卤酸不发生加成反应，在加热条件下才能发生反应。

环戊烷、环己烷及高级脂环烃的化学性质与开链烷烃相似，环比较稳定，难发生开环加成反应。

四、构象

（一）环戊烷的构象

通常环戊烷的四个碳原子处在一个平面上，一个碳原子离开平面，与平面的距离为50pm，时而在上，时而在下，呈动态平衡。环戊烷构象在动态转换时，环上每一个碳原子依次离开平面。离开平面的碳上的氢原子与相邻碳上的氢原子呈交叉式，降低了扭转张力，能量较低，是环戊烷较稳定的优势构象，见图13-12。

（二）环己烷的构象

1. 环己烷的椅式构象和船式构象

环己烷分子中6个碳原子不同一平面，其C—C—C键角接近109°28′，没有角张力。在一系列构象的动态平衡中，椅式构象（chair conformation）和船式构象（boat conformation）是两种典型构象，如图13-13所示。常温下，分子的热运动可使环己烷的椅式和船式两种构象相互转变。

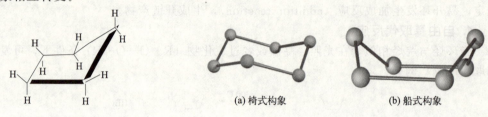

图 13-12 环戊烷的构象　　　图 13-13 环己烷的椅式构象和船式构象

（1）环己烷的椅式构象

环己烷的椅式构象没有角张力，所有相邻碳原子上的氢原子间均为交叉式，因而不存在重叠式所引起的扭转张力。此外，C1、C3、C5或C2、C4、C6上的竖氢原子间的距离均为230pm，与氢原子的范德华半径之和240pm相近，几乎不产生范德华斥力。因椅式构象的环己烷既无角张力又无扭转张力和空间张力，所以是一种广泛存在于自然界的稳定性高的优势构象。环己烷椅式构象透视式和纽曼投影式见图13-14。

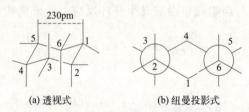

图 13-14 环己烷椅式构象透视式和纽曼投影式

（2）环己烷的船式构象

船式环己烷（图13-15）虽然也无角张力，但两个船底碳碳键（C2—C3和C5—C6）上的氢原子相互重叠，存在较大的扭转张力。此外，船头碳（C1和C4）上有伸向环内侧的两个氢原子，相距只有183pm，远小于两个氢原子的范德华半径之和（240pm），因而存在由空间拥挤所引起的斥力，亦称跨环张力，这两种张力的存在使船式构象不如椅式构象稳定。船式构象比椅式构象能量高29.7kJ·mol^{-1}，故常温下99.9%的环己烷是以椅式构象存在。

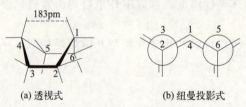

图 13-15 环己烷船式构象透视式和纽曼投影式

2. 环己烷椅式构象中的竖键和横键

在环己烷的椅式构象中，C1、C3、C5在同一环平面上，C2、C4、C6在另一环平面上，这两个环平面相互平行，穿过环中心并垂直于环平面的轴称为对称轴，据此可将环己烷中 12 个 C—H 键分为两种类型。一类是垂直于环平面的 6 个 C—H 键，即与对称轴平行，称为直立键或竖键（a 键，axial bond），3 个向上，3 个向下，交替排列。另一类是 6 个与直立键（对称轴）成 109°28′夹角的键，称为平伏键或横键（e 键，equatorial bond）。每个碳原子都有一个 a 键和一个 e 键，如 a 键向上则 e 键向下，在环中上下交替排列，如图 13-16 所示。

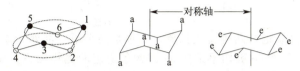

图 13-16　椅式构象的环平面、对称轴及直立键和平伏键

椅式环己烷通过环内 C—C 键的扭曲，可从一种椅式构象转变为另一种椅式构象，称为椅式构象的翻环作用（ring inversion）。经过翻转，环上原来的 a 键全部变为 e 键，而原来的 e 键则全部变为 a 键，但键在环上方或环下方的空间取向不变，如图 13-17 所示。

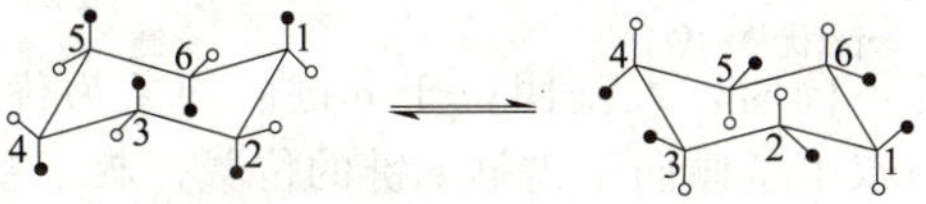

图 13-17　椅式环己烷的翻环作用

两种椅式构象翻转所需的能量为 $45\text{kJ}\cdot\text{mol}^{-1}$，常温下分子的热运动即可提供这一能量，故常温下两种椅式构象可以迅速转换。

3. 取代环己烷的构象

环己烷分子中的一个氢原子被其他原子或基团取代时，取代基可处于 a 键或 e 键，从而一取代环己烷出现两种椅式构象。以甲基环己烷为例，当取代基位于 a 键时，甲基与 C3 和 C5 位上的 a 键氢原子距离较近，相互间斥力较大，该构象较不稳定；e 键上的甲基与 C3 和 C5 位上的 a 键氢原子距离较远，相互间斥力较小，该构象能量较低，是较稳定的优势构象。由于甲基位于 e 键的构象比位于 a 键能量低 $7.5\text{kJ}\cdot\text{mol}^{-1}$，因此常温下，两种椅式构象互相转换达到动态平衡时，甲基处于 e 键的构象占 95%。

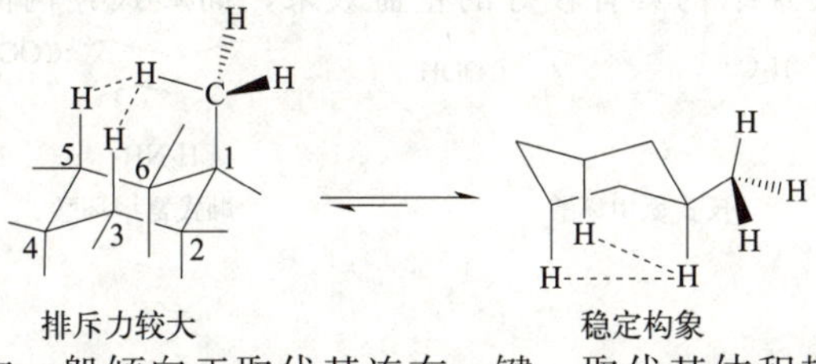

排斥力较大　　　　　稳定构象

环己烷的一元取代物一般倾向于取代基连在 e 键，取代基体积越大，取代基在横键和在竖键的两种构象的能量差也越大，横键取代构象所占的比例就越高。例如，室温下，叔丁基环己烷的两种构象异构体能量差为 $22.8\text{kJ}\cdot\text{mol}^{-1}$，99.99% 是叔丁基处于 e 键的构象。总之，一取代环己烷的最稳定椅式构象是最大基团在横键的构象。

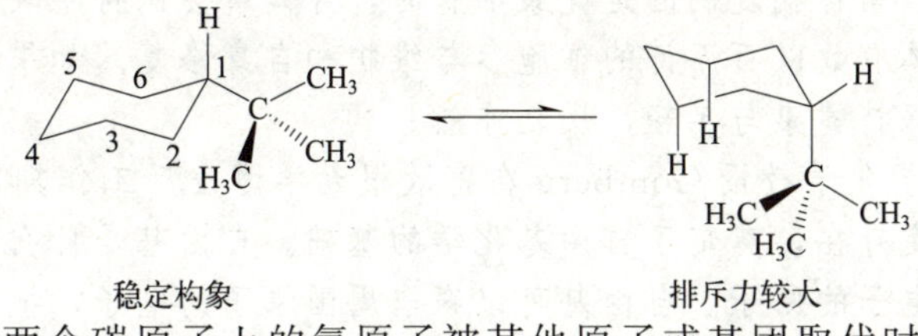

稳定构象　　　　　排斥力较大

当环己烷分子中两个碳原子上的氢原子被其他原子或基团取代时，则存在顺、反异构

体。两种异构体稳定性差别与它们的构象有关。例如：顺-1,2-二甲基环己烷的两种椅式构象中，均有一个甲基在 a 键，另一个甲基在 e 键，两种构象能量相等，稳定性相同，在平衡体系中两者各占 50%。

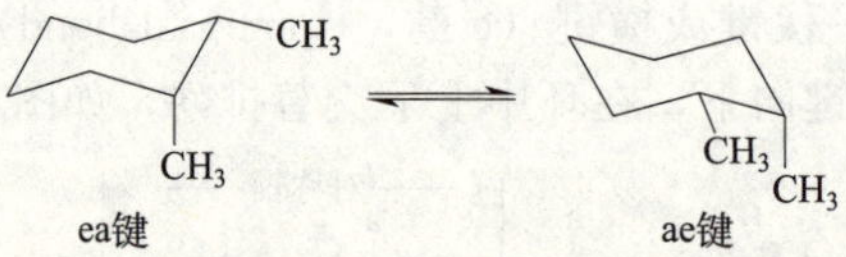

ea键 ⇌ ae键

反-1,2-二甲基环己烷也有两种椅式构象，一种是两个甲基都处于横键（ee 键），另一种则处于竖键（aa 键）。显然 ee 键构象是比 aa 键构象稳定的优势构象。反-1,2-二甲基环己烷有能量较低的 ee 构象，而顺式异构体只有 ea 构象，所以反式比顺式稳定。实验测定，反式异构体比顺式异构体的能量低 $7.8 kJ \cdot mol^{-1}$。

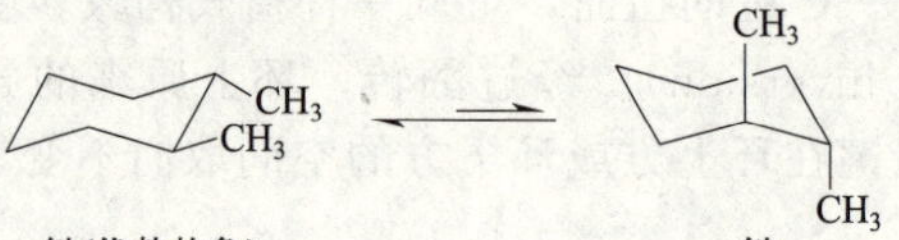

ee键(优势构象) ⇌ aa键

当环己烷环上的取代基不同时，大基团位于 e 键的构象为优势构象。如在 1-甲基-4-叔丁基环己烷中，由于庞大的叔丁基倾向于占据 e 键的位置，叔丁基位于 e 键的构象为优势构象。因此，1-甲基-4-叔丁基环己烷顺式和反式异构体的优势构象分别为：

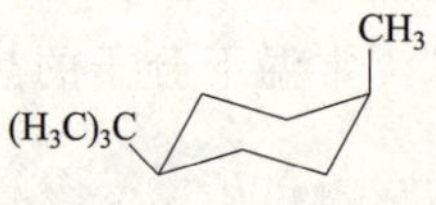

顺-1-甲基-4-叔丁基环己烷 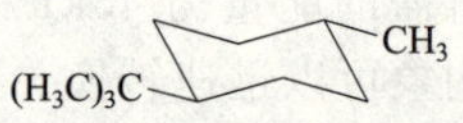　　反-1-甲基-4-叔丁基环己烷

至此讨论了环己烷和取代环己烷的优势构象，一般可把握以下规律：椅式构象是最稳定的构象；取代环己烷中取代基处于 e 键最多的构象是稳定构象；有不同取代基时，体积较大的取代基处于 e 键的构象是稳定构象。

在药物分子结构中环己烷的构象不同，其生理活性也不同。如从植物萝芙木中提取的生物碱利血平是一种降压药。异利血平是利血平的异构体，与利血平在结构上的差异，仅在于将利血平分子中的一个六元环从椅式构象变为船式构象，由此导致异利血平失去药效。又如促凝血药物氨甲环酸的反式结构具有较好的止血效果，而顺式异构体药效较差。

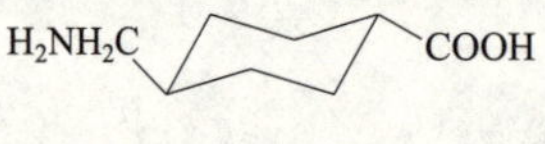

反式氨甲环酸 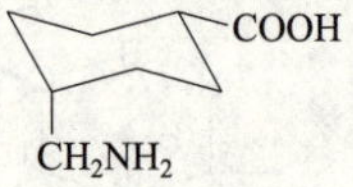　　顺式氨甲环酸

阅读材料

自由基与人类

细胞有防止老化和生病的作用。为了保持健康和预防疾病，应该为细胞提供充足的养分和保护。当自我复制的是健康细胞时，身体就会保持年轻，并且患疾病的机会也很少。人体有数以百万计的细胞参与维护和自身修复。如果给它们提供适当养分，人体就会保持健康与年轻，反之亦然。

1900 年，有机化学教授 Gomberg 在密歇根大学博士后工作期间，证明了三苯甲基自由基能稳定存在，奠定了自由基化学的基础。自由基是什么？简而言之，自由基是失去一个电子的原子。自由基可以窃取周围原子的电子，把它们转换为自由基。自由基作用于脂质产生过氧化反应，氧化产物引起蛋白质、核酸等大分子的交联聚合而使生命分子遭到破坏。脂质过氧化可促成脂褐素产生，细胞和组织中不断堆积的脂褐素对人体产生衰老作用。例如，堆积在皮肤细胞的脂褐素成为老年斑；堆积在脑细胞中的脂褐素会引起记忆力减退或智力障碍，甚至出现痴呆。脂质的过氧化还可导致眼球晶状体出现视网膜病变，导致老年性视力障碍（如眼花、白内障等）。自由基引发的胶原蛋白交联聚合，会使胶原蛋白溶解性下降、弹性降低及水合能力减退，导致皮肤失去张力而皱纹增多，以及骨质再生能力减弱等。自由基来自许多地方，包括：压力、污染、吸烟、药物、食品添加剂、农药等。

身体消灭自由基的措施是抗氧化剂。抗氧化剂有更多电子可以分享给自由基，并促使其转化为健康细胞，消除其破坏性。已证明按照科学方法食用含抗氧化剂的食品或营养品，可以给细胞提供更好的维护和保养，让人们保持年轻和健康。植物油、坚果和豆类等都含有抗氧化剂，但水果和蔬菜中的含量最高。

本章小结

烷烃的碳原子 sp^3 杂化，为四面体构型。碳原子分为伯碳、仲碳、叔碳和季碳，氢原子分为伯氢、仲氢和叔氢。

烷烃的命名分为普通命名法和系统命名法，其中普通命名法适用于简单烷烃的命名。系统命名法：选主链，碳链最长，支链最多；定基位，有多个排序时遵循最低系列原则——最先遇到位次较低的取代基为最低系列，有多个最低系列时，按次序规则使较优基团位次较大；书写，标明取代基的位次、名称，且按先简后繁规则。数字间用"，"，汉字与数字间用"-"。

烷烃的异构。由于 σ 键绕键轴自由转动，非键合原子或基团在空间产生不同的排列，由单键旋转所形成的异构体称为构象异构体。乙烷的优势构象为交叉式，丁烷的优势构象为对位交叉式。

烷烃的化学性质。烷烃分子中的 C—H σ 键在通常情况下比较稳定，不易发生断裂。但在适当条件下，烷烃分子的氢原子也能被其他原子和原子团取代，该反应称为取代反应。自由基取代反应分为：链引发，链增长，链终止。卤代活性：$R_3CH > R_2CH_2 > RCH_3$，$Cl_2 > Br_2 > I_2$。自由基稳定性顺序：叔烷基自由基＞仲烷基自由基＞伯烷基自由基＞甲基自由基。烷烃上 H 原子的活性顺序：叔 H＞仲 H＞伯 H＞甲基 H。

脂环烃的命名。单脂环的环烷烃命名时只需在相应的烷烃前加环。当环上的取代基比较简单时，通常将环作为母体来命名。当环上有两个或多个取代基时，要对母体环进行编号，编号仍遵守最低系列原则。当环上带有两个或两个以上取代基时，如分子有反轴对称性，构型用顺、反表示。

环烷烃的结构和稳定性：三元环＜四元环＜五元环～六元环及以上。

环烷烃的化学性质。在催化剂作用下环烷烃可与 H_2（X_2、HX 等）反应，开环加成生成烷烃，反应的难易与环的大小有关。其中，三元环、四元环等小环容易开环。环己烷以上的环烷烃通常难以发生催化氢化反应。当环丙烷的烷基衍生物与氢卤酸作用时，碳环开环发生在连氢原子最多和连氢原子最少的两个碳原子之间。

环己烷的构象异构。环己烷的两种典型构象是船式、椅式，椅式为优势构象。取代环己烷的优势构象是 e 键取代基最多的椅式构象。当环己烷环上的取代基不同时，大基团位于 e 键的构象为优势构象。

1. 命名。

(1) [结构式]   (2) CH₃CHCH₂CH₂CHCH₃ [带支链]   (3) CH₃CH₂CHCHCHCH₃ [带支链]

(4) (CH₃CH₂)₂CHCH₃   (5) [环己烷结构]   (6) [环戊烷结构]   (7) [环戊烷结构]

2. 写出下列化合物的结构。
   (1) 2,2-二甲基-4-乙基庚烷   (2) 反-1-甲基-4-叔丁基环己烷
   (3) 3,4,4-三甲基辛烷   (4) 3-异丙基-7-叔丁基癸烷

3. 写出 2,2,4-三甲基己烷的结构，并指出各碳原子属于哪一类型（伯、仲、叔、季）。

4. 将下列化合物按沸点降低的顺序排列。
   (1) 丁烷   (2) 己烷   (3) 3-甲基戊烷
   (4) 2-甲基丁烷   (5) 2,3-二甲基丁烷   (6) 环己烷

5. 按稳定性从大到小的次序，用 Newman 投影式表示 2,3-二甲基丁烷以 C2—C3 键为轴旋转的 4 种典型构象式，并指出优势构象。

6. 将下列自由基按稳定性由大到小顺序排列。
   (1) CH₃CHCH₂ĊH₂ (带CH₃支链)   (2) CH₃ĊHCH₂CH₃ (带CH₃支链)   (3) CH₃ĊCH₃ (带CH₃支链)   (4) ĊH₃

7. 写出下出化合物的优势构象。
   (1) 1-甲基-4-氯环己烷   (2) 顺-1-甲基-3-乙基环己烷

8. 完成下列反应式。

(1) [环丙烷带甲基] + HBr ⟶

(2) [环丙烷带CH₃] $\xrightarrow{H_2, Ni}{200℃}$

(3) [环丁烷带二甲基] + Br₂ $\xrightarrow{CCl_4}{\triangle}$

第十四章
烯烃和炔烃

本章要求

▶ 1. 认知目标

运用 IUPAC 命名法对烯烃和炔烃命名；根据烯烃加成反应的实质和碳正离子的稳定性判断各类加成反应发生的部位，从结构入手分析烯烃和炔烃发生不同化学反应的原因。

▶ 2. 技能目标

推衍烯烃和炔烃的氧化反应、自由基反应和特殊反应；解释共轭效应和次序规则；举例具有生物活性的天然多烯、炔类化合物。

▶ 3. 情感目标

通过对有机物衍生转化关系和官能团的学习体会"结构决定性质"，培养学生注重学习的系统性。

含有碳碳双键或碳碳三键的烃统称为不饱和烃，其中含有一个碳碳双键的不饱和烃称为烯烃，含有一个碳碳三键的不饱和烃称为炔烃。

———— 北京冬奥纪念钞 ————

北京冬奥会发行的纪念钞受到了大家的喜爱，除了超高的颜值之外，它还有另外一个特点，这是第一张中国完全自主知识产权研发的塑料钞，也是第一张亚洲国家自主研发的塑料钞，更重要的是，它是奥林匹克运动会历史上的第一张塑料钞。

塑料制成的钞票，一点都不简单。

塑料钞是以聚丙烯为基膜的货币，采用多种防伪技术印制而成，具有使用寿命长、干净不易污染、环保等优点。与传统的纸钞相比，塑料钞更难被伪造仿制，能够有效地防止假币产生，是世界货币发展的主要方向。

第一节　烯烃

烯烃（alkene）是分子中含有碳碳双键（C═C）的烃。在烯烃中，根据碳碳双键的数目，烯烃可以分为单烯烃（含有一个双键，简称烯烃）、二烯烃（含有两个双键）和多烯烃（含有两个以上的双键）。链状的单烯烃比相应的烷烃少两个氢原子，其通式为 C_nH_{2n}。

一、结构

在单烯烃中，最简单的烯烃的是乙烯（$CH_2═CH_2$），乙烯是一个平面结构，分子中的六个原子都在一个平面上，键角接近 120°，碳原子采取 sp^2 杂化，如图 14-1 所示。形成乙烯分子时，两个碳原子各以一个 sp^2 杂化轨道沿键轴方向重叠形成一个 C—C σ 键，又分别各以两个 sp^2 杂化轨道与两个氢原子的 1s 轨道形成两个 C—H σ 键，每个碳原子还剩余一个未参与杂化的 2p 轨道，彼此相互平行，以侧面重叠的方式形成 π 键，如图 14-2 所示。

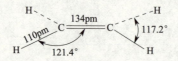

图 14-1 乙烯分子结构示意图

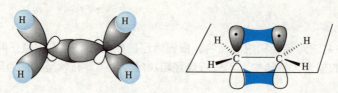

图 14-2 乙烯分子结构中的 σ 键和 π 键

二、异构和命名

（一）烯烃的异构现象

烯烃的异构现象比相应的烷烃复杂，除了和烷烃一样存在构造异构外，当两个双键碳原子均连接不同的原子或基团时，还会产生烯烃的另一种异构现象——顺反异构。

1. 烯烃的构造异构

烯烃与同碳原子数的烷烃相比，其构造异构体的数目更多。例如丁烯有 1-丁烯、2-丁烯和异丁烯三种构造异构体。

$$CH_3CH_2CH═CH_2 \qquad CH_3CH═CHCH_3 \qquad \begin{matrix}CH_3\\|\\CH_3\end{matrix}C═CH_2$$

1-丁烯 　　　　　 2-丁烯 　　　　　 异丁烯

其中，1-丁烯和 2-丁烯存在官能团 C═C 在碳链中位置不同而产生异构，这种异构现象称为位置异构。

2. 烯烃的顺反异构

碳碳双键不能自由旋转，否则将会导致 π 键的扭曲和断裂。当双键碳原子上分别连接不同的原子或基团时，这些原子或基团在双键碳上有两种不同的空间排列方式，是两种不同的物质。例如 2-丁烯就有下列两种异构体。

顺-2-丁烯 　　　　　 反-2-丁烯

两个相同的原子或基团在双键键轴同侧的称为顺式异构体，在双键键轴异侧的称为反式异构体，这种异构现象叫做顺反异构，顺反异构属于立体异构。

产生顺反异构必须具备两个条件：①分子中存在着限制旋转的因素，如双键、某些脂环结构等；②每个不能自由旋转的碳原子连有两个不同的原子或基团。

（二）烯烃的命名

简单烯烃常用普通命名法命名，可根据烯烃含有的碳原子数目，称为"某烯"。例如：

$H_2C=CH_2$　　　$H_2C=CHCH_3$　　　$H_2C=C(CH_3)CH_3$
乙烯　　　　　　丙烯　　　　　　　异丁烯

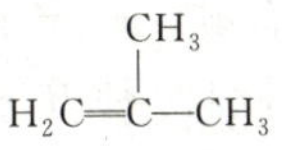

结构较复杂的烯烃一般采用系统命名法，烯烃的系统命名法类似于烷烃，其命名法的要点如下：

（1）选择含双键在内的最长碳链为主链，并按主链中所含碳原子数把该化合物命名为某烯。十个碳原子以上的烯烃用中文数字，再加碳字，如十六碳烯。

（2）从主链靠近双键的一端开始依次为主链碳原子编号，使双键碳原子编号较小。

（3）将取代基的位次、数目、名称写在烯烃母体名称之前，其原则和书写格式与烷烃相同。例如：

$CH_2=CHCH_2CH_2CH_3$　　　$CH_3CH_2C(CH_3)=CHCH_2CH_3$　　　$CH_3(CH_2)_{15}CH=CHCH_3$
1-戊烯　　　　　　　　3-甲基-3-己烯　　　　　　　　2-十九碳烯

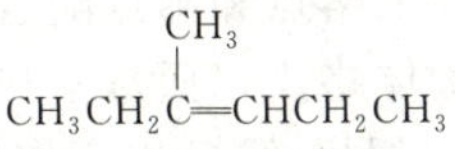

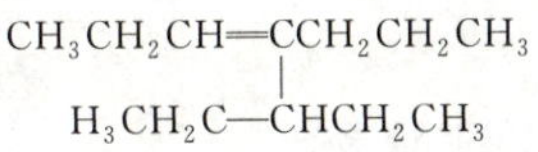

5-乙基-4-丙基-4-庚烯 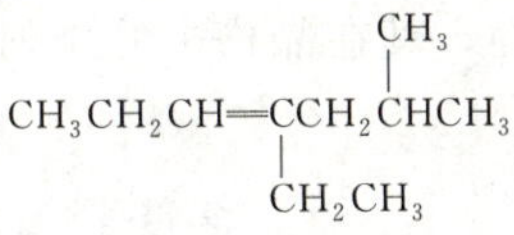　　　　　　6-甲基-4-乙基-3-庚烯

烯烃分子中去掉一个氢原子后剩余的基团，称为烯基。常见的烯基如下：

$CH_2=CH-$　　$CH_2=CH-CH_2-$　　$CH_3-CH=CH-$
乙烯基　　　2-丙烯基（烯丙基）　　1-丙烯基（丙烯基）

（4）顺、反异构体的命名需在名称前面加上顺和反表示其构型。两个相同的原子或基团在双键的同侧称为顺式（*cis-*），在双键的异侧称为反式（*trans-*）。例如：

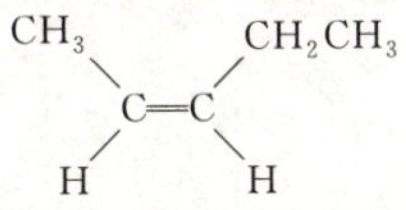

顺-2-戊烯（*cis*-2-戊烯） 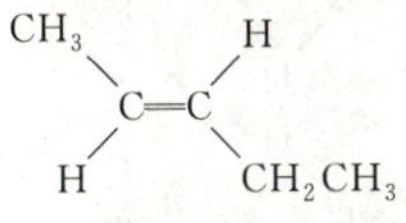　　　　反-2-戊烯（*trans*-2-戊烯）

但当两个双键碳原子连有四个不同的原子或基团时，则无法用顺/反构型标记法命名。在系统命名法中对于无法用顺/反构型标记法来命名的烯烃化合物可采用 Z/E 标记法来表示其构型。应用 Z/E 标记法时，首先要按照次序规则分别确定每一个双键碳原子上所连接的两个原子或基团的优先次序，当两个优先的原子或基团处于双键的同侧时，称为 Z 构型；当两个优先的原子或基团位于双键的异侧时，称为 E 构型。假定下面结构式中，$a>b$，$d>e$，则：

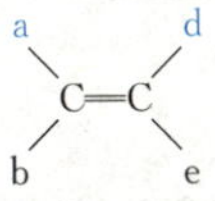

Z 式 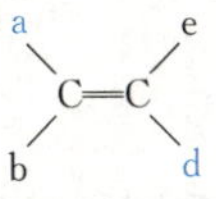　　　　E 式

用 Z/E 标记法命名顺、反异构体时，Z、E 写在小括号内，放在烯烃名称之前，并用半字线相连。例如：

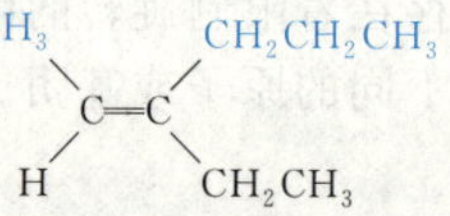

(Z)-3-乙基-2-己烯 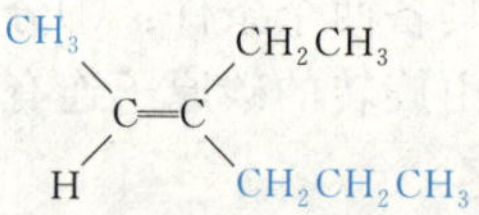　　　　(E)-3-乙基-2-己烯

Z/E 标记法适用于所有顺、反异构体，需要指出的是顺/反构型标记法和 Z/E 标记法是两种不同的命名方法，目前两种方法同时使用，但二者之间没有必然的对应关系。例如：

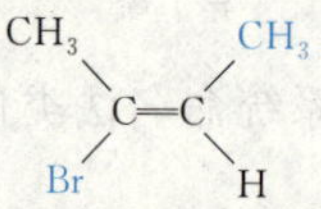

(E)-2-溴-2-丁烯(顺-2-溴-2-丁烯) 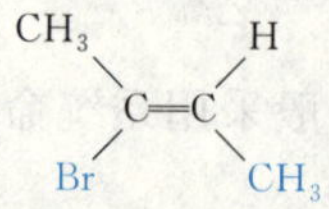　　　　(Z)-2-溴-2-丁烯(反-2-溴-2-丁烯)

三、物理性质

在室温下，4 个碳原子以下的烯烃是气体，5~18 个碳原子的烯烃是液体，高级（19 个碳原子以上）烯烃是固体。烯烃相对密度都小于 1。烯烃难溶于水，能溶于苯、乙醚、四氯化碳等非极性或弱极性有机溶剂。烯烃的熔点和沸点随着烯烃碳原子数的增加而升高。

烯烃顺式异构体的沸点比反式异构体略高，而熔点则是反式异构体比顺式异构体略高。这是由于顺式异构体极性较大，分子间偶极-偶极相互作用力增加，故沸点略高。而反式异构体具有较高的对称性，其在晶格中的排列比顺式异构体更为紧密，故熔点较高。部分烯烃的物理常数见表 14-1。

表 14-1　部分烯烃的物理常数

名称	结构式	熔点/℃	沸点/℃	密度/(g·cm^{-3})
乙烯	$CH_2=CH_2$	−169.2	−103.7	0.519
丙烯	$CH_2=CHCH_3$	−185.3	−47.7	0.579
2-甲基丙烯	$CH_2=C(CH_3)_2$	−140.4	−6.90	0.590
1-丁烯	$CH_2=CHCH_2CH_3$	−183.4	−6.50	0.625
顺-2-丁烯	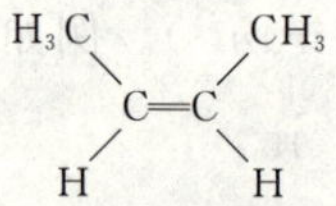	−138.9	3.50	0.621
反-2-丁烯	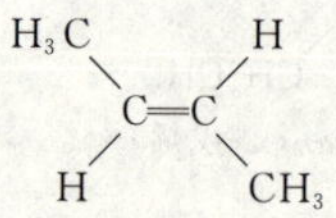	−105.6	0.88	0.604
1-己烯	$CH_2=CH(CH_2)_3CH_3$	−139.8	63.5	0.673
1-十八碳烯	$CH_2=CH(CH_2)_{15}CH_3$	17.5	179.0	0.791

四、化学性质

烯烃分子中的碳碳双键由一个 σ 键和一个 π 键组成，其中 π 键键能较小，比较活泼，在反应中容易发生断裂，试剂加到断裂的 π 键上，生成加成产物，这种反应称为加成反应。加成反应是烯烃最主要的反应。

（一）亲电加成

烯烃分子中 π 键较弱，π 电子受原子核的束缚力较小，流动性较大而易极化，容易受到亲电试剂的进攻。这种烯烃与亲电试剂所进行的加成反应称为**亲电加成反应**（electrophilic addition reaction）。反应中，不饱和键中的 π 键断裂，形成两个更强的 σ 键。烯烃能与卤素、卤化氢、水和硫酸等试剂发生亲电加成反应生成相应的加成产物。

1. 与卤素加成

烯烃容易与卤素发生加成反应，生成邻二卤代物。例如：

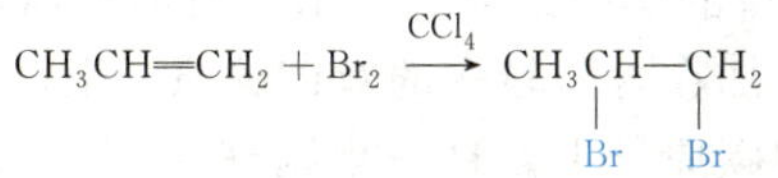

$$CH_3CH=CH_2 + Br_2 \xrightarrow{CCl_4} CH_3\underset{Br}{C}H-\underset{Br}{C}H_2$$

实验表明，不同种类的卤素，在同样条件下，反应活性次序为：

$$F_2 > Cl_2 > Br_2 > I_2$$

将烯烃加入溴的四氯化碳溶液中，溴溶液的红棕色很快褪去，生成无色的邻二溴代烷烃。反应速度快，现象明显，是鉴别烯烃最常用的方法。

卤素中，氟与烯烃的反应非常剧烈，难以控制，产物复杂，而碘不活泼，很难与烯烃发生加成反应。因此，常用氯和溴与烯烃反应，制备邻二氯和邻二溴化合物。

环己烯与溴发生加成反应，具有很强的立体选择性，只生成反-1,2-二溴环己烷。

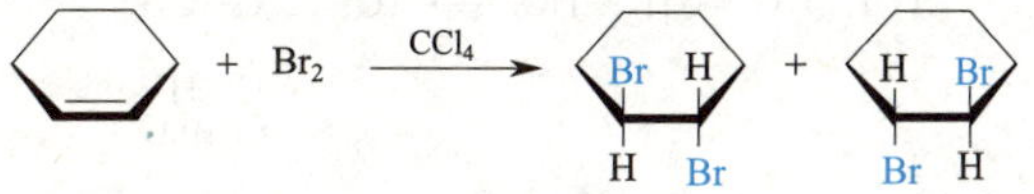

环己烯 + Br₂ $\xrightarrow{CCl_4}$ 反-1,2-二溴环己烷

将乙烯通入含 NaCl 的溴水中时，反应产物中除了有二溴加成产物外还有 Cl^- 参与反应的氯溴加成产物。由于氯化钠并不能与烯烃发生加成反应，说明两个溴原子不是同时加到双键碳原子上的，而是分步加上去的。

$$H_2C=CH_2 + Br_2 \xrightarrow{NaCl} BrCH_2CH_2Br + BrCH_2CH_2Cl$$

烯烃与卤素的加成反应是共价键断裂的离子型反应。反应分两步进行，第一步是溴分子受 π 电子云的影响而发生极化，溴分子中带部分正电荷的一端与带负电的 π 电子云作用生成溴鎓离子（bromonium ion）；第二步是溴负离子从溴鎓离子的背面进攻碳原子，得到反式的加成产物。

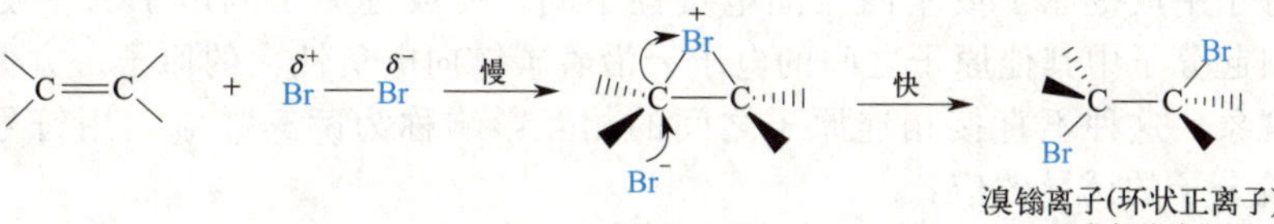

溴鎓离子(环状正离子)
反式加成产物

第一步反应涉及共价键的断裂，是决定反应速率的关键步骤。因反应是由溴分子异裂产生的溴正离子与 π 电子云作用引起的，所以把这种加成反应称为亲电加成反应，其中溴正离子（缺电子试剂）称为亲电试剂。

2. 与卤化氢加成

烯烃能与卤化氢发生加成反应，生成相应的卤代烷。例如：

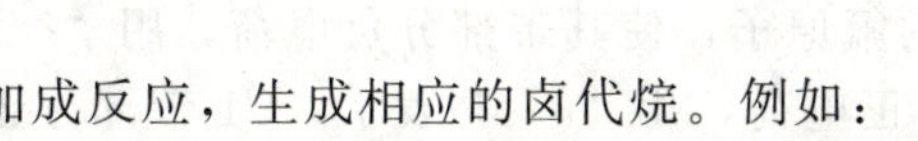

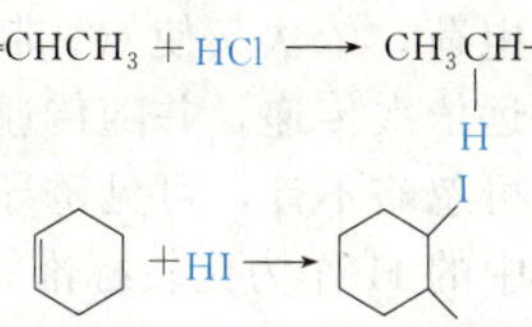

$$CH_3CH=CHCH_3 + HCl \longrightarrow CH_3\underset{H}{C}H-\underset{Cl}{C}HCH_3$$

环己烯 + HI ⟶ 碘代环己烷

通常将干燥的卤化氢气体通入烯烃进行反应，有时也可以使用某些中等极性的无水溶

剂，一般不使用卤化氢水溶液，因为使用卤化氢水溶液有可能导致烯烃与水发生加成反应。

实验结果显示，不同的卤化氢在这一反应中的活性次序是 HI＞HBr＞HCl，反应活性与它们的酸性顺序一致。

卤化氢是一种不对称试剂，当 HX 与不对称烯烃发生加成反应时，可生成两种不同的加成产物。实验结果表明一般以其中一种产物为主。1870 年俄国化学家马尔科夫尼科夫（V. V. Markovnikov）根据大量的实验结果总结出：当不对称烯烃和卤化氢等极性试剂发生亲电加成反应时，氢原子总是加在含氢较多的双键碳原子上，卤原子或其他原子及基团则加在含氢较少的或不含氢的双键碳原子上。这一规则称为 Markovnikov 规则，简称马氏规则。利用此规则可以预测很多加成反应的产物，与实验结果是一致的。例如：

$$CH_3CH_2CH=CH_2 + HBr \longrightarrow \underset{80\%}{CH_3CH_2\underset{Br}{C}HCH_3} + \underset{20\%}{CH_3CH_2CH_2CH_2Br}$$

$$(CH_3)_2C=CH_2 + HBr \longrightarrow \underset{90\%}{(CH_3)_2\underset{Br}{C}-\underset{H}{C}H_2} + \underset{10\%}{(CH_3)_2\underset{H}{C}-\underset{Br}{C}H_2}$$

$$(CH_3)_2C=CH_2 + HCl \longrightarrow \underset{约100\%}{(CH_3)_2\underset{Cl}{C}-\underset{H}{C}H_2}$$

烯烃与卤化氢的加成是分两步进行的亲电加成反应，首先是卤化氢中的质子作为亲电试剂进攻碳碳双键的 π 电子，使 π 键发生断裂，形成碳正离子中间体。然后卤负离子很快与碳正离子中间体结合形成加成产物。

$$\underset{}{\overset{}{C}}=\underset{}{\overset{}{C}} + H-X \xrightarrow{慢} -\underset{H}{\overset{+}{C}}-\underset{}{\overset{}{C}}- + X^- \xrightarrow{快} -\underset{H}{\overset{}{C}}-\underset{X}{\overset{}{C}}-$$

烯烃发生亲电加成的中间体是环状的锡离子还是链状的碳正离子，取决于这两种中间体的稳定性，由于质子的原子半径比较小，不易形成稳定的环状锡离子，因此，烯烃与卤化氢加成的中间体是链状的碳正离子。

多原子分子中成键原子或基团之间电负性不同，使成键原子间电子云密度呈不对称分布，而且会引起分子中其他原子之间的电子云沿着碳链向电负性大的原子一方偏移，使分子发生极化的现象，这种不直接相连原子之间的相互影响称为诱导效应，用符号"I"表示，例如 1-氟丙烷分子的诱导效应：

$$H-\underset{H}{\overset{H}{\underset{|}{C}}}\overset{\delta\delta\delta^+}{-}\underset{H}{\overset{H}{\underset{|}{C}}}\overset{\delta\delta^+}{-}\underset{H}{\overset{H}{\underset{|}{C}}}\overset{\delta^+}{\longrightarrow}\overset{\delta^-}{F}$$

电子靠近电负性较大的氟原子，使其带部分负电荷，用"δ^-"表示。与此相反，电负性较小的 C1 原子则带部分正电荷，用"δ^+"表示。C1 带部分正电荷使 C1—C2 间的一对电子云偏向 C1，使 C2 也带部分正电荷，依次又使 C3 带部分正电荷。诱导效应以静电诱导的形式沿着碳链朝一个方向由近及远依次传递，并随传递距离的增加，其效应迅速降低，一般经过 3 个碳原子以后，诱导效应可忽略不计，可见诱导效应是短程的。

诱导效应的方向是以 C—H 键中的 H 作为比较标准，如果某原子或基团（X）的电负性大于 H，当氢被取代后，则 C—X 键间电子云偏向 X，与 H 相比，X 具有吸电性，X 称为吸电子基团，由它引起的诱导效应称为吸电子诱导效应，用符号"－I"表示。如果以电负性小于 H 的原子或基团（Y）取代氢原子后，则 C—Y 键间电子云偏向碳原子，与 H 相比，Y 具有给电子性，Y 称为给电子基团，由它所引起的诱导效应称为给电子诱导效应，用符号"+I"表示。

$$\mathop{-\mathrm{C}}\limits_{-I}\!\!\rightarrow\!\!\mathrm{X} \quad \mathop{-\mathrm{C}}\limits{}-\mathrm{H} \quad \mathop{-\mathrm{C}}\limits_{+I}\!\!\leftarrow\!\!\mathrm{Y}$$

一个原子或基团是吸电子基团还是给电子基团，可通过实验测定，根据实验结果，一些取代基的电负性大小如下：

$-NO_2 > -F > -Cl > -Br > -I > -OCH_3 > -NHCOCH_3 > -C_6H_5 > -CH=CH_2 > -H > -CH_3 > -C_2H_5 > -CH(CH_3)_2 > -C(CH_3)_3$

位于 H 前面的是吸电子基团，位于 H 后面的是给电子基团。

马氏规则可根据双键碳所连原子或基团的诱导效应来解释。当不对称烯烃与极性试剂加成时，试剂中的正离子或带部分正电荷部分加到双键的带有部分负电荷的碳原子上，而试剂中的负离子或带部分负电荷部分则加到双键的带有部分正电荷的碳原子上。如丙烯分子中双键碳连有一个甲基，甲基的给电子诱导效应使碳碳双键的 π 电子云发生偏移，结果使含氢较多的双键碳原子带上部分负电荷，含氢较少的双键碳原子上带有部分正电荷。如丙烯和卤化氢的加成。

$$CH_3 \overset{\delta^+ \curvearrowleft \delta^-}{\longrightarrow} CH=CH_2 \xrightarrow[慢]{H^+} CH_3\overset{+}{CH}CH_3 \xrightarrow[快]{X^-} CH_3\underset{\underset{X}{|}}{CH}CH_3$$

马氏规则还可以利用反应过程中生成的活性中间体的稳定性进行解释。活性中间体越稳定，相应的过渡态所需要的活化能越低，则越容易生成。而加成的速率和方向往往取决于活性中间体生成的难易程度，即活化能的高低。以丙烯和卤化氢的加成反应为例，反应可能经过碳正离子中间体（I）和（II）得到两种相应的加成产物。

$$CH_3CH=CH_2 + H-X \longrightarrow \begin{array}{c} a \nearrow CH_3\overset{+}{CH}CH_3 \xrightarrow{X^-} CH_3\underset{\underset{X}{|}}{CH}CH_3 \\ (I) \\ b \searrow CH_3CH_2\overset{+}{CH_2} \xrightarrow{X^-} CH_3CH_2CH_2X \\ (II) \end{array}$$

碳正离子中带正电荷的碳原子是 sp^2 杂化，三个 sp^2 杂化轨道分别与其他原子或基团的轨道形成三个 σ 键，且三个 σ 键共平面，键角为 120°，还有一个缺电子的空 p 轨道垂直于该平面。碳正离子的结构如图 14-3 所示。

碳正离子很不稳定，当碳正离子中带正电荷的碳连接的给电子基团愈多，碳正离子的相对稳定性就愈大。在烷基碳正离子中，烷基是给电子基团，能使正电荷分散从而增加碳正离子的稳定性。不同类型烷基碳正离子的相对稳定性次序为：

叔碳正离子＞仲碳正离子＞伯碳正离子＞甲基碳正离子

由于碳正离子中间体（I）比（II）稳定，相应的活化能较低，因此丙烯与卤化氢的加成主要按生成（I）的方式进行，对应的加成产物是主要产物。

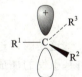

图 14-3 碳正离子的结构

3. 与硫酸加成

烯烃可与硫酸发生加成反应，生成硫酸氢酯。烯烃与硫酸的加成也是亲电加成反应。例如，乙烯与硫酸发生加成反应生成硫酸氢乙酯（酸性硫酸酯）。

$$H_2C=CH_2 + H_2SO_4 \longrightarrow CH_3\overset{+}{C}H_2 + \bar{O}SO_2OH \longrightarrow CH_3CH_2-OSO_2OH$$
硫酸氢乙酯

不对称烯烃与硫酸的加成符合马氏规则，例如：

$$CH_3CH=CH_2 + H_2SO_4 \xrightarrow{50℃} CH_3-\underset{\underset{OSO_2OH}{|}}{CH}-CH_3$$

$$\underset{\underset{CH_3}{|}}{CH_3C}CH_2 + H_2SO_4 \xrightarrow{10\sim30℃} CH_3-\underset{\underset{OSO_2OH}{|}}{\overset{\overset{CH_3}{|}}{C}}-CH_3$$

从上述反应可以看出，烯烃双键上连的烷基越多，加成反应越容易进行，即烯烃的活性和烯烃与卤素、卤化氢的加成活性相同。

一分子烯烃与硫酸的加成产物硫酸氢酯与水加热可水解得到醇类化合物，这是工业上制备醇的方法之一，称为烯烃的间接水合法，或硫酸法。

$$CH_3CH_2-OSO_2OH + HOH \xrightarrow{\triangle} CH_3CH_2OH + HOSO_2OH$$

另外，由于硫酸氢酯能溶于硫酸中，在实验室常利用此反应除去化合物中少量的烯烃杂质。

4. 与水加成

在酸（稀硫酸或磷酸）的催化下，烯烃与水直接加成生成醇。不对称烯烃与水的加成也遵循马氏规则。例如：

$$CH_2=CH_2 + H_2O \xrightarrow[7MPa]{H_3PO_4,300℃} CH_3-CH_2-OH$$

$$CH_3CH=CH_2 + H_2O \xrightarrow[2MPa]{H_3PO_4,195℃} CH_3-\underset{\underset{OH}{|}}{CH}-CH_3$$

这是工业上生产乙醇和异丙醇等低级醇的一种方法，称为烯烃直接水合法。除乙烯外，其他烯烃均不生成伯醇。

（二）自由基加成反应

在过氧化物 ROOR 存在下，溴化氢与不对称烯烃的加成主要产物为反马氏加成产物。例如：

$$CH_3CH=CH_2 + HBr \longrightarrow \begin{cases} \xrightarrow{\text{无过氧化物}} CH_3\underset{\underset{Br\ H}{|\ |}}{CHCH_2} \quad 90\% \\ \xrightarrow{\text{有过氧化物}} CH_3\underset{\underset{H\ Br}{|\ |}}{CHCH_2} \quad 95\% \end{cases}$$

这是因为过氧化物很容易均裂产生自由基，烯烃受自由基的进攻而发生反应。这种由自由基引发的加成反应称为自由基加成反应（free radical addition reaction），这种现象称为过氧化物效应（peroxide effect）。

在过氧化物存在时，由于过氧化物存在—O—O—键，受热很容易发生均裂，从而引发试剂溴化氢生成自由基，然后与烯烃进行自由基加成反应。在反应中，过氧化物实际用量很少，只要能引发反应按自由基加成机理进行即可。例如，溴化氢与丙烯的自由基加成机理如下：

$$ROOR \longrightarrow 2RO\cdot$$
$$RO\cdot + HBr \longrightarrow ROH + Br\cdot$$

$$CH_3CH=CH_2 + Br\cdot \longrightarrow CH_3\dot{C}HCH_2Br$$
$$CH_3\dot{C}HCH_2Br + HBr \longrightarrow CH_3CH_2CH_2Br + Br\cdot$$

在这样的自由基加成反应机理中，首先进攻的不是氢自由基而是溴自由基，由于溴自由基加到丙烯双键的亚甲基上生成的仲碳自由基（$CH_3\dot{C}HCH_2Br$）比加到次甲基上所生成的伯碳自由基（$CH_3CHBr\dot{C}H_2$）更稳定，而更容易生成。另外，溴自由基加到双键端位的亚甲基上，比加到双键的次甲基上空间阻碍作用小，过渡态的拥挤程度小，因此也较稳定，容易生成。所以，在过氧化物的存在下，溴化氢与丙烯的加成按上述自由基加成机理进行。

对卤化氢而言，HF、HCl 和 HI 都没有过氧化物效应。这是因为 HF 和 HCl 的键能较大，难以形成自由基。虽然 HI 的键能较弱，容易形成碘自由基，但碘自由基活性较低，很难与烯烃发生自由基加成反应，所以只有 HBr 有过氧化物效应。

（三）催化加氢

在金属 Pt、Pd、Ni 等催化剂作用下，烯烃可以与氢气发生加成反应生成相应的烷烃。

$$(C_2H_5)_2C=CHCH_3 + H_2 \xrightarrow[5MPa]{Ni,\ 90\sim100℃} (C_2H_5)_2CH-CH_2CH_3$$

由于该反应具有很高的活化能，如果没有催化剂存在，反应很难发生。用高度分散的铂、钯、镍等金属作催化剂，可降低反应的活化能，使反应顺利发生。烯烃的催化加氢是一个顺式加成反应，即两个氢原子都加成到双键平面的同一侧。

烯烃的催化加氢在工业上和有机化合物的结构确证中有十分重要的用途。工业上利用催化加氢可将汽油中的烯烃转化成烷烃来提高汽油的质量，还可将植物油通过催化加氢得到性质稳定、便于运输和贮存的固态脂肪。由于催化加氢反应是一个定量反应，根据反应中所消耗氢气的体积可以推测化合物中所含的双键数目，为结构确证提供依据。

（四）氧化反应

烯烃容易发生氧化反应，随氧化剂和反应条件的不同而产物各异。

1. 高锰酸钾氧化

用等量稀的碱性高锰酸钾水溶液，在较低温度下与烯烃或其衍生物反应，则双键中的 π 键断裂生成邻二醇（亦称 α-二醇）。由于反应中生成了环状高锰酸酯而水解成 α-二醇，故产物为顺式 α-二醇。

$$\text{C=C} + KMnO_4 \xrightarrow{H_2O} \underset{HO\ \ \ OH}{\text{C}-\text{C}} + MnO_2\downarrow$$

由于烯烃等不溶或难溶于碱性水溶液，不易发生反应，产物 α-二醇又容易被进一步氧化，故产率一般很低。但此反应有明显的现象——高锰酸钾溶液的紫色褪去，并有褐色的 MnO_2 沉淀生成，故可用来鉴别含有碳碳双键的化合物（Baeyer 试验）。

当用热而浓的高锰酸钾溶液或酸性高锰酸钾溶液氧化烯烃时，碳碳双键完全断裂，同时双键碳原子上 C—H 键也被氧化成含氧化合物。例如：

$$C_2H_5-\underset{\underset{CH_3}{|}}{C}=CH_2 \xrightarrow[2.\ H^+]{1.\ KMnO_4,\ OH^-,\ H_2O,\ \Delta} C_2H_5-\underset{\underset{CH_3}{|}}{C}=O + CO_2 + H_2O$$

$$C_2H_5-\underset{\underset{CH_3}{|}}{C}=CHCH_3 \xrightarrow[KMnO_4]{H^+} C_2H_5-\underset{\underset{CH_3}{|}}{C}=O + CH_3COOH$$

氧化产物取决于双键碳上氢（烯氢）被烷基取代的情况，$R_2C=$、$RCH=$ 和 $H_2C=$ 分别被氧化成酮、羧酸和二氧化碳，因此也可根据氧化产物来推测烯烃的结构。

2. 臭氧氧化

在低温下烯烃容易与臭氧定量反应生成臭氧化物，臭氧化物不稳定，可以不分离而直接将其水解为醛、酮以及过氧化氢。例如：

$$\diagup C=C\diagdown \xrightarrow{O_3} \left[\diagup C \underset{O-O}{\overset{O}{\diagdown /}} C \diagdown\right] \xrightarrow[Zn]{H_2O} \diagup C=O + O=C\diagdown$$

$$C_2H_5-\underset{\underset{CH_3}{|}}{C}=CHCH_3 \xrightarrow[2.\ Zn,H_2O]{1.\ O_3} C_2H_5-\underset{\underset{CH_3}{|}}{C}=O + O=CH-CH_3$$

$$CH_3CH_2CH=CH_2 \xrightarrow[2.\ Zn/H_2O]{1.\ O_3} CH_3CH_2CH=O + HCHO$$

由于烯烃经臭氧氧化及水解反应后所得到的羰基化合物保持了原来烯烃的部分碳架结构，故此反应可用于推测烯烃的结构。

3. 环氧化反应

在烯烃的双键上引入一个氧原子而形成环氧化合物的反应，称为环氧化反应。烯烃用有机过氧酸等环氧化试剂进行氧化时，生成环氧化物。

$$RCH=CH_2 + R-\underset{\underset{O}{\|}}{C}OOH \longrightarrow RCH\overset{O}{\overbrace{}}CH_2 + RCOOH$$

五、二烯烃

分子中含有两个碳碳双键的不饱和烃称为二烯烃（dienes），二烯烃的通式为C_nH_{2n-2}，它与具有相同碳原子数的炔烃互为同分异构体，二者分子中所含官能团不同，是官能团异构体。

（一）二烯烃的分类

根据二烯烃中两个碳碳双键相对位置的不同，可将二烯烃分为三类。

累积二烯烃：两个双键共用一个碳原子的二烯烃。例如：

$$\underset{\text{丙二烯}}{CH_2=C=CH_2} \quad \underset{\text{1,2-丁二烯}}{CH_2=C=CH-CH_3}$$

隔离二烯烃：两个双键被两个或两个以上单键隔开的二烯烃，也称孤立二烯烃。例如：

$$\underset{\text{1,4-戊二烯}}{CH_2=CH-CH_2-CH=CH_2} \quad \underset{\text{1,5-己二烯}}{CH_2=CH-CH_2-CH_2-CH=CH_2}$$

共轭二烯烃：两个双键仅被一个单键隔开的二烯烃。例如：

$$\underset{\text{1,3-丁二烯}}{CH_2=CH-CH=CH_2} \quad \underset{\text{2-甲基-1,3-丁二烯}}{CH_2=\underset{\underset{CH_3}{|}}{C}-CH=CH_2}$$

由于两个双键相互影响，共轭二烯烃表现出一些特殊的性质，在理论和应用中都具有重要价值，是二烯烃中最重要的一类，本节主要讨论这一类。

（二）二烯烃的结构

1. 1,3-丁二烯的结构

近代实验方法测定结果表明，在1,3-丁二烯分子中，所有σ键和所有原子都在同一个平面上，所有键角都接近120°，两个碳碳双键的键长为0.135nm，比一般烯烃分子中碳碳双键的键长（0.134nm）长，碳碳单键的键长为 0.147nm，又比一般烷烃单键的键长（0.154nm）短，如图 14-4 所示。由此可见，1,3-丁二烯分子中碳碳之间的键长趋向平均化。

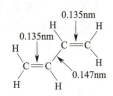

图 14-4　1,3-丁二烯的碳碳键长

在 1,3-丁二烯分子中，四个碳原子均是 sp² 杂化，每个碳原子均用三个 sp² 杂化轨道与相邻碳原子的 sp² 杂化轨道及氢原子的 1s 轨道形成 C—C σ 键和 C—H σ 键，所有 σ 键和所有原子都在同一个平面上。每个碳原子还各有一个未参与杂化的 p 轨道，这四个 p 轨道均垂直于 σ 键所在的平面，彼此相互平行，因此，不仅 C1 与 C2、C3 与 C4 之间的 p 轨道在侧面重叠，而且 C2 与 C3 之间的 p 轨道也有一定程度的重叠，C2 和 C3 之间并不是一个单纯的 σ 键，而是具有部分双键的性质。这样重叠的结果把两个孤立存在的 π 键连在一起，形成了一个大 π 键或共轭 π 键。分子中 π 电子的运动范围不再局限在某两个原子之间，而是发生了离域，在整个共轭大 π 键体系中运动。

2. 共轭烯烃的特点

如上所述，在 1,3-丁二烯分子中，四个 π 电子并不像结构式那样固定在两个双键碳原子之间，而是扩展到四个碳原子周围，这种现象称为电子的离域，电子的离域体现了分子内原子间相互影响的电子效应。具有电子离域效应的分子称为共轭分子。这种单、双键交替排列的体系属于共轭体系，称为 π-π 共轭体系。在共轭分子中，任意一个原子受到外界的影响，由于 π 电子在整个体系中的离域，均会影响到分子的其余部分，这种电子通过共轭体系传递的现象，称为共轭效应（conjugative effect，简称 C 效应）。由 π 电子离域所体现的共轭效应，称为 π-π 共轭效应。

根据共轭作用的结果，共轭效应可分为给电子共轭效应（+C）和吸电子共轭效应（-C）。共轭效应是一类重要的电子效应，只存在于共轭体系中。共轭效应在共轭链上产生交替极化的现象，共轭效应的传递不因共轭链的增长而明显减弱。这些均与诱导效应不同。

共轭效应除了 π-π 共轭外，还存在 p-π 共轭、σ-π 超共轭及 σ-p 超共轭。

（三）共轭二烯烃的化学性质

共轭二烯烃具有与一般烯烃相似的化学性质，由于两个双键彼此之间的相互影响，还表现出一些特殊的化学性质。

共轭二烯烃与卤素、卤化氢等亲电试剂发生加成反应时，除了有一个双键参与反应（1,2-加成）外，还有共轭双键共同参与反应（1,4-加成）。例如：

$$CH_2=CH-CH=CH_2 + HCl \longrightarrow CH_3-CH-CH=CH_2 + CH_2-CH=CH-CH_2$$
$$\underset{1,2-\text{加成}}{\overset{\quad\quad\;Cl\quad\quad\quad\quad\quad\;H\quad\quad\quad\quad\;\;Cl}{}} \quad\quad\quad \underset{1,4-\text{加成}}{}$$

$$CH_2=CH-CH=CH_2 + Br_2 \longrightarrow CH_2-CH-CH=CH_2 + CH_2-CH=CH-CH_2$$
$$\underset{Br\;\;\;Br}{} \quad\quad\quad \underset{Br\quad\quad\quad\quad\;\;Br}{}$$
$$\underset{1,2-\text{加成}}{} \quad\quad\quad \underset{1,4-\text{加成}}{}$$

以上反应结果说明共轭二烯烃和亲电试剂加成时，有两种加成方式：一种是试剂的两部分分别加在一个双键的两个碳原子上，称为 1,2-加成；另一种是试剂的两部分分别加在共轭体系的两端碳原子上，原来的双键消失，而在 C2、C3 之间形成一个新的双键，这种加成方式称为 1,4-加成，通常又称为共轭加成。

在 1,3-丁二烯分子中，四个 π 电子形成了一个 π-π 共轭体系，当分子的一端受到试剂进攻时，这种作用可以通过共轭链传递到分子的另一端。在 1,4-加成中，共轭体系作为一个整体参与反应，因此也称为共轭加成。

该反应分两步进行。以 1,3-丁二烯与氯化氢的反应为例，第一步是氯化氢异裂的 H^+ 进攻 1,3-丁二烯，当 H^+ 靠近共轭双键时，产生共轭效应，使整个共轭体系的单、双键出现交替极化现象。H^+ 优先与共轭体系末端带部分负电荷的碳原子结合生成较稳定的烯丙基型碳正离子中间体。

$$\overset{\delta^+}{CH_2}=\overset{\delta^-}{CH}-\overset{\delta^+}{CH}=\overset{\delta^-}{CH_2} + H^+ \longrightarrow CH_2=CH-\overset{+}{CH}-CH_3$$

烯丙基型碳正离子可用下列两个极限式或共振杂化体表示：

$$[CH_2=CH-\overset{+}{CH}-CH_3 \longleftrightarrow \overset{+}{CH_2}-CH=CH-CH_3] \equiv \underset{4}{\overset{\delta^+}{CH_2}}\text{---}\underset{3}{CH}\text{---}\underset{2}{\overset{\delta^+}{CH}}\text{---}\underset{1}{CH_3}$$

由于烯丙基型碳正离子的两个极限式代表两个完全相同的结构，具有相同的能量，因此其共振杂化体是十分稳定的。

第二步是氯离子快速与共振杂化体中带部分正电荷的碳原子结合得到 1,2-加成和 1,4-加成产物。

$$\underset{4}{\overset{\delta^+}{CH_2}}\text{---}\underset{3}{CH}\text{---}\underset{2}{\overset{\delta^+}{CH}}\text{---}\underset{1}{CH_3} + Cl^- \begin{cases} \xrightarrow{1,2\text{-加成}} CH_2=CH-\underset{Cl}{CH}-CH_3 \\ \xrightarrow{1,4\text{-加成}} \underset{Cl}{CH_2}-CH=CH-\underset{H}{CH_2} \end{cases}$$

1,2-加成和 1,4-加成在反应中同时发生，两种产物的比例主要取决于反应物的结构、试剂的性质、反应温度、产物的相对稳定性等因素。一般低温有利于 1,2-加成，温度升高有利于 1,4-加成。例如：

$$CH_2=CH-CH=CH_2 + HBr \longrightarrow CH_2-CH=CH-CH_2 + CH_2-CH=CH-CH_3$$
$$\qquad\qquad\qquad\qquad\qquad\qquad\quad H\quad\ Br \qquad\qquad H\qquad\ \ Br$$

反应条件　　　　　　　　　　$-80℃$　　　80%　　　　　20%
　　　　　　　　　　　　　　　$40℃$　　　20%　　　　　80%

这是由产物的稳定性（平衡控制）和反应速率（速率控制）两个因素决定的。由于共轭效应的影响，1,4-加成产物比 1,2-加成产物稳定。反应速率受控于反应活化能大小。1,2-加成所需的活化能较小，故 1,2-加成反应速率较快。因此，低温时 1,2-加成比 1,4-加成的反应速率快，1,2-加成产物为主要产物（速率控制产物）。而在较高温度时，是热力学控制，产物的稳定性起主要作用，1,4-加成产物为主要产物（平衡控制产物）。

第二节　炔烃

分子中含有碳碳三键的不饱和烃称为炔烃。炔烃比相应的烷烃少四个氢原子，通式为 C_nH_{2n-2}。其中碳碳三键是炔烃的官能团。

一、结构

炔烃中最简单的是乙炔，分子式为 C_2H_2。乙炔四个原子排列在一条直线上，分子具有线形结构，键角为 180°。在乙炔分子中，两个碳原子都采取 sp 杂化。形成乙炔分子时，碳原子各以一个 sp 杂化轨道沿键轴方向重叠形成一个 C—C σ 键，另各以一个 sp 杂化轨道与两个氢原子的 1s 轨道形成两个 C—H σ 键。碳原子上还剩余两个未杂化的 p 轨道，四个 p 轨道两两平行侧面重叠，形成两个相互垂直的 π 键，对称分布在碳碳 σ 键的周围，电子云呈圆柱状分布在 C—H σ 键周围。乙炔的分子结构如图 14-5 所示。

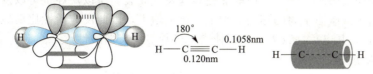

图 14-5　乙炔分子结构示意图

乙炔 C≡C 键长为 0.120nm，是最短的碳碳键。乙炔分子中 C—H 键长为 0.1058nm，比乙烯和乙烷的键长（0.11nm 和 0.108nm）都短。C≡C 的键能为 835kJ·mol^{-1}，比 C=C、C—C 的键能要大。

二、同分异构和命名

由于炔烃中的三键碳原子上只能连有一个原子或基团，为直线形结构，因此，炔烃没有顺反异构现象，三键碳原子上也不能形成支链。与同碳原子数的烯烃相比，炔烃的同分异构体的数目比相应的烯烃少。例如戊炔只有三种异构体。

$$CH_3CH_2CH_2C≡CH \qquad CH_3CH_2C≡CCH_3 \qquad \underset{\underset{CH_3}{|}}{CH_3CHC≡CH}$$

　　　1-戊炔　　　　　　　　2-戊炔　　　　　　3-甲基-1-丁炔

炔烃的系统命名法与烯烃相似，选择含碳碳三键在内的最长的碳链为主链，编号从靠近三键的一端开始。例如：

$$\underset{\underset{CH_3}{|}}{CH_3CHCH_2C≡CH} \qquad \underset{\underset{CH_2CH_3}{|}}{CH_3CHCH_2C≡CCH_3}$$

　　4-甲基-1-戊炔　　　　　　　5-甲基-2-庚炔

三、物理性质

炔烃的物理性质与烷烃、烯烃基本相似，室温下低于 4 个碳原子的炔烃是气体，5～18 个碳原子的炔烃是液体。简单炔烃的熔点、沸点及密度比相同碳原子数的烷烃和烯烃高一些。炔烃的相对密度小于 1，难溶于水，能溶于烷烃、四氯化碳、苯、乙醚等非极性有机溶剂中。一些炔烃的物理常数见表 14-2。

表 14-2　一些炔烃的物理常数

名称	结构式	熔点/℃	沸点/℃	密度/(g·cm^{-3})
乙炔	HC≡CH	−81.8(118.7kPa)	−83.4	0.6179
丙炔	CH≡CCH$_3$	−102.7	−23.2	0.6714
1-丁炔	HC≡CCH$_2$CH$_3$	−122.5	8.6	0.6682
2-丁炔	CH$_3$C≡CCH$_3$	−24.0	27.0	0.6937
1-戊炔	HC≡CCH$_2$CH$_2$CH$_3$	−98.0	39.7	0.6950
2-戊炔	CH$_3$C≡CCH$_2$CH$_3$	−101	55.5	0.7127
1-己炔	HC≡C(CH$_2$)$_3$CH$_3$	−124	71	0.7195
2-己炔	CH$_3$C≡CCH$_2$CH$_2$CH$_3$	−88	84	0.7305
3-己炔	CH$_3$CH$_2$C≡CCH$_2$CH$_3$	−105	82	0.7255

四、化学性质

炔烃的官能团是碳碳三键，其中的 π 键容易发生断裂，所以炔烃也可以发生类似烯烃的加成反应。但由于碳碳原子间的作用力加强，键能增大，因此反应活性比烯烃差。同时炔碳采取 sp 杂化方式，其电负性较大，从而使得末端炔氢具有弱酸性。

（一）催化加氢

炔烃在金属 Pt、Pd、Ni 等催化剂下发生催化氢化反应，一般金属催化剂难以使反应停留在烯烃阶段，而是直接氢化生成相应的烷烃。

$$RC{\equiv}CH \xrightarrow{H_2/Pt} RCH{=}CH_2 \xrightarrow{H_2/Pt} RCH_2{-}CH_3$$

若使用催化活性较低的催化剂，如林德拉（Lindlar）催化剂（将金属钯的细粉沉淀在碳酸钙上，再用喹啉或醋酸铅溶液处理制成）可使反应停留在烯烃阶段。反应产物主要为顺式烯烃，例如：

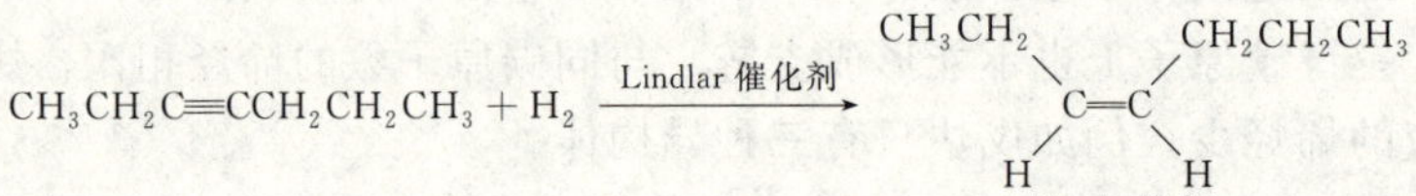

$$CH_3CH_2C{\equiv}CCH_2CH_3 + H_2 \xrightarrow{Lindlar\ 催化剂} \text{顺-3-庚烯}$$

（二）亲电加成

炔烃结构中存在不饱和的碳碳三键，也可与 X_2、HX 等亲电试剂发生亲电加成反应。但由于三键碳原子对 π 电子云有较大的约束力，不容易给出电子与亲电试剂结合，因此，炔烃的亲电加成反应活性比烯烃要低。

1. 与卤素加成

炔烃与卤素（Br_2 或 Cl_2）加成首先生成邻二卤代烯，再进一步加成得四卤代烷。

$$CH_3C{\equiv}CH \xrightarrow{Br_2} CH_3CBr{=}CHBr \xrightarrow{Br_2} CH_3CBr_2CHBr_2$$

1,2-二溴丙烯　1,1,2,2-四溴丙烷

炔烃与溴加成，也能使溴水的颜色褪去，因此，此反应也可用于炔烃的鉴别。

当化合物中同时存在非共轭的碳碳三键和碳碳双键时，控制卤素用量，加成反应优先发生在双键上，例如：

$$CH_2{=}CH{-}CH_2{-}C{\equiv}CH + Br_2(1mol) \longrightarrow CH_2Br{-}CHBr{-}CH_2{-}C{\equiv}CH$$

2. 与卤化氢加成

炔烃与卤化氢也可发生亲电加成，反应是分两步进行的，炔烃与等物质的量的卤化氢加成先生成卤代烯烃，进一步加成生成二卤代烷烃。不对称炔烃与卤化氢的反应产物也符合马氏规则。例如：

$$CH_3{-}C{\equiv}CH \xrightarrow{HBr} CH_3{-}CBr{=}CH_2 \xrightarrow{HBr} CH_3{-}CBr_2{-}CH_3$$

在适当的条件下，控制卤化氢的量可使反应停留在第一步。这个反应也可用于制备卤代烯烃。

炔烃加溴化氢反应也存在过氧化物效应,反应机理也是自由基加成反应,生成反马氏规则的产物,例如:

$$CH_3-C\equiv CH \xrightarrow[ROOR]{HBr} CH_3-CH=CHBr$$

3. 与水加成

炔烃在汞盐和稀硫酸的催化下先得到加成产物烯醇,然后异构化为更稳定的羰基化合物,此反应也称为炔烃的水合反应。

$$RC\equiv CH + H_2O \xrightarrow[H_2SO_4]{HgSO_4} \left[\begin{array}{c} OH \\ | \\ RC=CH_2 \end{array} \right] \rightleftharpoons RC\overset{O}{-}CH_3$$

不对称炔烃与水加成的产物符合马氏规则,得到的氢加在含氢较多的碳原子上,羟基加在含氢较少的碳原子上,为烯醇式结构。烯醇式结构不稳定,容易异构化为羰基化合物,乙炔加水的最终产物是乙醛。这是工业上制备乙醛的方法之一,其他炔烃的水合产物均为酮类化合物。

(三)氧化反应

炔烃与烯烃相似,能发生氧化反应,$KMnO_4$ 等氧化剂可使碳碳三键发生断裂,生成羧酸、二氧化碳等产物。例如:

$$CH_3CH_2C\equiv CH \xrightarrow{KMnO_4,\Delta} CH_3CH_2COOH + CO_2$$

炔烃经臭氧化水解后得到两分子的羧酸,这与烯烃的氧化产物有所不同。

$$CH_3CH_2C\equiv CH \xrightarrow[2.\ H_2O]{1.\ O_3} CH_3CH_2COOH + HCOOH$$

根据高锰酸钾溶液颜色的变化可以鉴别炔烃,也可以根据氧化反应产物的种类和结构来推测原炔烃的结构。

(四)炔氢的酸性

由于炔氢的弱酸性,乙炔和端位炔烃能与钠、钾等碱金属或氨基钠等强碱反应生成金属炔化物,而烯烃和烷烃却难以反应。

$$HC\equiv CH \xrightarrow[\text{或 } NaNH_2, \text{液 } NH_3, -33℃]{Na, 110℃} \underset{\text{乙炔钠}}{HC\equiv CNa} \xrightarrow[\text{或 } NaNH_2, \text{液 } NH_3, -33℃]{Na, 110℃} \underset{\text{乙炔二钠}}{NaC\equiv CNa}$$

$$CH_3CH_2CH_2C\equiv CH + NaNH_2 \xrightarrow{\text{液 } NH_3, -33℃} CH_3CH_2CH_2C\equiv CNa + NH_3$$

乙炔和端位炔烃分子的炔氢,还可以被 Ag^+ 或 Cu^+ 取代,分别生成炔化银或炔化亚铜。例如,将乙炔或端位炔烃分别加入硝酸银的氨溶液或氯化亚铜的氨溶液中,分别生成白色的乙炔银和砖红色的乙炔亚铜沉淀。

$$HC\equiv CH + 2[Ag(NH_3)_2]^+ \longrightarrow \underset{\text{乙炔银(白色)}}{AgC\equiv CAg\downarrow} + 2NH_4^+ + 2NH_3$$

$$HC\equiv CH + 2[Cu(NH_3)_2]^+ \longrightarrow \underset{\text{乙炔亚铜(砖红色)}}{CuC\equiv CCu\downarrow} + 2NH_4^+ + 2NH_3$$

上述反应非常灵敏,现象明显,常用于鉴别乙炔和端位炔烃。炔化银或炔化亚铜等重金属炔化物在湿润时比较稳定,在干燥状态下易爆炸,不宜保存,故在反应结束后,应及时用盐酸或硝酸使之分解。

阅读材料

β-胡萝卜素

β-胡萝卜素（$C_{40}H_{56}$）是类胡萝卜素之一，是一种橘黄色的脂溶性化合物，它是自然界中最普遍也是最稳定的天然色素，是天然化合物（例如胡萝卜素或类胡萝卜素）家庭的一员。它在植物中大量存在，令水果和蔬菜拥有饱满的黄色。β-胡萝卜素最丰富的来源是绿叶蔬菜和黄色的水果（如胡萝卜、菠菜、生菜、马铃薯、番薯、西兰花、哈密瓜和冬瓜）。大体上，越是颜色鲜艳的水果或蔬菜，越是富含 β-胡萝卜素。

β-胡萝卜素

β-胡萝卜素被摄入人体消化器官后，可以转化成维生素 A，是较安全的补充维生素 A 的产品（单纯补充化学合成的维生素 A，过量时会使人中毒）。它可以维持眼睛和皮肤的健康，改善夜盲症、皮肤粗糙，有助于身体免受自由基的伤害。

1919 年 Steenkbock 发现 β-胡萝卜素可能具有维生素 A 活性。1928 年发现一分子的 β-胡萝卜素在体内酶的作用下可转变为两分子的维生素 A，且在食物中含量最丰富，因而被认为是人体维生素 A 的主要来源。1929 年 Moore 通过实验发现，缺乏维生素 A 的大鼠补饲 β-胡萝卜素后能显著提高体内维生素 A 的水平，从而证实了 β-胡萝卜素能在体内酶的作用下转化为维生素 A，发挥维生素 A 的作用，所以又称其为维生素 A 原。转化酶能在体内维生素 A 缺乏时将 β-胡萝卜素转化为维生素 A，当体内维生素 A 增加到需要量时，酶即停止转化，从而通过酶的自动控制来维持体内维生素 A 的需要。人体所需的维生素 A 60%～70%来源于 β-胡萝卜素。此外，维生素 A 是合成糖蛋白的载体，糖蛋白是细胞的重要结构物质，尤其是上皮细胞，如果缺少糖蛋白将对眼、呼吸道、消化道、尿道及生殖器官产生影响。免疫球蛋白也是一种糖蛋白，维生素 A 缺乏将会影响抗体的形成。因此，维生素 A 对保证人体正常的生长和发育及抗感染具有重要作用。

本章小结

烯烃和炔烃是含碳碳双键和碳碳三键的碳氢化合物。烯烃和炔烃的系统命名法是选择含不饱和键的最长碳链为主链，并使不饱和键的编号最小。烯烃可能有顺反异构，炔烃没有顺反异构。顺、反异构体的命名可以采取顺/反构型标记法和 Z/E 标记法。

烯烃和炔烃的化学性质有以下几类。第一类，和卤素、卤化氢、水等亲电试剂发生亲电加成反应，反应规律遵循马氏规则。第二类，在过氧化物条件下，和溴化氢发生自由基加成反应，反应规律遵循反马氏规则。第三类，还原反应。第四类，氧化反应。第五类，炔氢可以与强碱反应生成金属炔化物。

共轭二烯烃由于有共轭效应，可以发生 1,2-加成和 1,4-加成。共轭效应除了 π-π 共轭外，还存在 p-π 共轭、σ-π 超共轭及 σ-p 超共轭。

习题

1. 用系统命名法命名下列各化合物。

(1) $CH_3CH_2CH(CH_3)CH{=}C(CH_3)CH_2CH_3$

(2) $CH_3C{\equiv}CCH_2CH(CH_3)_2$

(3) $CH_3CH{=}CHCH(CH_2CH_3)CH_2CH_3$

(4) 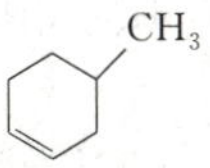

(5) 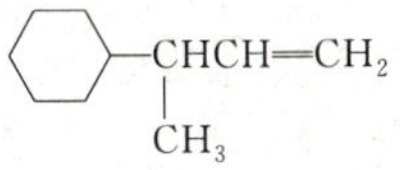

(6) 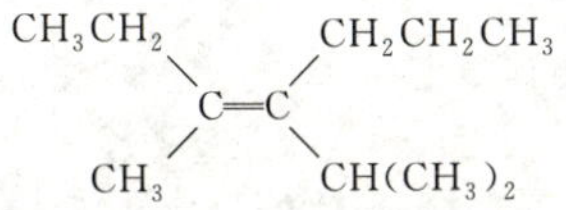

2. 写出下列化合物的结构式。

(1) 2-甲基-1-戊烯

(2) 3,5-二甲基-1-己炔

(3) 3-乙基-1-戊烯

(4) 顺-4-甲基-2-戊烯

(5) (*E*)-1-氯-1-溴-1-丁烯

(6) 顺-3-甲基-2-己烯

3. 写出分子式为 C_5H_8 的所有同分异构体（不包括立体异构体和环状化合物），并用系统命名法命名。

4. 写出下列反应的主要产物。

(1) $CH_3CH{=}C(CH_3)CH_3 + HBr \longrightarrow$

(2) $CH_2{=}CHCCl_3 + HCl \longrightarrow$

(3) $CH_2{=}CHCH_3 + H_2SO_4 \longrightarrow$

(4) $CH_3CH_2CH{=}CH_2 + HBr \xrightarrow{ROOR}$

(5) $CH_3CH_2C{\equiv}CH + H_2O \xrightarrow[HgSO_4]{H_2SO_4}$

(6) $CH_3CH{=}C(CH_3)CH_3 \xrightarrow[2.\ Zn,\ H_2O]{1.\ O_3}$

(7) $H_3C{-}C(CH_3){=}CHCH_2CH_3 \xrightarrow[\triangle]{KMnO_4}$

(8) $CH_3CH_2C{\equiv}CH + AgNO_3$(氨溶液) $\longrightarrow$

5. 将下列各组活性中间体按稳定性由大到小排序。

(1) A. $CH_3CH_2CH_2\overset{+}{C}H_2$　B. $\overset{+}{C}H_3$　C. $(CH_3)_3\overset{+}{C}$　D. $CH_3CH_2\overset{+}{C}HCH_3$

(2) A. $CH_3\overset{+}{C}HCH{=}CH_2$　B. $CH_2{=}CHCH_2\overset{+}{C}H_2$　C. $CH_3CH{=}CH\overset{+}{C}H_2$　D. $CH_2{=}CH\overset{+}{C}(CH_3)CH_3$

6. 写出异丁烯与下列试剂反应的主要产物。

(1) H_2/Ni　(2) Cl_2　(3) HBr　(4) H_2SO_4　(5) H_2O, H^+

(6) Br_2，H_2O

7. 写出下列反应物的构造式。

(1) $C_5H_{10} \xrightarrow[\text{2. Zn, H}_2\text{O}]{\text{1. O}_3} CH_3CH_2CH_2CHO + HCHO$

(2) $C_7H_{14} \xrightarrow[\text{2. Zn, H}_2\text{O}]{\text{1. O}_3} CH_3CH_2CH_2\overset{O}{\overset{\|}{C}}CH_3 + CH_3CHO$

(3) $C_7H_{12} \xrightarrow[\text{2. Zn, H}_2\text{O}]{\text{1. O}_3} CH_3\overset{O}{\overset{\|}{C}}CH_2CH_2CH_2CH_2CHO$

(4) $C_6H_{12} \xrightarrow[\text{H}_2\text{O}]{\text{KMnO}_4, \text{H}^+} CH_3\overset{O}{\overset{\|}{C}}CH_3 + CH_3CH_2COOH$

第十五章
立体化学

 本章要求

▶ 1. 认知目标

能够标出手性碳原子,辨别对映异构体,识别手性分子;举例说明手性对化合物性质的影响。

▶ 2. 技能目标

命名 R/S 结构,转换 Fischer 投影式。

▶ 3. 情感目标

通过手性药物在临床药学的应用案例,培养学生严谨的科学态度和精益求精的探索精神。

对映异构体与生物医学之间有着密切的联系。在生物体内含有大量的旋光性物质,它们具有特定的构型,而且,自然界有生命的组织往往只产生或利用对映体中的一个化合物。例如植物由 CO_2 通过光合作用合成的大量糖类物质都是 D 型的,生物体中的氨基酸都是 L 型的……。赖氨酸是人体内必需的氨基酸,常加入面粉等食品中以增加蛋白质含量。但只有 L-(+)-赖氨酸才能被人体利用,D-(−)-赖氨酸则不行。

生物体在新陈代谢过程中进行着大量的不对称合成,生物体内的不对称合成,是在一定酶的催化下进行的,酶本身就是具有旋光性的物质,而且分子中含的手性中心很多,酶通过其分子表面的特异位置和反应物分子(底物)的结合来催化化学反应,它对外消旋体底物的对映体之间有高度的识别能力,因此具有高度的立体选择性。例如:苯甲醛与 HCN 的加成,一般得到外消旋体,而在苦杏仁酶的作用下,可得到右旋的加成产物。

在医药上,具有手性的药物,由于其构型的不同,对映体之间常常表现出不同的生理作用。例如左旋氯霉素具有杀菌作用,而右旋氯霉素则完全无效。(−)-多巴(3,4-二羟基苯丙氨酸)可用于治疗帕金森病,但(+)-多巴则无疗效。(−)-莨菪碱的放大瞳孔作用比(+)-莨菪碱的活性强 20 倍。D-(−)-肾上腺素的血管收缩作用为 L-(+)-肾上腺素的 12~15 倍。(−)-异丙肾上腺素的支气管扩张作用为(+)-异丙肾上腺素的 800 倍。

在有机化合物分子中普遍存在着同分异构现象（isomerism）。所谓同分异构，指的是具有相同分子式而结构不同的现象。同分异构包括构造异构和立体异构两种。分子式相同，而构造不同，也就是分子中原子或基团的连接顺序或连接方式不同而产生的异构称为构造异构（constitutional isomerism）；分子式相同，构造也相同，但分子中原子或基团在空间的排列方式不同而产生的异构称为立体异构（stereo isomerism）。

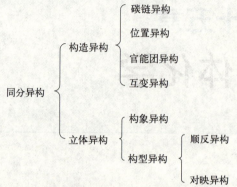

立体化学（stereochemistry）是现代有机化学的一个重要分支，是研究分子的立体结构、反应的立体选择性及相关规律和应用的科学。有机分子具有三维立体结构，有机化合物的许多性质与它们的三维结构密切相关，所以立体化学是研究有机分子结构和性质的重要基础。对映异构是立体异构的一种，是研究立体化学的一个重要方面。对映异构是指分子式、构造式相同，构型不同的有机分子，是互呈镜像对映关系的立体异构现象。本章主要讨论对映异构。

第一节 手性、手性分子和对映体

一、手性

任何物体都有它的镜像。如果我们把左手放在镜子前面，镜子里的镜像看上去就是右手；如果把右手放在镜子前面，镜子里的镜像看上去就是左手。人的两只手看起来似乎没有什么区别，但是我们把左手的手套戴到右手上就会觉得不舒服，这表明左手和右手实际上是有差异的。也就是说，我们的左手和右手是实物和镜像的关系（对映关系），且是无法完全重合的。这种类似左、右手互为实物和镜像关系，彼此又不能重合的现象称为手性（chirality），如图 15-1 所示。如果一个物体与它的镜像不能重合，这个物体就具有手性，反之具有非手性。

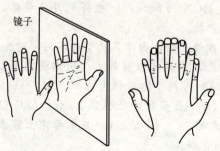

图 15-1 左、右手及手性关系

二、手性分子和对映体

微观世界中的有机分子同样存在着手性现象。与其镜像不能重合的分子称为**手性分子**（chiral molecule）。例如乳酸（2-羟基丙酸）分子在空间有两种立体结构（图 15-2），这两种立体结构互为实物和镜像关系，又不能重合，因此乳酸分子具有手性。互为实物与镜像关系，且又不能重合的一对立体异构体，互为**对映异构体**（enantiomer），简称为**对映体**。一对对映体是一对不能重合的立体异构体，是两个不同的化合物。

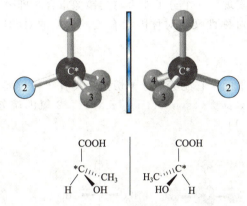

图 15-2 乳酸分子的两种立体结构及球棍模型

与其镜像能重合的分子称为**非手性分子**（achiral molecule）。例如 2-氯丙烷分子与它的镜像（图 15-3），通过某种操作它们能重合，表明它们是同一种化合物，因此 2-氯丙烷分子是非手性分子，不存在对映异构体。

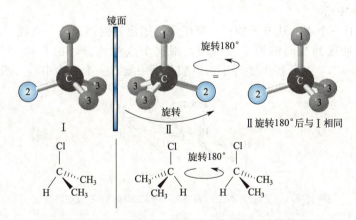

图 15-3 2-氯丙烷分子的两种立体结构及球棍模型

仔细观察图 15-2 中两个乳酸分子的结构，可以发现乳酸分子中的 C2 原子所连的 4 个原子或基团（—COOH、—OH、—CH₃、—H）各不相同。此类连有 4 个不同的原子或基团的碳原子称为**不对称碳原子**（asymmetric carbon atom），又称为**手性碳原子**（chiral carbon atom）。不对称碳原子为手性中心（chiral center），以 C*表示。基于 sp^3 杂化碳原子的四面体构型，手性碳原子上的 4 个互不相同的原子或基团在空间有两种不同的排列方式，因此，含有一个手性碳原子的分子一定是手性分子，一定存在一对对映体。一对对映体原子和基团连接的顺序和方式是相同的，只是原子和基团在空间的排列方式不同，结构上的这种微小差异，在性质上会有怎样的体现呢？实验证明，它们的熔点、沸点、相对密度、折射率、在水和其他普通溶剂中的溶解度等都是相同的，也就是说它们的绝大部分物理性质是相同的。对映体化学性质的情况也类似，除了与手性试剂作用时会有所不同外，与非手性试剂作用时是完全相同的。一对对映体绝大多数物理性质和化学性质相同，但两者对平面偏振光的作用不同，另外，一对对映体还有一个非常重要的区别，那就是两者的生理作用是不同的。

三、分子的对称性和手性

要判断一个分子是否具有手性，除了用模型来考察它的实物和镜像能否重合外，也可以通过讨论分子的对称性来实现。一个分子能否与其镜像重合，即分子是否具有手性，与分子的对称性有关，而分子的对称性又与对称因素有关，常见的对称因素主要有对称面和对称中心。

（一）对称面

假设在分子中有一个平面，它能够把分子切分为具有实物与镜像关系的两个部分，这个假想平面就是这个分子的对称面（symmetrical plane）。2-氯丙烷分子和反-1,2-二氯乙烯分子各有一个对称面（图 15-4）。

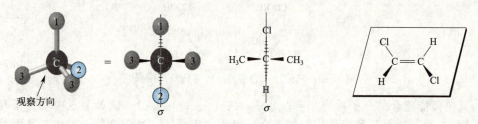

图 15-4　2-氯丙烷分子和反-1,2-二氯乙烯分子的对称面

（二）对称中心

如果分子中有一个点，从分子的任一原子或基团出发向该点作一直线，再从该点将直线延长，在等距离处遇到相同的原子或基团，则这个点就是分子的对称中心（symmetrical center）。例如(E)-2,4-二甲基-1,3-环丁二甲酸分子中就有一个对称中心（图 15-5）。

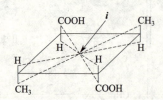

图 15-5　(E)-2,4-二甲基-1,3-环丁二甲酸分子的对称中心

通常，如果一个分子有对称面或对称中心，这个分子与其镜像是可以重合的，是非手性分子，不存在对映体。分子具有手性是存在对映异构体的充分必要条件。判断一个化合物分子是否具有手性，是否存在对映体，通常可以采用以下三种方法。方法一，建造一个分子和它镜像的模型，比较两者的结构，如果两者不能重合，则该分子具有手性，是手性分子，存在对映体。反之，该分子是非手性分子，不存在对映体。方法二，如果一个分子有对称面或对称中心，通常该分子为非手性分子，无旋光性，也没有对映体。方法三，如果一个分子中存在一个手性碳原子，该分子具有手性，是手性分子，有一对对映体。如果一个分子中存在两个或两个以上手性碳原子，需根据其结构具体分析其手性，可能有例外情况（如内消旋化合物）。不管选用哪种方法，答案应该是相同的。

第二节 物质的旋光性

手性分子和非手性分子在性质上最明显的区别是对平面偏振光的作用不同。研究发现对映异构体对平面偏振光的旋转方向不同。

一、偏振光和旋光性物质

光是一种电磁波，电磁波是横波，横波振动的方向与其前进的方向是垂直的。普通光的光波在垂直于它前进方向的各个平面内振动。当普通光通过一个尼科尔（Nicol）棱镜时，一部分光被挡住了，只有振动方向与棱镜晶轴平行的光线才能通过。通过尼科尔棱镜的光就只在一个平面上振动，这种只在一个平面上振动的光叫做平面偏振光（plane polarized light），简称为偏振光。偏振光的振动方向与光波前进方向所构成的平面称为偏振面。

当偏振光通过某些物质的溶液时，偏振光的偏振面会被向右或向左旋转一定的角度，这种能使偏振光的偏振面旋转的性质称为旋光性（optical activity），具有旋光性的物质称为旋光性物质或光学活性物质。手性化合物具有旋光性，为旋光性物质。

二、旋光度和比旋光度

物质的旋光性通常用旋光仪（polarimeter）来测定，图 15-6 为旋光仪的构造简图。旋光仪主要由一个光源、两个棱镜和一个盛液管（又称旋光管）组成。第一个尼科尔棱镜是固定不动的，叫做起偏镜，从光源发出的普通光经过起偏镜变为偏振光。第二个尼科尔棱镜是可以旋转的，叫做检偏镜，通过检偏镜可以检验偏振光是否发生了旋转，旋转了多大角度。如果在晶轴平行的两个棱镜之间，放一个装有旋光性物质溶液的盛液管，则偏振光不能通过第二个棱镜即检偏镜，必须把检偏镜旋转一个角度后才能完全通过。检偏镜和刻度盘相连，检偏镜旋转的时候刻度盘也随之旋转，所以，通过刻度盘的读数就可以确定检偏镜旋转的角度，也就是旋光度。偏振光与旋光性物质作用后偏振面所旋转的角度称为旋光度，用符号"α"表示。偏振面的旋转方向有顺时针（右旋）和逆时针（左旋）的区别。能使偏振光的偏振面向右旋转的旋光性物质，称为右旋体，用（＋）表示；能使偏振光的偏振面向左旋转的旋光性物质，称为左旋体，用（－）表示。（＋）-乳酸表明该乳酸具有使偏振光的偏振面向右旋转的性质，（－）-乳酸表明该乳酸具有使偏振光的偏振面向左旋转的性质。

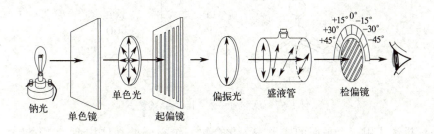

图 15-6　旋光仪构造简图

物质旋光度的大小除了与物质本身的分子结构有关外，还与溶液的浓度、盛液管的长度、温度、溶剂的种类及所用光的波长等因素有关。如果把分子结构以外的影响因素都固定，则测出的旋光度就可以作为旋光物质的特征常数。比旋光度就是这样一个特征常数，用波长为 589nm 的钠光灯（D线）作光源，盛液管的长度为 1dm，待测物质的浓度为 $1g \cdot mL^{-1}$ 时测得的旋光度，称为比旋光度（specific rotation），用"$[\alpha]_D^t$"来表示。

$$[\alpha]_D^t = \frac{\alpha}{lc}$$

式中，α 为旋光仪测得的旋光度；t 为测定时的温度，℃；D 为钠光 D 线，波长为 589nm；l 为盛液管的长度，dm；c 为溶液的浓度（纯液体用密度），$g \cdot mL^{-1}$。

比旋光度值的大小只取决于物质本身的性质，代表旋光性物质旋光能力的大小，像物质的熔点、沸点和折射率等性质一样，是化合物的一种物理常数。一对对映体的比旋光度大小是相同的，但旋光方向是相反的。

科学文献中报道化合物比旋光度时，一般在 $[\alpha]_D^t$ 值之后的括号内标出测定旋光度时使用的溶剂和溶液的浓度（以 c 表示浓度）。如心血管药地尔硫䓬 $[\alpha]_D^{20} = +98.3°$ （$c = 1.002 mol \cdot L^{-1}$，$CH_3OH$），表示地尔硫䓬的比旋光度为右旋 98.3°，测定温度为 20℃，使用钠光 D 线作为光源，溶剂为甲醇，溶液质量分数为 1%。

第三节　费歇尔投影式

用模型可以比较直观地表示化合物的立体构型，但操作起来比较麻烦。透视式也可以比较直观地表示分子的构型，但书写仍然不方便。为了便于书写和进行比较，1891 年，德国化学家费歇尔（Fischer）提出用一个平面投影式来表示分子的立体构型，这个平面投影式被称为费歇尔投影式（Fischer 投影式），如图 15-7 所示。

Fischer 投影式是一种表示分子三维空间结构较简便的方法。在将一个化合物的立体结构式写成 Fischer 投影式时，必须遵循以下要点：①以垂直线代表主链，编号最小的碳原子位于上端，编号最大的碳原子位于下端；②水平线和垂直线的交叉点代表手性碳原子，它正好位于纸平面上；③横键上所连接的原子或基团伸向纸平面的前方，竖键上所连接的原子或基团伸向纸平面的后方（横前竖后）。

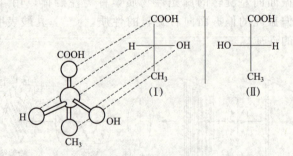

图 15-7　乳酸分子的 Fischer 投影式

Fischer 投影式用一个平面的式子表示化合物三维空间的立体构型。遵循上述三个要点的称为严格的费歇尔投影式，所以不能随意进行操作。有时为了讨论问题方便，人们可以按以下规则改变分子 Fischer 投影式的表达形式，改变后的 Fischer 投影式不拘泥于上述要点①，但仍要遵循要点②和要点③。对于一个 Fischer 投影式，如果在纸面上旋转 180°，其构型不变。如果在纸面上旋转 90°或 270°，或者离开纸面翻转 180°，构型会发生变化。Fischer 投影式中连在同一个手性碳上的基团两两交换偶数次，构型不会发生改变，但两两交换奇数次构型改变。

第四节 构型标记法

一对对映体之间的差别就在于构型不同，因此需要在对映体的名称前注明其构型。标记对映体构型的方法有两种：一种是 D/L 构型标记法，另一种是 R/S 构型标记法。

一、D/L 构型标记法

1951 年之前，人们还无法确定对映体的真实空间构型。例如，人们知道甘油醛有左旋体和右旋体之分，但是左旋体和右旋体分别对应哪一种空间排列是不清楚的。为了便于研究并能够表示旋光物质构型之间的关系，最早人为规定以（＋）-甘油醛为标准来确定对映体的相对构型，并规定在 Fischer 投影式中，碳链竖直，醛基在碳链上端，羟甲基在下端，手性碳原子上羟基在右边的为右旋甘油醛，标记为 D 构型；羟基在左边的为左旋甘油醛，标记为 L 构型。

$$\begin{array}{cc}
\text{CHO} & \text{CHO} \\
\text{H}\!\!-\!\!\!\!-\!\!\text{OH} & \text{HO}\!\!-\!\!\!\!-\!\!\text{H} \\
\text{CH}_2\text{OH} & \text{CH}_2\text{OH} \\
\text{D-(＋)-甘油醛} & \text{L-(－)-甘油醛}
\end{array}$$

以甘油醛为标准，通过化学反应把其他化合物和甘油醛相关联或相对照来确定其构型。当化学反应不涉及手性碳原子，即反应过程中与手性碳原子直接相连的键不发生断裂时，就可以保证手性碳原子的构型不发生变化。所以凡是由 D-甘油醛通过化学反应得到的化合物，或是未知构型的化合物通过化学反应可以转化成 D-甘油醛，其构型都是 D 构型。同样，与 L-甘油醛相关联的化合物都是 L 构型。通过这种方法确定的化合物的构型是以人为指定的甘油醛构型为标准的，所以称为相对构型。

$$\begin{array}{ccc}
\text{CHO} & \text{COOH} & \text{COOH} \\
\text{H}\!\!-\!\!\!\!-\!\!\text{OH} \longrightarrow & \text{H}\!\!-\!\!\!\!-\!\!\text{OH} \longrightarrow & \text{H}\!\!-\!\!\!\!-\!\!\text{OH} \\
\text{CH}_2\text{OH} & \text{CH}_2\text{OH} & \text{CH}_3 \\
\text{D-(＋)-甘油醛} & \text{D-(－)-甘油酸} & \text{D-(－)-乳酸}
\end{array}$$

应注意这里 D、L 表示构型，（＋）、（－）表示旋光方向，旋光性物质的构型与旋光方向之间无对应关系。D 构型的旋光性物质中有右旋体，也有左旋体，L 构型也是如此。在一对对映体中，若 D-型是右旋体，则其对映体必然是左旋体；反之亦然。

在一对对映体中，一个构型为 D-型，另一个必为 L-型。1951 年，通过 X 射线衍射法确定了 D-甘油醛的绝对构型与人为规定的相对构型正好相同，因此，甘油醛的相对构型也就是它的绝对构型，从而也证明了以甘油醛为标准的其他化合物的相对构型也就是它们的绝对构型。D/L 构型标记法应用已久，也比较方便，但有一定的局限性，有些化合物与甘油醛不易建立联系，因此其构型不易确定。目前，D/L 构型标记法多用于糖类和氨基酸构型的命名。而其他具有旋光性的化合物的构型，多采用 R/S 构型标记法。

二、R/S 构型标记法

R/S 构型标记法是根据 IUPAC 的建议所采用的系统命名法,是根据手性碳原子所连接的四个基团在空间的排列以次序规则为基础的标记方法,它是一种更具有普遍性的标记法。其规则如下:

① 将手性碳原子上相连的四个不同的原子或基团(a、b、c、d)按次序规则确定优先次序(或称大小次序,假定 a>b>c>d)。

② 将最小次序的原子或基团(d)远离观察者,其余三个原子或基团面向观察者,观察三个原子或基团由大到小的顺序,由 a→b→c 为顺时针方向旋转的为 R 构型,逆时针方向旋转的为 S 构型。例如:

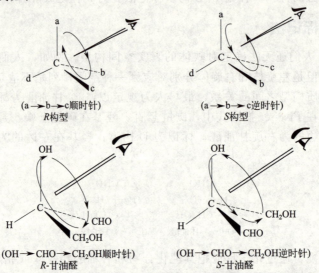

R/S 构型标记法也可直接应用于 Fischer 投影式,但要注意 Fischer 投影式投影时是横键在前、竖键在后的,所以在观察的时候要注意最低次序基团的位置要远离观察者。由 Fischer 投影式直接标记化合物的构型时,规则为:

① 如果最小的基团在竖键上(在后面,远离观察者),按次序规则观察其他三个基团,顺时针旋转为 R 构型,逆时针旋转为 S 构型。

② 如果最小的基团在横键上(在前面,靠近观察者),按次序规则观察其他三个基团,顺时针旋转为 S 构型,逆时针旋转为 R 构型。

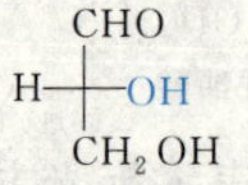

$$\begin{array}{cc} \text{CHO} & \text{CHO} \\ \text{H}-\!\!\!\!-\text{OH} & \text{HO}-\!\!\!\!-\text{H} \\ \text{CH}_2\text{OH} & \text{CH}_2\text{OH} \\ R\text{-甘油醛} & S\text{-甘油醛} \end{array}$$

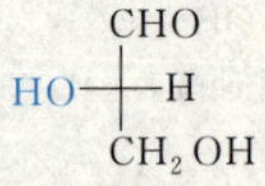

分子中含有两个或两个以上手性碳原子化合物的构型或投影式,也可用同样的方法对每一个手性碳原子进行 R/S 标记,需要注意的是除了必须标明手性碳原子构型外,还需要按照命名编号原则注明每个手性碳原子的编号。例如:

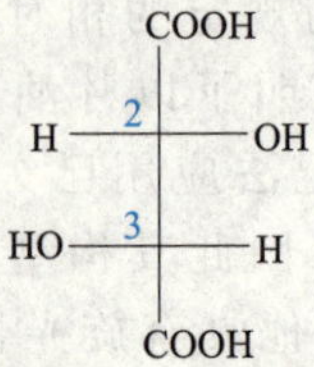

$$\begin{array}{c} \text{COOH} \\ \text{H}\overset{2}{-\!\!\!\!-}\text{OH} \\ \text{HO}\overset{3}{-\!\!\!\!-}\text{H} \\ \text{COOH} \end{array}$$

(2R,3R)-2,3-二羟基丁二酸

值得注意的是，无论是 D/L 还是 R/S，都是手性碳原子的构型，是根据手性碳原子所连的四个原子或基团在空间的排列所作的标记，与分子的旋光方向之间没有必然联系。例如 R 构型的旋光化合物中有左旋体，也有右旋体。在一对对映体中，若 R 构型是右旋体，则其对映体必然是左旋体；反之亦然。

第五节　外消旋体、非对映体和内消旋化合物

一、外消旋体

人们认识的第一个旋光性化合物是乳酸，发现不同来源的乳酸的旋光性不同。例如从肌肉组织中分离得到的乳酸为右旋乳酸，由乳酸杆菌发酵葡萄糖得到的乳酸为左旋乳酸，而由丙酮酸经还原反应得到的乳酸无旋光性。后来进一步研究证明还原丙酮酸得到的乳酸是右旋乳酸和左旋乳酸的等量混合物，即一对对映体的等量混合物。

一对对映体的比旋光度大小相等，旋转方向相反。如果把一对对映体等量混合，它们对偏振光的作用正好相互抵消，对外不表现旋光性。人们将一对对映体的等量混合物称为外消旋体（racemate），用"±"或"dl"表示。外消旋体和纯的对映体除旋光性不同外，其他物理性质也有差异。三种乳酸的一些物理性质见表 15-1。

表 15-1　不同旋光性乳酸的一些物理常数

名称	熔点/℃	$[\alpha]_D^{20}$	pK_a	溶解度/(g·100mL^{-1})
(+)-乳酸	26	+3.8°	3.76	∞
(−)-乳酸	26	−3.8°	3.76	∞
(±)-乳酸	18	0°	3.76	∞

二、非对映体

通过前面的学习我们知道，含有一个手性碳原子的化合物有两种立体异构体，这两种立体异构体是一对对映体。分子中含有的手性碳原子愈多，立体异构体的数目也愈多。一般含有 n 个手性碳原子的化合物，最多可以有 2^n 种立体异构体。以 2-羟基-3-氯丁二酸为例，分子中含有两个手性碳原子，这两个手性碳原子上所连的四个基团不同，是两个不同的手性碳原子，每个手性碳原子有两种不同的构型，所以，2-羟基-3-氯丁二酸有如下四种立体异构体。

```
      COOH           COOH           COOH           COOH
  H ──┼── OH    HO ──┼── H      H ──┼── OH    HO ──┼── H
  Cl ──┼── H     H ──┼── Cl     H ──┼── Cl    Cl ──┼── H
      COOH           COOH           COOH           COOH
       Ⅰ              Ⅱ              Ⅲ              Ⅳ
    (2S, 3R)       (2R, 3S)       (2S, 3S)       (2R, 3R)
```

这四种立体异构体中，其中Ⅰ和Ⅱ，Ⅲ和Ⅳ互为实物与镜像关系，是对映体。再来比较一下Ⅰ和Ⅲ，在它们的结构式中，连有羟基的手性碳原子的构型是相同的，连有氯的手性碳原子的构型是不同的。因此，Ⅰ和Ⅲ所代表的两个分子属于立体异构体，但这两种立体异构体不呈实物和镜像关系。像这种不呈实物和镜像关系的立体异构体称为非对映体异构体，简称非对映体（diastereomer）。同样，Ⅰ和Ⅳ，Ⅱ和Ⅲ，Ⅱ和Ⅳ之间也都属于非对映体。

非对映体的物理性质如熔点、沸点、溶解度等都不相同，比旋光度也不相同。旋光方向可能相同，也可能不相同。因此，非对映体混合在一起时，可以用一般的物理方法进行分离。

三、内消旋化合物

如果分子中含有两个手性碳原子，但这两个手性碳原子所连的四个基团是相同的，也就是含有两个相同的手性碳原子时，分子有几种立体异构体呢？我们以酒石酸（2,3-二羟基丁二酸）为例来讨论，按照每一手性碳原子有两种不同的构型，可以写出以下四个立体结构的 Fischer 投影式：

```
      COOH            COOH            COOH            COOH
   H──┼──OH       HO──┼──H        H──┼──OH        HO──┼──H
   HO──┼──H        H──┼──OH       H──┼──OH        HO──┼──H
      COOH            COOH            COOH            COOH
       Ⅰ               Ⅱ               Ⅲ               Ⅳ
```

在这四种立体结构中，Ⅰ和Ⅱ互为实物与镜像关系，不能重合，是一对对映体，Ⅲ和Ⅳ互为实物与镜像关系，好像也是一对对映体，但实际上只要把Ⅲ在纸面上旋转180°就可以得到Ⅳ，也就是说Ⅲ和Ⅳ是可以完全重合的，所以，它们不是对映体，它们代表的是同一种构型，即Ⅲ和Ⅳ代表同一个化合物。在Ⅲ和Ⅳ中有一个对称面，上面一半和下面一半是实物和镜像关系，这两部分使偏振光的偏振面旋转的度数相等，方向相反，所以，这个分子是非手性分子，没有旋光性，也不存在对映体。由于分子中含有相同的手性碳原子，两个手性碳原子的构型相反，它们的旋光性在分子内相互抵消，整个分子不具有旋光性，这种分子叫做**内消旋化合物**（meso compound），以 *meso*-表示。

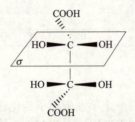

酒石酸分子中含有两个手性碳原子，但只有三个立体异构体（一对对映体和一个内消旋化合物，对映体和内消旋化合物属于非对映体），立体异构体数目小于 2^2 个。分子中含有的手性碳原子越多，立体异构体的数目也越多，情况也就越复杂。

内消旋化合物和外消旋体虽然都没有旋光性，但它们在本质上是不同的。内消旋化合物是一个纯的非手性分子，本身不具有旋光性，不能拆分成具有旋光性的化合物。而外消旋体是等量的具有旋光性的左旋体和右旋体组成的混合物，可以采用一定的方法拆分成两个具有旋光性的化合物。此外，外消旋体也不同于任意两种物质的混合物，它也有固定的熔点，且熔点范围很窄。酒石酸的三个立体异构体的一些物理性质见表 15-2。

表 15-2　酒石酸不同立体异构体的一些物理性质

化合物	熔点/℃	溶解度/(g·100mL^{-1})	$[\alpha]_D^{20}$
右旋酒石酸	170	139.0	+12°
左旋酒石酸	170	139.0	−12°
外消旋酒石酸	206	20.0	0°
内消旋酒石酸	140	125.0	0°

酒石酸分子中含有手性碳原子，但它的内消旋体是非手性分子。由此可见，含有一个手性碳原子的分子一定是手性分子，但含有多个手性碳原子的分子却不一定是手性分子，所以，不能说含有手性碳原子的分子都是手性分子，手性碳原子的存在不是分子具有手性的充分条件。

四、外消旋体的拆分

外消旋体是一对对映体的等量混合物。由于一对对映体的熔点、沸点、溶解度等物理性质都相同，所以不能用常规的物理方法如蒸馏、分馏、重结晶等进行分离。

将外消旋体分离成左旋体和右旋体的过程通常叫做外消旋体的拆分。外消旋体的拆分常用的有机械拆分法、酶解拆分法、柱色谱拆分法、诱导结晶拆分法和化学拆分法。

（1）机械拆分法利用对映体结晶形态的不同直接进行分离，是最原始的拆分方法，这种拆分方法对晶体的要求很高，且分离效率比较低，所以已较少使用。

（2）酶解拆分法利用酶对一对对映体的作用不同进行分离，酶对底物的立体选择性非常高，利用酶对一对对映体反应性能或反应速率的差别使对映体得到分离。

（3）柱色谱拆分法加入某种旋光性物质作为吸附剂，利用对映体和吸附剂之间吸附能力的不同或对映体与吸附剂所形成的一对非对映吸附物性质的差异，使其分别洗脱出来，从而达到分离的目的。

（4）诱导结晶拆分法在外消旋体的过饱和溶液中加入某种纯的异构体的晶体作为晶种，诱导这一异构体优先结晶析出，滤去，从而使之分离。

（5）化学拆分法是目前应用最广的拆分方法。通过化学反应把一对对映体转变为非对映体，利用非对映体物理性质的差异，用一般的物理方法进行分离。

化学拆分法最适用于外消旋的酸或碱的拆分。如要拆分外消旋的酸，通常用一种纯的旋光性的碱与之发生反应，生成的两种盐在构型上酸的部分是对映的，碱的部分是相同的，所以这两种盐是非对映体，利用它们物理性质上的差异就可以将其分离。两种盐分离后分别加入无机强酸，就可以置换出（＋)-酸和（－)-酸了。

同样，如果要拆分外消旋的碱，可以加入一种旋光性的酸来进行分离。如果外消旋化合物既不是酸也不是碱，可以在化合物分子中设法引入一个羧基，然后再进行拆分。

第六节　不含手性碳原子的手性分子

前面我们讨论的手性分子都含有手性碳原子，而有些化合物的分子并不含有手性碳原子，但却是手性分子，有对映体存在。

例如丙二烯型的化合物，由于 sp 杂化碳原子上所连两个 π 键所在的平面相互垂直，所以，如果在任何一端或两端的碳原子上连有相同的原子或基团时，分子有对称面，是非手性分子，不存在对映体。如果丙二烯两端碳原子上各连接两个不同的基团时，分子就是手性分子，有对映体存在。例如1,3-二溴丙二烯分子为手性分子，存在一对对映体。

在联苯分子中，两个苯环通过一个单键相连，当邻位没有取代基，或取代基体积较小，

第十五章　立体化学

不足以限制碳碳单键的自由旋转时,两个苯环可以绕碳碳单键旋转,没有对映体存在。但苯环中的邻位上,即 2-、2'-、6-、6'-位置上连有体积较大的取代基时,两个苯环之间单键的旋转就会受到阻碍,致使两个苯环不能处在同一个平面上,而互成一定角度。

当苯环邻位上连接的两个体积较大的取代基不相同时,分子就具有手性,就有对映体存在。例如 6,6'-二硝基联苯-2,2'-二甲酸已经分离出一对对映体。

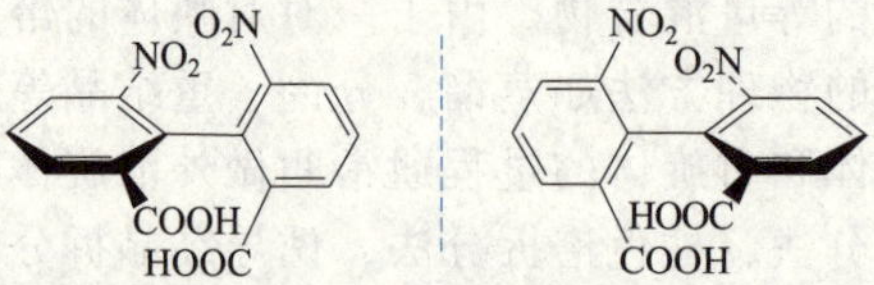

若在一个或两个苯环上所连的两个取代基是相同的,这个分子就有对称面,而没有旋光性,如 2,6-二硝基联苯-2',6'-二甲酸就没有旋光性。

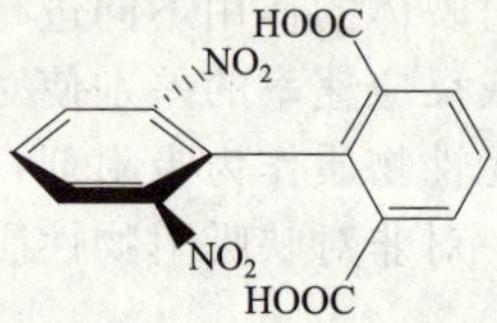

手性中心也不一定都是碳原子,除了碳以外,还有一些元素如 N、S、P、Si、As 等的共价化合物也是四面体结构,当这些元素的原子所连的四个基团互不相同时,这个原子也是手性原子,含有这些手性原子的分子也可能是手性分子。

第七节　手性分子的来源及生理作用

一、手性分子的来源

在生物体内存在许多手性化合物,而且这些手性化合物都具有许多手性中心,应该有许多立体异构体存在,但这些手性化合物在生物体内几乎都是以单一对映体的形式存在的。例如糜蛋白酶含有 251 个手性中心,理论上最多可以有 2^{251} 个立体异构体,但实际上,在机体中只存在其中的一种异构体。

还有许多手性化合物可以通过化学反应来合成。通过化学反应可以在非手性分子中形成手性碳原子,也就是说,通过化学反应可以由非手性分子得到手性分子。但是在反应过程中生成左旋体和右旋体的机会是均等的,所以,通过反应只能得到等量的左旋体和右旋体的混合物即外消旋体。例如,由丁烷合成 2-氯丁烷,得到的是外消旋体。

由无旋光性的反应物在无旋光性的条件下进行反应,不经过拆分不可能得到具有旋光性的产物。但是,如果在反应过程中存在某种手性条件,则两种对映体生成的机会就不均等,这样就可以得到具有旋光性的产物。这种不经过拆分直接合成具有旋光性物质的方法称为手性合成或不对称合成(asymmetric synthesis),这里不作陈述。

二、手性分子的生理活性

一对对映体的分子式相同,原子间的连接方式和次序也相同,只有原子或基团在空间的排列不同。对映体结构上的这种微小差异,体现在生理作用上却是非常巨大的。例如多巴,分子中有一个手性碳原子,因此有一对对映体,(-)-多巴可用于治疗帕金森病,但(+)-多巴无此生理作用。

为什么一对对映体结构上如此小的差异体现在生理活性上差异却如此巨大？这是因为，手性分子与受体发生作用时，只有手性分子的立体结构与受体的立体结构互补，才能进入受体的靶位而产生生理作用。而一对对映体只有其中的一个异构体与受体结构互补，所以只有一种异构体能够进入受体靶位发生生理作用。

例如，肾上腺素类药物和受体作用时有三个结合位点：氨基、苯环及两个酚羟基、侧链的醇基。从图 15-8 中可看出 L-(+)-肾上腺素只有两个基团能与受体结合，因而生理作用很弱。而 D-(−)-肾上腺素有三个基团能与受体结合，因而生理作用较强。

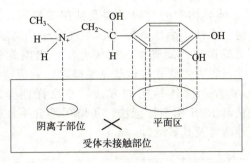

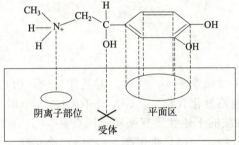

图 15-8 肾上腺素与受体结合示意图

阅读材料

"反应停"事件

沙利度胺（thalidomide）又名"反应停"，是 20 世纪 50 年代后期由德国生产的一种毒性低、副作用小、十分温和的镇静催眠药，对治疗妊娠妇女早期的恶心、呕吐效果明显。一时间反应停风靡欧洲及澳大利亚、加拿大、日本等十多个国家和地区。1960 年左右，在使用沙利度胺的国家突然发现许多新生儿的上肢、下肢特别短小，甚至没有臂和腿，手和脚直接连在身体上，很像海豹，故称为"海豹肢畸形儿"或"海豹胎"，部分新生儿还伴有心脏和消化道畸形、多发性神经病等。大量的流行病学调查和动物实验证明，这种"海豹肢畸形"是患儿的母亲在妊娠期间服用沙利度胺所引起的。

R-沙利度胺，镇静作用   S-沙利度胺，强烈致畸作用

研究发现，沙利度胺有两种构型，是一对旋光异构体，沙利度胺 R-型具有镇

静作用，S-型具有强烈致畸作用。沙利度胺的两种构型在体内会发生消旋化，即无论服用沙利度胺的哪一种旋光异构体，在血清中最终都是消旋的，也就是说即使服用有效的 R-型沙利度胺，依然无法保证没有毒性。

反应停事件使人们对手性或者消旋化合物作为药物有了更深刻的认识，也促使药品审核部门加强了药品上市申请的审核制度，特别是具有手性的药品。

  本章小结

本章主要学习了立体异构中的对映异构及其相关知识，涉及很多基本概念，如构造异构、立体异构、手性、手性碳原子、手性分子、对映体、非对映体、对称面、对称中心、平面偏振光、旋光度、比旋光度、内消旋化合物、外消旋体、外消旋体的拆分等，学习时首先要理解这些基本概念，弄清这些概念之间的关系；学习了用费歇尔投影式表示立体结构的方法，并且详细介绍了构型的标记方法——D/L 构型标记法和 R/S 构型标记法；了解了不含手性碳原子的手性分子；明白了手性分子的生理活性及其基础。

 习题

1. 名词解释。
(1) 手性　　(2) 手性碳原子　　(3) 对映体　　(4) 手性分子
(5) 非对映体　(6) 内消旋化合物　(7) 外消旋体　(8) 旋光性

2. (＋)-乳酸和(－)-乳酸的下述性质有哪些异同点？
(1) 熔点　　(2) 密度　　(3) 折射率　　(4) 旋光性　　(5) 水中溶解度

3. 将 250mg 可的松溶解在 50mL 乙醇中，注满 25cm 的旋光管，测得的旋光度为 ＋2.16°，计算可的松的比旋光度。

4. 根据次序规则，分别排列下列两组原子或基团的优先次序。
(1) —H，—CH$_2$CH$_3$，—Br，—CH$_2$CH$_2$OH
(2) —COOH，—CH$_2$OH，—OH，—CHO

5. 下列化合物中，哪些存在内消旋化合物？
(1) 2,3-二甲基丁二酸　　(2) 2,3-二溴戊烷　　(3) 2,3-二溴丁烷
(4) 2,4-二溴戊烷　　(5) 2,3-二甲基己二酸　　(6) 2,3-二甲基丁酸

6. 下列化合物各有几个手性碳原子？

(1) 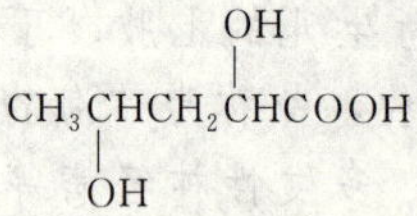 CH$_3$CHCH$_2$CHCOOH (带两个OH)　　(2) [结构图]　　(3) [结构图]

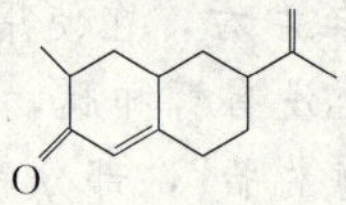

7. 指出下列化合物的构型是 R 还是 S。

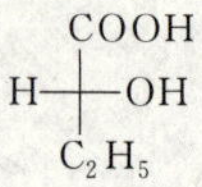

（费歇尔投影式：COOH 上，H—左，OH—右，C$_2$H$_5$ 下）

下列构型中哪些与上述构型相同？哪些是它的对映体？

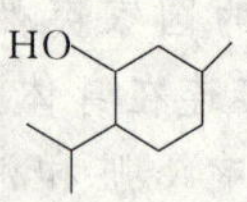

(1) 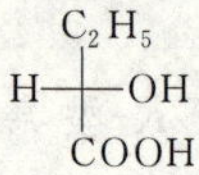 H—左，OH—右，C$_2$H$_5$ 上，COOH 下
(2) H—左，COOH—右，C$_2$H$_5$ 上，OH 下

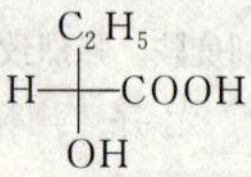

（3） HO—C(H)(C₂H₅)—COOH   （4） HO—C(C₂H₅)(H)—COOH

8. 用 R/S 构型标记法命名下列各个化合物的构型，并说明哪对互为对映体。

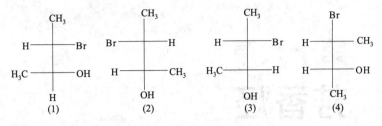

第十六章
芳香烃

 本章要求

▶ 1. 认知目标

识别、命名芳香烃；区分苯和取代苯化学性质的差异性；列举生活中常见的稠环芳烃及其毒性。

▶ 2. 技能目标

归纳芳香烃的化学反应；学会运用电子效应解释定位效应，根据取代苯的定位效应判断取代反应发生的部位。

▶ 3. 情感目标

通过介绍苯环结构的发现史，使学生认识到科学解释必须与实验证据、自然观察相一致，从而理解科学的本质，体会想象力和创造力在科学研究的重要意义。

凯库勒是德国有机化学家，1847年考入吉森大学建筑系，1858年任比利时根特大学教授，1875年被选为英国皇家学会会员。凯库勒在有机化学中的主要贡献有：提出近代有机化学结构理论，从而结束了有机化学界理论方面的混乱局面。其理论要点是：①碳在形成化合物时总是四价的；②碳原子间彼此可以相互连接成链状的碳碳键，它可以是单键、双键或三键；③了解有机化合物不但要知道它的分子式，同时必须知道它的结构式，这样才能判定有机化合物的性质。凯库勒提出苯是由单、双键交替而成的平面六角形环状结构。这一结构较圆满地解释了苯的特殊性质——芳香性，从而打开了芳香族研究的大门。

现在，我们知道苯分子的分子式是 C_6H_6，结构式为六个碳原子构成一个环，并且每个碳原子均连接一个氢原子，但在以前这可是道化学难题，它的结构式让化学家费尽周折却徒劳无功。令人奇怪的是，一个梦竟然解决了这个难题。长期以来，德国化学家凯库勒一直想把苯分子的结构式表达出来，可是，他冥思苦想，也没有想出什么结果，这道难题始终困扰着他。一天夜里，凯库勒躺在床上，两眼望着天花板，思索着这个难题，想着想着就进入了梦乡。猛然间，在迷迷糊糊中，他恍惚看到了苯分子，那些"调皮"的原子在他眼前碰撞着，跳跃着，它们排列成像蛇一样的形状，时而伸直，时而弯曲，模糊不清地在眼前旋转。突然，这条蛇用嘴咬住自己的尾巴，形成了一个圆圈，那圆圈又在不停地旋转，越转越快……凯库勒一下子从梦中惊醒，但梦中的情景还在他的眼前浮现。"用一个六角形的环状结构来表示苯分子不是很好吗？"凯库勒头脑里一下子萌生了这个想法。从此以后，苯分子便有了一种固定的表述方法。

在有机化合物发展初期，从天然产物中得到一些具有芳香气味的苯的衍生物，当时把这类化合物叫做芳香族化合物（aromatic compound）。后来发现，许多含有苯环的化合物不但没有香味，有些甚至具有令人不愉快的气味，所以"芳香"一词已失去原有的含义，只是由于习惯而沿用至今，"**芳香性**"现被用于描述化合物的特殊物理、化学性质。

芳香烃（aromatic hydrocarbon）是指含有苯环结构以及不含苯环结构但其性质与苯环相似的碳氢化合物。芳香烃具有高度的不饱和性，且具有特殊的稳定性，成环原子间的键长也趋于平均化，性质上表现为易发生取代反应，不易发生加成反应，不易被氧化，这些特性统称为**芳香性**（aromaticity）。进一步的研究发现，具有芳香性的化合物在结构上都符合休克尔规则。所以近代有机化学把结构上符合休克尔规则、性质上具有芳香性的化合物称为芳香族化合物。

第一节　苯及其同系物

一、苯的结构

苯是最简单、最典型的芳香烃，苯的分子式为 C_6H_6，从碳氢比例来看，具有高度不饱和性，但苯的化学性质与烯烃、炔烃却完全不同，它具有难加成、难氧化的化学性质，其典型的化学反应是取代反应。苯的一元取代物只有一种，二元、三元、四元取代物各有三种，五元、六元取代物各有一种。对于苯的高碳氢比以及特殊的化学性质，其可能结构曾困扰化学家们很多年，直到现代价键理论建立，苯的结构才最终被确定下来。通过现代物理方法（光谱法、电子衍射法、X射线法等）测定苯的分子结构，结果表明：苯分子是一个平面正六边形，六个碳和六个氢处于同一平面上，六个碳碳键键长相等，均为140pm，键长介于碳碳单键（154pm）和碳碳双键（134pm）之间，苯中碳碳键并无单、双键之分，六个碳氢键的键长均为108pm，键角均为120°。

杂化轨道理论认为：苯分子中的六个碳原子均为 sp^2 杂化，每个碳原子以一个 sp^2 杂化轨道与氢原子的1s轨道重叠形成C—Hσ键，剩余两个 sp^2 杂化轨道分别与相邻的两个碳原子的 sp^2 杂化轨道形成C—Cσ键。由于三个 sp^2 杂化轨道处在同一平面上，相互之间的夹角是120°，所以，苯分子中所有的原子都在同一平面上，所有键角均为120°。此外，每个碳原子上未参与杂化的p轨道都垂直于该平面，它们相互平行，彼此侧面重叠，形成了一个环状闭合的共轭体系，组成了一个六中心、六电子的离域大π键，π电子云高度离域，均匀地分布在环平面的上方和下方，形成环电子流，如图16-1所示。六个碳原子的p轨道重叠程度完全相同，所以碳碳键的键长完全相等，发生了完全平均化，体系的内能降低，所以苯分子非常稳定。

人们习惯用边长相等的单、双键交替的正六边形结构来表示苯分子结构，这种结构式也被称为苯的凯库勒式，也有用正六边形加一个圆圈来表示苯的离域大π键结构，在目前的文献资料中，这两种表示方法都有。

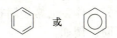

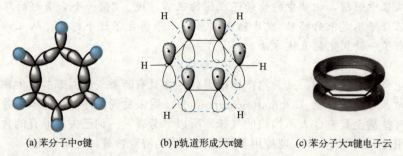

(a) 苯分子中σ键　　(b) p轨道形成大π键　　(c) 苯分子大π键电子云

图 16-1　苯分子中的 σ 键和 π 键

二、命名

苯的同系物指苯分子中的氢原子被烷基取代的产物。对于简单的烷基苯，命名时将苯作为母体，例如甲苯、乙苯、丙苯、异丙苯。

甲苯　　乙苯　　丙苯　　异丙苯

苯环上有多个烷基取代时，取代基编号按照最低系列原则（此时环上加和也是最小）。当用最低系列原则无法确定哪一种优先时，与单环烷烃的情况一样，命名时基团优先次序低的取代基编号最小。

1,4-二甲基-2-乙基苯　　1,3-二甲基-5-乙基苯

当苯环上连接的烃基较长、较复杂，或连有不饱和烃基时，命名以苯环作为取代基，将烃基作为主链。苯环作为取代基时称为苯基（缩写为 Ph），苯甲基作为取代基时称为苄基。芳香烃芳环上去掉一个氢原子剩下的基团叫芳基，用 Ar 表示。

3-甲基-2-苯基戊烷　　苯乙烯　　1,2-二苯乙烷

二取代苯有三种异构体，通常用邻（o-）、间（m-）、对（p-）加以区分。也可用阿拉伯数字表示取代基的位置。例如：

邻二甲苯　　间二甲苯　　对二甲苯
（1,2-二甲苯）　（1,3-二甲苯）　（1,4-二甲苯）

取代基相同的三元取代苯有三种异构体，通常用阿拉伯数字表示取代基的位置。也可用连、偏和均等字来表示它们位置的不同。例如：

1,2,3-三甲苯　　1,2,4-三甲苯　　1,3,5-三甲苯
（连三甲苯）　　（偏三甲苯）　　（均三甲苯）

三、物理性质

苯及其同系物多为液体，不溶于水，易溶于汽油、乙醚、四氯化碳和石油醚等有机溶剂。单环芳烃的相对密度一般都小于 1，沸点随分子量的增加而升高。熔点除与分子量大小有关外，还与结构的对称性有关，通常对位异构体由于分子对称性高，晶格能较高，熔点较高。此外，液体芳烃也是一种良好的溶剂。苯蒸气有毒，长期吸入会损伤造血系统和神经系统，使用时需注意。苯及其同系物的物理常数见表 16-1。

表 16-1　苯及其同系物的物理常数

化合物	熔点/℃	沸点/℃	密度/(g·cm^{-3})	化合物	熔点/℃	沸点/℃	密度/(g·cm^{-3})
苯	5.5	80.1	0.879	乙苯	−95	136.2	0.867
甲苯	−95	110.6	0.867	正丙苯	−99.6	159.3	0.862
邻二甲苯	−25.2	144.4	0.880	连三甲苯	−25.5	176.1	0.894
间二甲苯	−47.9	139.1	0.864	偏三甲苯	−43.9	169.2	0.876
对二甲苯	13.2	138.4	0.861	均三甲苯	−44.7	164.6	0.865

四、化学性质

苯环是一个平面结构，离域的 π 电子云分布在环平面的上方和下方，它像烯烃中的 π 电子一样，能够为亲电试剂提供电子，容易受到亲电试剂的进攻，但是，苯环具有稳定的环状闭合共轭体系，难以被破坏，因此苯环较难发生亲电加成反应，而较容易发生亲电取代反应。

（一）苯的亲电取代反应

亲电取代反应是苯环的典型反应，重要的亲电取代反应有卤代、硝化、磺化以及傅-克烷基化和傅-克酰基化反应等。这些反应都是由缺电子的试剂或带正电荷的基团首先进攻苯环上的 π 电子所引发的取代反应，故称亲电取代反应（electrophilic substitution reaction）。

苯的亲电取代反应分两步进行。第一步，亲电试剂 E$^+$ 进攻苯环，与离域的 π 电子相互作用形成 π-配合物（这一步一般省略不写），二者只是微弱的作用，并没有形成新的共价键，π-配合物仍然保持着苯环结构。然后亲电试剂从苯环 π 体系中获得两个电子（相当于打开一个 π 键），与苯环的一个碳原子形成 σ 键而生成 σ-配合物（环碳正离子中间体）。

$$\text{苯} + E^+ \xrightarrow{\text{快}} \text{π-配合物} \xrightarrow{\text{慢}} \text{σ-配合物}$$

在 σ-配合物中，与亲电试剂相连的碳原子由 sp^2 杂化转变为 sp^3 杂化，不再有未杂化的 p 轨道，苯环上剩下四个 π 电子离域在五个碳原子上，形成五中心四电子的大 π 体系，仍是一个共轭体系，但原来苯环的闭合共轭体系被破坏了。从共振的观点来看，该环碳正离子可用以下三个共振式来表示：

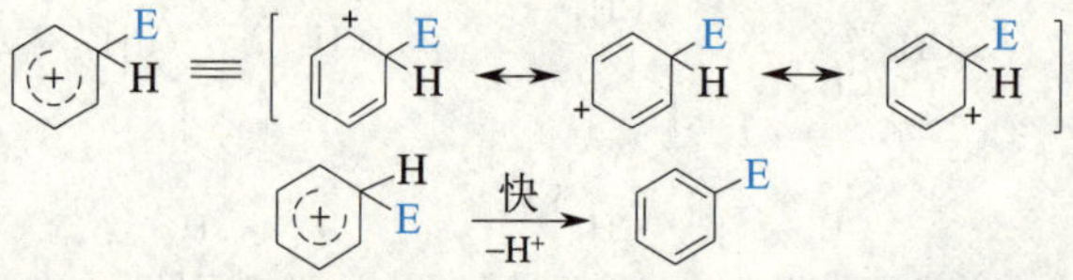

第二步，反应体系中的负离子作为碱夺取 σ-配合物上的 H，形成取代产物。σ-配合物的能量比苯高，因而不稳定。这一步是从不稳定的 σ-配合物重新恢复到稳定的大 π 键结构，活化能小，反应速度快。

1. 卤代反应

在铁或三卤化铁等催化剂作用下，苯与氯或溴反应可生成氯苯或溴苯。

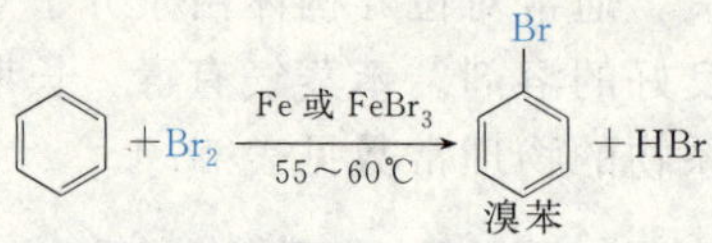

苯与溴的反应机制为：

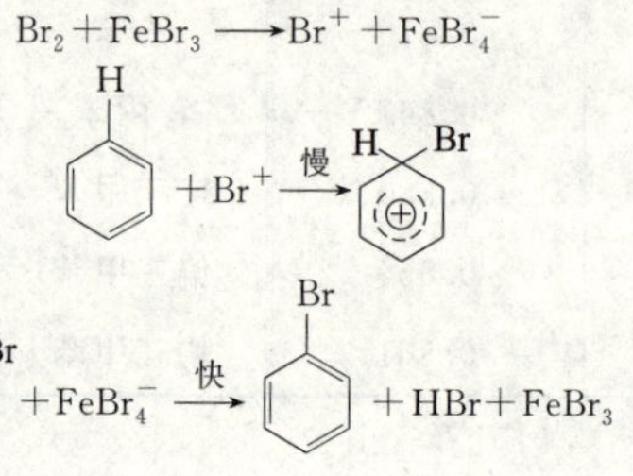

2. 硝化反应

苯在浓硫酸催化作用下与浓硝酸反应，苯环上的一个氢原子可被硝基取代，生成硝基苯。这一反应称为硝化反应（nitration reaction）。

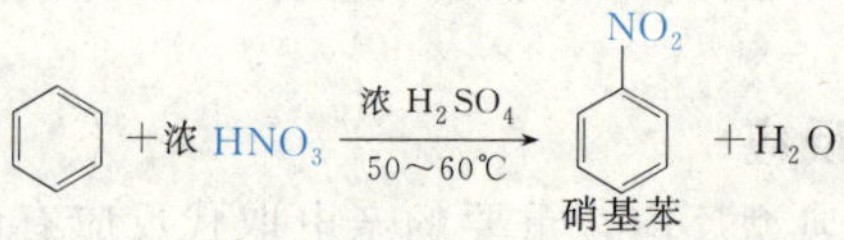

浓硝酸在浓硫酸的作用下首先产生硝基正离子 NO_2^+。硝化反应中的亲电试剂就是硝基正离子 NO_2^+，硝基正离子是一个强的亲电试剂，它进攻苯环生成硝基苯。浓硫酸的作用是促进 NO_2^+ 的形成。

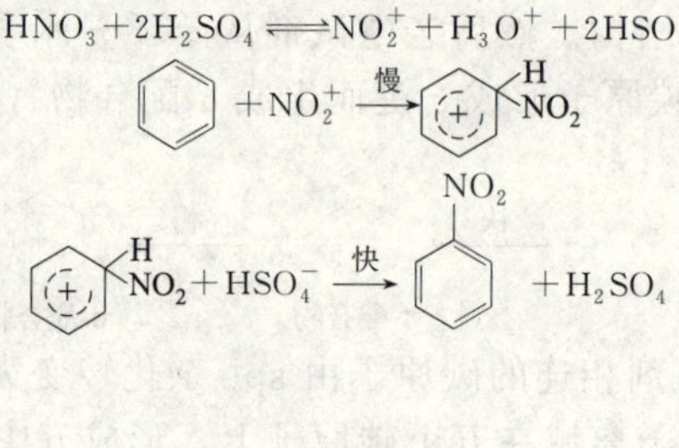

3. 磺化反应

苯与浓硫酸或发烟硫酸（三氧化硫的硫酸溶液）反应，苯环上的氢被磺酸基取代生成苯磺酸，这类反应称为磺化反应（sulfonation reaction）。苯与浓硫酸反应比较慢，通常需要加热，与发烟硫酸反应较快，在室温下即可进行。

$$\text{C}_6\text{H}_6 + 浓\ \text{H}_2\text{SO}_4 \xrightarrow{70\sim 80℃} \text{C}_6\text{H}_5\text{SO}_3\text{H}\ (苯磺酸) + \text{H}_2\text{O}$$

$$\text{C}_6\text{H}_6 + \text{H}_2\text{SO}_4 \cdot \text{SO}_3 \xrightarrow{室温} \text{C}_6\text{H}_5\text{SO}_3\text{H} + \text{H}_2\text{SO}_4$$

磺化反应中的亲电试剂为三氧化硫,在三氧化硫分子中,极化使硫原子上带部分正电荷,因而可以作为亲电试剂进攻苯环。

$$2\text{H}_2\text{SO}_4 \rightleftharpoons \text{SO}_3 + \text{H}_3\text{O}^+ + \text{HSO}_4^-$$

（反应历程示意图：苯 + SO₃ 慢反应生成中间体，再经 HSO₄⁻ 脱质子生成苯磺酸根，最后与 H₃O⁺ 反应生成苯磺酸 + H₂O）

磺化反应是可逆的,如果在磺化反应所得混合物中通入过热水蒸气,可脱去磺酸基（—SO₃H）得到苯和稀硫酸,磺化的逆反应也叫水解反应。在有机合成上,可利用磺酸基暂时占据环上某个位置,使这个位置不被其他基团取代,待反应完毕后,再通过水解脱去—SO₃H,此性质已广泛应用于有机合成。

4. 傅-克反应

此反应有两类：傅-克烷基化反应（Friedel-Crafts alkylation）和傅-克酰基化反应（Friedel-Crafts acylation）。傅-克烷基化反应是向芳环引入一个烷基,傅-克酰基化反应是向芳环引入一个酰基,傅-克反应在有机合成中具有很大的实用价值。

苯在无水三氯化铝等路易斯酸催化作用下,与卤代烷或酰卤反应,苯环上的氢原子被烷基或酰基取代生成烷基苯或芳香酮。

$$\text{C}_6\text{H}_6 + \text{CH}_3\text{CH}_2\text{Cl} \xrightarrow{无水\ \text{AlCl}_3} \text{C}_6\text{H}_5\text{CH}_2\text{CH}_3 + \text{HCl}$$

$$\text{C}_6\text{H}_6 + \text{CH}_3\text{COCl} \xrightarrow{无水\ \text{AlCl}_3} \text{C}_6\text{H}_5\text{COCH}_3 + \text{HCl}$$

常用的催化剂有无水三氯化铝、三氯化铁、氯化锌、三氟化硼等,其中以无水三氯化铝的活性最高。催化剂的作用是使卤代烷变成亲电试剂烷基碳正离子。

$$\text{CH}_3\text{CH}_2\text{—Cl} + \text{AlCl}_3 \rightleftharpoons \text{CH}_3\overset{+}{\text{CH}}_2 + \text{AlCl}_4^-$$

由于反应中的亲电试剂是烷基碳正离子,而碳正离子易发生重排,因此当卤代烷含有三个或三个以上碳原子时,常伴随重排反应。

（二）烷基苯侧链的反应

在烷基苯分子中,直接与苯环相连的碳原子称为 α-碳原子, α-碳原子上所连的氢原子称为 α-氢。受苯环的稳定作用影响,烷基苯的 α-氢原子比较活泼,容易发生氧化、取代等反应。

1. 烷基苯的氧化反应

苯环相当稳定，常用的氧化剂如酸性高锰酸钾、酸性重铬酸钾等都不能使苯环氧化。含有 α-H 的烷基苯可被氧化剂氧化生成苯甲酸，而且不论侧链多长，只要与苯环相连的 α-碳原子有氢原子（α-H），其氧化的最终结果都是苯甲酸。例如：

$$\text{C}_6\text{H}_5\text{CH}_2\text{CH}_2\text{CH}_3 \xrightarrow[\triangle]{\text{KMnO}_4/\text{H}^+} \text{C}_6\text{H}_5\text{COOH}$$

如果与苯环相连的碳原子上没有 α-H，如叔丁基，则烷基不能被氧化。例如：

$$1\text{-CH(CH}_3)_2\text{-}4\text{-C(CH}_3)_3\text{-C}_6\text{H}_4 \xrightarrow[\triangle]{\text{KMnO}_4/\text{H}^+} 1\text{-COOH-}4\text{-C(CH}_3)_3\text{-C}_6\text{H}_4$$

2. 烷基苯的自由基取代反应

烷基苯在光照、高温或过氧化物等自由基引发剂的作用下，可与 Cl_2 或 Br_2 发生烷基的自由基取代反应，卤原子可以取代烷基苯侧链上的氢原子，反应一般发生在 α-位。例如：

$$\text{C}_6\text{H}_5\text{CH}_3 \xrightarrow[\text{光照}]{\text{Cl}_2} \text{C}_6\text{H}_5\text{CH}_2\text{Cl}$$

$$\text{C}_6\text{H}_5\text{CH}_2\text{CH}_3 \xrightarrow[\text{光照}]{\text{Br}_2} \text{C}_6\text{H}_5\text{CHBrCH}_3$$

当烷基苯侧链存在多种氢原子时，侧链卤代反应仍主要发生在 α-位，这是因为烷基苯侧链的卤代反应属于自由基反应，生成的苄基型自由基比较稳定，因此主要生成 α-卤代产物。

五、苯环上亲电取代反应的定位效应

苯进行亲电取代反应时，只有一种一取代产物，因为苯的六个氢原子的化学环境是一样的。当苯环上已有一个取代基，再引入第二个取代基时可能进入它的邻位、间位、对位，生成三种异构体。如果仅从反应时原子之间的平均碰撞概率来看，它们进入邻位、间位和对位的概率分别为 40%、40%、20%。

$$\text{C}_6\text{H}_5\text{CH}_3 + \text{HNO}_3 \xrightarrow[30\text{℃}]{\text{H}_2\text{SO}_4} \text{邻-NO}_2\text{-C}_6\text{H}_4\text{CH}_3 + \text{对-NO}_2\text{-C}_6\text{H}_4\text{CH}_3 + \text{间-NO}_2\text{-C}_6\text{H}_4\text{CH}_3$$

58% 38% 4%

$$\text{C}_6\text{H}_5\text{NO}_2 \xrightarrow[95\text{℃}]{\text{HNO}_3,\text{H}_2\text{SO}_4} \text{对-二硝基苯} + \text{邻-二硝基苯} + \text{间-二硝基苯}$$

1% 6% 93%

从上述硝化反应的条件和产物可以看出：甲苯比苯更容易发生硝化反应，主要产物为邻硝基甲苯和对硝基甲苯；硝基苯比苯难发生硝化反应，主要产物为间二硝基苯。由此可见，第二个取代基进入苯环的位置受到苯环上原有基团的影响，此外，原有取代基还会影响苯环亲电取代的反应活性，这种苯环上原有取代基对后引入取代基的制约作用称为定位效应，苯环上原有的取代基称为定位基。

（一）单取代苯的定位效应

大量实验事实表明，某些定位基使新引入基团主要进入它的邻位和对位，这类定位基称为邻、对位定位基。还有些定位基使新引入基团主要进入它的间位，这类定位基称为间位定位基。

（1）邻、对位定位基

又称为第一类定位基，使新引入基团主要进入它的邻位和对位，并使亲电取代反应活性增强（卤素除外）。邻、对位定位基的结构特征是：定位基中与苯环直接相连的原子不含双键或三键，多数具有未共用电子对。邻、对位定位基属于活化基团，通常使苯环上的亲电取代反应较苯容易进行，但卤素除外。

（2）间位定位基

又称为第二类定位基，使新引入基团主要进入它的间位，并使亲电取代反应活性降低。间位定位基的结构特征是：定位基中与苯环直接相连的原子一般都含有双键或三键等不饱和键，或者带有正电荷。间位定位基属于钝化基团，通常使苯环上的亲电取代反应较苯难进行。

以上所说的活化与钝化，都是以苯为标准进行比较的结果。以苯的反应速率为标准，能使亲电取代反应速率提高的取代基称为活化基团，而使亲电取代反应速率降低的取代基称为钝化基团。一些活化与钝化基团如表 16-2 所示。

表 16-2 取代基对苯衍生物取代反应速率的影响及定位效应

对反应速率的影响	基团	定位结果
强活化	$-NH_2$，$-NHR$，$-NR_2$，$-OH$	邻、对位
中等活化	$-NHCOR$，$-OR$，$-OCOR$	邻、对位
弱活化	$-R$，$-Ar$，$-CH=CHR$	邻、对位
强钝化	$-CF_3$，$-NO_2$，$-\overset{+}{N}H_3$，$-\overset{+}{N}R_3$	间位
中等钝化	$-SO_3H$，$-CHO$，$-COOH$，$-COR$，$-CN$，$-COOR$，$-CONH_2$	间位
弱钝化	$-X$	邻、对位

取代基的定位效应与取代基的诱导效应、共轭效应和超共轭效应等电子效应有关。下面以甲基、羟基、硝基和卤素为例，说明两类定位基对苯环的影响及其定位效应。

（1）甲基

当甲基与苯环相连时，可以通过给电子诱导效应（+I）和给电子共轭效应（+C）把电子云推向苯环，使整个苯环上的电子云密度增加，因此甲基可使苯环活化，所以甲苯比苯容易进行亲电取代反应。在共轭体系中电子的传递以极性交替的方式进行，甲基的邻位和对位上电子云密度的增加比间位多些，所以，亲电取代反应主要发生在甲基的邻位和对位上。

（2）羟基

当羟基与苯环相连时，羟基氧的电负性比碳原子大，羟基表现为吸电子诱导效应（-I），但羟基氧带有孤对电子的 p 轨道与苯环的 π 键之间存在 p-π 共轭效应，共轭效应使氧上的电子云向苯环离域，使苯环的电子云密度升高，表现为给电子共轭效应（+C），苯酚分子在亲电取代反应中总的电子效应表现为给电子共轭效应（+C）大于吸电子诱导效应（-I），总的结果是使苯环的电子云密度升高，苯环被活化，特别是羟基的邻位和对位上增加得较多。因此当苯酚进行亲电取代反应时，不仅比苯容易进行，表现为活化基团，且亲电取代反应主要发生在羟基的邻位和对位。

其他具有未共用电子对的基团（卤素除外）如—OR 和—NH_2（—NHR、—NR_2）等和羟基有类似的作用，总的结果也是表现出给电子作用，使苯环活化，且为邻、对位定位基。

(3) 硝基

硝基是间位定位基的典型代表，硝基对苯环有吸电子诱导效应（—I），使苯环电子云密度下降，另外硝基中的 π 键与苯环的 π 键可形成 π-π 共轭体系，共轭效应也使苯环的电子云密度降低，即硝基对苯环具有吸电子诱导效应（—I）和吸电子共轭效应（—C），两者都使苯环上的电子云密度降低，下降最多的是硝基的邻位和对位。因此，硝基苯在进行亲电取代反应时，不仅比苯难进行，而且主要生成间位产物。

(4) 卤素

当卤原子与苯环相连时，卤原子的电负性比碳原子大，卤原子表现为吸电子诱导效应（—I）。同时卤原子带有孤对电子的 p 轨道与苯环的 π 键之间存在 p-π 共轭效应，共轭效应使氧上的电子云向苯环离域，使苯环的电子云密度升高，表现为给电子共轭效应（＋C），从总的效果来看，卤原子的吸电子诱导效应（—I）强于给电子共轭效应（＋C），总的结果是使苯环的电子云密度降低，从而使苯环钝化，卤苯的亲电取代反应活性比苯低。但是，由于共轭效应是使苯环上卤原子的邻位和对位上的电子云密度下降得比间位少，所以卤原子是一个邻、对位定位基。

（二）二取代苯的定位效应

当苯环上已有两个取代基，如再发生亲电取代反应，第三个取代基进入的位置，有如下三种情况。

(1) 若原有的两个取代基都属于邻、对位定位基，再进行亲电取代反应，则第三个取代基进入的位置，主要由定位能力强的邻、对位定位基决定。例如：

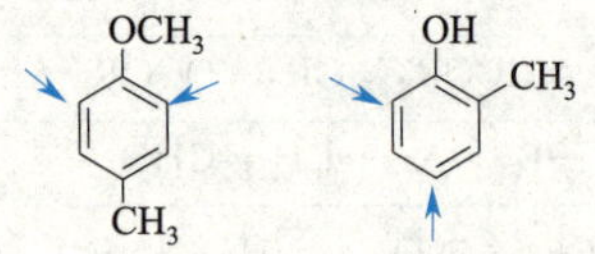

当苯环上两个定位基的定位能力接近时，如邻乙酰氨基苯甲醚进行亲电取代反应的四种产物都有，很难预言它们的比例。

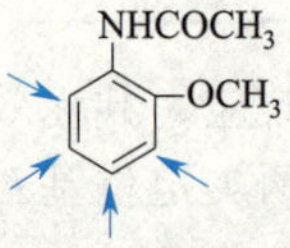

(2) 若原有的两个取代基一个是邻、对位定位基而另一个是间位定位基，则第三个取代基进入的位置主要由邻、对位定位基决定，因为它能活化苯环，其定位影响大于钝化苯环的间位定位基。例如间硝基乙酰苯胺进行亲电取代反应时，取代基主要进入乙酰氨基的邻位和对位，但这里由于空间位阻，当原有的两个取代基处于间位时，第三个取代基很难进入原有两个取代基中间的位置。

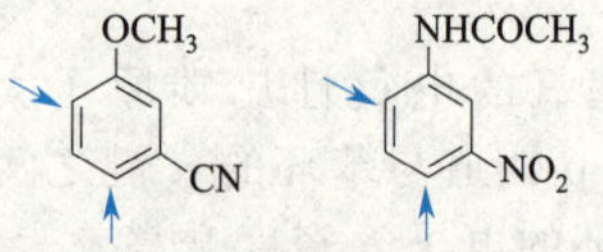

(3) 若原有的两个取代基都是间位定位基，而且它们处在 1,3-位，例如 3-硝基苯甲酸亲电取代时，新引入的取代基主要进入 5-位，这是最合适的位置。

如原有两个间位定位基处于邻位或对位时，则新引入的第三个取代基的位置就很复杂，因为原有两个基团都钝化苯环，亲电取代已经很难发生，再加上它们彼此的定位矛盾，使产

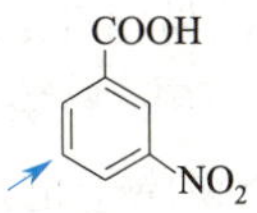

物的收率很低，因此很难判断以哪个基团定位为主。

（三）定位效应在有机合成中的应用

苯环上亲电取代反应的定位效应不仅可以解释某些实验事实，预测反应的主要产物，而且可用于指导多取代苯的合成，选择正确的合成路线。例如，以苯为原料合成 1-硝基-3-氯苯，需在苯环上引入两个基团，即硝基和氯原子，应考虑先引入硝基还是先引入氯原子。如果先氯代后硝化，由于氯是邻、对位定位基，则硝化时主要得到 1-硝基-2-氯苯和 1-硝基-4-氯苯，而得不到所希望的 1-硝基-3-氯苯。反之，如果先硝化后氯代，由于硝基是间位定位基，可得到 1-硝基-3-氯苯，因此确定应先硝化，后氯代。合成路线为：

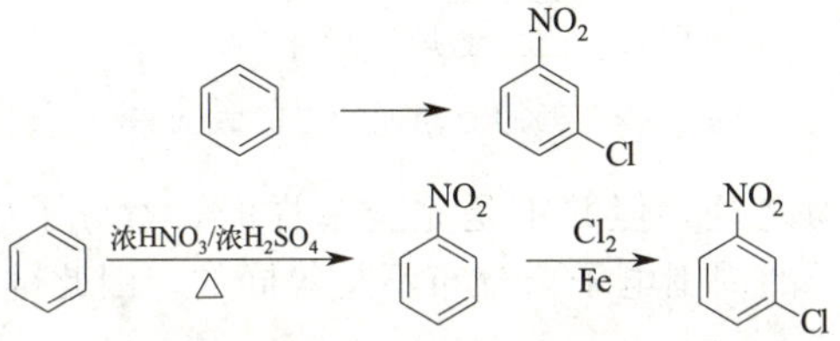

又如，以苯为原料合成 3-硝基-4-氯苯磺酸，需在苯环上引入三个基团，反应至少要进行硝化、磺化和氯代三步。拟引入的三个基团中，氯为邻、对位定位基，硝基和磺酸基为间位定位基，从三个基团的相对位置来看，氯原子是在硝基的邻位和磺酸基的对位，显然反应的第一步只能是氯代。磺酸基由于体积较大，磺化反应在较高温度下进行时产物以对位为主，如果先硝化，则将得到邻硝基氯苯和对硝基氯苯两种异构体，故选择先磺化后硝化。因此，以苯为原料合成 3-硝基-4-氯苯磺酸的合成路线次序为：氯化→磺化→硝化。

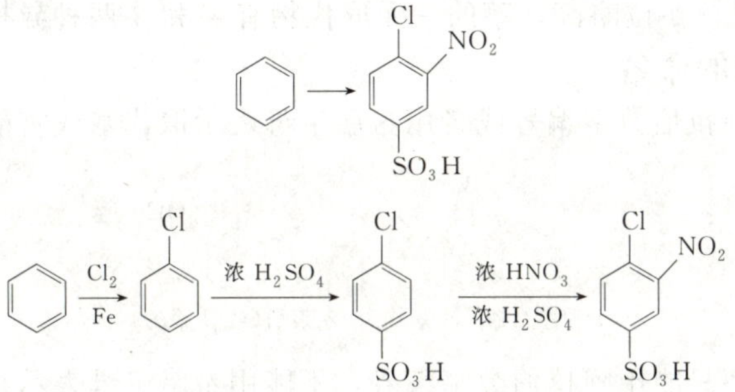

第二节　稠环芳香烃

稠环芳香烃是指两个或两个以上的苯环彼此共用两个邻位碳原子稠合而成的化合物。最典型的稠环芳香烃包括萘、蒽、菲。在芳香烃中，有一些致癌物也是稠环芳香烃。

一、萘

（一）萘的结构

两个苯环稠合而成的化合物称为萘（naphthalene）。萘为无色结晶，熔点 80.5℃，沸点

218℃，有特殊气味，易升华，不溶于水，易溶于乙醇、乙醚、苯等有机溶剂，是重要的有机化工原料，在煤焦油中的含量为5%～10%。萘的分子式为$C_{10}H_8$，萘的结构式和苯类似，也是一个平面形分子。萘分子中每个碳原子也是以sp^2杂化轨道与相邻的碳原子以及氢原子的1s轨道相互重叠而形成σ键。十个碳原子都处在同一平面内，连接成两个稠合的六元环，八个氢原子也在这个平面内。每个碳原子还都剩余一个垂直于这个平面的p轨道，这些相互平行的p轨道侧面相互重叠，形成一个闭合的离域大π键，如图16-2所示。

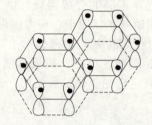

图16-2 萘的p轨道组成的大 π 键

萘和苯的结构虽有相似之处，但并不是完全一样的，萘分子中的π电子云分布并不均匀，由于萘分子中各碳原子的周围电子云分布不是等同的，因此键长也没有完全平均化，只是有平均化的趋势。

萘的结构式一般常用下式表示：

萘分子中碳原子的位置可按上面次序编号。从电子云密度来看，其中1、4、5、8四个位置是等同的，称为α-位（稠合原子旁边的碳原子）；2、3、6、7四个位置是等同的，称为β-位。α-位电子云密度较β-位略高，萘的一元取代物有α-和β-两种异构体。

（二）萘衍生物的命名

一取代萘可以用阿拉伯数字编号或者用希腊字母表示取代基或官能团的位置。例如：

1-溴萘（或α-溴萘）　　2-萘酚（或β-萘酚）

二取代或多取代萘只能用阿拉伯数字编号，不能用希腊字母表示。例如：

4-氯-1-萘磺酸　　1,5-二甲基萘

（三）萘的化学性质

萘具有芳香烃的一般特性，但萘环的芳香性特征没有苯环典型，电子云密度平均化程度不如苯，化学活性比苯高，表现在亲电取代反应、氧化反应、加成反应都比苯更容易进行。

1. 亲电取代反应

在萘环上，π电子的离域并不像苯环那样完全平均化，而是电子云密度α-位高于β-位，因此萘的亲电取代反应主要发生在α-位，并且亲电取代活性比苯大。单卤代及单硝化反应

主产物均为 α-取代产物。

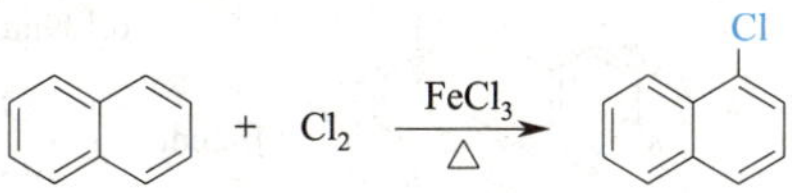

$$\text{萘} + Cl_2 \xrightarrow[\Delta]{FeCl_3} \text{α-氯萘}$$

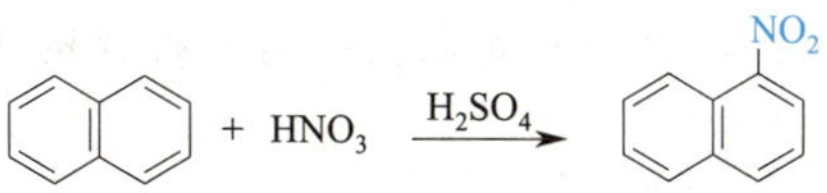

$$\text{萘} + HNO_3 \xrightarrow{H_2SO_4} \text{α-硝基萘}$$

萘与浓硫酸发生磺化反应时，温度不同，所得产物不同。因为 α-位比 β-位活泼，所以当用浓 H_2SO_4 磺化时，在较低温度下受动力学控制，主要生成 α-萘磺酸；而在较高的温度下受热力学控制，主要生成 β-萘磺酸。若把 α-萘磺酸与硫酸共热至 160℃，即转变为 β-萘磺酸。萘的磺化反应是可逆的。

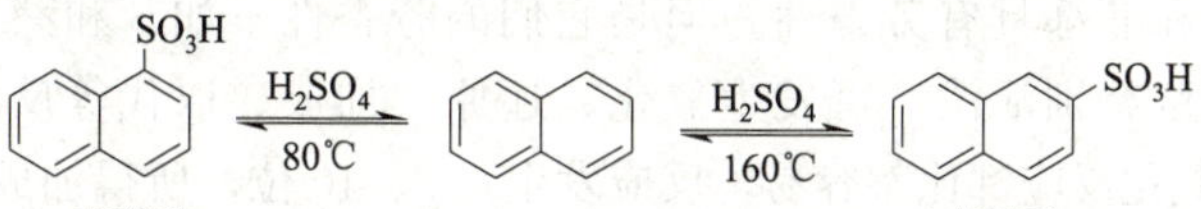

$$\text{α-萘磺酸} \underset{80℃}{\overset{H_2SO_4}{\rightleftharpoons}} \text{萘} \underset{160℃}{\overset{H_2SO_4}{\rightleftharpoons}} \text{β-萘磺酸}$$

2. 氧化反应

萘比苯容易氧化，在不同的条件下氧化产物也不相同。在三氧化铬的醋酸溶液中，萘被氧化为 1,4-萘醌（α-萘醌）。若在五氧化二钒催化下，萘的蒸气可与空气中的氧气发生反应生成邻苯二甲酸酐。

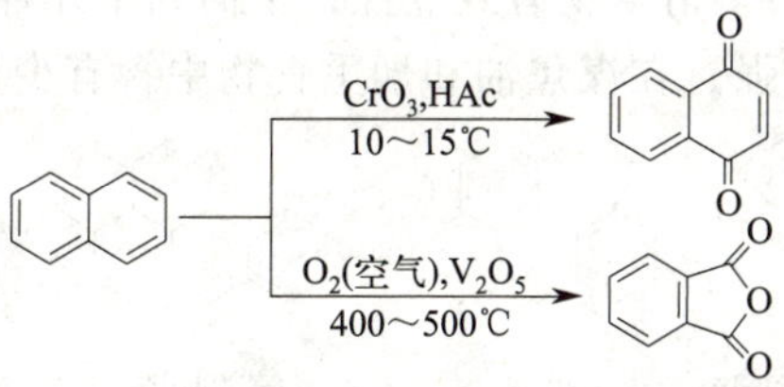

$$\text{萘} \xrightarrow[\text{10～15℃}]{CrO_3,HAc} \text{1,4-萘醌(α-萘醌)}$$

$$\text{萘} \xrightarrow[\text{400～500℃}]{O_2(\text{空气}),V_2O_5} \text{邻苯二甲酸酐}$$

3. 加成反应

萘的加成反应比苯容易发生，但比烯烃困难。萘在发生催化加氢反应时，使用不同的催化剂和不同的反应条件，可分别得到不同的加氢产物。

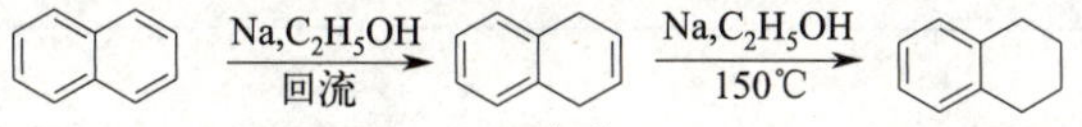

$$\text{萘} \xrightarrow[\text{回流}]{Na,C_2H_5OH} \text{1,4-二氢萘} \xrightarrow[\text{150℃}]{Na,C_2H_5OH} \text{1,2,3,4-四氢萘(四氢化萘)}$$

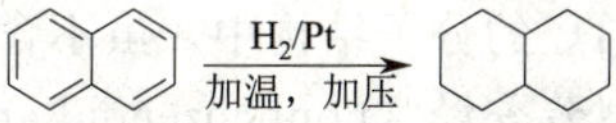

$$\text{萘} \xrightarrow[\text{加温，加压}]{H_2/Pt} \text{十氢化萘}$$

随着反应条件的加强，还原产物由 1,4-二氢萘、1,2,3,4-四氢萘直至变为十氢化萘。1,2,3,4-四氢萘和十氢化萘都是高沸点液体，是良好的溶剂。

二、蒽和菲

蒽（anthracene）和菲（phenanthrene）都存在于煤焦油中。蒽为无色片状结晶，熔点为 216℃，沸点为 342℃。菲为带光泽的无色结晶，熔点为 100℃，沸点为 340℃。蒽和菲的分子式都是 $C_{14}H_{10}$，互为同分异构体。蒽和菲都是由三个苯环稠合而成的化合物，与萘相似，蒽和菲的电子云密度也不均匀，分子中的碳碳键的键长也不完全相等，环上碳原子的编号也是固定的。

蒽的结构：

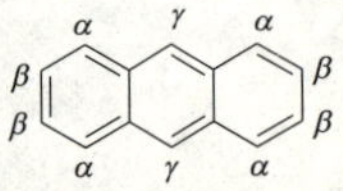

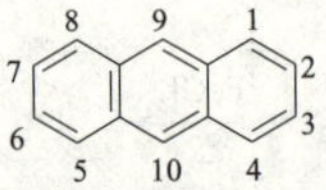

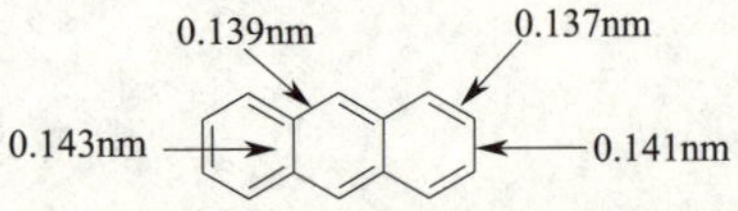

蒽分子中 1、4、5、8 位是等同的，称为 α-位；2、3、6、7 位是等同的，称为 β-位；9、10 位是等同的，称为 γ-位。因此，蒽的一元取代物有三种异构体。

菲的结构：

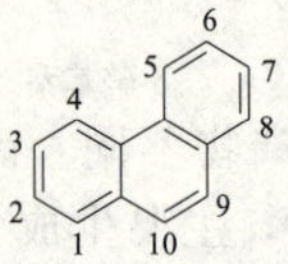

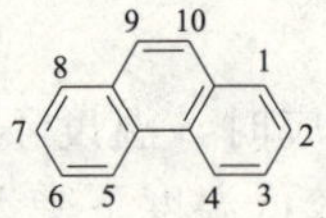

在菲分子中，1、8 位，2、7 位，3、6 位，4、5 位，9、10 位分别等同，所以菲的一元取代物有五种异构体。

从结构上看，蒽和菲都具有芳香性，但是它们的芳香性不如苯和萘，不饱和性比萘更显著。蒽和菲的 9、10 位特别活泼，可发生氧化、还原、加成、取代等反应。

蒽和菲的加成和氧化反应都比萘容易，反应发生在 9、10 位，所得加成和氧化产物均保持两个完整的苯环。亲电取代反应一般得混合物或多元取代物，故在有机合成上应用价值较小。

三、致癌稠环芳香烃

致癌芳香烃是指能诱发恶性肿瘤的一类稠环芳香烃，其中大多数是蒽和菲的衍生物。蒽和菲本身都没有致癌性，但它们的很多衍生物有致癌性。下面列举几种重要的致癌稠环芳香烃，其中苯并[a]芘的致癌作用最强。在煤焦油和烟熏食物中含有少量的致癌芳香烃。

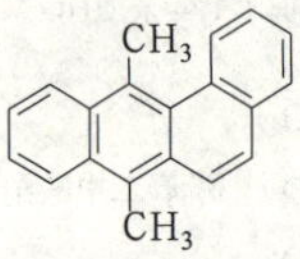

7,12-二甲基苯并[a]蒽 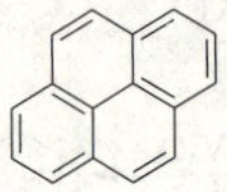　　芘 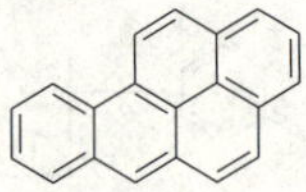　　苯并[a]芘

第三节　芳香性

苯是典型的芳香烃，具有特殊的稳定性，不易发生加成和氧化，而易发生取代等芳香性的特征反应。后来发现许多环状共轭多烯烃的分子结构中，虽不含有苯环，但是却具有和苯环类似的芳香性，这类化合物称为非苯型芳香烃（nonbenzenoid aromatic hydrocarbon）。非苯型芳香烃包括一些环多烯和芳香离子。

一、休克尔规则

1931 年德国化学家休克尔（E. Hückel）用分子轨道法计算了单环多烯的 π 电子的能级，提出判断分子具有芳香性的规则：一个具有同平面的环状闭合共轭体系的单环烯，若具有 $4n+2$ 个 π 电子（n 为 ≥ 0 的整数），即具有芳香性。这个规则被称为休克尔（Hückel）规则，也就是说对于芳香族化合物所具有的特殊稳定性而言，只靠离域作用是不够的，还必须具有一定的 π 电子数，如 2、6、10 等。

凡是符合休克尔规则的化合物就具有芳香性，称为芳香性化合物。

二、非苯型芳香烃

常见重要的非苯型芳香化合物包括一些环多烯烃化合物和芳香离子。

（一）[18]-轮烯

轮烯（annulene）又称单环共轭多烯，可用 C_nH_n 表示，通常将 $n \geq 10$ 的单环共轭多烯叫做轮烯。命名时将成环碳原子的数目写在方括号里面，称为某轮烯，如 [10]-轮烯、[14]-轮烯、[18]-轮烯等。其中 [18]-轮烯的环比较大，环内氢原子之间排斥作用较小，整个分子处于同一平面，同时其 π 电子数也符合 Hückel 规则，所以 [18]-轮烯具有芳香性。[10]-轮烯有 10 个 π 电子，π 电子数符合 Hückel 规则，但由于环比较小，环内氢原子之间的距离较近，相互干扰作用大，成环碳原子不能共平面，从而破坏了其共轭体系，所以尽管 [10]-轮烯的 π 电子数符合 Hückel 规则，但没有芳香性。[14]-轮烯的环也比较小，环内的四个氢相互排斥，同样使得成环碳原子不能共平面而没有芳香性。

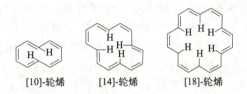

[10]-轮烯　　[14]-轮烯　　[18]-轮烯

（二）薁

薁（azulene）又称蓝烃，是天蓝色固体，熔点 99℃，具有抗菌和镇痛等作用。薁的分子式为 $C_{10}H_8$，与萘互为同分异构体，它是由环戊二烯和环庚三烯稠合而成的平面分子，π 电子数为 10，符合 Hückel 规则，具有芳香性。

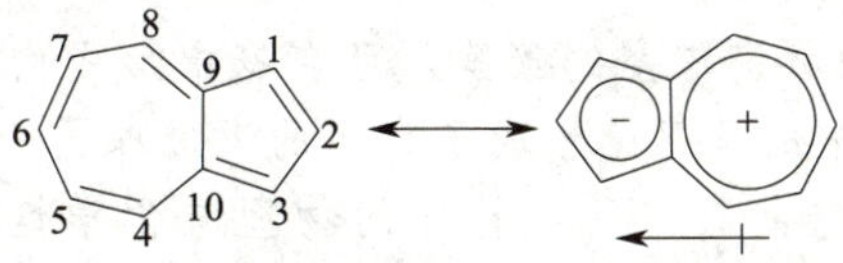

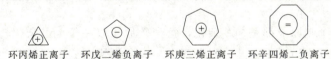

（三）芳香离子

某些烃虽然没有芳香性，但转变成离子（正离子或负离子）后，则有可能显示芳香性。例如，环丙烯正离子、环戊二烯负离子、环庚三烯正离子以及环辛四烯二负离子等，它们的 π 电子数都符合 Hückel 规则，且都形成了平面的闭合环状共轭结构，因此都具有芳香性。

环丙烯正离子　　环戊二烯负离子　　环庚三烯正离子　　环辛四烯二负离子

> **阅读材料**
>
> #### 立体芳香分子——富勒烯
>
> 有机化学作为"碳的化学"发展至今，不仅有机合成工业给人们带来了巨大的财富，而且有机化学中的理论问题（如电子理论）也研究得愈来愈深入，但同时人们却忽略了对碳元素本身的认识。长期以来，人们坚信碳只有两种异形体，即坚硬无比的金刚石和质地柔软的石墨。1985 年英国化学家克罗托（H. W. Kroto）与美国化学家斯莫利（R. E. Smalley）、柯尔（R. F. Curl）打破了这一传统的观念，宣告以 C_{60} 为代表的全碳分子家族的存在，它们以独特的结构和神奇的性质正式宣告

碳家族中第三种同素异形体的诞生。C_{60} 和 C_{70} 的结构示意如图 16-3 所示。

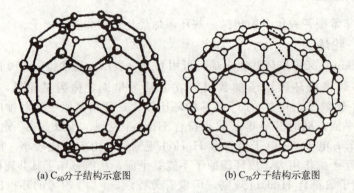

(a) C_{60} 分子结构示意图　　　　(b) C_{70} 分子结构示意图

图 16-3　富勒烯结构示意图

C_{60} 和 C_{70} 是富勒烯系列中含量最高、稳定性最好的两个。C_{60} 是由 12 个五边形环与 20 个六边形环所构成的中空 32 面体。酷似足球的拼皮花纹，故称足球烯（soccerene），又因其稳定性可用美国著名的建筑设计师 R. B. Fuller 发明的短程线圆顶结构加以解释，故命名为富勒烯（fullerene）或巴基球（buckyball）。球面弯曲效应和五元环的存在，引起碳原子轨道的杂化方式改变，C_{60} 分子中的杂化轨道介于石墨的 sp^2 和金刚石的 sp^3 杂化之间，σ 键沿球面方向，而 π 电子则垂直分布在球的内外表面，形成了三维球状芳香分子。五边形环为单键，两个六边形环的共用边则为双键。单键长 146pm，称为长键；双键长 139pm，称为短键。C_{70} 是由 70 个碳原子所构成的橄榄球状封闭的多面体，分子内含 12 个五边形环和 25 个六边形。

C_{60} 和 C_{70} 的结构中具有中空的碳笼，可在笼中形成内包物，又可在笼表面形成衍生物。此外，分子中的单双键形成了封闭的近似球状的大共轭体系，具有三维芳香性特征。双键又使它们具有一些特殊的物理与化学性质，20 世纪 90 年代以来，富勒烯家族已经成为物理学家、化学家、材料学家甚至生物医学家竞相追逐的"明星"。H. W. Kroto、R. E. Smalley 和 R. F. Curl 三位科学家因对富勒烯的开创性研究而荣获 1996 年诺贝尔化学奖。

本章小结

苯分子六个碳原子都是 sp^2 杂化，每个碳原子以一个 sp^2 杂化轨道与氢原子的 1s 轨道重叠形成 C—H σ 键，剩余两个 sp^2 杂化轨道分别与相邻的两个碳原子的 sp^2 杂化轨道形成 C—C σ 键，形成平面正六边形，此外，每个碳原子上未参与杂化的 p 轨道都垂直于该平面，它们相互平行，彼此侧面重叠，形成了一个环状闭合的共轭体系，组成了一个六中心、六电子的离域大 π 键，π 电子云高度离域，苯分子非常稳定。

当苯环上连接的烷基较简单时，通常以苯为母体，标出相应位置上的烷基。当苯环上连接的烷基较长、较复杂，或连有不饱和烃基时，命名通常以苯环作为取代基，将烃基作为主链。二元取代苯常用邻、间、对表示。

苯在化学性质上表现为易取代、难加成、难氧化。苯及其同系物最重要的性质是亲电取代反应。最典型的亲电取代反应包括卤代、硝化、磺化、傅-克烷基化和傅-克酰基化反应。苯环很稳定，除在特殊条件下，一般不易被氧化，烷基苯中如果位于苯环 α-位的碳原子上有 H，可被氧化成苯甲酸，如果没有 α-H 则不能被氧化。此外，侧链还易被卤代，尤其是 α-H，会被优先取代。

取代苯进行亲电取代反应时，遵循定位规则。取代基分为邻、对位定位基和间位定位基，邻、对位定位基除了卤素是钝化基团外其余都是活化基团，间位定位基都是钝化基团。定位效应在有机合成上具有重要的应用价值。

稠环芳香烃中最重要的代表物是萘、蒽、菲。它们在结构和性质上与苯环相似，也都具有芳香性，但是稳定性不如苯，在性质上表现为比苯环的活性高。

通过休克尔规则（也称 $4n+2$ 规则）可判断芳香性，应用于环丙烯正离子、环戊二烯负离子、环庚三烯正离子、[18]-轮烯、薁等常见的非苯型芳香烃。

习题

1. 命名下列化合物或写出结构式。

(1) ［化合物结构：1,2-二甲基-4-叔丁基苯］ (2) ［化合物结构：2-萘磺酸］

(3) ［化合物结构：间异丙基苯乙烯］ (4) ［化合物结构：$CH_3CH_2CH(C_6H_5)CH(CH_3)_2$ 型结构］

(5) 2,4,6-三硝基甲苯　　(6) 对氯溴化苄
(7) 2-硝基-4-氯甲苯　　(8) 2,6-二甲基萘

2. 将下列各组化合物按硝化反应活性由大到小的顺序排列。
(1) A. 苯　　　　B. 甲苯　　　C. 溴苯　　　D. 硝基苯
(2) A. 苯甲酸　　B. 甲苯　　　C. 对二甲苯　D. 对甲基苯甲酸

3. 用化学方法鉴别下列化合物。
(1) ［甲基环己烯］、［甲基环己烷］、［甲苯］
(2) 苯、甲苯、苯乙烯

4. 用箭头表示下列化合物进行一硝化的主要产物。
(1) ［三氟甲基苯］ (2) ［叔丁基苯］ (3) ［$\overset{+}{N}(CH_3)_3$ 取代苯］

(4) 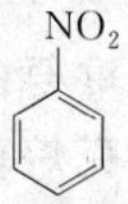 [NO$_2$-benzene] (5) 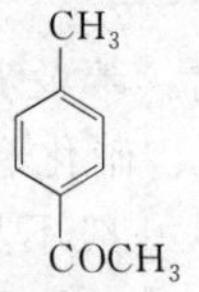 [4-methylacetophenone] (6) 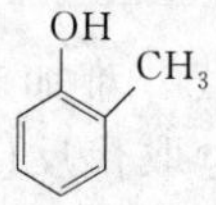 [2-methylphenol]

5. 完成下列反应方程式。

(1) 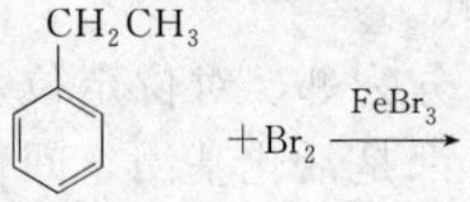 [PhCH$_2$CH$_3$] + Br$_2$ $\xrightarrow{\text{FeBr}_3}$ (2) 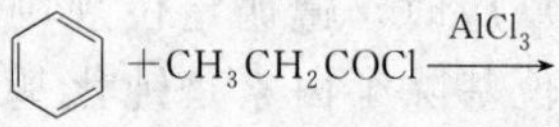 [benzene] + CH$_3$CH$_2$COCl $\xrightarrow{\text{AlCl}_3}$

(3) 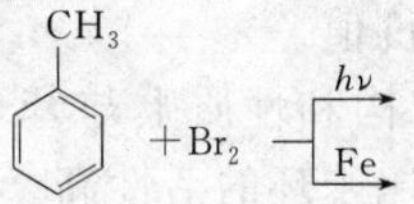 [PhCH$_3$] + Br$_2$ $\xrightarrow[\text{Fe}]{h\nu}$ (4) 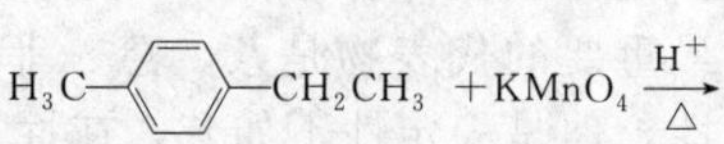 H$_3$C—C$_6$H$_4$—CH$_2$CH$_3$ + KMnO$_4$ $\xrightarrow[\triangle]{\text{H}^+}$

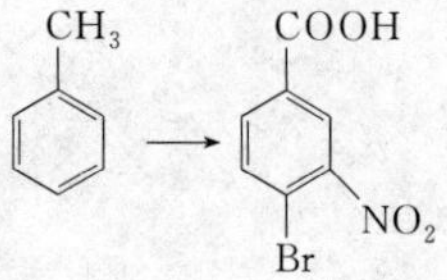

(5) 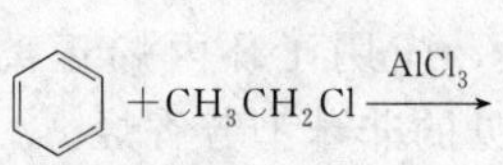 [benzene] + CH$_3$CH$_2$Cl $\xrightarrow{\text{AlCl}_3}$ (6) [2-methylnaphthalene] $\xrightarrow{\text{HNO}_3 / \text{H}_2\text{SO}_4}$

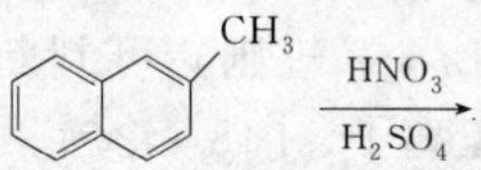

6. 完成下列合成。

(1) 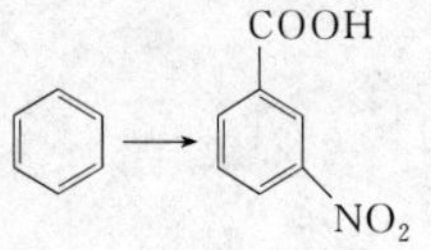 [benzene] → [3-nitrobenzoic acid]   (2) [toluene] → [4-bromo-3-nitrobenzoic acid]

(3) [benzene] → [2,6-dibromo-4-sulfotoluene]

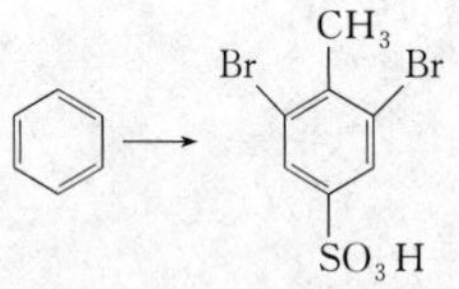

7. 判断下列化合物或离子是否具有芳香性。

(1) [cyclobutadiene] (2) [cyclopentadienyl cation] (3) 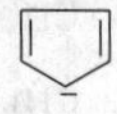 [cyclopentadienyl anion] (4) [cyclooctatetraene]

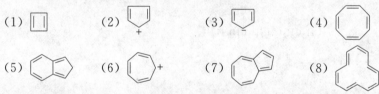

(5) [indene] (6) [cycloheptatrienyl cation] (7) [azulene] (8) [[12]annulene]

8. 某芳烃 A(C$_9$H$_{12}$)，经酸性高锰酸钾氧化后，生成二元羧酸 B(C$_8$H$_6$O$_4$)。A 发生硝化反应仅生成两种一元硝化产物。试推测 A、B 的结构式。

第十七章
醇、酚、醚

 本章要求

▶ 1. 认知目标

识别醇和酚类的结构，推衍醇和酚的化学性质；应用化学方法鉴别醇和酚类物质。识别醚类，命名醚类化合物。

▶ 2. 技能目标

根据醇的结构推断可能发生的化学反应，根据苯环所连基团的性质判断酚类化合物酸性的大小。区分醇类和醚类化合物，进一步展示同分异构现象。

▶ 3. 情感目标

通过酒精检测的原理解析，使学生掌握知识的同时普及必要的法律常识；通过醉酒的原理，倡导学生养成良好的生活习惯、积极的人生态度。运用唯物主义辩证思维理解酚类物质的优点和缺点；举例生活和临床中应用的醇和酚类物质。

醇、酚、醚都是具有碳氧单键的烃的含氧衍生物，醇是羟基与饱和碳原子直接相连的一类化合物，其通式为 ROH。酚是羟基与芳环直接相连的一类化合物，其通式为 ArOH。醇和酚分子中羟基上的氢原子被烃基取代的衍生物就是醚，也可以看作是烃分子中的氢原子被烃氧基取代的衍生物，其通式为 R—O—R′（R、R′为烃基）。

醇、酚、醚也可看作水分子中氢原子被烃基取代的衍生物。若水分子中的一个氢原子被脂肪烃基取代，则称为醇（R—OH）；被芳香烃基取代，称为酚（Ar—OH）；若两个氢原子都被烃基取代，所得的衍生物就是醚（R—O—R′、Ar—O—Ar′、Ar—O—R）。

———— 中国的酒文化与健康饮酒 ————

酒是一种特殊饮品，酿酒、饮酒、用酒是人类社会共同的现象。中国是世界文明古国之一，酒文化源远流长、博大精深，酿酒工艺历史悠久。明代李日华所著的《蓬栊夜话》中记载："黄山多猿猱，春夏采杂花果于石洼中，酝酿成酒，香气溢发闻数百步。"这就是最原始的酒，是经野生花果堆积于高温季节自然发酵而成花蜜果酒，或称"猿酒"。《礼记·月令》中云："秫稻必齐，曲蘖必时，湛炽必洁，水泉必香，火齐必得。"这就是后来所说的"古遗方法"。

现代医学研究表明，适量饮酒，可以增加食欲，促进消化液的分泌，减轻心理负担，预防心血管疾病，还能加速血液循环，有效调节和改善机体内的生物、化学代谢和神经传导，有助于人们的身心健康，但长期过量饮酒则对人体各器官、组织、系统带来严重影响。李时珍云："少饮则和血行气，壮神御寒，消愁遣兴；痛饮则伤神耗血，损胃亡精，生痰动火。"《饮膳正要》中云："酒，味苦甘辛，大热，有毒。主行药势，杀百邪，去恶气，通血脉，浓肠胃，润肌肤，消忧愁。少饮尤佳，多饮伤神损寿，易人本性，其毒甚也。醉饮过度，丧生之源。"

第一节 醇

一、结构、分类和命名

（一）结构

在醇分子中，羟基的氧原子及与羟基相连的碳原子都是 sp^3 杂化。氧原子以一个 sp^3 杂化轨道与氢原子的 1s 轨道相互重叠而成 C—H σ 键，C—O 键是碳原子的一个 sp^3 杂化轨道与氧原子的一个 sp^3 杂化轨道相互重叠而成的 σ 键。此外，氧原子还有两对未共用电子对分别占据其他两个杂化轨道。甲醇的成键轨道如图 17-1 所示。

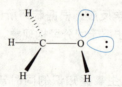

图 17-1 甲醇的结构

氧的电负性比碳和氢都大，使得碳氧键和氢氧键都具有较大的极性，因此醇为极性分子，这些极性键也是醇发生化学反应的主要部位。

（二）分类

根据醇分子中烃基的结构不同，醇可分为饱和醇、不饱和醇、脂环醇和芳香醇。如：

CH_3CH_2OH　　$CH_2=CHCH_2OH$　　环己醇-OH　　苯-CH_2OH
乙醇　　　　　烯丙醇　　　　　环己醇　　　　苯甲醇
（饱和醇）　　（不饱和醇）　　（脂环醇）　　（芳香醇）

根据醇分子中所含羟基的数目可分为一元醇、二元醇和三元醇。二元醇以上统称多元醇。如：

CH_3OH　　　$\begin{array}{c}CH_2-CH_2\\||\\OHOH\end{array}$　　　$\begin{array}{c}CH_2-CH-CH_2\\|||\\OHOHOH\end{array}$
甲醇　　　　　乙二醇　　　　　　丙三醇
（一元醇）　　（二元醇）　　　　（三元醇）

一元醇分子中羟基与一级碳原子相连接的称为一级醇（伯醇），与二级碳原子相连接的称为二级醇（仲醇），与三级碳原子相连接的称为三级醇（叔醇）。如：

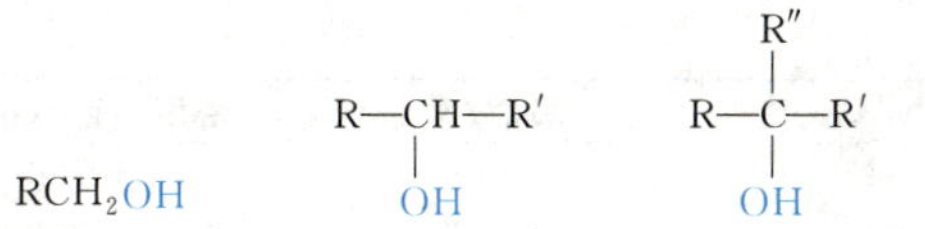

$$RCH_2OH \qquad \underset{\underset{OH}{|}}{R-CH-R'} \qquad \underset{\underset{OH}{|}}{\overset{\overset{R''}{|}}{R-C-R'}}$$

一级醇（伯醇）　　　二级醇（仲醇）　　　三级醇（叔醇）

（三）命名

1. 普通命名法

结构简单的醇采用普通命名法，即在烃基后面加一"醇"字，"基"字可以省略。例如：

$$CH_3OH \qquad (CH_3)_2CHOH$$

甲醇　　　　异丙醇

2. 系统命名法

① 选主链（母体）。选择含有羟基的最长碳链为主链，支链为取代基。

② 编号。从靠近羟基的一端开始将主链的碳原子依次用阿拉伯数字编号，使羟基所连的碳原子位次最小。

③ 命名。根据主链所含碳原子数称为"某醇"，将取代基的位次、名称及羟基位次写在"某醇"前。例如：

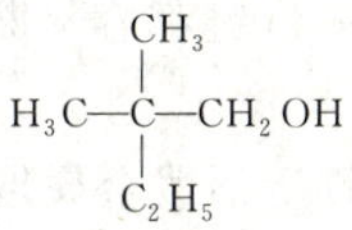

$$\underset{\underset{C_2H_5}{|}}{\overset{\overset{CH_3}{|}}{H_3C-C-CH_2OH}} \qquad \underset{\underset{OH\;\;\;CH_3}{}}{CH_3CHCH_2CHCH_3}$$

2,2-二甲基-1-丁醇 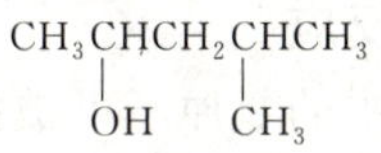　　　　4-甲基-2-戊醇

④ 不饱和醇的命名应选择包括羟基和不饱和键在内的最长碳链为主链，从靠近羟基的一端编号命名。例如：

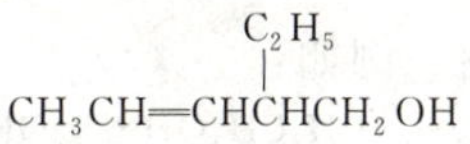

$$\underset{\underset{C_2H_5}{|}}{CH_3CH=CHCH_2OH}$$

2-乙基-3-戊烯-1-醇 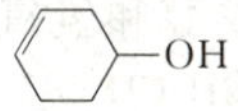　　　　3-环己烯-1-醇

⑤ 芳香醇命名时，可将芳基作为取代基。例如：

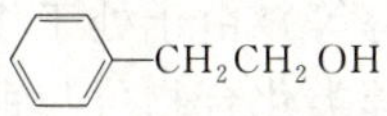

$$C_6H_5-CH_2CH_2OH$$

2-苯基-1-乙醇

二、物理性质

低级的饱和一元醇中，C_4 以下是无色透明带酒味的液体，甲醇、乙醇和丙醇可与水以任何比例相溶。$C_5 \sim C_{11}$ 是具有不愉快气味的油状液体，仅部分溶于水。C_{12} 及以上的醇是无臭无味的蜡状固体，不溶于水。

低级一元醇的沸点比分子量相近的烷烃高得多，这是由于醇能形成分子间氢键。直链饱和一元醇的沸点，随分子量的增加也明显升高。分子量相同的醇，直链醇的沸点比含支链的醇的沸点高。一些醇的物理性质如表 17-1 所示。

表 17-1 醇的物理性质

化合物	熔点/℃	沸点/℃	密度/(g·cm^{-3})	溶解度/[g·(100g水)$^{-1}$]
甲醇	−97	64.7	0.792	∞
乙醇	−117	78.3	0.789	∞
正丙醇	−126	97.2	0.804	∞

续表

化合物	熔点/℃	沸点/℃	密度/(g·cm^{-3})	溶解度/[g·(100g水)$^{-1}$]
异丙醇	-88	82.3	0.786	∞
正丁醇	-90	117.7	0.810	8.3
异丁醇	-108	108	0.802	10.0
仲丁醇	-114	99.5	0.808	26.0
叔丁醇	25	82.5	0.789	∞
正戊醇	-78.5	138.0	0.817	2.4
环己醇	24	161.5	0.962	3.6
烯丙醇	-129	97	0.855	∞
苯甲醇	-15	205	1.046	4
乙二醇	-12.6	197	1.113	∞
1,4-丁二醇	20.1	229.2	1.069	∞
丙三醇	18	290(分解)	1.261	∞

三、化学性质

醇的化学性质，主要由它所含的羟基官能团决定。醇分子中，氧原子的电负性较强，使与氧原子相连的键都有极性，这样 H—O 键和 C—O 键都容易断裂发生反应。

（一）与活泼金属的反应

醇具有弱酸性，醇羟基中的氢原子可被钠、钾等活泼金属取代，生成氢气和醇金属化合物。例如：

$$2CH_3CH_2OH + 2Na \longrightarrow 2CH_3CH_2ONa + H_2\uparrow$$

乙醇与金属钠的反应比水与金属钠的反应要缓和得多，因此实验室常用乙醇处理残留的金属钠。

醇钠遇水极易水解，生成醇和氢氧化钠。例如：

$$CH_3CH_2ONa + H_2O \longrightarrow CH_3CH_2OH + NaOH$$

不同类型的一元醇与金属钠反应时，反应速率由快到慢的顺序是：

甲醇＞伯醇＞仲醇＞叔醇

邻二醇类化合物（如甘油、乙二醇等）由于处于相邻碳原子上的两个羟基相互影响，其酸性有所增强。在碱性溶液中，邻二醇类化合物可与铜离子反应生成蓝色的配合物。

$$\underset{\underset{OH\ OH\ OH}{|\ \ \ |\ \ \ |}}{CH_2-CH-CH_2} + Cu^{2+} \xrightarrow{OH^-} \underset{\underset{甘油铜(蓝色)}{}}{\underset{\underset{O\ \ \ \ \ \ \ \ \ OH}{\underset{Cu}{|\ \ \ \ \ \ \ \ \ \ \ |}}}{CH_2-CH-CH_2}} + 2H_2O$$

（二）与氢卤酸反应

醇与氢卤酸反应，羟基被卤素取代，生成卤代烃和水：

$$ROH + HX \longrightarrow RX + H_2O$$

这是实验室制备卤代烃的常用方法。

一元醇与氢卤酸的反应速率，与醇的类型有关。不同类型的醇的反应活性顺序为：

叔醇＞仲醇＞伯醇

用无水氯化锌和浓盐酸配制成的溶液称为卢卡斯（Lucas）试剂，常用于鉴别含 6 个碳以下的伯醇、仲醇和叔醇。6 个碳以下的醇均溶于卢卡斯试剂，而反应生成的卤代烃不溶于卢卡斯试剂，使溶液变浑浊。叔醇与卢卡斯试剂混合后，立即出现浑浊；仲醇一般需要 5～10min 出现浑浊；伯醇则需要加热后才能出现浑浊。

（三）与含氧无机酸的酯化反应

醇与含氧无机酸如硝酸、硫酸、磷酸等作用，脱去水分子生成无机酸酯。例如：甘油与硝酸反应生成甘油三硝酸酯，临床上称为硝酸甘油。

$$\begin{array}{l} CH_2-OH \\ | \\ CH-OH \\ | \\ CH_2-OH \end{array} + 3HONO_2 \xrightarrow{H_2SO_4} \begin{array}{l} CH_2-ONO_2 \\ | \\ CH-ONO_2 \\ | \\ CH_2-ONO_2 \end{array} + 3H_2O$$

甘油三硝酸酯

硝酸甘油具有扩张血管的功能，能缓解心绞痛发作，临床上用于心绞痛的防治。

（四）脱水反应

醇在浓硫酸等脱水剂存在的条件下加热，既可能发生分子内脱水生成烯烃，也可能发生分子间脱水生成醚。至于按哪种方式脱水，这跟醇的结构及反应温度有关。

1. 分子内脱水

醇在浓硫酸催化下，发生分子内脱水生成烯烃。例如：

$$CH_2-CH_2 \xrightarrow[170℃]{浓H_2SO_4} CH_2=CH_2 + H_2O$$
$$\;\;|\;\;\;\;\;\;|$$
$$\;\;H\;\;\;OH$$

醇发生分子内脱水反应时，如果生成多种烯烃，则遵循扎伊采夫（Saytzeff）规则，脱去含氢比较少的 β-H，主要生成双键碳原子上连有较多烃基的烯烃。例如：

$$CH_3CH-\underset{\underset{H\;\;OH}{|\;\;\;|}}{\overset{\overset{CH_3}{|}}{C}}-CH_3 \xrightarrow[60℃]{浓H_2SO_4} CH_3CH=\underset{\underset{CH_3}{|}}{C}-CH_3 + CH_3CH_2-\underset{\underset{CH_3}{|}}{C}=CH_2$$

（主要产物）

2. 分子间脱水

在浓硫酸催化下，两分子醇可以发生分子间脱水生成醚。例如：

$$C_2H_5-OH+H-O-C_2H_5 \xrightarrow[140℃]{浓H_2SO_4} C_2H_5OC_2H_5+H_2O$$

温度对醇的脱水方式影响较大，一般在较低温度时主要发生分子间脱水生成醚，而在较高温度下则主要发生分子内脱水生成烯烃，但叔醇只发生分子内脱水生成烯烃。

（五）氧化反应

醇类化合物的氧化，实质上是从分子中脱去两个氢原子，其中一个是羟基上的氢，另一个是与羟基相连的碳原子上的氢（α-H）。氧化的产物取决于醇的类型和反应条件。

伯醇氧化生成醛，醛继续氧化生成羧酸。

$$CH_3CH_2OH \xrightarrow{[O]} CH_3CHO \xrightarrow{[O]} CH_3COOH$$

仲醇氧化生成酮，通常酮不会继续被氧化。

$$CH_3CHCH_3 \xrightarrow{[O]} CH_3\underset{\underset{O}{\|}}{C}CH_3$$
$$\;\;\;\;\;|$$
$$\;\;\;OH$$

叔醇没有 α-H，一般不能被氧化。

[O] 代表氧化剂，常用的氧化剂有 $K_2Cr_2O_7$ 的酸性水溶液、$KMnO_4$ 溶液等。

伯醇氧化的最终产物为羧酸，仲醇氧化的产物为酮，叔醇一般不能被氧化。上述反应物和产物都是无色的，若使用 $K_2Cr_2O_7$ 的酸性水溶液作为氧化剂，反应溶液由橙红色变成绿色；若使用 $KMnO_4$ 溶液，反应溶液由紫色变成有棕色沉淀生成。利用此实验现象可以区别伯醇、仲醇与叔醇。

第二节　硫醇

一、结构与命名

硫醇的结构通式为 R—SH，巯基（—SH）为硫醇的官能团，简单的硫醇命名，只需在相应醇的名称前面加上"硫"字。结构复杂的硫醇，将—SH 作为取代基命名。例如：

$$CH_3CH_2SH \qquad CH_3CH_2CH_2SH \qquad HSCH_2CH_2OH$$
$$\text{乙硫醇} \qquad\qquad \text{丙硫醇} \qquad\qquad \text{2-巯基乙醇}$$

二、物理性质

除甲硫醇在室温下为气体外，其他硫醇均为液体或固体。大多数硫醇易挥发，具有特殊臭味，微量的硫醇也有非常明显的气味。工业上常将低级硫醇作为臭味剂使用。

硫原子的电负性比氧原子的小，硫醇与水分子以及硫醇间形成氢键的能力都比醇弱，故硫醇难溶于水，其沸点也较同碳原子数的醇低。

三、化学性质

（一）酸性

硫醇比醇的酸性强，因为硫原子与氧原子相比，硫原子半径大，巯基硫氢键的键长较羟基的键长长，硫氢键极易被极化，易裂放出质子。硫醇在水溶液中容易解离出质子，显酸性。硫醇的 pK_a 为 9～12，其酸性比醇和水强。

硫醇难溶于水，易溶于氢氧化钠溶液，这是由于硫醇酸性较强，与氢氧化钠发生反应生成溶于水的硫醇盐。

$$CH_3SH + NaOH \longrightarrow CH_3SNa + H_2O$$

（二）与重金属作用

与无机硫化物相似，硫醇可与汞、铅、银等金属盐或氧化物反应生成难溶于水的硫醇盐。硫醇的重金属盐不溶于水，在生物体内，酶中的巯基与重金属结合，会使酶失去活性而丧失正常的生理功能，从而引起中毒。医学上利用硫醇能与重金属生成稳定盐的性质，制备了几种水溶性较大的邻二硫醇类化合物，作为重金属中毒的解毒剂。例如，2,3-二巯基丙醇可以作为解毒剂，其解毒原理是与进入人体的重金属离子结合（或夺取已经与酶结合的重金属），生成不易解离的无毒配合物，经尿液排出体外，保护体内的酶不受伤害。

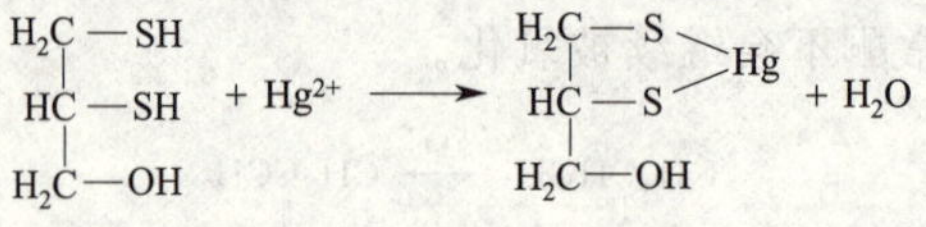

$$\begin{array}{c} H_2C-SH \\ HC-SH \\ H_2C-OH \end{array} + Hg^{2+} \longrightarrow \begin{array}{c} H_2C-S \\ HC-S \\ H_2C-OH \end{array}\!\!\!\!Hg + H_2O$$

（三）氧化反应

硫醇易被氧化，在空气中或与弱氧化剂作用，被氧化成二硫化物。

反应发生在两个硫醇分子之间，两个巯基脱去氢原子，生成二硫化物，二硫化物用还原剂还原又能生成原来的硫醇，例如：

$$2CH_3SH \xrightarrow{[O]} H_3C-S-S-CH_3$$

$$H_3C-S-S-CH_3 \xrightarrow{[H]} 2CH_3SH$$

硫醇与二硫化物间的氧化还原反应是生物体内重要的反应之一，半胱氨酸与胱氨酸之间的转化就是一个实例。含有巯基的多肽和蛋白质，可通过这样的反应使肽链中的巯基连接起来，改变这些肽类或蛋白质的三维结构，调整其生物活性。

硫醇在高锰酸钾、硝酸等强氧化剂的作用下，被氧化成磺酸。

$$CH_3SH \xrightarrow{KMnO_4} CH_3SO_3H$$

第三节 酚

酚是羟基与芳环直接相连的一类化合物，可用通式 Ar—OH 表示。酚类中的羟基称为酚羟基。苯酚，俗称石炭酸，是结构最简单的酚。

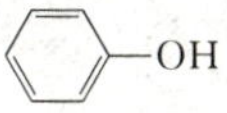

苯酚

一、分类和命名

根据分子中芳香环上所连接的羟基数目的不同，酚可分为一元酚、二元酚和三元酚等，含有两个以上酚羟基的酚统称为多元酚。例如：

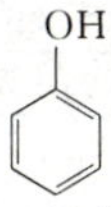

一元酚 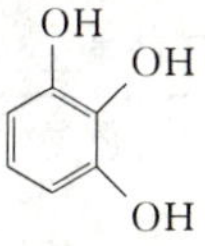　　多元酚

一取代的酚，通常以苯酚为母体，用邻、间、对（o-、m-、p-）标明取代基的位置。例如：

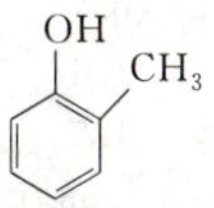

邻甲苯酚(2-甲苯酚) 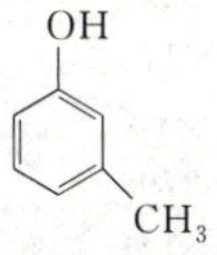　　间甲苯酚(3-甲苯酚) 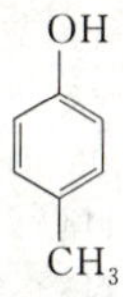　　对甲苯酚(4-甲苯酚)

甲苯酚（三种甲苯酚异构体的混合物）的皂溶液俗称来苏尔，也称煤酚皂溶液，临床上用作消毒剂，2.5%的煤酚皂溶液，30min 可杀灭结核杆菌。

对结构复杂的酚，可用阿拉伯数字标明取代基的位置，也有的将酚羟基作为取代基命名，有些酚类化合物习惯用俗名（括号内的名称）。例如：

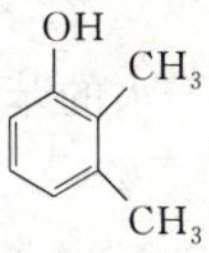

2,3-二甲基苯酚 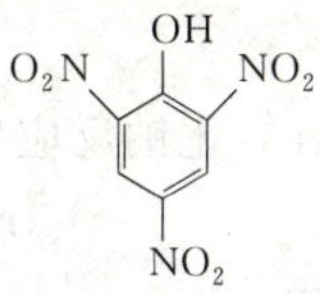　　2,4,6-三硝基苯酚（苦味酸） 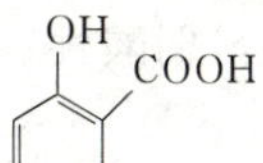　　邻羟基苯甲酸（水杨酸）

二、结构

在苯酚分子中,酚羟基上的氧原子采用 sp^2 杂化,氧原子的 2 个未成对电子分别占据 2 个 sp^2 杂化轨道,而氧原子的 1 对孤对电子占据 1 个 sp^2 杂化轨道,另外 1 对孤对电子占据未参与杂化的 2p 轨道。氧原子的 1 个 sp^2 杂化轨道与苯环上碳原子的 1 个 sp^2 杂化轨道重叠形成一个 C—Oσ 键,氧原子另一个 sp^2 杂化轨道与氢原子的 1s 轨道重叠形成 1 个 O—Hσ 键,氧原子未参与杂化的 2p 轨道与苯环上 6 个碳原子形成的 π 键产生了 p-π 共轭,因而氧原子的电子云向苯环发生了偏移,增大了苯环上的电子云密度,使 O—H 键的成键电子向氧原子偏移,导致 O—H 键的极性增大,使氢原子较易以离子形式离去。

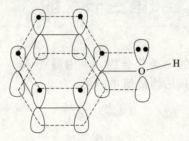

三、物理性质

酚类化合物室温下大多数为结晶性固体,少数烷基酚为高沸点的液体。酚分子中含有羟基,酚分子之间也能形成氢键,因此酚的沸点和熔点都高于分子量相近的烃。酚羟基能与水分子形成氢键,因此酚在水中有一定的溶解度,可溶于乙醇、乙醚、苯等有机溶剂。部分常见酚类化合物的物理常数见表 17-2。

表 17-2 几种常见酚类化合物的物理常数

名称	熔点/℃	沸点/℃	溶解度/[g·(100mL 水)$^{-1}$]	pK_a
苯酚	43	182	9.3	9.89
邻甲苯酚	30	191	2.5	10.20
间甲苯酚	11	201	2.6	10.01
对甲苯酚	35.5	201	2.6	10.17
邻氯苯酚	8	176	2.8	8.11
间氯苯酚	33	214	2.6	8.80
对氯苯酚	43	220	2.7	9.20
邻硝基苯酚	45	217	0.2	7.17
间硝基苯酚	96	—	1.4	8.28
对硝基苯酚	114	279	1.7	7.15
2,4-二硝基苯酚	113	312	0.56	3.96

四、化学性质

由于酚类的羟基和苯环直接相连,也就是说酚羟基与 sp^2 杂化碳原子键合,因此酚类化合物有许多化学性质不同于醇。例如苯酚具有弱酸性,容易发生卤代、硝化和磺化等亲电取代反应,苯酚的 C—O 键不易断裂。

(一)酚的酸性

酚类化合物一般显弱酸性。苯酚能与氢氧化钠反应生成易溶于水的苯酚钠。

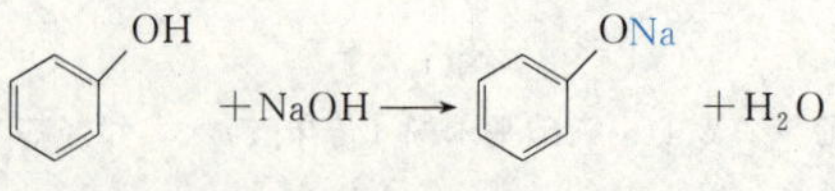

C₆H₅OH + NaOH ⟶ C₆H₅ONa + H₂O

苯酚的酸性（$pK_a = 9.89$）比碳酸（$pK_a = 6.37$）弱，若向苯酚钠溶液中通入二氧化碳，可以析出苯酚。

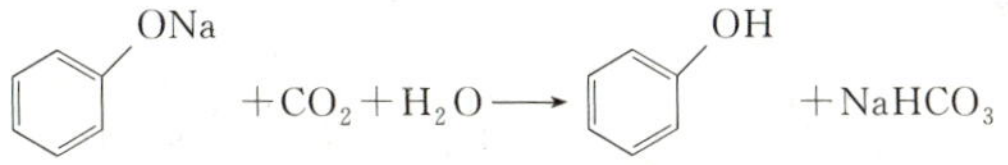

$$C_6H_5ONa + CO_2 + H_2O \longrightarrow C_6H_5OH + NaHCO_3$$

利用酚的弱酸性和成盐的性质，可以将酚类与混杂的其他近中性有机物（如环己醇、硝基苯等）分开。

取代酚类化合物酸性的强弱与苯环上取代基的种类、数目等有关。以取代苯酚为例，当吸电子取代基（如$-NO_2$、$-X$等）取代时，可以降低苯环的电子云密度，使酚的酸性加强；当给电子取代基（如$-CH_3$、$-C_2H_5$等）取代时，可增加苯环的电子云密度，使酚的酸性减弱。例如，对硝基苯酚的酸性比苯酚强，对甲苯酚的酸性比苯酚弱。

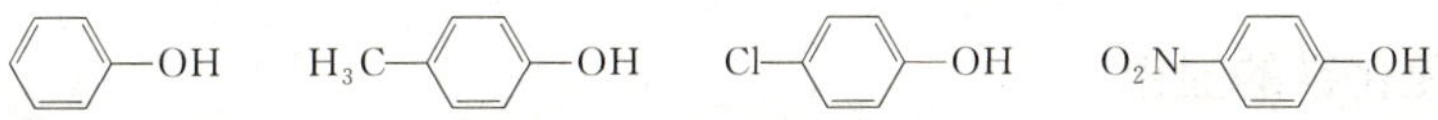

pK_a 苯酚 9.89   对甲苯酚 10.17   对氯苯酚 9.20   对硝基苯酚 7.15

（二）亲电取代反应

在羟基的活化下，苯环容易发生亲电取代反应，主要生成邻位取代产物和对位取代产物。

1. 卤代反应

苯酚容易发生卤代反应，在室温下苯酚与溴水反应，立即生成 2,4,6-三溴苯酚白色沉淀。

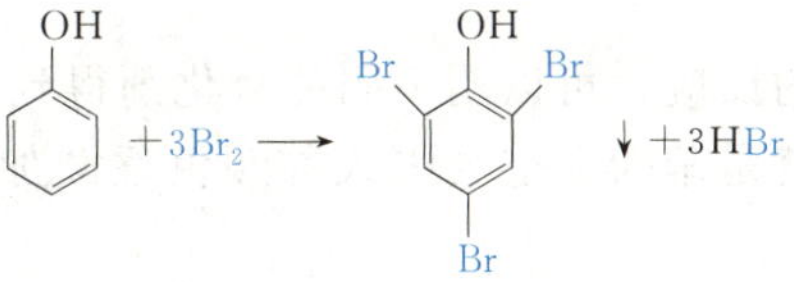

$$C_6H_5OH + 3Br_2 \longrightarrow 2,4,6\text{-}Br_3C_6H_2OH \downarrow + 3HBr$$

此反应可用于苯酚的定性分析和定量分析。

苯酚在非极性溶剂中，较低温度下与溴作用主要生成对溴苯酚，不加催化剂反应即可进行。

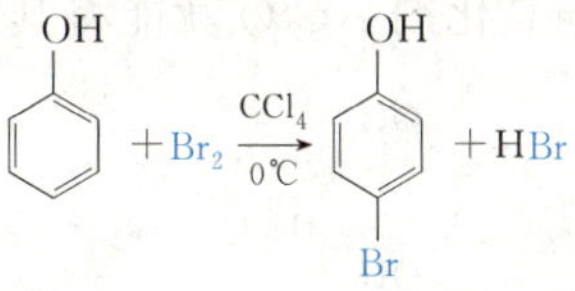

$$C_6H_5OH + Br_2 \xrightarrow[0\,°C]{CCl_4} p\text{-}BrC_6H_4OH + HBr$$

2. 硝化反应

苯酚在室温下即可用稀硝酸硝化，生成邻硝基苯酚和对硝基苯酚。

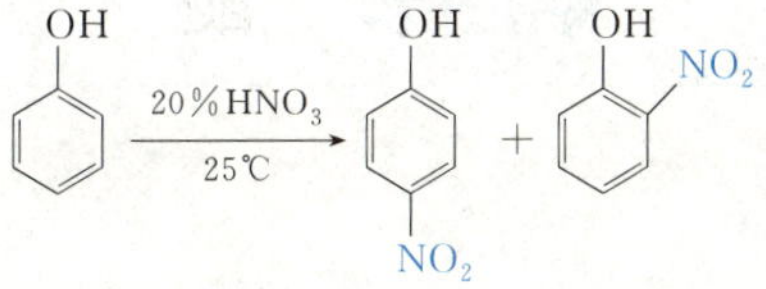

$$C_6H_5OH \xrightarrow[25\,°C]{20\%\ HNO_3} p\text{-}O_2NC_6H_4OH + o\text{-}O_2NC_6H_4OH$$

邻硝基苯酚能形成分子内氢键，因此不能再与水分子形成氢键，而对硝基苯酚则能与水分子形成氢键，因此，邻硝基苯酚在水中的溶解度比对硝基苯酚小，而其挥发性则较大。将两种硝基苯酚的混合物进行水蒸气蒸馏，即可把邻硝基苯酚分离出来。

3. 磺化反应

苯酚在室温下与浓硫酸反应生成邻羟基苯磺酸和对羟基苯磺酸的混合物，在100℃时，主要产物为对羟基苯磺酸。

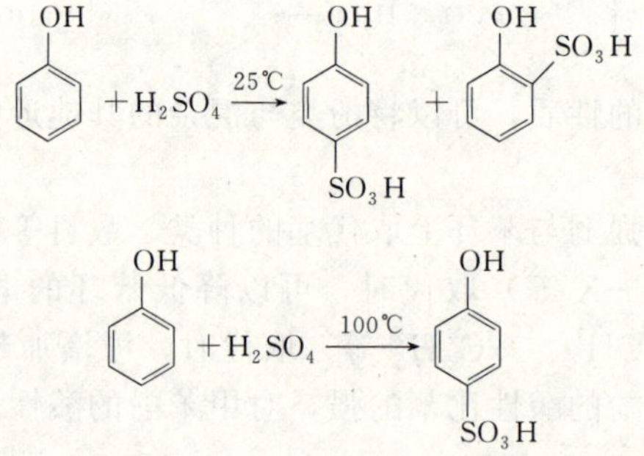

4. 酚与三氯化铁的显色

羟基与双键碳原子相连时就形成了烯醇，酚类化合物也可以看成具有烯醇式结构。

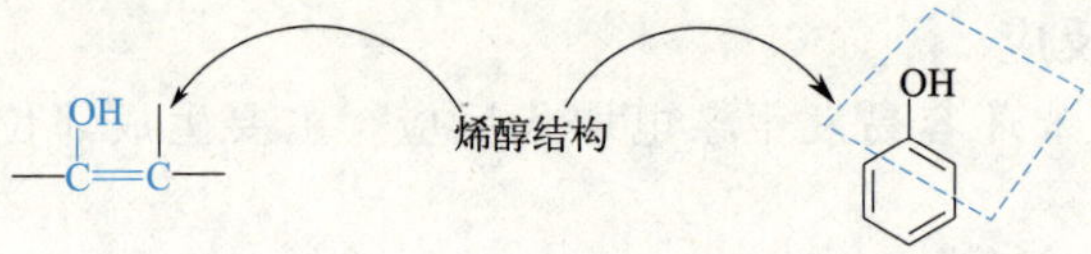

具有烯醇式结构的化合物都可与三氯化铁水溶液发生显色反应。不同结构的酚与三氯化铁溶液反应生成不同颜色的化合物。例如，苯酚与三氯化铁溶液作用显蓝紫色，甲苯酚显蓝色，间苯二酚显紫色。利用显色反应，可以鉴别酚类化合物。

5. 氧化反应

酚的氧化是一个很复杂的反应，可以用不同的氧化剂得到多种类型的氧化产物。空气中的氧气也能将苯酚氧化，这就是苯酚在空气中久置颜色逐渐加深的原因。苯酚用铬酸氧化，生成黄色的对苯醌。

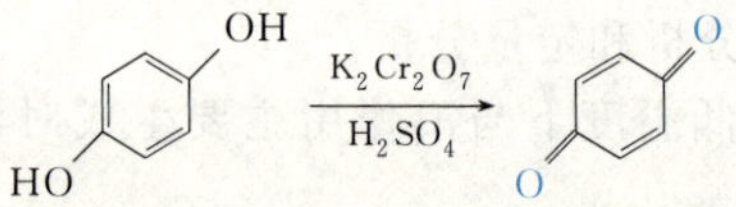

多元酚比苯酚更易被氧化，弱氧化剂 Ag_2O 就能将其氧化成醌。

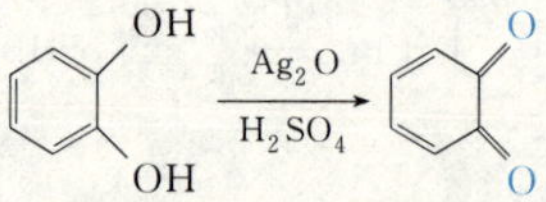

第四节 醚

一、分类和命名

（一）分类

醚是两个烃基通过氧原子连接而成的化合物，烃基可以是烷基、烯基或芳基。C—O—C 叫醚键，是醚的官能团。醚分子中两个烃基相同，称"单醚"；两个烃基不同，则称"混醚"。若氧所连接的两个烃基形成环状，则称"环醚"。

（二）命名

简单的醚常用普通命名法命名。醚的普通命名法是以与氧原子相连的烃基来命名，在烃基名称后加"醚"字即可。单醚在命名时，称"二某烃基醚"，通常将"二"和"基"省略。如：

$$CH_3CH_2-O-CH_2CH_3$$
二乙基醚（乙醚）

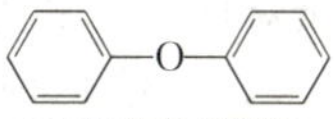

二苯基醚（苯醚）

混醚在命名时，将较小的烃基放在前面。若烃基中有一个是芳香基时，一般将芳香基放在前面。如：

$$CH_3-O-CH_2CH_3$$
甲基乙基醚（甲乙醚）

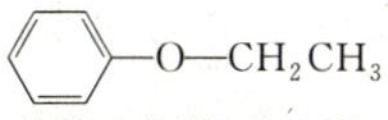

苯基乙基醚（苯乙醚）

结构较复杂的醚常用系统命名法命名。醚的系统命名法是以小基团烷氧基作为取代基，大基团烃基为母体来命名。例如：

$$CH_3CH_2CHCH_3 \atop OCH_2CH_3$$
2-乙氧基丁烷

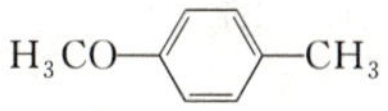

$$H_3CO-\bigcirc-CH_3$$
对甲氧基甲苯

二、结构

在醚分子中，氧原子为 sp^3 杂化，氧原子用两个各有一个电子的 sp^3 杂化轨道分别与两个烃基中碳原子的一个 sp^3 杂化轨道重叠，形成两个 C—O σ 键。由于两个烃基间的排斥作用较大，两个 C—O 键的键角大于 109°28′。实验测得甲醚分子中两个 C—O 键的键角约为112°，其分子结构如下所示。

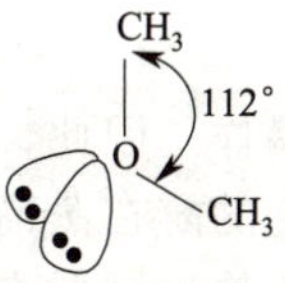

三、物理性质

常温下，甲醚和甲乙醚是气体，其他多数醚为无色液体，有特殊气味。低级醚很易挥发，所形成的蒸气易燃，使用时要特别注意安全。醚与醇不同，在分子中没有直接与氧原子相连的氢，故不会形成分子间氢键，沸点比同分子量的醇要低，而与相应的烷烃相近。一般高级醚难溶于水，低级醚在水中的溶解度与分子量接近的醇相近，这是醚键中的氧原子能与水形成氢键的缘故。常见醚的物理性质见表17-3。

表 17-3　几种简单醚的物理性质

名称	熔点/℃	沸点/℃	密度/(g·cm^{-3})
甲醚	-140	-24	0.67
乙醚	-116	34.6	0.734
二苯醚	27	258	1.075
苯甲醚	-37	154	0.956
正丁醚	-97.9	141	0.769
四氢呋喃	-108	66	0.889

四、化学性质

醚较稳定，其稳定性仅次于烷烃。醚不能与强碱、稀酸、氧化剂、还原剂或活泼金属反应。由于醚分子中氧原子上有两对孤对电子，具有一定的碱性，所以能与强酸发生化学反应。

（一）𨦡盐的形成

醚分子中的氧原子上有孤对电子，能接受质子，但接受质子的能力较弱，只有与浓强酸（如浓硫酸和浓盐酸）中的质子，才能形成一种不稳定的盐，称𨦡盐。例如：

$$C_2H_5\ddot{O}C_2H_5 \xrightleftharpoons[H_2O]{\text{浓 }H_2SO_4} C_2H_5\overset{+}{\underset{H}{O}}C_2H_5 + HSO_4^-$$

由于𨦡盐不稳定，遇水又可分解为原来的醚，利用这一性质，可从烷烃、卤代烃中鉴别和分离醚。

（二）醚键的断裂

在较高温度下，浓氢碘酸或浓氢溴酸能使醚键断裂。烷基醚的醚键断裂后生成卤代烷和醇，而醇又可以与过量的氢碘酸反应生成卤代烷。

$$CH_3-O-CH_3 + HI \xrightarrow{\triangle} CH_3I + CH_3OH \xrightarrow{HI} CH_3I + H_2O$$

芳香烷基醚与氢碘酸作用时，总是烷氧键断裂，生成酚和卤代烷。例如：

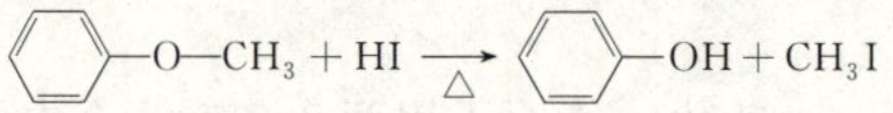

$$C_6H_5-O-CH_3 + HI \xrightarrow{\triangle} C_6H_5-OH + CH_3I$$

（三）过氧化物的生成

醚对一般氧化剂是稳定的，但低级醚与空气长时间接触，会逐渐生成过氧化物。例如：

$$CH_3CH_2-O-CH_2CH_3 + O_2 \longrightarrow CH_3CH-O-CH_2CH_3$$
$$\underset{O-O-H}{|}$$

醚的过氧化物不稳定，受热易分解爆炸。因此，醚类化合物应在深色玻璃瓶中存放，或加入抗氧化剂防止过氧化物的生成。久置的醚在蒸馏时，低沸点的醚被蒸出后，还有高沸点的过氧化物留在瓶中，继续加热，便会爆炸，因此在蒸馏前必须检验是否有过氧化物存在。检验的方法是用淀粉碘化钾试纸，若试纸变蓝，说明有过氧化物存在，应加入硫酸亚铁、亚硫酸钠等还原性物质处理后再使用。

第五节　与医学有关的代表物

1. 甲醇

甲醇为无色透明有酒精味的液体，最初由木材干馏得到，因此俗称木醇。甲醇能与水及许多有机溶剂混溶。甲醇有毒，内服 10mL 可致人失明，30mL 可致死。

甲醇是优良的溶剂，也是重要的化工原料，可用于合成甲醛、羧酸甲酯等其他化合物，也是合成有机玻璃和许多医药产品的原料。

2. 乙醇

乙醇为无色易燃液体，俗称酒精。95.57％（质量分数）的乙醇与 4.43％的水组成一恒沸混合物，因此制备乙醇时，用直接蒸馏法不能将水完全去掉。

乙醇是重要的化工原料。70%～75%的乙醇杀菌效果最好，在医药上用作消毒剂。

3. 丙三醇

丙三醇为无色具有甜味的黏稠液体，俗称甘油。丙三醇与水能以任意比例混溶，具有很强的吸湿性，对皮肤有刺激性，作皮肤润滑剂时，应用水稀释。甘油在药剂上可作溶剂，制作碘甘油、酚甘油等。对便秘患者，常用50%的甘油溶液灌肠。甘油与硝酸反应生成硝酸甘油，它是心绞痛的急救药物，也是一种炸药。

4. 苯甲醇

苯甲醇为具有芳香气味的无色液体，俗称苄醇，是最简单的芳香醇，存在于植物油中，微溶于水。苯甲醇具有微弱的麻醉作用和防腐性能，用于配制注射剂可减轻疼痛，10%的苯甲醇软膏或洗剂为局部止痒剂。

5. 苯酚

苯酚俗称石炭酸，为无色结晶，有特殊气味。由于易氧化，应装于棕色瓶中避光保存。苯酚能凝固蛋白质，对皮肤有腐蚀性，并有杀菌作用。临床上，苯酚是使用最早的外科消毒剂，因为有毒，现已不用。苯酚常用于制备染料、合成树脂、塑料、合成纤维和农药等。

6. 甲苯酚

甲苯酚又称煤酚，由煤焦油分馏制得。甲苯酚有邻、间、对三种异构体，它们的沸点相近，不易分离，在实际中常混合使用。甲苯酚有苯酚气味，毒性与苯酚相同，但杀菌能力比苯酚强，医药上用含47%～53%的三种甲苯酚混合物的肥皂水溶液消毒，这种消毒液俗称"来苏尔"，由于它来源于煤焦油，也称作"煤酚皂溶液"。

7. 乙醚

乙醚是最常用的醚，为无色具有香味的液体，沸点34.5℃，极易挥发和着火，其蒸气与空气以一定比例混合，遇火就会猛烈爆炸，使用时要远离明火。乙醚性质稳定，可溶解许多有机物，是优良的溶剂。另外，乙醚可溶于神经组织脂肪中引起生理变化，起到麻醉的作用，早在1850年就被用于外科手术的全身麻醉，但大量吸入乙醚蒸气可使人失去知觉，甚至死亡。乙醚在临床上用作麻醉剂，在工业上用于生产无烟炸药、棉胶等。

 阅读材料

茶叶与茶多酚

茶多酚是茶叶中特有的多酚类化合物，简称TP(tea polyphenol)。茶多酚包括黄烷醇类、花色苷类、黄酮类、黄酮醇类和酚酸类等，其中以黄烷醇类物质（儿茶素）最为重要，占多酚类总量的60%～80%。茶多酚又称茶鞣质或茶单宁，是形成茶叶色、香、味的主要成分之一，也是茶叶中有保健功能的主要成分之一，在茶叶中的含量一般在15%～20%。茶多酚是一种纯天然的抗氧化剂，具有优越的抗氧化能力，并具有抗癌、抗衰老、抗辐射、降血糖、降血压、降血脂及杀菌等药理功能。在食品、医药、化妆品等领域具有广泛的应用前景。

日本千叶大学山下泰德教授等科学家的研究表明，茶多酚等活性物质具有解毒和抗辐射作用，能有效地阻止放射性物质侵入骨髓，并可使锶90和钴60迅速排出体外，被健康及医学界誉为"辐射克星"，茶多酚为人类的健康构筑起了一道抵抗辐射伤害的防线。茶多酚还能清除体内过剩的自由基，阻止脂质过氧化，提高机体免疫力，延缓衰老。

(1) 清除活性氧自由基，阻断脂质过氧化过程，提高人体内酶的活性，从而起到抗突变、抗癌症的功效。研究表明，每人每天摄入 160mg 茶多酚即对人体内亚硝化过程产生明显的抑制和阻断作用，摄入 480mg 的茶多酚抑制作用达到最高。

(2) 防治高脂血症引起的疾病。

① 增强微血管强韧性、降血脂，预防肝脏及冠状动脉粥样硬化。茶多酚对血清胆固醇的效应主要表现为通过升高高密度脂蛋白胆固醇（HDL-C）的含量来清除动脉血管壁上胆固醇的蓄积，同时抑制细胞对低密度脂蛋白胆固醇（LDL-C）的摄取，从而实现降低血脂，预防和缓解动脉粥样硬化的目的。

② 降血压。人体肾脏的功能之一是分泌使血压增高的血管紧张素Ⅱ和使血压降低的舒缓激肽，以保持血压平衡。当促进这两类物质转换的酶活性过强时，血管紧张素Ⅱ增加，血压就升高。茶多酚具有较强的抑制转换酶活性的作用，因而可以起到降低或保持血压稳定的作用。

③ 降血糖。糖尿病是胰岛素不足和血糖过多引起的碳水化合物、脂肪和蛋白质等代谢紊乱的疾病。茶多酚对人体的糖代谢障碍具有调节作用，能降低血糖水平，从而有效预防和治疗糖尿病。

④ 防止脑卒中。脑卒中的原因之一是人体内生成过氧化脂质，从而使血管壁失去弹性。茶多酚有遏制过氧化脂质产生的作用，能保持血管壁的弹性，使血管壁松弛消除血管痉挛，增加血管的有效直径，通过血管舒张使血压下降，从而有效地防止脑卒中。

⑤ 抗血栓。血浆纤维蛋白原的增高可引起红细胞的聚集，血液黏稠度增高，从而促进血栓的形成。另外，细胞膜脂质中磷脂与胆固醇的增多会降低红细胞的变形能力，严重影响微循环的灌注，增加血液黏度，使毛细血管内血流淤滞，加剧红细胞聚集及血栓形成。茶多酚对红细胞变形能力具有保护和修复作用，且易与凝血酶形成复合物，阻止纤维蛋白原变成纤维蛋白。另外，茶多酚能有效地抑制血浆及肝脏中胆固醇含量的上升，促进脂类及胆汁酸排出体外，从而有效防止血栓的形成。现有的降脂、抗栓药物多有一定的毒副作用而不宜长期服用。茶多酚是茶叶中具有降脂、抗栓作用的天然成分，加上其自身所具有的抗氧化特性，成为一种新型的功能性保健品。

本章小结

醇、酚、醚都是具有碳氧单键的烃的含氧衍生物，醇是羟基与饱和碳原子直接相连的一类化合物，酚是羟基与芳环直接相连的一类化合物，醚可以看作醇或酚分子中羟基上的氢原子被烃基取代的化合物。醇的化学性质主要发生在 O—H 键和 C—O 键的断裂，主要化学性质有和活泼金属的反应、与氢卤酸反应、脱水反应、酯化反应和氧化反应。硫醇的化学性质有硫醇显酸性、和重金属发生反应、氧化反应。酚的化学性质有酚显酸性、和亲电试剂发生取代反应、显色反应和氧化反应。醚的化学性质有𬭩盐的形成，醚键的断裂和过氧化物的生成。

习题

1. 用系统命名法命名下列化合物。

(1) 　　(2) CH$_3$CH$_2$CH=CHCH$_2$OH

(3) $CH_3-\underset{\underset{CH_2CH_3}{|}}{\overset{\overset{CH_3}{|}}{C}}-CH_2OH$ (4) 对乙基苯酚 (4-乙基苯酚，结构：苯环对位带 CH_2CH_3 和 OH)

(5) $CH_3CH_2CH_2-O-CH_3$ (6) $H_3C-\text{C}_6\text{H}_4-OCH_3$（对位）

2. 写出下列化合物的结构式。
(1) 苄醇   (2) 3-乙基-1-己醇
(3) 1,4-己二醇   (4) 2-苯基丙醇
(5) 苯乙醚   (6) 间氯苯酚

3. 试写出戊醇的构造异构体，并标出伯醇、仲醇和叔醇。

4. 预测下列醇在酸存在下脱水反应后的主要产物。
(1) 3,3-二甲基-2-丁醇
(2) 2-甲基-3-戊醇
(3) 3-甲基-2-丁醇
(4) 2,3-二甲基-2-丁醇

5. 写出下列化合物的主要反应产物。
(1) $CH_3CH_2CH_2OH + Na \longrightarrow$

(2) $\text{C}_6\text{H}_5\text{CH}_2\underset{\underset{OH}{|}}{CH}CH_2CH_3 \xrightarrow[\triangle]{\text{浓 }H_2SO_4}$

(3) $H_3C-\text{C}_6\text{H}_4-OCH_3 \xrightarrow[\triangle]{HI}$

(4) 间羟基苄醇 $+ NaOH \longrightarrow$

(5) $CH_3\underset{\underset{OH}{|}}{CH}CH_3 \xrightarrow[H_2SO_4]{KMnO_4}$

(6) 对苯二酚 $\xrightarrow[H_2SO_4]{K_2Cr_2O_7}$

6. 鉴别下列各组化合物。
(1) 1-丁醇和 2-戊烯-1-醇
(2) 邻甲苯酚和苯甲醇
(3) 1-丁醇、丁醚和苯酚
(4) 2-甲基-1-丙醇、2-丁醇和 2-甲基-2-丁醇

7. 完成下列合成。
(1) 由丙烷合成异丙醇
(2) 由丙烷合成烯丙醇

8. 化合物 A 的分子式为 $C_6H_{14}O$，A 能与金属钠反应并放出氢气，A 被酸性高锰酸钾溶液氧化生成酮，A 与浓硫酸共热生成烯烃，生成的烯烃催化加氢得到 2,2-二甲基丁烷。试写出化合物 A 的结构和名称，并写出有关反应式。

第十八章
醛和酮

 本章要求

▶ 1. 认知目标

识别醛和酮类结构，命名醛、酮类化合物，推衍醛和酮的化学性质；应用化学方法鉴别醛和酮类物质。

▶ 2. 技能目标

根据亲核加成反应机理推测醛和酮在发生加成反应时的难易程度、现象和主要产物，根据其体外的反应推测其在人体内的反应产物。根据 α-氢的活性书写卤代反应、羟醛缩合反应。

▶ 3. 情感目标

举例醛和酮在临床上的应用及其对健康的影响。搜集醛、酮在实际生产和生活中的应用，阐释其对环境及健康可能产生的影响，增强环保意识。

  黄鸣龙，中国科学院院士、我国著名的有机化学家，1898 年出生于江苏省扬州市，研制了中国首创口服避孕药甲地孕酮和其他几种主要甾族计划生育药物。黄鸣龙院士改良的 Wolff-Kishner 还原法（简称"黄鸣龙还原法"）是首例以中国科学家命名的重要的有机化学反应，已写入多国有机化学教科书中。黄鸣龙院士数十年如一日忘我战斗在科研第一线，为中国特色社会主义建设事业作出了重大贡献，并培养了大批科研骨干，为我国有机化学的发展和甾体药物工业的建立以及科技人才的培养作出了突出贡献。

  醛和酮是分子中含有羰基（carbonyl）的有机物。因为醛和酮的分子中都含有羰基，所以统称为**羰基化合物**。官能团羰基和两个烃基相连的化合物叫做**酮**（ketone），羰基至少和一个氢原子相连的化合物叫做**醛**（aldehyde），可用通式表示为：

$$\underset{\text{醛}}{(Ar)R\overset{\displaystyle O}{\overset{\|}{C}}-H} \qquad \underset{\text{酮}}{(Ar)R\overset{\displaystyle O}{\overset{\|}{C}}-R'(Ar')}$$

  酮分子中的羰基称为酮基。醛分子中的 $-\overset{\overset{\displaystyle O}{\|}}{C}H$ 称为醛基，醛基可以简写为—CHO，但不能写成—COH。羰基很活泼，可以发生多种化学反应，醛、酮不仅是有机化学和有机合成

中十分重要的物质，而且也是动植物代谢过程中重要的中间体。有些天然醛、酮是植物药的有效成分，有着显著的生理活性。

第一节　分类和命名

（一）分类

根据羰基所连烃基的结构，可把醛、酮分为脂肪醛、脂肪酮和芳香醛、芳香酮。芳香醛和芳香酮的羰基碳与芳环直接相连。例如：

$$CH_3CHO \quad CH_3\overset{O}{\underset{\|}{C}}CH_3 \quad C_6H_5\text{—}CHO \quad C_6H_5\overset{O}{\underset{\|}{C}}CH_3$$
　　脂肪醛　　　脂肪酮　　　　芳香醛　　　　芳香酮

根据羰基所连烃基的饱和程度，可把醛、酮分为饱和与不饱和醛、酮。例如：

$$CH_3CH_2CH_2CHO \quad CH_3CH\text{=}CHCHO \quad CH_3CH_2\overset{O}{\underset{\|}{C}}CH_3 \quad CH_3CH\text{=}CH\overset{O}{\underset{\|}{C}}CH_3$$
　　饱和醛　　　　　不饱和醛　　　　　饱和酮　　　　　不饱和酮

根据分子中羰基的数目，可把醛、酮分为一元、二元和多元醛、酮等。例如：

$$CH_3CHO \quad CH_3\overset{O}{\underset{\|}{C}}CH_3 \quad OHC\text{—}CHO \quad CH_3\overset{O}{\underset{\|}{C}}\overset{O}{\underset{\|}{C}}CH_3$$
　　一元醛　　　一元酮　　　二元醛　　　　二元酮

碳原子数相同的饱和一元醛、酮互为同分异构体，具有相同的通式：$C_nH_{2n}O$。

（二）命名

少数结构简单的醛、酮，可以采用普通命名法命名，醛的普通命名法是根据烃基的名称命名，称为"某（基）醛"，酮的普通命名法是按与羰基相连的两个烃基的名称命名，称为"某（基）某（基）（甲）酮"。例如：

$$\underset{\underset{CH_3}{|}}{CH_3CHCHO} \quad CH_3\overset{O}{\underset{\|}{C}}CH_3 \quad CH_3\overset{O}{\underset{\|}{C}}CH_2CH_3 \quad C_6H_5\overset{O}{\underset{\|}{C}}CH_3$$
　　异丁醛　　　二甲（基）酮　　甲（基）乙（基）酮　　甲基苯基酮

结构复杂的醛、酮通常采用系统命名法命名。选择含有羰基的最长碳链作为主链，从距羰基最近的一端编号，根据主链的碳原子数称为"某醛"或"某酮"。因为醛基处在分子的一端，命名醛时可不用标明醛基的位次，但酮基的位次必须标明（只有一种可能位置的酮基可不必注明位次，例如丙酮）。主链上有取代基时，将取代基的位次和名称放在母体名称前。主链编号也可用希腊字母 α、β、γ……表示。命名不饱和醛、酮时，需标出不饱和键的位置。例如：

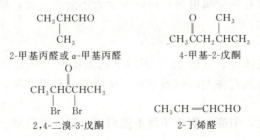

2-甲基丙醛或 α-甲基丙醛　　　　　4-甲基-2-戊酮

2,4-二溴-3-戊酮　　　　　2-丁烯醛

羰基在环内的脂环酮，按环上碳数称为"环某酮"，如羰基在环外，则将环作为取代基。例如：

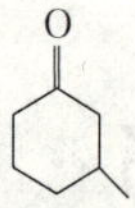

3-甲基环己酮 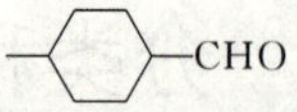　　4-甲基环己基甲醛 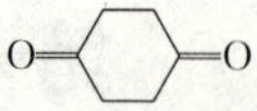　　1,4-环己二酮

命名芳香醛、酮时，把芳香烃基作为取代基。例如：

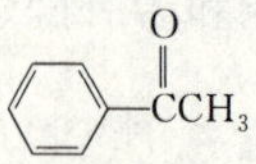

苯乙酮 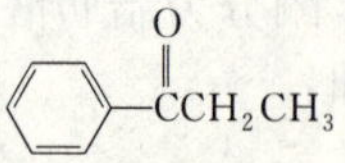　　1-苯基-1-丙酮 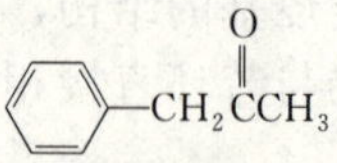　　1-苯基-2-丙酮

许多天然的醛、酮都有俗名。例如：从桂皮油中分离出的3-苯丙烯醛俗称肉桂醛，芳香油中常见的有茴香醛等，天然麝香的主要香气成分麝香酮为十五环酮，视黄醛是与视觉有关的重要物质等。

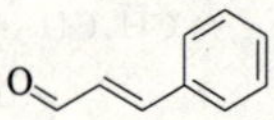

cinnamaldehyde　　p-anisaldehyde　　muscone　　11-cis-retinal
肉桂醛　　　　　　茴香醛　　　　　　麝香酮　　　视黄醛

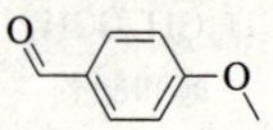

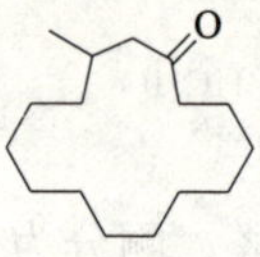

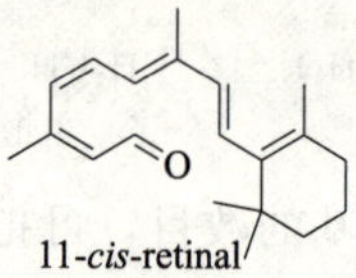

第二节　结构和物理性质

（一）结构

醛、酮的官能团是羰基（ $\diagdown$C=O），醛和酮的羰基碳为 sp² 杂化，碳原子的三个 sp² 杂化轨道分别与氧原子和另外两个原子形成三个 σ 键，它们在同一平面上，键角接近120°。羰基碳余下的一个未杂化的 p 轨道与氧原子的一个 p 轨道彼此平行重叠形成 π 键。

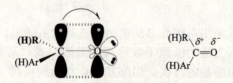

羰基的电子云结构

羰基氧原子的电负性大于碳原子，因此双键电子云不是均匀地分布在碳和氧之间，而是偏向氧原子，使氧原子带有部分负电荷，而碳原子带部分正电荷，形成一个极性双键，所以醛、酮是极性较强的分子。

（二）物理性质

室温下，除甲醛是气体外，其他12个碳以下的脂肪醛、酮为液体，高级脂肪醛、酮和芳香酮多为固体。低级醛具有强烈的刺激气味，中级醛具有果香味，所以含有9～10个碳原子的醛可用于配制香料。

醛、酮是极性化合物，但醛、酮分子间不能形成氢键，所以醛、酮的沸点较分子量相近的烷烃和醚高，但比分子量相近的醇低。例如正戊烷（分子量为 72）、正丁醇（分子量为 74）、丁醛（分子量为 72）、丁酮（分子量为 72）的沸点分别是 36.1℃、117.7℃、74.7℃、79.6℃。

醛、酮的羰基能与水分子形成氢键，所以四个碳原子以下的低级醛、酮易溶于水，其他醛、酮在水中的溶解度随分子量的增加而减小。高级醛、酮微溶或不溶于水，易溶于一般的有机溶剂。常见醛、酮的物理性质如表 18-1 所示。

表 18-1　常见醛、酮的物理性质

名称	熔点/℃	沸点/℃	密度/(g·mL^{-1})	溶解度/[g·(100g H$_2$O)$^{-1}$]
甲醛	-92	-19.5	0.815	55
乙醛	-121	20.8	0.781	溶
丙醛	-81	48.8	0.807	20
丁醛	-97	74.7	0.817	4
乙二醛	15	50.4	1.14	溶
丙烯醛	-87.7	53	0.841	溶
苯甲醛	-26	179	1.046	0.33
丙酮	-94.7	56.05	0.792	溶
丁酮	-86	79.6	0.805	35.3
2-戊酮	-77.8	102	0.812	几乎不溶
3-戊酮	-42	102	0.814	4.7
环己酮	-45	155.6	0.942	微溶
丁二酮	-2.4	88	0.980	25
2,4-戊二酮	-23	138	0.792	溶
苯乙酮	19.7	202	1.026	微溶
二苯甲酮	48	306	1.098	不溶

第三节　化学性质

由于羰基的极性，碳氧双键加成反应的历程与烯烃碳碳双键加成反应的历程有显著的差异。碳碳双键上的加成是由亲电试剂进攻而引起的亲电加成，羰基上的加成是由亲核试剂向电子云密度较低的羰基碳进攻而引起的亲核加成。羰基碳原子带部分正电荷，对邻近碳原子表现出吸电子诱导效应（-I），故羰基的 α-H 有一定的酸性。此外，醛、酮也存在超共轭效应，由于氧的电负性比碳大得多，因此醛、酮的超共轭效应比烯烃强得多，有促使 α-H 原子变为质子的趋势。一些涉及 α-H 的反应是醛、酮化学性质的主要部分。此外，C=O 双键与 C=C 双键类似，也能被催化加氢。

综上所述，醛、酮的化学反应可归纳为：

$$\begin{array}{c} \text{R(H)} \leftarrow \text{醛的氧化} \\ | \\ -\text{C}-\text{C}=\text{O} \leftarrow \text{羰基的还原反应} \\ | \\ \alpha\text{-H H} \leftarrow \text{羰基的亲核加成反应} \\ \\ \alpha\text{-H 的反应} \end{array}$$

（一）羰基的亲核加成反应

1. 与氢氰酸加成

氢氰酸与醛、脂肪族甲基酮、八个碳原子以下的环酮作用，生成相应的加成产物氰醇

(cyanohydrin)，也称 α-羟基腈。

$$\begin{array}{c} R^1 \\ R^2 \end{array}\!\!C\!=\!O + HCN \rightleftharpoons \begin{array}{c} R^1 \\ R^2 \end{array}\!\!\underset{CN}{\overset{OH}{C}} \xrightarrow{H_2O/H^+} \begin{array}{c} R^1 \\ R^2 \end{array}\!\!\underset{COOH}{\overset{OH}{C}}$$

HCN 与醛、酮的加成反应在有机合成中有重要地位，由于产物比反应物增加了一个碳原子，所以该反应是有机合成中增长碳链的方法。α-羟基腈是一种非常有用的有机合成中间体，可进一步水解制备 α-羟基酸，由 α-羟基腈也可制备 α,β-不饱和腈、β-羟基胺等化合物。

例如，丙酮与氢氰酸在碱催化下反应生成丙酮氰醇，后者经水解、酯化等反应，可以制备有机玻璃的单体——甲基丙烯酸甲酯。

$$\begin{array}{c} H_3C \\ H_3C \end{array}\!\!C\!=\!O + HCN \rightleftharpoons \begin{array}{c} H_3C \\ H_3C \end{array}\!\!\underset{CN}{\overset{OH}{C}} \xrightarrow[\text{浓硫酸}]{CH_3OH} H_2C\!=\!\underset{CH_3}{\overset{CH_3}{C}}\!\!-\!COOCH_3$$

HCN 的酸性很弱，不易解离生成 CN^-，因此在酸性条件下，几乎不能发生加成反应，而向体系中加入少量碱，提高溶液的 pH 值，则可增加 CN^- 浓度，使反应速率大大加快。由于 HCN 挥发性强，有剧毒，使用不方便，实验室中常将醛、酮与氰化钠或氰化钾水溶液混合，然后加入无机酸来得到 HCN。

2. 与醇加成

在干燥氯化氢的催化下，醛与醇发生加成反应，生成半缩醛。一般半缩醛不稳定，在氯化氢催化下，还可以再与另一分子的醇反应，脱水生成缩醛。半缩醛中与醚键连在同一个碳原子上的羟基称为半缩醛羟基。

$$\begin{array}{c} H \\ R \end{array}\!\!C\!=\!O + R'OH \xrightarrow{\text{干燥 HCl}} \begin{array}{c} H \\ R \end{array}\!\!\underset{OR'}{\overset{OH}{C}} \underset{\text{半缩醛}}{} \xleftrightarrow[R'OH]{\text{干燥 HCl}} \begin{array}{c} H \\ R \end{array}\!\!\underset{OR'}{\overset{OR'}{C}} \underset{\text{缩醛}}{} + H_2O$$

酮一般不和一元醇加成，但在无水酸催化下，酮能与乙二醇等二元醇反应生成环状缩酮。

$$\begin{array}{c} R^1 \\ R^2 \end{array}\!\!C\!=\!O + \begin{array}{c} HO \\ HO \end{array} \xrightarrow{\text{干燥 HCl}} \begin{array}{c} R^1 \\ R^2 \end{array}\!\!C\!\!\underset{O}{\overset{O}{\diagdown\!\diagup}}$$

缩醛和缩酮性质相似，对碱、氧化剂稳定，但在酸性溶液中易水解为原来的醛（或酮）和醇。在有机合成中，常利用生成缩醛的方法来保护醛基，使活泼的醛基在反应中不被破坏，反应完成后，再用酸水解释放出原来的醛基。

3. 与格氏试剂（Grignard reagent）加成

卤代烃能与 Li、Na、K、Mg 等金属反应生成金属直接与碳相连的金属有机化合物。其中，最常见的是卤代烃与镁在无水乙醚中反应，生成烃基卤化镁，又称格氏试剂，是有机合成中很常用的试剂。

$$R\!-\!X + Mg \xrightarrow{\text{无水乙醚}} RMgX$$

格氏试剂 R—MgX 中与 Mg 相连的碳带部分负电荷，具有很强的亲核性，而 Mg 带部分正电荷。格氏试剂与醛、酮加成时，带负电荷的 R 进攻羰基碳，带正电荷的 MgX 则与羰基氧结合，所得的加成产物不必分离便可直接水解生成相应的醇，是制备醇的最重要的方法之一。

$$\text{C=O} \xrightarrow{\text{R—MgX}} \overset{R}{\underset{}{\text{C}}}-\text{OMgX} \xrightarrow{H_2O} \overset{R}{\underset{}{\text{C}}}-\text{OH}$$

格氏试剂与甲醛作用，可得到比格氏试剂多一个碳原子的伯醇；与其他醛作用，可得到仲醇；与酮作用，可得到叔醇。

$$\underset{\overset{\|}{O}}{\text{H—C—H}} + \text{RMgX} \xrightarrow{\text{无水乙醚}} \text{R—}\underset{\overset{}{}}{\text{C}}\text{H}_2\text{—OMgX} \xrightarrow{H_3O^+} \text{R—CH}_2\text{—OH}$$

$$\underset{\overset{\|}{O}}{\text{R}^1\text{—C—H}} + \text{RMgX} \xrightarrow{\text{无水乙醚}} \text{R}^1\underset{\overset{|}{H}}{\overset{\text{OMgX}}{\text{—C—}}}\text{R} \xrightarrow{H_3O^+} \text{R}^1\underset{\overset{|}{H}}{\overset{\text{OH}}{\text{—C—}}}\text{R}$$

$$\underset{\overset{\|}{O}}{\text{R}^1\text{—C—R}^2} + \text{RMgX} \xrightarrow{\text{无水乙醚}} \text{R}^1\underset{\overset{|}{R}}{\overset{\text{OMgX}}{\text{—C—}}}\text{R}^2 \xrightarrow{H_3O^+} \text{R}^1\underset{\overset{|}{R}}{\overset{\text{OH}}{\text{—C—}}}\text{R}^2$$

4. 与氨的衍生物的加成

醛、酮可与氨的衍生物（如伯胺、羟胺、肼、苯肼、2,4-二硝基苯肼以及氨基脲等）加成，加成产物容易脱水，最终生成含碳氮双键的化合物。该反应通式如下：

$$\overset{\delta^+}{\text{C=}}\overset{\delta^-}{\text{O}} + \text{H}_2\ddot{\text{N}}-\text{Y} \longrightarrow -\overset{|}{\underset{|}{\text{C}}}-\text{N}-\text{Y} \xrightarrow{-H_2O} \text{C=N—Y}$$

羰基化合物与伯胺、羟胺、肼、苯肼、2,4-二硝基苯肼及氨基脲等氨的衍生物的加成-消除产物均为晶体，具有一定的熔点和形状，收率高，易于提纯，在稀酸的作用下能水解为原来的醛、酮。这些性质可用来分离、提纯、鉴别羰基化合物。因此这些氨的衍生物又被称为**羰基试剂**，其中 2,4-二硝基苯肼与醛、酮反应所得到的黄色晶体具有不同的熔点，常把它作为鉴定醛、酮的灵敏试剂。氨的衍生物与羰基化合物进行加成-消除反应的产物如下：

$$\text{C=O} + \begin{cases} \text{H}_2\ddot{\text{N}}-\text{R(Ar)} \\ \text{H}_2\ddot{\text{N}}-\text{OH} \\ \text{H}_2\ddot{\text{N}}-\text{NH}_2 \\ \text{H}_2\ddot{\text{N}}-\overset{H}{\text{N}}-\text{C}_6\text{H}_5 \\ \text{H}_2\ddot{\text{N}}-\overset{H}{\text{N}}-\text{C}_6\text{H}_3(\text{NO}_2)_2 \\ \text{H}_2\ddot{\text{N}}-\overset{H}{\text{N}}-\text{CONH}_2 \end{cases} \longrightarrow \begin{cases} \text{C=N—R(Ar)} & \text{席夫碱} \\ \text{C=N—OH} & \text{肟} \\ \text{C=N—NH}_2 & \text{腙} \\ \text{C=N—NH—C}_6\text{H}_5 & \text{苯腙} \\ \text{C=N—NH—C}_6\text{H}_3(\text{NO}_2)_2 & \text{2,4-二硝基苯腙} \\ \text{C=N—NH—CONH}_2 & \text{缩氨脲} \end{cases}$$

羰基化合物与伯胺加成，产生席夫碱（Schiff base）的反应是可逆的。体内许多生化过程与席夫碱的形成和分解有关。例如，在与视觉有关的生化过程中，视觉感光细胞中存在感光色素视紫红质（rhodopsin），其化学结构为由 11-顺视黄醛和视蛋白的侧链氨基缩合生成的席夫碱。视紫红质吸收光子后将立即引起视黄醛 C11 位置双键构型的转化，C11-顺式转化为 C11-反式构型，从而导致视蛋白分子构象发生变化，再经一系列复杂的信息传递到达大脑形成视觉。

（二）α-碳及 α-氢的反应

醛、酮分子中，与羰基直接相连的碳原子称 α-碳，α-碳上的氢原子称为 α-氢（α-H）。受羰基的影响，α-H 比较活泼。

1. 卤代反应

在强碱作用下，卤素与含有 α-H 的醛或酮迅速发生卤代反应，生成 α-H 完全卤代的卤代物。乙醛或甲基酮（$CH_3CO—$）与 X_2-NaOH 溶液反应，则三个 α-氢原子都可被卤原子取代生成三卤代物。三卤代物在碱溶液中不稳定，碳碳键会发生断裂，生成三卤甲烷（俗称卤仿）和羧酸盐。该反应又称为卤仿反应（haloform reaction）。

$$H_3C-\underset{\underset{O}{\|}}{C}-R(H) \xrightarrow{X_2, OH^-} X_3C-\underset{\underset{O}{\|}}{C}-R(H) \xrightarrow{OH^-} CHX_3\downarrow + (H)R-COO^-$$

当卤素是碘时，称为碘仿反应。碘仿（CHI_3）是淡黄色沉淀，利用碘仿反应可鉴别出乙醛和甲基酮。含有 $CH_3CH(OH)—R(H)$ 结构的醇可被次碘酸钠（NaOI）氧化成相应的甲基酮或乙醛，所以也能发生碘仿反应。因此利用碘仿反应，可鉴别的结构有两类：

$$H_3C-\underset{\underset{O}{\|}}{C}-R(H) \qquad H_3C-\underset{\underset{OH}{|}}{\overset{H}{C}}-R(H)$$

2. 羟醛缩合反应

在稀碱催化下，含 α-H 的醛发生分子间的加成反应，生成 β-羟基醛，这类反应称为羟醛缩合（aldol condensation）或醇醛缩合。β-羟基醛在加热时容易脱水生成 α,β-不饱和醛。例如：

$$H_3C-\overset{O}{\overset{\|}{C}}-H + \overset{H}{\underset{CH_2CHO}{|}} \xrightarrow{稀 OH^-} H_3C-\underset{\underset{}{}}{\overset{OH}{\overset{|}{C}}H}CH_2CHO \xrightarrow{\triangle} H_3C-\overset{H}{\underset{}{\overset{|}{C}}}=CHCHO$$
$$\qquad\qquad\qquad\qquad\qquad\qquad\qquad\qquad β-羟基丁醛 \qquad\qquad 2-丁烯醛$$

首先稀碱从一分子醛的 α-碳上夺取一个质子，使 α-碳成为碳负离子。此碳负离子是一强亲核试剂，可进攻另一分子醛的羰基碳，生成一个氧负离子。然后氧负离子从水分子中夺取一个质子，生成产物 β-羟基醛，也称醇醛。

由两种不同的含有 α-氢的醛或酮进行羟醛缩合反应，一般可以得到四种缩合产物的混合物，由于分离困难，实用意义不大。但是，如果选用一个含有 α-氢的醛或酮和一个不含有 α-氢的醛或酮，进行羟醛缩合反应，则可得到高收率的单一缩合产物，在合成上有重要价值。例如：在稀碱存在下将乙醛慢慢加入过量的苯甲醛中，可得到主要产物肉桂醛。这是因为苯甲醛无 α-氢，不能产生碳负离子，而且又是过量的，这样可以抑制乙醛自身的缩合，一旦乙醛与碱作用形成碳负离子，很快就与苯甲醛的羰基加成。

$$C_6H_5CHO + CH_3CHO \rightleftharpoons C_6H_5-\underset{\underset{OH}{|}}{C}HCH_2CHO \xrightarrow{-H_2O} C_6H_5CH=CHCHO$$
$$\qquad\qquad\qquad\qquad\qquad\qquad\qquad\qquad\qquad\qquad\qquad 肉桂醛$$

3. 酮式和烯醇式互变异构

2,4-戊二酮为 β-二酮。常温下，它既可以发生甲基酮的典型反应（如与羟胺反应生成肟、与苯肼反应生成腙、能与 HCN 加成、与 $I_2/NaOH$ 发生碘仿反应等），又具有烯醇的性质（如与 $FeCl_3$ 溶液发生显色反应，能使溴水褪色）。这些性质提示了 2,4-戊二酮是酮式和烯醇式两种异构体的混合物，且能相互转变。2,4-戊二酮分子中 3-位亚甲基氢同时受两个羰基的吸电子效应影响，所以亚甲基上的氢比较活泼，具有弱酸性（$pK_a=9$），可以质子的形式解离，并转移到羰基氧上，而形成烯醇式结构。2,4-戊二酮形成烯醇式异构体后，共轭体系增加，分子内能降低，加之该烯醇式通过分子内氢键形成一个较稳定的六元螯环，更使得其稳定性增加。两种或两种以上的异构体之间能相互转变，并以动态平衡同时存在的现象称为 <u>互变异构</u>。酮式和烯醇式互为互变异构体。

$$CH_3-\overset{O}{\overset{\|}{C}}-CH_2-\overset{O}{\overset{\|}{C}}-CH_3 \rightleftharpoons H_3C-C(OH)=CH-C(=O)-CH_3$$
(20.0%) (80.0%)

理论上，具有 α-H 的化合物都可能存在酮式和烯醇式两种互变异构体，但比例各有差异。

$$\underset{\text{酮式}}{-\overset{H}{\underset{|}{C}}-\overset{O}{\overset{\|}{C}}-} \rightleftharpoons \underset{\text{烯醇式}}{-C=\overset{OH}{\underset{|}{C}}-}$$

各种化合物酮式和烯醇式存在的比例主要取决于分子结构，烯醇式异构体的稳定性取决于羰基和碳碳双键之间的 π-π 共轭效应和六元螯环的形成等因素。例如：

$$H_3C-\overset{O}{\overset{\|}{C}}-CH_3 \rightleftharpoons H_2C=\overset{OH}{\underset{|}{C}}-CH_3$$
(99.99975%) (0.00025%)

$$CH_3-\overset{O}{\overset{\|}{C}}-CH_2-\overset{O}{\overset{\|}{C}}-CH_3 \rightleftharpoons H_3C-C(OH)=CH-C(=O)-CH_3$$
(20.0%) (80.0%)

$$Ph-\overset{O}{\overset{\|}{C}}-CH_2-\overset{O}{\overset{\|}{C}}-CH_3 \rightleftharpoons Ph-C(OH)=CH-C(=O)-CH_3$$
(10.0%) (90.0%)

（三）氧化-还原反应

1. 氧化反应

醛基碳上连有氢原子，所以醛很容易被氧化为相应的羧酸。酮一般不被氧化，在强氧化剂作用下，碳碳键断裂生成小分子的羧酸，无制备意义，只有环酮的氧化常用来制备二元羧酸。

实验室中，可利用弱氧化剂 [如硝酸银的氨溶液即 **托伦试剂（Tollen reagent）**] 能氧化醛而不氧化酮的特性，区别醛与酮。托伦试剂与醛共热，$Ag(NH_3)_2^+$ 被还原为金属银附着在试管壁上形成明亮的银镜，故称银镜反应。

$$RCHO + 2Ag(NH_3)_2^+ + 2OH^- \xrightarrow{\triangle} RCOONH_4 + 2Ag\downarrow + H_2O + 3NH_3$$

<u>斐林（Fehling）试剂</u>由硫酸铜、氢氧化钠和酒石酸钾钠混合而成，脂肪醛与斐林试剂反应，生成氧化亚铜砖红色沉淀。芳香醛不与 Fehling 试剂反应，故可用它来区别脂肪醛和芳香醛。

$$RCHO + Cu^{2+} \xrightarrow[\triangle]{OH^-} RCOO^- + Cu_2O\downarrow$$

2. 还原反应

醛、酮可以发生还原反应，在不同的条件下，还原的产物不同。

（1）羰基还原为羟基

用催化氢化的方法，醛和酮可分别被还原为相应的伯醇和仲醇，常用的催化剂是镍、钯、铂。

$$RCHO + H_2 \xrightarrow{Ni} RCH_2OH$$

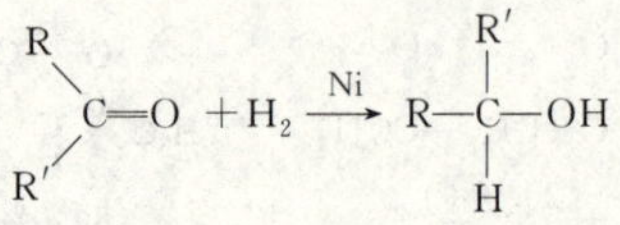

$$\begin{array}{c}R\\ \diagdown \\ C=O \\ \diagup \\ R'\end{array} + H_2 \xrightarrow{Ni} R-\underset{H}{\overset{R'}{\underset{|}{\overset{|}{C}}}}-OH$$

催化氢化的选择性不强，分子中同时存在的碳碳不饱和键也同时会被还原。例如：

$$CH_3CH=CHCHO + H_2 \xrightarrow{Ni} CH_3CH_2CH_2CH_2OH$$

某些金属氢化物如氢化铝锂（$LiAlH_4$）、硼氢化钠（$NaBH_4$）及异丙醇铝（$Al[OCH(CH_3)_2]_3$）有较高的选择性，它们只还原羰基，不还原分子中的碳碳不饱和键。例如：

$$CH_3CH=CHCHO \xrightarrow{NaBH_4} CH_3CH=CHCH_2OH$$

（2）羰基还原为亚甲基

醛或酮与锌汞齐和浓盐酸回流，可将羰基直接还原为亚甲基，这个方法称为<u>克莱门森（Clemmensen）还原法</u>。

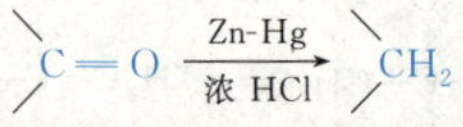

$$\diagdown \atop \diagup C=O \xrightarrow[\text{浓 HCl}]{Zn-Hg} \diagdown \atop \diagup CH_2$$

醛或酮在高沸点溶剂如一缩二乙二醇（$HOCH_2CH_2)_2O$中与肼的水溶液和氢氧化钠或氢氧化钾一起加热反应，羰基被还原成亚甲基，称为<u>Wolff-Kishner-黄鸣龙还原法</u>，简称黄鸣龙还原法，Wolff-Kishner-黄鸣龙还原法是第一个以中国人名字命名的有机化学反应。

第四节　与医学有关的代表物

1. 甲醛

甲醛为无色气体，有刺激性气味，对人的眼睛、鼻子等有刺激作用，熔点$-118℃$，沸点$-19.5℃$。液体在较冷时久贮易浑浊，在低温时则形成三聚甲醛沉淀。蒸发时有一部分甲醛逸出，但多数变成三聚甲醛。甲醛为强还原剂，在微量碱性时还原性更强，在空气中能缓慢氧化成甲酸，易溶于水和乙醇。质量分数为40%的甲醛水溶液称为福尔马林，它是一种有效的消毒剂和防腐剂，可用于外科器械、手套、污染物等的消毒，也用于保存解剖标本。

2. 乙醛

乙醛为无色易流动液体，有刺激性气味，熔点$-121℃$，沸点$20.8℃$，相对密度小于1，可溶于水和乙醇等一些有机溶剂，易燃易挥发，蒸气与空气能形成爆炸性混合物，爆炸极限

4.0%～57.0%（体积分数）。主要用于制造醋酸、醋酐、合成树脂、橡胶、塑料、香料，也用于制革、制药、造纸、医药、防腐剂、防毒剂、显像剂、溶剂、还原剂等领域。对人体的健康危害为低浓度引起眼、鼻及上呼吸道刺激症状及支气管炎，高浓度吸入有麻醉作用，表现有头痛、嗜睡、神志不清及支气管炎、肺水肿、腹泻、蛋白尿和心肌脂肪变性。可致死，误服出现胃肠道刺激症状、麻醉作用及心、肝、肾损害。对皮肤有致敏性，反复接触蒸气引起皮炎、结膜炎。其慢性中毒症状类似酒精中毒，表现有体重减轻、贫血、谵妄、视听幻觉、智力丧失和精神障碍。

3. 丙酮

丙酮为无色液体，具有令人愉快的气味（辛辣甜味），易挥发，易燃，能与水、乙醇、N,N-二甲基甲酰胺、氯仿、乙醚及大多数油类混溶，熔点 $-94.7℃$，沸点 $56.05℃$，是基本的有机原料和低沸点溶剂。丙酮对人体没有特殊的毒性，但是吸入后可引起头痛、支气管炎等症状，如果大量吸入，还可能失去意识。日常生活中主要用于脱脂、脱水、固定等。在血液和尿液中为重要检测对象。有些癌症患者尿样丙酮水平会异常升高，采用低碳水化合物食物疗法减肥的人血液、尿液中的丙酮浓度也异常高。丙酮以游离状态存在于自然界中，在植物界主要存在于精油中，如茶油、松脂精油、柑橘精油等。人尿和血液、动物尿、海洋动物的组织和体液中都含有少量的丙酮。糖尿病患者的尿中丙酮含量异常地增多。检查尿中丙酮可用：①亚硝酰铁氰化钠[$Na_2Fe(CN)_5NO$]＋氨水（阳性呈鲜红色）；②碘仿反应（I_2＋NaOH）。

4. 樟脑

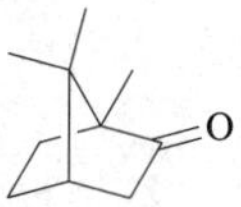

樟脑（camphor）化学名为1,7,7-三甲基二环[2.2.1]庚烷-2-酮，也称2-莰酮。分子式为 $C_{10}H_{16}O$，分子结构为立体结构，是一种环己烷单萜衍生物。从樟树的树皮与木质蒸馏可制得，也可从松节油合成。樟脑为白色的结晶性粉末或无色透明的硬块，粗制品则略带黄色，有光亮，在常温中易挥发，火试能产生有烟的红色火焰而燃烧。若加少量乙醇、乙醚或氯仿则易研成白粉。具有穿透性的特异芳香，味初辛辣而后清凉。可用于许多商品的制备，临床上可作为局部抗炎和止痒涂剂，也可用于制无烟火药，并用作防蛀剂、防腐剂等。

5. 醌类化合物

醌是一类具有不饱和环二酮结构的脂环化合物，苯醌是具有共轭体系的环己二烯二酮类化合物，有对位和邻位两种构型。醌广泛分布在自然界中，有些是药物和染料的中间体，例如维生素K、辅酶Q等是具有重要生理作用的醌类化合物。具有醌型结构的化合物一般都有颜色，常见的有苯醌、萘醌、蒽醌及其衍生物。醌类通常以相应的芳烃衍生物来命名，如苯醌、萘醌、蒽醌等，两个羰基的位置可用阿拉伯数字注明，或用邻、对及 α、β 等标明。例如：

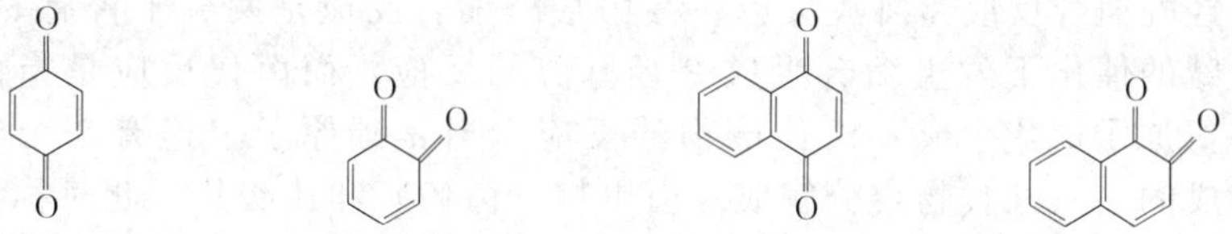

1,4-苯醌(对苯醌)　　1,2-苯醌(邻苯醌)　　1,4-萘醌(α-萘醌)　　1,2-萘醌(β-萘醌)

阅读材料

甲醛的危害

现今，室内空气污染已严重危害人体的健康，并成为世界性问题。据统计，全球约68%的疾病与室内环境有关。甲醛是室内环境的污染物之一。装饰板（胶合板、细木工板、中密度纤维板和刨花板等人造板材）生产中使用的以脲醛树脂为主的胶黏剂中的残留甲醛是室内空气中甲醛的主要来源。其他装饰材料（如贴墙布、贴墙纸、化纤地毯、泡沫塑料、油漆和涂料等）也可能含有甲醛。甲醛是一种有毒物质，具有强烈的刺激性气味，它能与生物细胞的基础——蛋白质反应生成氮次甲基化合物而使蛋白质变性和凝固。室内甲醛含量为 $0.1mg \cdot m^{-3}$ 时有异味和不适感，$0.5mg \cdot m^{-3}$ 时可刺激眼睛引起流泪，$0.6mg \cdot m^{-3}$ 时引起咽喉不适或疼痛，浓度再高可引起恶心、呕吐、咳嗽、胸闷、气喘甚至肺气肿，当甲醛含量达到 $230mg \cdot m^{-3}$ 时可立即致人死亡。长期接触低剂量甲醛可以引起慢性呼吸道疾病、女性月经紊乱、妊娠综合征、新生儿体质降低、染色体异常等。高浓度的甲醛对神经系统、免疫系统、肝脏等都有毒害。甲醛还可刺激眼结膜、呼吸道黏膜而流泪、流涕，引起结膜炎、咽喉炎、哮喘、支气管炎和变态反应性疾病。据流行病学调查，长期接触甲醛可引发鼻腔、口腔、鼻咽、咽喉、皮肤和消化道的癌症。甲醛已经被世界卫生组织确定为致癌和致畸性物质。国家标准《室内空气质量标准》规定：居室空气中甲醛的最高容许浓度为 $0.08mg \cdot m^{-3}$。正常情况下，室内装饰、装修7个月后，甲醛含量可降至 $0.08mg \cdot m^{-3}$ 以下。采用低甲醛含量和不含甲醛的室内装饰、装修材料是降低室内空气中甲醛含量的根本措施，保持室内空气流通是清除室内甲醛的有效办法。

另外，因经济利益驱使，一些不法分子以甲醛为食品添加剂，如水发食品加甲醛以凝固蛋白防腐、改善外观、增加口感，酒类、饮料中加入甲醛防止浑浊、增加透明度，这些都会造成食品的严重污染，损害人体健康。我国已明文规定禁止甲醛作为食品添加剂。由此可见，甲醛污染问题已存在于生活中的每一个角落，严重威胁人体健康，应引起人们的高度关注。甲醛含量已成为当今居室、纺织品、食品污染监测的一项重要安全指标。

本章小结

醛、酮是分子中含有羰基的有机化合物。醛、酮的系统命名需要选择含有羰基碳的最长碳链作为主链，并使羰基碳的编号尽可能小。醛、酮发生的反应主要可以分为以下几类。第一，醛、酮可以和氢氰酸、醇、格氏试剂以及氨的衍生物等发生亲核加成反应。在此类反应中，试剂中带负电荷的部分加到羰基碳原子上，带正电荷的部分加到氧原子上，羰基的 π 键断裂，生成加成产物。第二，醛、酮羰基邻位碳（α-位）上的氢具有较高的反应活性，可以发生 α-活泼氢的反应，主要包括羟醛缩合反应和卤代反应。其中羟醛缩合反应是两分子含有 α-氢原子的醛在稀碱的催化下发生缩合生成 β-羟基醛的反应，而卤代反应是指卤素将醛、酮的 α-氢原子取代生成 α-卤代产物的反应。当 α-碳原子上连有 3 个氢原子时，反应生成的 α-三卤代物会分解成三卤甲烷（卤仿）和羧酸盐，此时称为卤仿反应。第三，醛比较容易被氧化，可以和托伦试剂、斐林试剂等弱氧化剂反应，而酮很难被氧化，不能与上述试剂反应。第四，醛、酮分子中的羰基可以发生还原反应。使用不同的还原条件可以将羰基还原成羟基或亚甲基。

习题

1. 命名下列化合物。

(1) 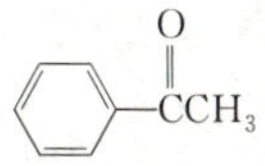 C₆H₅COCH₃   (2) 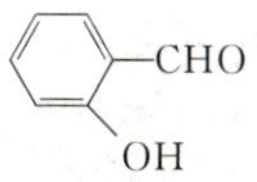 邻羟基苯甲醛   (3) 2-氯-4-硝基苯甲醛

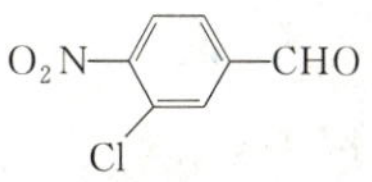

(4) (CH₃)₂CHCHO   (5) H₃C-C₆H₄-CH₂CHO   (6) CH₃COCH(CH₃)₂

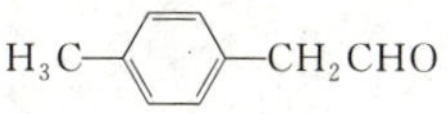

(7) CH₃CH₂CH₂CHO   (8) CH₃COCH₂COCH₃

2. 写出下列醛酮的结构式。
(1) 1-苯基-2-丙酮　(2) 戊二醛　(3) 2-苯基丙醛
(4) 2,4-己二酮　(5) 4-甲基环己酮　(6) 4-戊烯-2-酮

3. 写出下列反应的主要产物。

(1) CH₃CH=CHCHO $\xrightarrow{NaBH_4}{H_2O}$

(2) 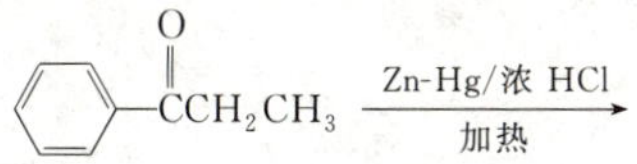 C₆H₅COCH₂CH₃ $\xrightarrow{Zn-Hg/浓 HCl}{加热}$

(3) 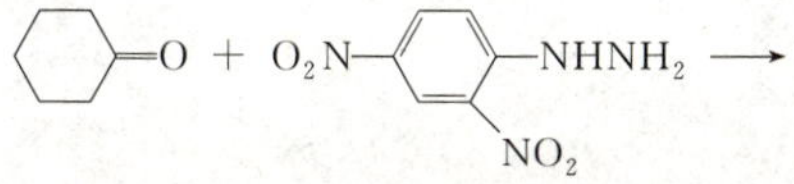 环己酮 + 2,4-二硝基苯肼 →

(4) CH₃CH₂CHO + CH₃CH₂CHO $\xrightarrow{稀 OH^-}$

(5) 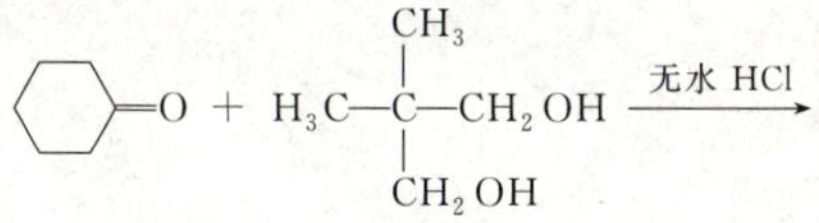 环己酮 + HOCH₂C(CH₃)₂CH₂OH $\xrightarrow{无水 HCl}$

(6) CH₃COCH₂CH₃ $\xrightarrow{I_2+NaOH}$

4. 用简单化学方法鉴别下列各组化合物。
(1) 丙醛、丙酮、丙醇和异丙醇
(2) 戊醛、2-戊酮和环戊酮

5. 推断下面物质的结构。
(1) 分子式为 C₅H₁₂O 的 A，氧化后得 B (C₅H₁₀O)，B 能与 2,4-二硝基苯肼反应，并在与碘的碱溶液共热时生成淡黄色沉淀。A 与浓硫酸共热得 C(C₅H₁₀)，C 经高锰酸钾氧化得丙酮及乙酸。推断 A~C 的结构，并写出推断过程的反应式。

(2) 分子式为 C₆H₁₂O 的 A，能与苯肼作用但不发生银镜反应。A 经催化氢化得分子式为 C₆H₁₄O 的 B，B 与浓硫酸共热得 C(C₆H₁₂)。C 经臭氧氧化并水解得 D 和 E。D 能发生

银镜反应，但不起碘仿反应，而 E 则可发生碘仿反应而无银镜反应。写出 A～E 的结构式及各步反应式。

（3）如需用格氏试剂加成法合成 2-丁醇，试写出相应的羰基化合物及格氏试剂。

6. 完成下列转化。

（1）$CH_3CH_2OH \longrightarrow CH_3CHCOOH$
                                  $\qquad\qquad\qquad\quad |$
                                  $\qquad\qquad\qquad\;\; OH$

（2）$CH\equiv CH \longrightarrow CH_3CH_2CH_2CH_2OH$

（3）$CH_3CH_2CH_2OH \longrightarrow CH_3CH_2CH_2CH_2OH$

第十九章
羧酸和取代羧酸

 本章要求

▶ 1. 认知目标
识别羧酸与取代羧酸，命名羧酸和取代羧酸。

▶ 2. 技能目标
推衍羧酸与取代羧酸的化学性质；根据诱导效应判断羧酸和取代羧酸的酸性强弱。

▶ 3. 情感目标
举例临床上常见的羟基酸和酮酸在人体内的转化过程。

  中国醋文化历史悠久。相传酒圣杜康的儿子黑塔在酿酒后觉得酒糟扔掉可惜，就存放起来，到了二十一日的酉时，一开缸，一股从来没有闻过的香气扑鼻而来。在浓郁的香味诱惑下，黑塔尝了一口，酸甜兼备，味道很美，便贮藏着作为"调味浆"。这种调味浆叫什么名字呢？黑塔用二十一日加"酉"字来命名这种调料，即"醋"。我国是世界上谷物酿醋最早的国家，早在公元前8世纪就出现了醋的文字记载，在《齐民要术》中也详细记载着制醋、酿醋的工艺和成就，书中共收载了二十余种制醋方法，这也是我国现存史料中，对粮食酿造醋的最早记载。

  分子中含有羧基（—COOH）的有机化合物称为羧酸，通式为 RCOOH（R 可以是 H、Ar、饱和及不饱和烃基）。羧酸与醇、酚、醚一样，也是烃的含氧衍生物。羧酸可以看作是烃的氢原子被羧基取代而生成的化合物。羧酸分子中烃基上的氢原子被其他原子或基团取代的化合物称为取代羧酸。

  羧酸在自然界中常以游离状态、盐或酯的形式广泛存在于动植物体中，对人类的生活起着重要的作用。如食醋是 2% 的醋酸，食用的油是羧酸甘油酯。在生物体内，某些羧酸是动植物代谢的重要物质，参与动植物的生命活动。羧酸和取代羧酸既是有机合成的重要原料，又是与医药关系十分密切的一类化合物，临床上的许多药物是羧酸和取代羧酸或其衍生物。

第一节 羧酸

一、分类、命名和结构

（一）分类

按照烃基的构造和分子中所含羧基数目的不同，羧酸可分为不同的类型。根据与羧基相连的烃基的种类，羧酸可分为脂肪酸和芳香酸；根据烃基的饱和程度，羧酸可分为饱和酸和不饱和酸，根据分子中羧基数目分为一元羧酸、二元羧酸、多元羧酸等。

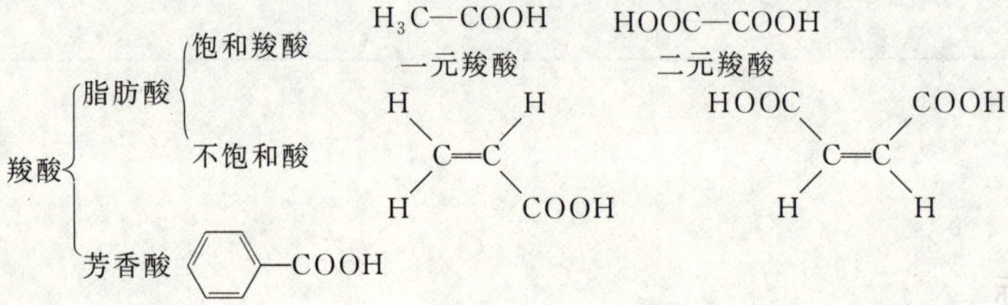

羧酸 ┬ 脂肪酸 ┬ 饱和羧酸： $H_3C—COOH$（一元羧酸）， $HOOC—COOH$（二元羧酸）
　　　│　　　　└ 不饱和酸
　　　└ 芳香酸： 苯-COOH

（二）命名

1. 普通命名法

常见的羧酸几乎都有俗名，其俗名是根据最初来源而命名的。例如，HCOOH 是通过蒸馏蚂蚁得到的，故称蚁酸。CH_3COOH 来源于食醋，故称醋酸。

HCOOH	甲酸（蚁酸，formic acid）
CH_3COOH	乙酸（醋酸，acetic acid）
$CH_3CH_2CH_2COOH$	丁酸（酪酸，butyric acid）
HOOCCOOH	乙二酸（草酸，oxalic acid）
$HOOCCH_2CH_2COOH$	丁二酸（琥珀酸，succinic acid）
$C_6H_5CH=CHCOOH$	肉桂酸（cinnamic acid）

2. 系统命名法

羧酸的系统命名法与醛相同，即选择含羧基的最长碳链为主链，编号从羧基碳原子开始，用阿拉伯数字标明主链碳原子的位次。简单的羧酸习惯上也用希腊字母标位，即以与羧酸直接相连的碳原子位置为 α，依次为 β、γ、δ……末端碳原子可用 ω 表示。例如：

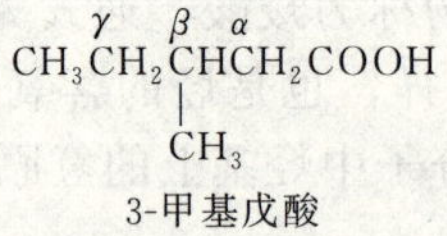

$$\overset{\gamma}{C}H_3\overset{}{C}H_2\overset{\beta}{C}H\overset{\alpha}{C}H_2COOH$$
　　　　　　 $|$
　　　　　　CH_3

3-甲基戊酸
β-甲基戊酸

$CH_3CH=CHCOOH$

2-丁烯酸（巴豆酸）
β-丁烯酸

芳香酸的羧基直接与苯环相连，其命名以苯甲酸为母体，其他基团作为取代基。例如：

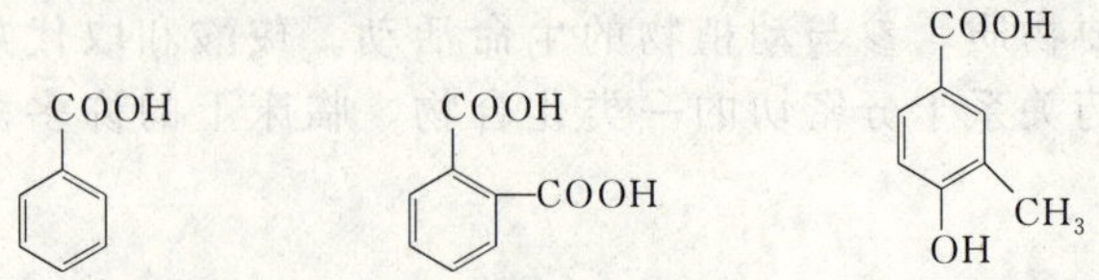

苯甲酸（安息香酸）　　邻苯二甲酸（酞酸）　　3-甲基-4-羟基苯甲酸

羧酸分子中除去羧基中的羟基所剩余的部分称为酰基（acyl），酰基的名称可根据相应的羧酸命名。例如：

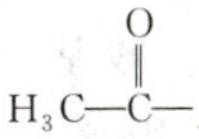

乙酰基 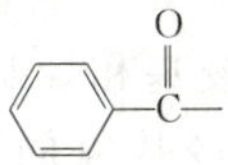　　　苯甲酰基

（三）结构

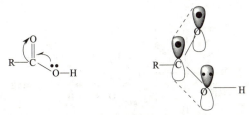

羧基中的碳是 sp^2 杂化，其中三个杂化轨道分别与羰基氧、羟基氧和烃基的碳原子（或氢原子）形成三个 σ 键，三个 σ 键间的键角接近 120°，处于同一平面，所以羧基是平面结构。羧基碳原子未参与杂化的 p 轨道与羰基氧原子的 p 轨道"肩并肩"重叠形成 π 键。羰基的 π 键和羟基氧上的孤对电子形成 p-π 共轭体系，故羧基不是羰基和羟基的简单加和。

p-π 共轭的影响导致羧基碳氧双键与碳氧单键的键长趋向平均化，羧基解离为羧酸根负离子后，带负电荷的氧更易提供电子，从而增强 p-π 共轭作用，负电荷平均分配在两个氧原子上，两个 C—O 键的键长完全平均化。

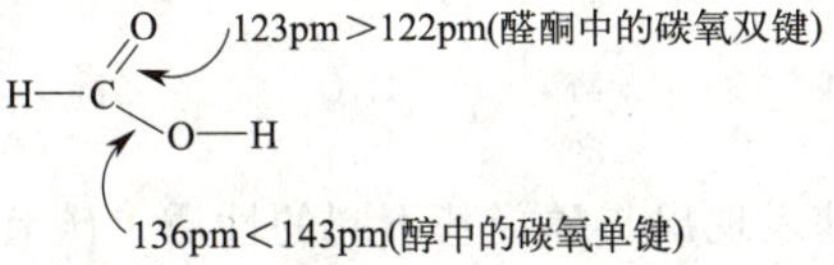

甲酸 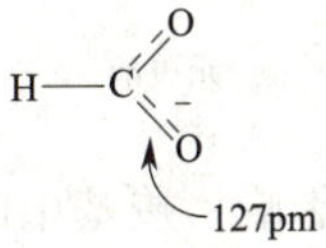　　　甲酸根负离子

二、物理性质

低级的饱和一元羧酸为液体，甲酸、乙酸具有醋的酸味，$C_4 \sim C_{10}$ 羧酸都具有强烈的刺鼻气味或恶臭，如丁酸具有腐败奶油的臭味。高级饱和一元羧酸为蜡状固体，挥发性低，没有气味。脂肪族二元羧酸和芳香族羧酸均是结晶固体。

羧酸分子中的羰基氧是氢键中的质子受体，羟基氢则是质子供体，羧酸分子间可以通过形成氢键缔合成二聚体。因此羧酸的沸点比分子量相近的醇高很多。例如甲酸沸点（100.5℃）比分子量相近的乙醇沸点（78.3℃）高，乙酸的沸点（118℃）比丙醇的沸点（97.2℃）高。羧酸的沸点通常随分子量的增大而升高。

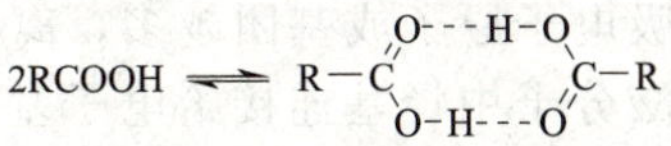

羧酸二聚体

羧酸与水也能形成氢键，所以丁酸比相同碳原子数的丁醇在水中的溶解度要大一些。饱和一元羧酸中，甲酸至丁酸可与水混溶，其他一元羧酸随碳原子数的增加，羧基在整个分子中所占的比例减小，水溶性降低。高级一元羧酸不溶于水，而易溶于有机溶液。芳香羧酸水溶性小。多元羧酸的水溶性大于相同碳原子数的一元羧酸。

饱和一元羧酸的熔点也随碳原子数的增加而呈锯齿形上升，即偶数碳原子的羧酸比相邻两个奇数碳原子的羧酸熔点高。二元羧酸由于分子两端都有羧基，分子间的作用力更大一些，熔点比分子量相近的一元羧酸高。

三、化学性质

羧酸的化学性质主要取决于羧基和烃基的结构。羧基中羰基和羟基氧的 p-π 共轭效应降低了羰基碳原子的正电性，同时羟基氧向羰基的给电子效应增大了羟基中 O—H 的极性。因此与醛、酮的羰基相比，羧基不易发生亲核加成反应。同羟基相比，羧基的质子易解离，而显酸性；烃基受羧基的影响，α-H 易发生取代反应。根据羧酸分子结构中键断裂方式的不同，羧酸可发生以下反应：

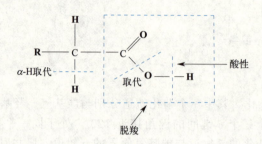

（一）酸性

酸性是羧酸的重要性质之一。在水中能解离成氢离子和羧酸根负离子。

$$RCOOH \rightleftharpoons RCOO^- + H^+$$

羧酸是弱酸，酸性比无机强酸的酸性弱，但强于碳酸，可用 pH 试纸或石蕊试纸检验其水溶液的酸性。

	一元羧酸	碳酸	苯酚	H_2O	乙醇
pK_a	3~5	6.37	9.89	15.7	16

由于碳氧键的影响，羧基中的羟基表现出与醇羟基不同的性质。碳氧双键的 π 电子云和羟基中氧原子的 p 电子云相互重叠形成 p-π 共轭体系，降低了羟基中氧原子的电子云密度，使得氢氧键中的电子云更靠近氧原子，氢原子容易形成离子而游离出来。在羧基负离子中，共轭效应导致键长平均化，羧基负离子中两个碳氧键键长趋于平均化。羧基负离子上的负电荷平均分布在两个氧原子上，增加了羧基负离子的稳定性，有利于羧基解离成离子。共轭效应是羧酸表现出较强酸性的重要原因之一。

$$R-\overset{O}{\underset{}{C}}-OH \longleftrightarrow R-\overset{O^-}{\underset{}{C}}\!\!\!+\!\!\!-OH \xrightarrow{H_2O} R-\overset{O}{\underset{}{C}}-O^- \longleftrightarrow R-\overset{O^-}{\underset{}{C}}-O + H_3O^+$$

1. 脂肪酸

羧基或其所连烃基上连有吸电子原子或基团（—X、—NO_2 等）时，由于吸电子诱导效应（-I），羧基电子云密度降低，羧酸根上负电荷更加分散，羧酸根稳定性提高，羧酸的酸性增强。诱导效应具有加和性，吸电子原子或基团越多，离羧基越近，吸电子诱导效应越强，羧酸的酸性越强；反之，羧酸分子中烃基连接给电子基团（—CH_3、—C_2H_5 等），羧基电子云密度增大，羧酸根负离子稳定性降低，电离平衡向左移动，酸性减弱。取代基对酸性强弱的影响与取代基的性质、数目及取代基与羧基的相对位置有关。例如：

$FCH_2COOH > ClCH_2COOH > BrCH_2COOH > ICH_2COOH > CH_3COOH$

| pK_a | 2.67 | 2.85 | 2.90 | 3.16 | 4.76 |

$CCl_3COOH > Cl_2CHCOOH > ClCH_2COOH > CH_3COOH$

| pK_a | 0.63 | 1.36 | 2.85 | 4.76 |

$\underset{Cl}{CH_3CH_2CHCOOH} > \underset{Cl}{CH_3CHCH_2COOH} > \underset{Cl}{CH_2CH_2CH_2COOH}$

| pK_a | 2.86 | 4.06 | 4.52 |

$$\text{HCOOH} > \text{CH}_3\text{COOH} > \text{CH}_3\text{CH}_2\text{COOH} > (\text{CH}_3)_2\text{CHCOOH} > (\text{CH}_3)_3\text{CCOOH}$$

pK_a 3.75   4.76   4.86   4.87   5.05

2. 芳香酸

芳香酸可看作甲酸的苯基衍生物。由于苯环大 π 键与羧基共轭，其电子云向羧基偏移，不利于羧基解离出 H^+。因此苯甲酸的酸性比甲酸弱，但其酸性比其他一元脂肪羧酸酸性强。取代苯甲酸中取代基对其酸性强弱的影响与脂肪羧酸相似。例如，对甲基苯甲酸的甲基是给电子基，对苯环具有给电子诱导效应（+I），故其酸性小于苯甲酸。对硝基苯甲酸的硝基作为吸电子基，对苯环具有吸电子诱导效应（−I）和吸电子共轭效应（−C），所以其酸性大于苯甲酸。

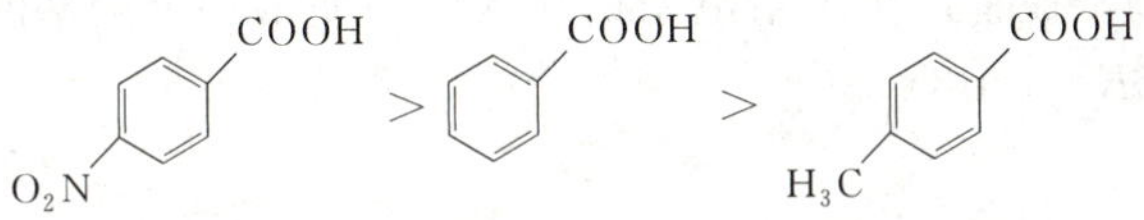

pK_a 3.42   4.19   4.35

取代苯甲酸的酸性强弱除与电子效应有关外，也与立体效应有关。由于芳环的特殊性，同一取代基的位置发生改变时也将影响酸性的强弱。以硝基为例：

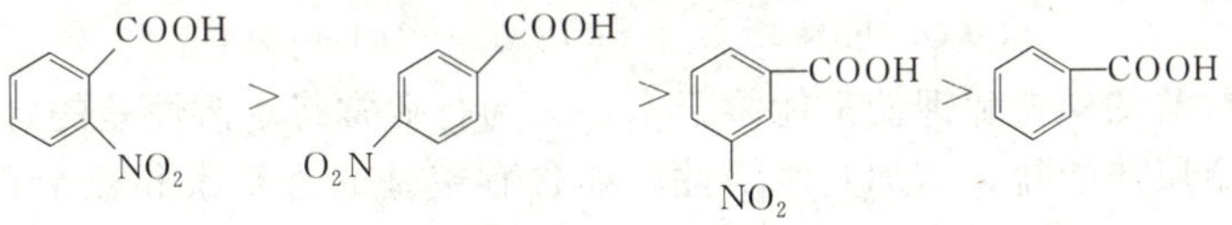

pK_a 2.21   3.42   3.49   4.17

硝基作为吸电子基，对苯环具有吸电子诱导效应（−I）和吸电子共轭效应（−C），它的存在可以帮助苯环更好地分散羧酸根上的负电荷，从而增强酸性。此外，硝基也可与苯环共轭。由于共轭后交替极化，硝基的邻、对位上电子云密度较小，较间位而言，邻、对位分散负电荷更好一些，故间硝基苯甲酸的酸性相对最弱。

当苯环上连有给电子基团时，情况比较复杂。以甲基为例：

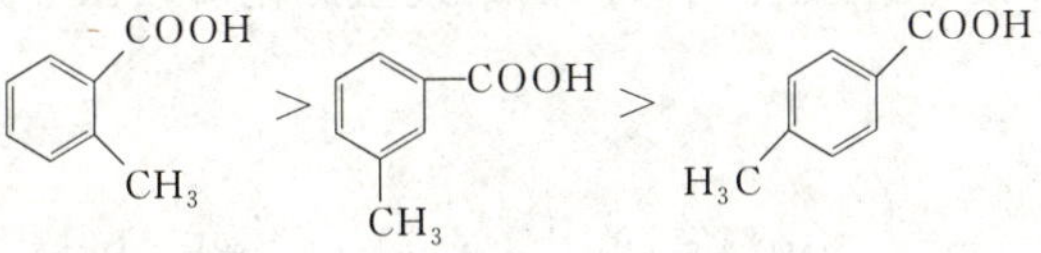

pK_a 3.89   4.28   4.35

一方面给电子基团的存在会增加苯环上的电子云密度，不利于苯环帮助分散羧酸根上的负电荷，使酸性减弱；另一方面给电子基团会使苯环的邻、对位电子云密度增加更多。故相对而言，当羧基处于给电子基团的间位时，所受的影响相对较小，酸性稍强。

在上面的两个例子中，无论是吸电子基团还是给电子基团，当它处于羧基的邻位时，通常使芳香酸的酸性增强，这种现象被称为邻位效应。这是因为取代基离羧基较近，一方面吸电子诱导效应使羧酸根负电荷更分散；另一方面，N、O 等原子上的孤对电子可与羧基上的氢原子形成氢键，有利于氢的解离，两种作用都使羧酸的酸性增强。由此可见，芳环上取代基对芳香族羧酸酸性的影响是电子效应和立体效应共同作用的结果。

取代基具有吸电子共轭效应时，酸性强弱顺序为：

邻位取代＞对位取代＞间位取代

取代基具有给电子共轭效应时，酸性强弱顺序为：

邻位取代＞间位取代＞对位取代

3. 二元酸

二元酸的两个羧基在溶液中是分步解离的。

$$HOOC(CH_2)_nCOOH \underset{}{\overset{K_{a_1}}{\rightleftharpoons}} HOOC(CH_2)_nCOO^- + H^+$$

$$HOOC(CH_2)_nCOO^- \underset{}{\overset{K_{a_2}}{\rightleftharpoons}} {}^-OOC(CH_2)_nCOO^- + H^+$$

脂肪族二元羧酸的酸性与两个羧基的相对距离有关。二元羧酸第一步解离的羧基受另一个羧基吸电子诱导效应的影响，其酸性强于含相同碳原子数的一元羧酸。二元羧酸分子中两个羧基相距越近，酸性增强程度越大。当二元羧酸的一个羧基解离，成为羧酸根负离子后，它所带的负电荷对另一个羧基产生了给电子诱导效应，使第二个羧基的氢原子不易解离，所以一些低级的二元酸 $pK_{a_2} > pK_{a_1}$。

4. 成盐

羧酸具有酸性，能与碱（如 $NaOH$、$NaHCO_3$ 和 Na_2CO_3 等）中和生成羧酸盐和水，利用其与 $NaHCO_3$ 反应放出 CO_2，可以鉴别、分离苯酚与羧酸。

$$R\text{-}COOH + NaOH \longrightarrow R\text{-}COONa + H_2O$$

$$R\text{-}COOH + NaHCO_3 \longrightarrow R\text{-}COONa + H_2O + CO_2$$

分子量低的羧酸的钠盐和钾盐都能溶于水。医药行业常将水溶性差的含羧基的药物转变成易溶于水的碱金属羧酸盐，增加其水溶性。如含有羧基的青霉素和氨苄青霉素水溶性差，转变成钾盐或钠盐后水溶性增大，可制成注射剂，便于临床应用。

（二）羧基上的—OH 被取代的反应（羧酸衍生物）

羧酸中的羟基虽不如醇羟基易被取代，但一般条件下，羧基中的羟基可以被卤素、酰氧基、烷氧基或氨基取代，形成酰卤、酸酐、酯或酰胺等羧酸衍生物。

1. 酰卤的生成

羧基中的羟基被卤素取代的产物称为酰卤（acyl halide），其中最重要的是酰氯。酰氯是由羧酸与氯化亚砜（$SOCl_2$）、三氯化磷（PCl_3）或五氯化磷（PCl_5）等氯化剂反应得到的。例如：

$$R-\overset{O}{\overset{\|}{C}}-OH + SOCl_2 \overset{H^+}{\rightleftharpoons} R-\overset{O}{\overset{\|}{C}}-Cl + SO_2 + HCl$$

$$H_3C-\overset{O}{\overset{\|}{C}}-OH + PCl_3 \xrightarrow{\text{回流}} H_3C-\overset{O}{\overset{\|}{C}}-Cl + H_3PO_3$$

$$C_6H_5-\overset{O}{\overset{\|}{C}}-OH + PCl_5 \xrightarrow{\text{回流}} C_6H_5-\overset{O}{\overset{\|}{C}}-Cl + POCl_3 + HCl$$

苯甲酰氯

一般地，生成酰氯时首选二氯亚砜，因为此反应除目标产物酰氯以外，副产物（SO_2、HCl）均为气体，容易从反应体系中逸出，过量的 $SOCl_2$（沸点 78.8℃）可蒸馏除去。分子量小的羧酸生成酰卤时用 PX_3，分子量大的羧酸选择 PX_5。酰卤的反应活性高，常用于含酰基药物的合成。

2. 酸酐的生成

羧酸在脱水剂（如 P_2O_5）作用下或加热失水生成酸酐（单纯加热制酸酐产率很低）。由一元羧酸制酸酐，上述方法只适用于制单纯酸酐，不适用于制混合酸酐。

$$\text{R-}\underset{\underset{O}{\|}}{C}\text{-OH} + \text{HO-}\underset{\underset{O}{\|}}{C}\text{-R} \xrightarrow[\triangle]{P_2O_5} \text{R-}\underset{\underset{O}{\|}}{C}\text{-O-}\underset{\underset{O}{\|}}{C}\text{-R}$$

$$\text{H}_3\text{C-}\underset{\underset{O}{\|}}{C}\text{-OH} + \text{HO-}\underset{\underset{O}{\|}}{C}\text{-CH}_3 \xrightarrow[\text{或加热}]{P_2O_5} \underset{\text{乙酸酐}}{\text{H}_3\text{C-}\underset{\underset{O}{\|}}{C}\text{-O-}\underset{\underset{O}{\|}}{C}\text{-CH}_3} + \text{H}_2\text{O}$$

甲酸加热时一般不发生分子间脱水生成酸酐，但在浓硫酸中加热，分解成一氧化碳和水，可用来制备高纯度的一氧化碳。

$$\text{HCOOH} \xrightarrow[60\sim 80℃]{\text{浓硫酸}} \text{CO} + \text{H}_2\text{O}$$

酸酐也可由羧酸盐与酰氯反应得到，此法可以制备混合酸酐。

$$\text{R-}\underset{\underset{O}{\|}}{C}\text{-ONa} + \text{R}'\text{-}\underset{\underset{O}{\|}}{C}\text{-Cl} \longrightarrow \text{R-}\underset{\underset{O}{\|}}{C}\text{-O-}\underset{\underset{O}{\|}}{C}\text{-R}' + \text{NaCl}$$

五元或六元环状酸酐，可由二元羧酸分子内脱水而得。例如：

邻苯二甲酸酐

3. 酯化反应

羧酸与醇在酸催化下反应生成酯（ester）和水，这个反应称为酯化反应。

$$\text{R-}\underset{\underset{O}{\|}}{C}\text{-OH} + \text{R}'\text{-O-H} \xrightleftharpoons{H^+} \text{R-}\underset{\underset{O}{\|}}{C}\text{-OR}' + \text{H}_2\text{O}$$

$$\text{CH}_3\text{COOH} + \text{C}_2\text{H}_5\text{OH} \xrightleftharpoons[70\sim 80℃]{\text{浓}H_2SO_4} \text{CH}_3\underset{\underset{O}{\|}}{C}\text{-O-C}_2\text{H}_5 + \text{H}_2\text{O}$$

影响酯化反应活性的主要因素是空间位阻，羧酸中 R 基团和醇中 R′ 基团的体积越大，空间位阻就越大，反应活性越低。该反应为可逆反应，对于乙酸与乙醇的酯化反应，其平衡常数 $K=4$。为了提高酯的收率，可选择增加反应物之一，或不断从反应体系中移去一种生成物，以此促使平衡右移。

其反应机制如下：羧酸的羰基接受来自强酸催化剂的一个质子（H^+），形成质子化的羧酸①；①增加了羧酸羰基碳的正电性，有利于作为亲核试剂的醇（R′OH）进攻羰基碳，然后，醇进攻质子化的羰基碳，羰基双键的 π 键断裂，形成四面体中间体②；②的质子转移（可看作分子内的酸碱中和）后，形成③；③失去一分子水，得到质子化酯④；④失去质子，再生酸催化剂，生成产物——酯⑤。

从结构上看，酯由酰基和烃氧基构成。上述反应机制表明酯化反应经历亲核加成-消除过程。一般地，伯、仲醇与羧酸的酯化反应按此机制进行。

4. 酰胺的生成

羧酸可以与氨（或胺）反应形成酰胺（amide）。羧酸与氨反应首先生成铵盐，然后加热脱水生成酰胺。

$$R-\underset{\underset{O}{\|}}{C}-OH + NH_3 \longrightarrow R-\underset{\underset{O}{\|}}{C}-ONH_4 \underset{\triangle}{\rightleftharpoons} R-\underset{\underset{O}{\|}}{C}-NH_2 + H_2O$$

$$R-\underset{\underset{O}{\|}}{C}-OH + R^1NH_2 \longrightarrow R-\underset{\underset{O}{\|}}{C}-OH \cdot R^1NH_2 \underset{\triangle}{\rightleftharpoons} R-\underset{\underset{O}{\|}}{C}-NHR^1 + H_2O$$

这是一个可逆反应，但在铵盐分解的温度下，水被蒸馏除去，平衡转移，反应可趋于完全。例如乙酰胺可用此法制备。

$$H_3C-\underset{\underset{O}{\|}}{C}-ONH_4 \underset{\triangle}{\rightleftharpoons} H_3C-\underset{\underset{O}{\|}}{C}-NH_2 + H_2O$$
乙酰胺

（三）二元羧酸的热解反应

二元羧酸除了具有羧酸的基本性质外，由于分子中两个羧基的相互影响，还具有某些特殊性质。羧酸失去羧基放出二氧化碳的反应叫做脱羧反应（decarboxylation）。饱和一元羧酸对热稳定，通常很难发生脱羧反应。实验事实说明脂肪族羧酸的α-位上有吸电子基团存在时，脱羧反应较易发生，因此，二元羧酸对热不稳定，加热二元羧酸随着两个羧基间碳原子数的不同，可发生脱羧反应、脱水反应或同时发生脱羧与脱水反应。

乙二酸和丙二酸受热时，发生脱羧反应，生成少一个碳原子的一元羧酸。

$$HOOC-COOH \xrightarrow{160\sim180℃} HCOOH + CO_2$$
乙二酸　　　　　　　甲酸

$$H_2C\begin{matrix}COOH\\COOH\end{matrix} \xrightarrow{140\sim160℃} CH_3COOH + CO_2$$
丙二酸　　　　　　乙酸

丁二酸和戊二酸受热时，发生脱水反应，生成环状酸酐。

丁二酸 → 丁二酸酐 + H_2O（300℃）

戊二酸 → 戊二酸酐 + H_2O（300℃）

己二酸、庚二酸在氢氧化钡存在下受热，发生分子内脱水和脱羧反应，生成少一个碳原子的环酮。

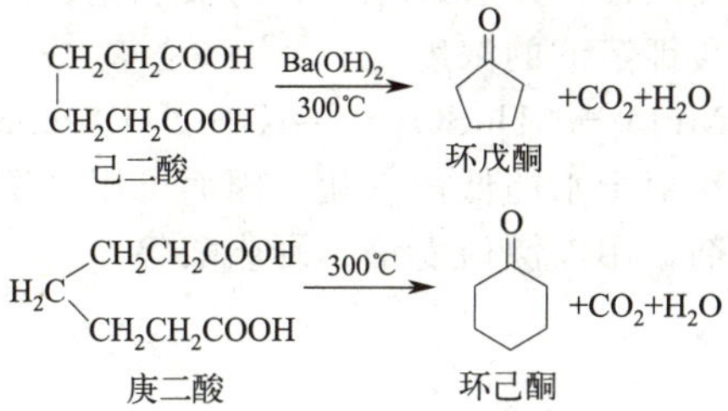

$$\begin{matrix}CH_2CH_2COOH\\CH_2CH_2COOH\end{matrix} \xrightarrow[300℃]{Ba(OH)_2} \text{环戊酮} + CO_2 + H_2O$$

己二酸

$$H_2C\begin{matrix}CH_2CH_2COOH\\CH_2CH_2COOH\end{matrix} \xrightarrow{300℃} \text{环己酮} + CO_2 + H_2O$$

庚二酸

生物体内的脱羧反应是在酶的催化作用下进行的,是一类重要的生化反应。

(四) α-H 的取代反应

在羧酸中由于羧基的影响,其 α-H 变得活泼,但这种影响比起醛、酮羰基对 α-H 的影响要小得多。所以羧基 α-H 的卤代反应速率较慢,需要催化剂。具有 α-H 的羧酸在少量红磷等催化剂存在下,羧酸分子中的 α-H 被卤素逐步取代生成 α-卤代酸。

$$R-CH_2-COOH + Cl_2 \xrightarrow{\text{红磷}} R-\underset{Cl}{CH}-COOH + HCl$$

$$R-\underset{Cl}{CH}-COOH + Cl_2 \xrightarrow{\text{红磷}} R-\underset{Cl}{\overset{Cl}{C}}-COOH + HCl$$

四、重要的羧酸

1. 甲酸

甲酸俗名蚁酸,存在于蚂蚁等昆虫体内和荨麻中。甲酸是无色有刺激性的液体,酸性和腐蚀性均较强,易溶于水。甲酸的羧基直接与氢原子相连,因而表现出与其他同系物不同的某些性质,如易脱水、脱羧及有还原性等。甲酸的构造比较特殊,分子中的羧基与氢原子相连,既具有羧基的结构又有醛基的结构,因而既有酸性又有还原性,能发生银镜反应或使高锰酸钾溶液褪色。

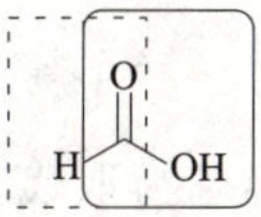

$$H-\overset{O}{\underset{}{C}}-OH$$

甲酸在工业上可用作还原剂和橡胶的凝聚剂,也可用作消毒剂和防腐剂。

2. 乙酸

乙酸俗名醋酸,是食醋的主要成分,一般食醋中含 6%～8% 的乙酸。乙酸广泛存在于自然界,它常以盐的形式存在于植物果实和液汁中。乙酸是无色有刺激性气味的液体,沸点 118℃,熔点 16.6℃,由于乙酸在 16℃ 以下能结成冰状固体,因此纯乙酸又叫冰醋酸。乙酸能与水按任何比例混溶,也可溶于乙醇、乙醚和其他有机溶剂。

乙酸是人类最早使用的食品调料,同时也是重要的工业原料,它可以用来合成乙酸酐、乙酸酯等,又可用于生产醋酸纤维、胶卷、喷漆、溶剂、香料等。

3. 乙二酸

乙二酸存在于许多草本植物及藻类中,因而俗称草酸。草酸是无色柱状结晶,常含两分子结晶水,加热至 100℃ 失去结晶水得无水草酸。草酸易溶于水而不溶于乙醚等有机溶剂。草酸加热至 150℃ 以上,即分解脱羧生成二氧化碳和甲酸。

草酸除具有一般羧酸的性质外，还有还原性，易被氧化。例如能与高锰酸钾反应，在分析中常用草酸钠来标定高锰酸钾溶液的浓度。

$$5HOOC—COOH + 2KMnO_4 + 3H_2SO_4 \Longrightarrow K_2SO_4 + 2MnSO_4 + 10CO_2\uparrow + 8H_2O$$

草酸能把高价铁还原成易溶于水的低价铁盐，因而可用来洗涤铁锈或蓝墨水的污渍。此外工业上也常用草酸作漂白剂，用以漂白麦草、硬脂酸等。

第二节　取代羧酸

羧酸中的烃基上的氢原子被其他原子（如卤原子等）或基团（如羟基、羰基、氨基等）取代后的化合物称为**取代羧酸**，如卤代羧酸（halogeno acid）、羟基酸（hydroxy acid）、羰基酸（carbonyl acid）、氨基酸（amino acid）等。本节重点讨论与医学相关的羟基酸和羰基酸。

一、羟基酸

根据羟基所连基团的不同，羟基酸又可分为醇酸（羟基与脂肪烃基直接相连）和酚酸（羟基与芳环直接相连）。它们广泛存在于动植物体内，是其生命过程的中间体或产物。

（一）命名

醇酸的命名以羧酸为母体，羟基为取代基，由次序规则区分取代基的大小，按先小后大的原则列出取代基。有些醇酸习惯用俗名。

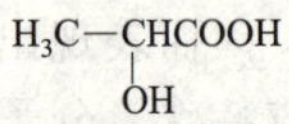

α-羟基丙酸(乳酸) 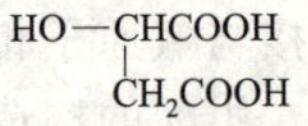　　羟基丁二酸(苹果酸) 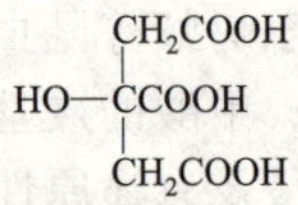　　3-羧基-3-羟基戊二酸(柠檬酸)

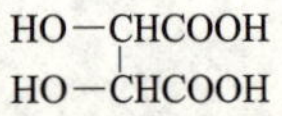

2,3-二羟基丁二酸(酒石酸) 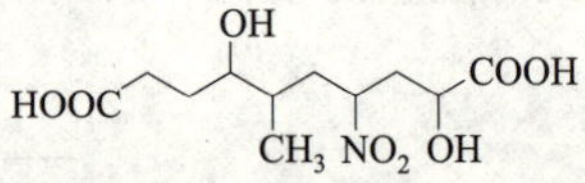　　6-甲基-4-硝基-2,7-二羟基癸二酸

酚酸的命名仍以芳香酸为母体，酚羟基为取代基，把与羧基直接相连的碳编为1号位，再根据情况选择顺时针或逆时针顺序编号。

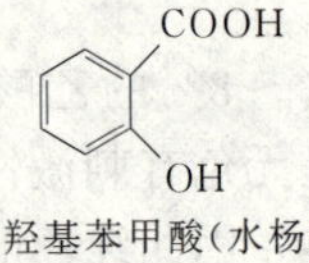

邻羟基苯甲酸(水杨酸) 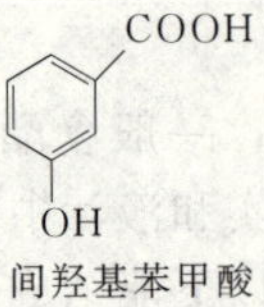　　间羟基苯甲酸 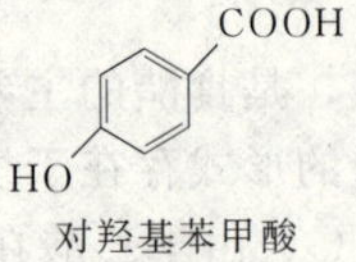　　对羟基苯甲酸

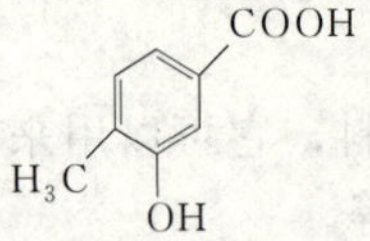

4-甲基-3-羟基苯甲酸 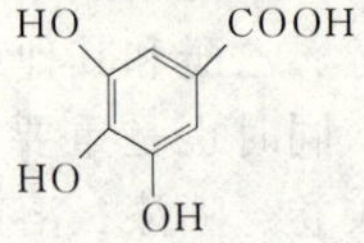　　3,4,5-三羟基苯甲酸(没食子酸) 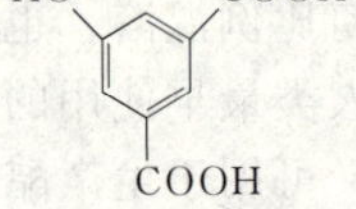　　5-羟基间苯二甲酸

（二）物理性质

醇酸室温下多为黏稠状液体或晶体。由于分子中的羟基和羧基均能与水形成分子间氢键，故水溶性很好。酚酸为晶体，大多微溶于水。羟基酸熔、沸点比相同碳原子数的羧

酸高。

（三）化学性质

羟基酸具有醇（或酚）和羧酸的基本性质。例如醇羟基的氧化、脱水、取代，酚羟基的酸性和与 $FeCl_3$ 显色等。羧基的酸性和亲核取代反应在羟基酸中也可表现出来。由于羟基酸中羟基和羧基的相互影响，羟基酸还表现出一些特殊的性质。

1. 羟基酸的酸性

由于羟基具有吸电子诱导效应，对醇酸而言，一般醇酸的酸性强于同碳原子数的羧酸，而且羟基离羧基的距离越近，羟基酸的酸性越强。

$$HOCH_2COOH > HOCH_2CH_2COOH > CH_3COOH$$
$$pK_a \quad 3.83 \qquad\qquad 4.51 \qquad\qquad 4.76$$

酚酸酸性的影响因素有很多，如诱导效应、共轭效应、邻位效应，其酸性随羟基与羧基的相对位置不同而表现出明显的差异。

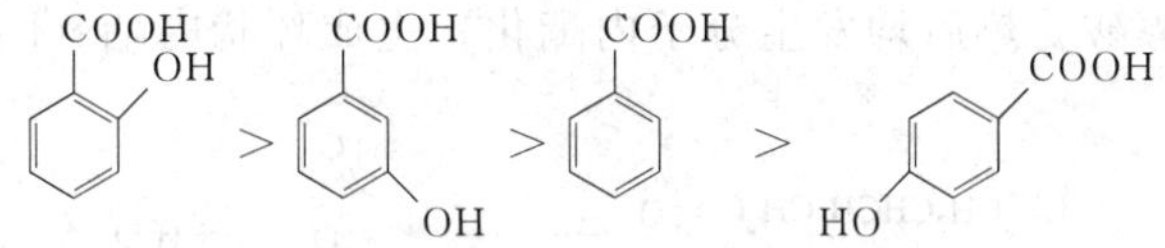

$pK_a \quad 2.98 \qquad 4.12 \qquad 4.19 \qquad 4.57$

连在苯环上的羟基对苯环电子云有给电子共轭效应和吸电子诱导效应双重作用，羟基的共轭效应大于诱导效应，从而使对羟基苯甲酸酸性降低。由于羟基的邻、对位效应，羟基间位电子云密度相对较小，对酸性的削弱程度稍弱些，间羟基苯甲酸酸性强于苯甲酸。水杨酸酸性比苯甲酸约强 10 倍，这是由于羟基处于邻位，羧基与羟基空间拥挤，使羧基与苯环不能共平面，削弱了共轭效应，更重要的是羧基与邻位羟基形成分子内氢键，使羧基中羰基氧上的电子向邻位的羟基偏移，增强了羧基中氧氢键的极性，使氢更容易解离，解离后的羧基负离子与酚羟基也可以形成分子内氢键而更趋稳定，有利于平衡偏向右侧。

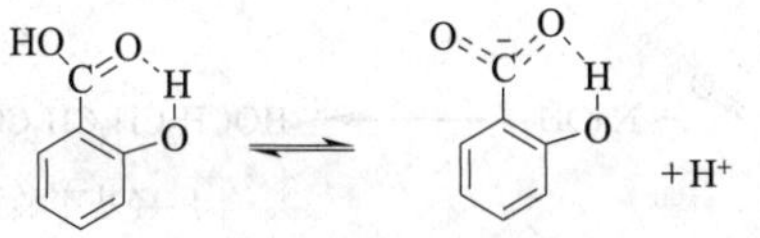

$$\rightleftharpoons \quad + H^+$$

2. 醇酸的氧化反应

醇酸的羟基受羧基强吸电子诱导效应影响，比醇分子中的羟基更容易氧化。稀硝酸一般不能氧化醇羟基，却能氧化醇酸。Tollen 试剂可以将 α-羟基酸氧化成 α-酮酸。在体内醇酸可被酶催化氧化。

$$CH_3CH_2\underset{OH}{CH}COOH \xrightarrow{\text{稀 } HNO_3} CH_3CH_2\underset{O}{C}COOH$$

$$HO-CH_2CH_2CH_2COOH \xrightarrow{\text{稀 } HNO_3} \underset{O}{HC}-CH_2CH_2COOH \xrightarrow{\text{稀 } HNO_3} HOOC-CH_2CH_2COOH$$

$$CH_3\underset{OH}{CH}COOH \xrightarrow{\text{Tollen 试剂}} CH_3\underset{O}{C}COOH + Ag\downarrow$$

3. 醇酸的脱水反应

羧基和羟基相互影响，使得羟基的稳定性降低，反应活性增加，受热时很容易脱水。当羟基和羧基的相对位置不同时，脱水可得不同的产物。

（1）α-醇酸受热后，发生分子间交叉脱水酯化反应，生成较稳定的六元环交酯（lactide)。交酯具有酯的通性。

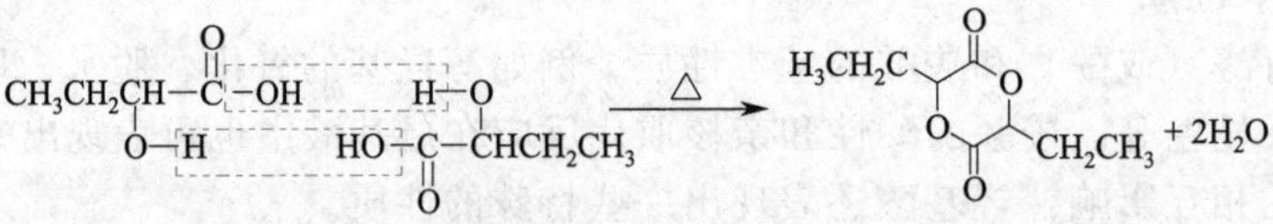

$$CH_3CH_2\underset{OH}{\underset{|}{C}}H-\underset{\parallel}{\overset{O}{C}}-OH \quad H-O-\overset{O}{\overset{\parallel}{C}}-\underset{|}{\underset{OH}{C}}HCH_2CH_3 \xrightarrow{\Delta}$$ 丙交酯 $+ 2H_2O$

（2）β-醇酸受热后，α-H 受 β-羟基和羧基的影响，很活泼，β-羟基与 α-H 发生分子内脱水，生成 α,β-不饱和酸。由于增加了共轭链的长度，所以该产物也比较稳定。

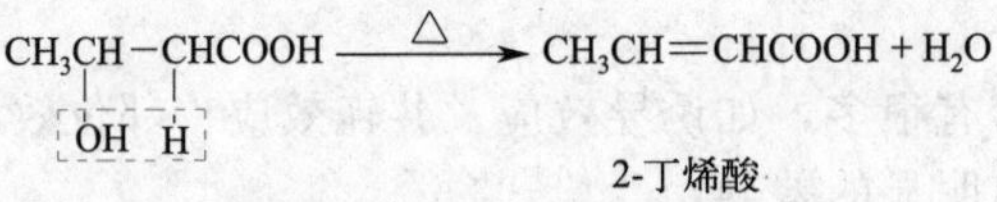

$$CH_3CH-CHCOOH \xrightarrow{\Delta} CH_3CH=CHCOOH + H_2O$$
$$OH\ H$$
2-丁烯酸

（3）γ-醇酸和 δ-醇酸受热后均发生分子内酯化，生成环状内酯（lactone）。

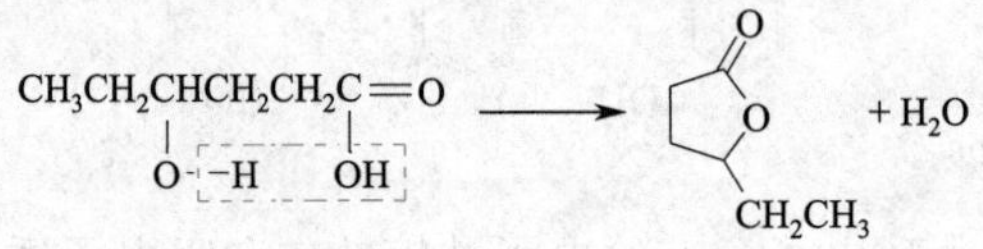

4-乙基-γ-丁内酯

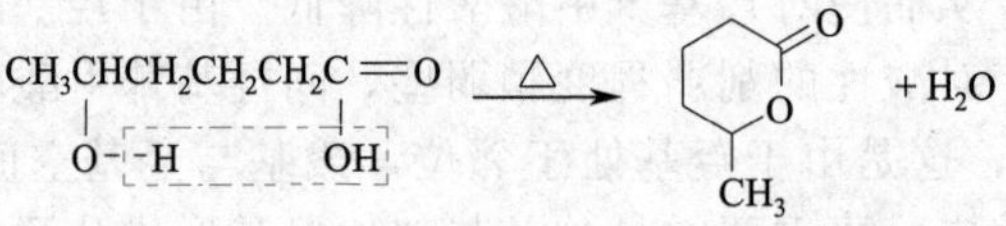

5-甲基-δ-戊内酯

γ-醇酸比 δ-醇酸更容易脱水，在室温下即可发生，因此游离的 γ-醇酸很难存在，通常以 γ-醇酸盐的形式保存。例如：

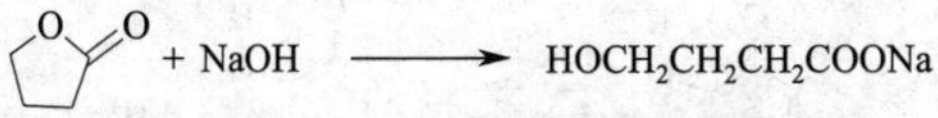

$$\text{(丁内酯)} + NaOH \longrightarrow HOCH_2CH_2CH_2COONa$$
γ-羟基丁酸钠

γ-羟基丁酸钠有麻醉作用，它具有使术后患者苏醒快的优点。

4. 酚酸的脱羧反应

羧基的邻位或对位上连有羟基的酚酸，加热至其熔点以上时，会发生脱羧反应，生成 CO_2 和对应的酚。

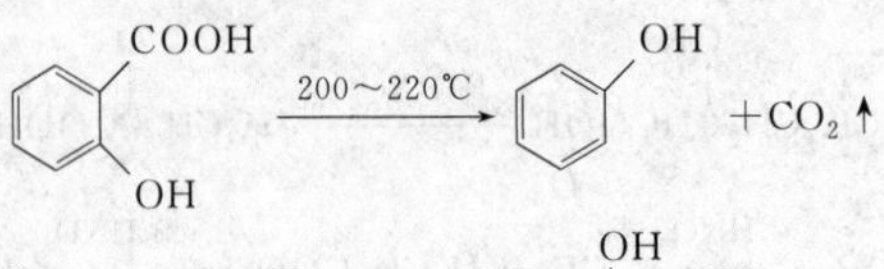

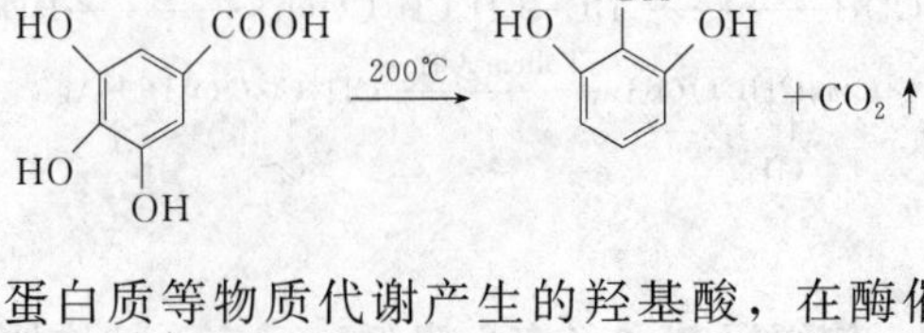

邻羟基苯甲酸 $\xrightarrow{200\sim220℃}$ 苯酚 $+ CO_2\uparrow$

没食子酸 $\xrightarrow{200℃}$ 邻苯三酚 $+ CO_2\uparrow$

人体内糖类、油脂和蛋白质等物质代谢产生的羟基酸，在酶催化下也能发生前述的氧化、脱水等化学反应。

二、酮酸

脂肪羧酸中烃基同一个碳原子上的两个氢被氧原子取代后生成的酸称为羰基酸，可分为醛酸和酮酸，本节只讨论与医学密切相关的酮酸。

（一）命名

酮酸的命名以羧基为官能团，酮基作为取代基，从羧基开始编号，羰基的位置可以用希腊字母或阿拉伯数字标出，例如：

$$\underset{\alpha\text{-丙酮酸}}{CH_3CCOOH} \quad \underset{\gamma\text{-戊酮酸}}{CH_3CCH_2CH_2COOH} \quad \underset{\text{丁酮二酸（草酰乙酸）}}{HOOCC-CH_2COOH}$$

（二）化学性质

酮酸分子中的羰基和羧基都具有原先单一基团的性质，例如可与羰基试剂等发生亲核加成反应、被还原成羟基或烃基、酸性、亲核取代反应等。由于二者的相互影响，酮酸还有一些特殊的性质。

1. 酸性

由于羰基吸电子的能力比羟基更强，故酮酸的酸性强于对应的羟基酸，更强于对应的羧酸，且羰基距离羧基越近，酸性越强。

$$CH_3CCOOH > CH_3CCH_2COOH > CH_3CHCOOH > CH_3CHCH_2COOH > CH_3CH_2COOH$$
$$\quad\;\, OH \quad\quad\;\;\, OH$$

pK_a　　2.49　　　　　3.51　　　　　3.86　　　　　4.51　　　　　4.88

2. 脱羧反应

羧基在羰基的影响下变得更活泼，不需要强热即可发生脱羧反应。α-酮酸在稀 H_2SO_4 作用下，受热脱去羧基，变成少一个碳原子的醛。

$$CH_3CCOOH \xrightarrow[\triangle]{\text{稀 }H_2SO_4} CH_3CHO + CO_2\uparrow$$

β-酮酸相比于 α-酮酸更易脱羧，β-酮酸分子中的酮基氧具有吸电子诱导效应，酮基氧原子与羧基的氢原子通过分子间的氢键形成一个六元环，然后发生重排，脱去 CO_2，生成少一个碳原子的酮。此过程只需微热即可发生，通常 β-酮酸在低温下保存。

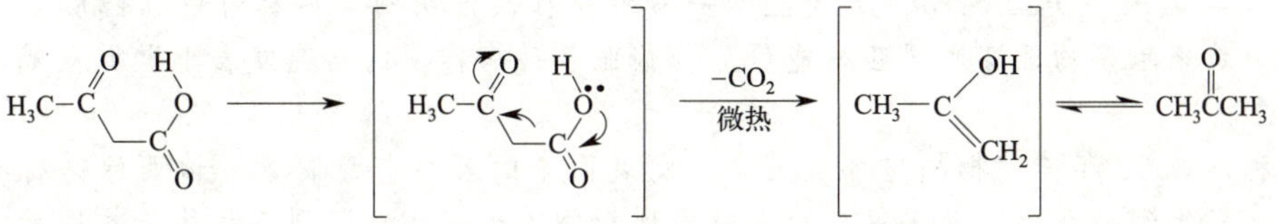

β-酮酸与浓碱共热，分解生成两分子羧酸盐，该反应称为酸式分解。

$$CH_3CH_2CCH_2COOH + NaOH \xrightarrow{\triangle} CH_3CH_2COONa + CH_3COONa$$

β-羟基丁酸、β-丁酮酸和丙酮为糖类、油脂和蛋白质代谢的中间产物，三者在医学上总称为<u>酮体</u>。正常人的血液中酮体的含量低于 $10\,mg\cdot L^{-1}$，糖尿病患者因糖代谢不正常，需要消耗脂肪来提供能量，其血液中酮体的含量远远高于正常人，达到 $3\sim 4\mathrm{g}\cdot\mathrm{L}^{-1}$ 以上。由于 β-羟基丁酸、β-丁酮酸的酸性很强，故当酮体含量过高时极易发生酸中毒危及生命。

  阅读材料

神奇的万能药片——阿司匹林（乙酰水杨酸）

1874 年，科学家从柳树皮中分离出水杨苷，并制备出水杨酸钠。从此，水杨酸钠就一直用于发热、风湿病和痛风的治疗。不过水杨酸钠味道比较苦，而且服用后人会感到胃十分不舒服。1897 年，29 岁的德国化学家菲利克斯·霍夫曼接到导师的通知，让他停止手头对煤焦油的研究，开始专攻一种药物，改进水杨酸，制造一种稳定的、副作用更小的解热镇痛药。

霍夫曼对这个药物并不陌生，但他需要改造这种历史悠久的解热镇痛药物，使它从一个土方子变成一种商业化的药物。霍夫曼梳理了一系列论文，终于找到了一种方法，生产出稳定又副作用较小的乙酰水杨酸（ASA，阿司匹林的主要成分）。1899 年，拜耳公司正式以阿司匹林的药名给乙酰水杨酸注册。经过一个世纪的临床应用，阿司匹林被证明是一种有效的解热镇痛药，广泛用于治疗伤风、感冒、头痛、神经痛、关节痛等。

1940 年，美国加利福尼亚州耳鼻喉科医生 Lawrence Craven 注意到一个奇怪的事情，他给那些扁桃体发炎的患者使用相对大剂量的阿司匹林，会导致他们流血过多。这让他联想起，阿司匹林也许能够增加血液供应，而增加血液供应是保护心脏的一个途径。于是他从 1948 年开始，利用阿司匹林治疗他的年迈的男性患者，帮助他们降低心脏病发病概率。到了 20 世纪 50 年代中期，Craven 发表了几篇论文，声称他的 8000 多个患者无一遭受心脏病突发事件，而且阿司匹林还能帮助他们预防脑卒中。

对于阿司匹林对心脏的作用，Craven 的认识和当时整个世界都相反，但事实证明他才是正确的。不幸的是他的数据非常粗略，发布论文的期刊也不够有名，受众十分有限，他的结果因此没引起太大关注。Craven 的发现甚至没能帮助自己，他于 1957 年死于心脏病突发。在那个年代，阿司匹林能够保护心脏被认为是一种荒谬的说法。因为人们服用阿司匹林用于解热镇痛的时候，很多人会呼吸急促、心跳加速。

1971 年，科学家发现阿司匹林能够预防血液中的血小板凝结，这样便能够保持心脏的血液供应，以保护心脏。很快阿司匹林预防心血管疾病的学术证明不断出现。1977 年发表于美国 *Stroke* 杂志上的一项研究首次证明阿司匹林可以预防脑卒中之后，越来越多的证实阿司匹林能预防心脑血管疾病作用的研究发表于世界权威医学杂志。

这种从 3500 年前"柳树皮可以止痛"发展而来的药物与青霉素、地西泮并称医药史上三大经典药物，几乎每一次人类出现新的重大疾病，阿司匹林的新作用就会被发现，并被迅速大规模推广。因发现阿司匹林作用机理而获得 1982 年诺贝尔生理学或医学奖的约翰·范恩爵士说："尽管阿司匹林是一种古老的药物，但我们每天都可能在它身上发现新的东西。"

本章小结

羧酸是分子中含有羧基（—COOH）的一类化合物。除甲酸外，羧酸可看作是烃分子中氢被羧基取代的衍生物。羧酸分子中烃基上的氢原子被其他原子或原子团取代的化合物称为取代羧酸，如卤代酸、羟基酸、氨基酸和酮酸等。

羧酸在水中可解离生成氢离子，具有酸性。对于脂肪酸，吸电子基团使酸性增强；给电子基团使酸性减弱；吸电子或给电子能力越强影响越大；基团越多影响越大；取代基距离羧基越远，影响越小。

在一定条件下羧基中的羟基可以被卤素、酰氧基、烃氧基或氨基（烃氨基）取代形成酰卤、酸酐、酯或酰胺等羧酸衍生物。二元羧酸对热不稳定，当加热二元羧酸时，随着两个羧基间碳原子数的不同，可发生脱羧反应，或脱水反应，或同时发生脱羧反应与脱水反应。

醇酸具有醇和羧酸的典型反应性能，同时羧基与羟基的相互影响使醇酸表现出某些特性，如酸性、氧化、脱水等。

酮酸分子中含有羰基和羧基，因此具有酮和羧酸的性质，由于二者的相互影响，酮酸还有一些特殊的性质，如脱羧、氧化等。

习题

1. 命名下列化合物。

(1) 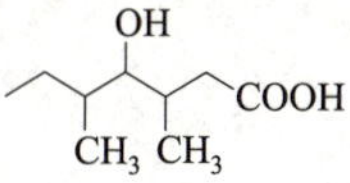
$$\text{CH}_3\text{CH}_2\text{CH}(\text{CH}_3)\text{CH}(\text{OH})\text{CH}(\text{CH}_3)\text{COOH}$$ 结构（含OH和两个CH₃取代）

(2) 5-羟基-1-萘甲酸结构

(3) 2-羟基-4-羧基苯结构

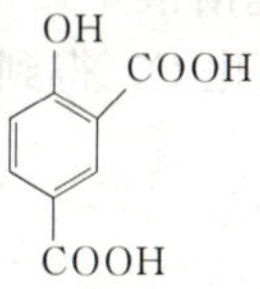

(4) HOOCCH₂CH₂COCOOH

(5) C₆H₅CH(CH₃)COOH

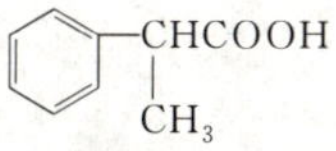

(6) 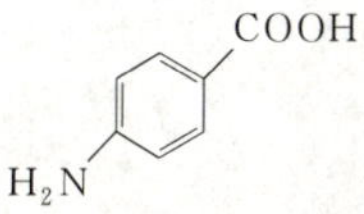 p-H₂N—C₆H₄—COOH

(7) 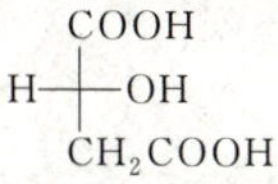 H—C(OH)(COOH)—CH₂COOH

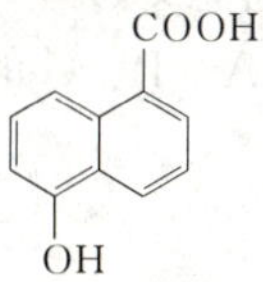

(8) 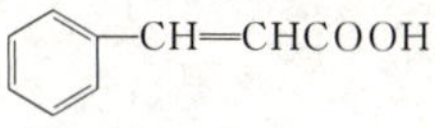 C₆H₅CH=CHCOOH

(9) 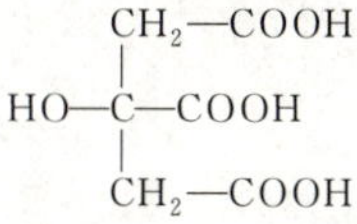 HO—C(CH₂COOH)₂—COOH

2. 写出下列化合物的结构式。

(1) 没食子酸　　(2) 2-甲基-2-戊烯酸　　(3) 柠檬酸
(4) 酒石酸　　　(5) 4-硝基-3-溴苯甲酸　(6) 反-4-羟基环己烷甲酸（构象式）

3. 完成下列反应式，写出主要产物。

(1) 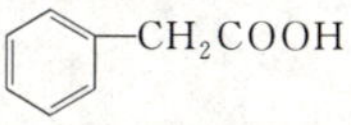 C₆H₅—CH₂COOH + PCl₃ ⟶

(2) HOOC—CH₂CH₂CH₂CH₂—OH ⟶

(3) 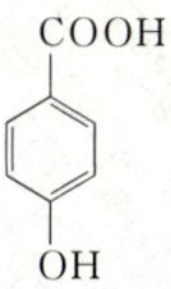 对羟基苯甲酸 $\xrightarrow{\Delta}$

(4) 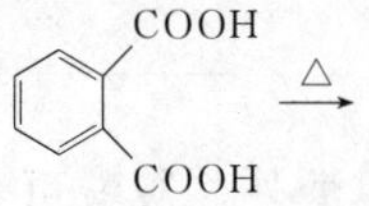 邻苯二甲酸 $\xrightarrow{\Delta}$

(5) $CH_3(CH_2)_4\underset{OH}{\underset{|}{CH}}COOH \xrightarrow[\Delta]{\text{Tollen 试剂}}$

(6) 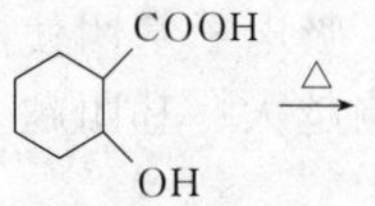 2-羟基环己基甲酸 $\xrightarrow{\Delta}$

(7) 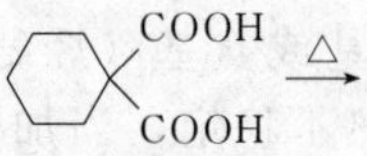 1,1-环己烷二甲酸 $\xrightarrow{\Delta}$

(8) $HOOC-\underset{O}{\underset{\|}{C}}-\underset{COOH}{\underset{|}{CH}}CH_2COOH \xrightarrow{\beta\text{-脱羧酶}} \xrightarrow{\alpha\text{-脱羧酶}} \xrightarrow{\text{氧化酶}}$

4. 按酸性由强到弱排出下列各组化合物的顺序。
(1) 甲酸、乙酸、苯甲酸、丙酸、丙二酸
(2) 苯甲酸、p-甲基苯甲酸、p-溴苯甲酸
(3) 丙酸、2-氯丙酸、3-氯丙酸、2,2-二氯丙酸

5. 用化学方法鉴别下列各组化合物。
(1) 甲酸、乙酸、丙醛、丙酮
(2) 苯甲酸、苄醇、苯酚、水杨酸

6. 化合物 A（C_8H_9Cl）用热浓 $KMnO_4$ 处理，得化合物 B（$C_7H_5ClO_2$）。A 与金属镁在四氢呋喃溶液中反应，接着用干冰（固态 CO_2）处理，酸化后得化合物 C（$C_9H_{10}O_2$），$KMnO_4$ 氧化 C，得到间苯二甲酸，写出 A、B、C 的结构式。

第二十章 羧酸衍生物

本章要求

▶ 1. 认知目标

区别羧酸、取代羧酸和羧酸衍生物，命名羧酸衍生物（酰卤、酯、酸酐、酰胺）。

▶ 2. 技能目标

推衍羧酸衍生物的化学性质；根据羧酸衍生物的结构判断亲核取代反应的难易程度，指出其相互转换关系。

▶ 3. 情感目标

通过分子中原子团相互影响的事实，培养学生辩证唯物主义认识论观点；列举羧酸衍生物和碳酸衍生物在临床上的应用。

羧酸分子中羧基上的羟基被其他原子或基团取代所生成的化合物称为羧酸衍生物（derivatives of carboxylic acid）。常见的羧酸衍生物有酰卤、酸酐、酯和酰胺。酰卤、酸酐、酯和酰胺分别是羧基上的羟基被—X、—OCOR、—OR、—NH$_2$（或—NHR、—NR$_2$）取代，反应后将 RCO 看作一个整体称为酰基。结构通式如下：

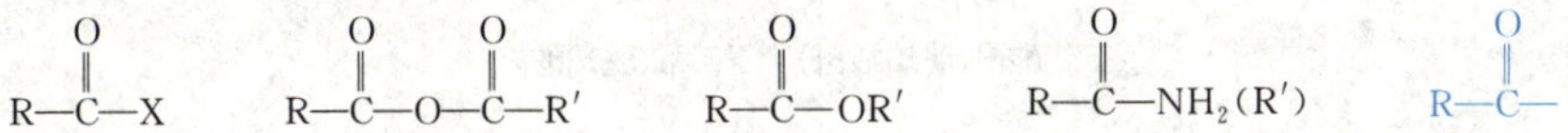

$$\underset{\text{酰卤}}{R-\overset{O}{\underset{\|}{C}}-X} \quad \underset{\text{酸酐}}{R-\overset{O}{\underset{\|}{C}}-O-\overset{O}{\underset{\|}{C}}-R'} \quad \underset{\text{酯}}{R-\overset{O}{\underset{\|}{C}}-OR'} \quad \underset{\text{酰胺}}{R-\overset{O}{\underset{\|}{C}}-NH_2(R')} \quad \underset{\text{酰基}}{R-\overset{O}{\underset{\|}{C}}-}$$

酰卤和酸酐性质活泼，自然界中几乎不存在，可经由它们引入卤素原子和羧基，是重要的有机合成反应物。酯和酰胺普遍存在于动植物中，许多药物都属于这两类物质，如普鲁卡因、尼泊金、对乙酰氨基酚、青霉素、头孢菌素、巴比妥类等，这些化合物在医药卫生行业中起着举足轻重的作用。

第一节 命名

一、酰卤

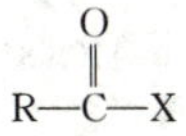

$$R-\overset{O}{\underset{\|}{C}}-X$$

酰卤（acyl halide）从结构上看是一分子羧酸和一分子卤化氢失水形成的，酰卤在命名时用酰基名＋卤素名称来称呼，称为"某酰卤"。例如：

$$CH_3CH_2CH_2\overset{O}{\overset{\|}{C}}Br \longleftarrow CH_3CH_2CH_2\overset{O}{\overset{\|}{C}}OH + HBr$$
丁酰溴　　　　　　丁酸　　　　溴化氢

$$CH_3\underset{Br}{CH}CH_2\overset{O}{\overset{\|}{C}}Br \longleftarrow CH_3\underset{Br}{CH}CH_2\overset{O}{\overset{\|}{C}}OH + HBr$$
β-溴丁酰溴　　　　β-溴丁酸　　　溴化氢
3-溴丁酰溴　　　　3-溴丁酸　　　溴化氢

二、酸酐

$$R-\overset{O}{\overset{\|}{C}}-O-\overset{O}{\overset{\|}{C}}-R'$$

酸酐（anhydride）可看作是由两分子羧酸脱水形成的化合物。若这两分子羧酸是相同的，得到的酸酐是单酐，命名时直接在羧酸名称后加一"酐"字即可。例：

$$CH_3COOH + CH_3COOH \longrightarrow CH_3\overset{O\ O}{\overset{\|\ \|}{COCCH_3}}$$
乙酸　　乙酸　　　　乙(酸)酐

若形成酸酐的两分子羧酸是不相同的，得到的酸酐为混酐，命名时把简单酸的名称放在前面、复杂的放在后面，把酸字去掉后加一"酐"字即可。例：

$$CH_3\overset{O\ O}{\overset{\|\ \|}{COCCH_2}}CH_3 \longleftarrow CH_3COOH + CH_3CH_2COOH$$
乙丙酐　　　　　　　乙酸　　　丙酸

二元酸分子内失水形成的环状酸酐，命名时在二元酸的名称后加"酐"字即可。例：

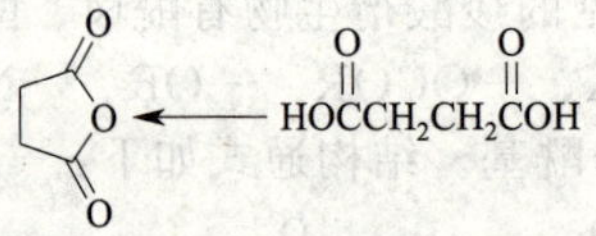

丁二酸酐(琥珀酸酐)　丁二酸(琥珀酸)

三、酯

$$R-\overset{O}{\overset{\|}{C}}-OR'$$

酯（ester）可以看作是酸和醇之间脱水形成的化合物，命名时把羧酸的名称放在前面、醇的名称放在后面，去掉"醇"字加上"酯"字即可。例：

$$CH_3\overset{O}{\overset{\|}{C}}OCH_3 \longleftarrow CH_3COOH + CH_3OH$$
乙酸甲酯　　　　乙酸　　甲醇

$$H_3COCCH_2COCH_3 \longleftarrow HOOCCH_2COOH + 2CH_3OH$$
丙二酸二甲酯　　　　丙二酸　　　甲醇

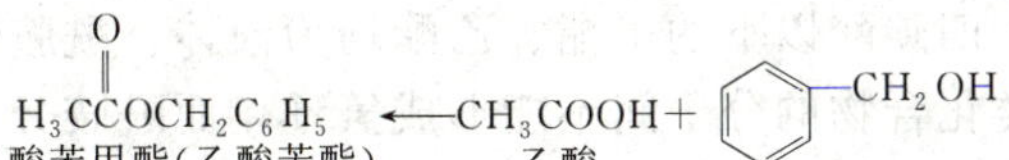

$$\underset{\text{乙酸苯甲酯(乙酸苄酯)}}{H_3CCOCH_2C_6H_5} \xleftarrow{} \underset{\text{乙酸}}{CH_3COOH} + \underset{\text{苯甲醇(苄醇)}}{C_6H_5CH_2OH}$$

一个分子内若既有羟基又有羧基且位置合适，可分子内脱水生成内酯。内酯的命名标明羟基的位置，并用"内酯"代替原来名称中的"酸"字即可。羟基的位置可以用α、β、γ、δ……标明，也可用2、3、4……标明。例如：

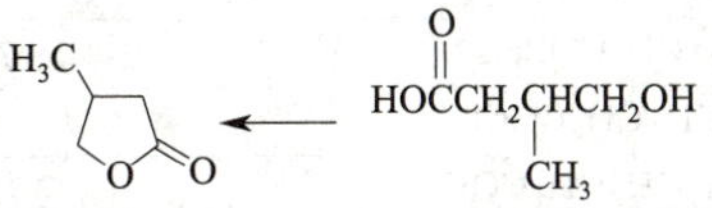

3-甲基-4-羟基丁内酯　　　　3-甲基-4-羟基丁酸
β-甲基-γ-羟基丁内酯　　　　β-甲基-γ-羟基丁酸

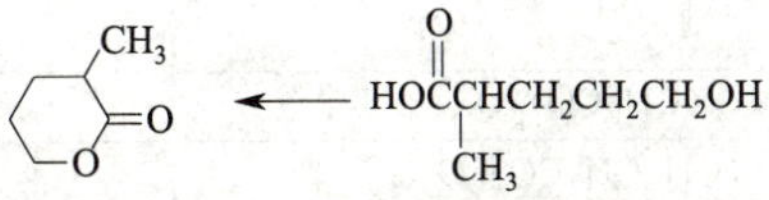

2-甲基-5-羟基戊内酯　　　　2-甲基-5-羟基戊酸
α-甲基-δ-羟基戊内酯　　　　α-甲基-δ-羟基戊酸

四、酰胺

$$R-\underset{\underset{O}{\|}}{C}-NH_2(R')$$

氮原子直接与酰基相连的化合物称为酰胺（amide）。命名时将相应羧酸的"酸"字改为"酰胺"即可。当酰胺氮旁边的氢原子被优先官能团取代时，将酰胺看作取代基，称为酰胺基。当酰胺氮上有取代基但不太复杂时，就把该取代基当做酰胺氮上的N—取代基。例如：

$$\underset{\text{异丁酰胺(2-甲基丙酰胺)}}{(CH_3)_2CHCNH_2} \xleftarrow{} \underset{\text{异丁酸(2-甲基丙酸)}}{(CH_3)_2CHCOOH} + \underset{\text{氨}}{NH_3}$$

$$\underset{N,N\text{-二甲基丙酰胺}}{CH_3CH_2CN(CH_3)_2} \xleftarrow{} \underset{\text{丙酸}}{CH_3CH_2COOH} + \underset{\text{二甲胺}}{(CH_3)_2NH}$$

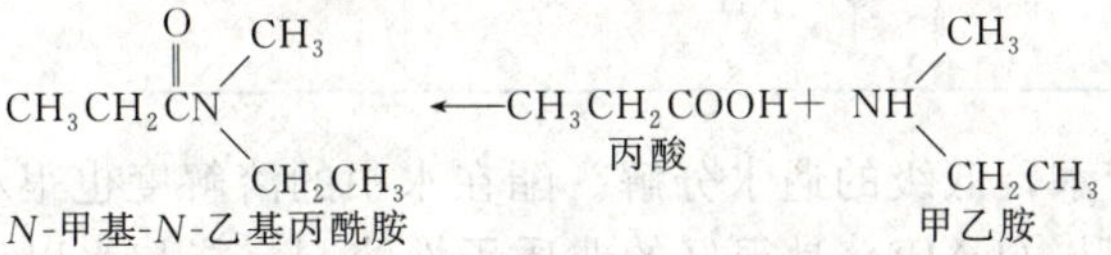

N-甲基-N-乙基丙酰胺　　　　丙酸 + 甲乙胺

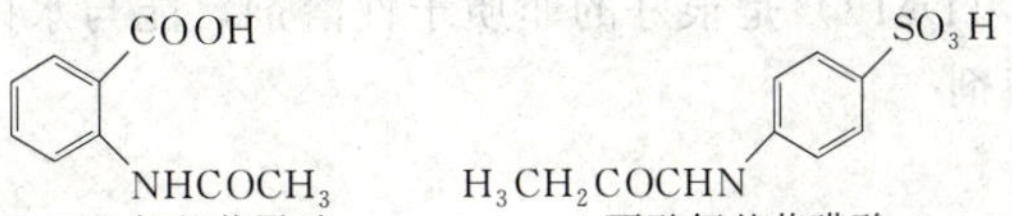

2-乙酰氨基苯甲酸　　　　4-丙酰氨基苯磺酸

第二节　物理性质

低级酰卤和酸酐有刺激性气味，高级的为固体。挥发性的酯具有果香类令人愉快的气味，可用于制造香料。十四碳酸以下的甲酯、乙酯均为液体。酰胺除甲酰胺外均是固体，这是因为酰卤、酸酐和酯类化合物的分子间不能形成氢键，而酰胺分子间以氢键缔合，因此酰卤和酯的沸点低于相应的羧酸，酸酐的沸点较分子量相近的羧酸低，酰胺的熔、沸点均高于相应的羧酸，几种常见羧酸衍生物的物理常数见表 20-1。

表 20-1　几种羧酸衍生物的物理常数

名称	结构式	沸点/℃	熔点/℃
乙酰氯	CH_3COCl	51	−112
乙酰溴	CH_3COBr	76.7	
丙酰氯	CH_3CH_2COCl	80	−94
正丁酰氯	$CH_3CH_2CH_2COCl$	102	−89
苯甲酰氯	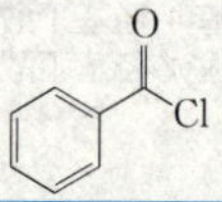 C_6H_5COCl	197	−1
乙酸酐	$(CH_3CO)_2O$	140	−73
丙酸酐	$(CH_3CH_2CO)_2O$	169	−45
丁二酸酐	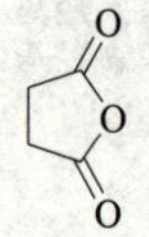 (丁二酸酐结构式)	261	119.6
苯甲酸酐	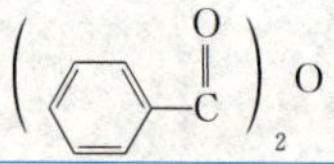 $(C_6H_5CO)_2O$	360	42
甲酸甲酯	$HCOOCH_3$	32	−100
甲酸乙酯	$HCOOCH_2CH_3$	54	−80
乙酸乙酯	$CH_3COOCH_2CH_3$	77	−83
苯甲酸乙酯	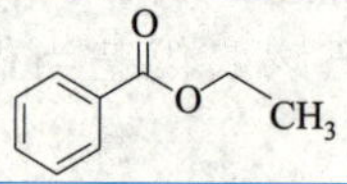 $C_6H_5COOCH_2CH_3$	213	−34
甲酰胺	$HCONH_2$	200(分解)	2.5
乙酰胺	CH_3CONH_2	222	81
丙酰胺	$CH_3CH_2CONH_2$	213	79
N,N-二甲基甲酰胺	$HCON(CH_3)_2$	153	
苯甲酰胺	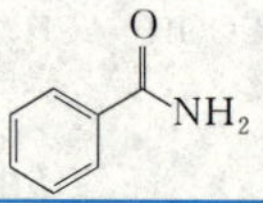 $C_6H_5CONH_2$	290	130

酰卤和酸酐不溶于水，低级的遇水分解。酯在水中的溶解度也很小，低级的酰胺可溶于水。N,N-二甲基甲酰胺（DMF）是很好的非质子性溶剂，能与水以任意比例互溶。这些羧酸衍生物均可溶于有机溶剂。

第三节　化学性质

羧酸衍生物的反应活性主要体现在以下几个方面：①RCOL 中羰基碳带部分正电荷，易受到亲核试剂的进攻，发生亲核取代反应；②RCH₂—COL 中 α-H 受到羰基的诱导效应影响，使 C—H 键极化程度增加，易断裂，发生 α-H 的取代反应，体现 α-H 的酸性；③酰基中存在碳氧双键，在一定条件下可被还原。本节主要讨论前两种反应。

一、亲核取代反应

羧酸衍生物可以在酸性或碱性条件下与许多亲核试剂发生亲核取代反应，反应分以下两步进行：

$$R-\underset{\underset{O}{\|}}{C}-L + Nu^- \underset{}{\overset{加成}{\rightleftharpoons}} \left[R-\underset{\underset{L}{|}}{\overset{\overset{O^-}{|}}{C}}-Nu \right] \overset{消除}{\rightleftharpoons} R-\underset{\underset{O}{\|}}{C}-Nu + L^-$$

中间体

反应的第一步首先由亲核试剂进攻羰基，发生亲核加成反应，形成四面体结构的中间体。第二步发生消除反应，羰基上原先连接的基团 L 离开，中间体恢复成羰基的取代物。反应的全过程可描述为亲核取代反应，即先加成，后消除。

亲核取代反应的活性取决于上述四面体结构的稳定性和离去基团的碱性。中间体越稳定、离去基团的碱性越弱，反应活性就越高，反应速度也越快。

羧酸衍生物的反应活性顺序如下所示：

$$R-\underset{\underset{O}{\|}}{C}-X > R-\underset{\underset{O}{\|}}{C}-\underset{\underset{O}{\|}}{O}-\underset{\underset{O}{\|}}{C}-R' > R-\underset{\underset{O}{\|}}{C}-OR' > R-\underset{\underset{O}{\|}}{C}-NH_2(R)$$

酰卤＞酸酐＞酯＞酰胺

通常较活泼的羧酸衍生物能直接转换为较不活泼的羧酸衍生物，下面较直观地体现了 4 种常见的羧酸衍生物亲核取代反应的难易次序。处于金字塔上层的物质可以制得下层的，反之则不行。

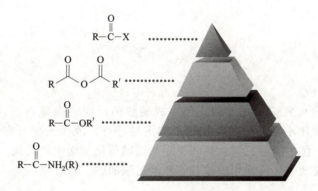

（一）水解反应

所有的羧酸衍生物都能发生水解（hydrolysis）生成相应的羧酸。反应的难易程度与羧酸衍生物的活性成正比。酰卤最容易发生水解反应，尤其是低级酰卤，遇到空气中的水即可水解。酸酐的反应较酰卤难些，在热水中水解较快。酯比较稳定，酯的水解需在酸或碱的加热催化下才能完成。酰胺最稳定，水解所需条件也最强烈，需在高浓度的强碱溶液中长时间加热才能完成反应。

$$CH_3-\underset{\underset{O}{\|}}{C}-X + H_2O \longrightarrow CH_3COOH + HX$$
乙酰卤　　　　　　乙酸

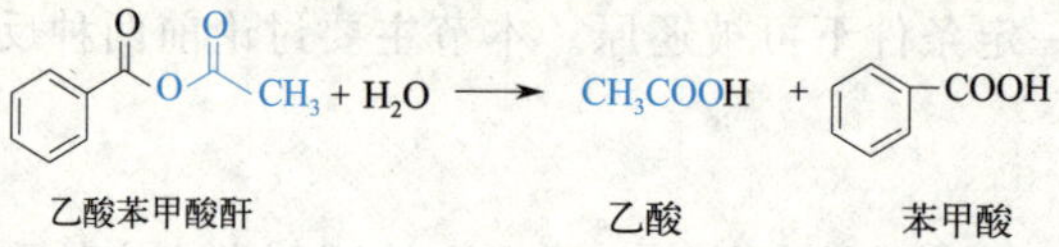

$$\text{乙酸苯甲酸酐} + H_2O \longrightarrow CH_3COOH + C_6H_5COOH$$
乙酸苯甲酸酐 　　　　　　乙酸　　　苯甲酸

$$CH_3COOCH_2CH_2CH_3 + H_2O \xrightarrow{\triangle} CH_3COOH + CH_3CH_2CH_2OH$$
乙酸丙酯　　　　　　　　　　　　　　乙酸　　　　丙醇

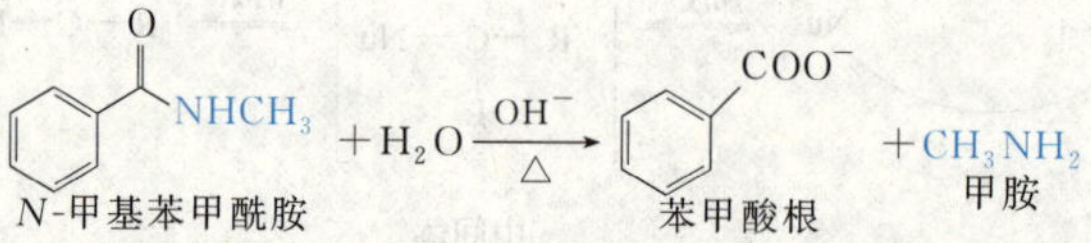

$$C_6H_5CONHCH_3 + H_2O \xrightarrow[\triangle]{OH^-} C_6H_5COO^- + CH_3NH_2$$
N-甲基苯甲酰胺　　　　　　　　　苯甲酸根　　　甲胺

（二）醇解反应

羧酸衍生物可以与醇反应生成酯，称为羧酸衍生物的醇解（alcoholysis）。酰卤与醇很快反应生成酯，可利用这个反应来制备某些不易直接与羧酸反应生成的酯。酸酐可以与绝大多数的醇或酚反应，生成酯和羧酸。酯在酸存在下发生醇解反应，生成新的醇和酯，所以酯的醇解又叫酯交换反应。其反应如下：

$$CH_3COBr + CH_3CH_2OH \longrightarrow CH_3COOCH_2CH_3 + HBr$$

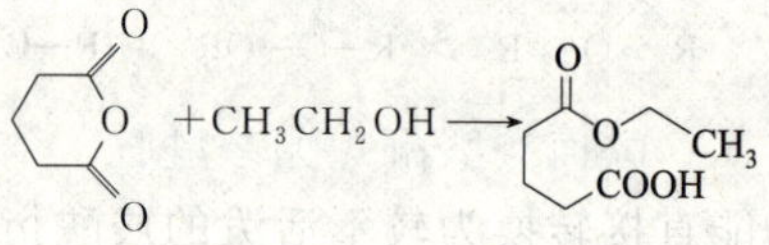

$$\text{戊二酸酐} + CH_3CH_2OH \longrightarrow \text{戊二酸单乙酯}$$

$$CH_3COOCH(CH_3)_2 + CH_3CH_2OH \xrightarrow{\triangle} CH_3COOCH_2CH_3 + (CH_3)_2CHOH$$

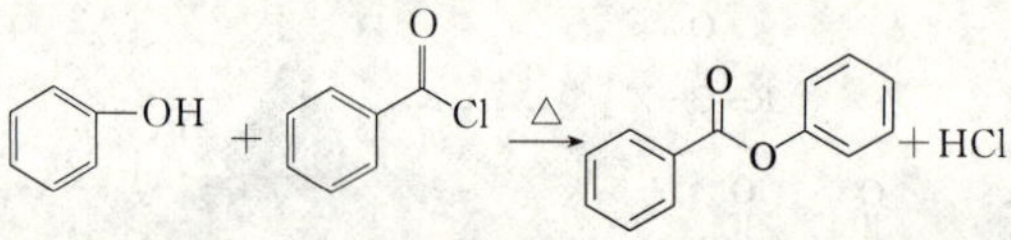

$$C_6H_5OH + C_6H_5COCl \xrightarrow{\triangle} C_6H_5COOC_6H_5 + HCl$$

（三）氨解反应

酰卤、酸酐、酯和酰胺与氨或胺作用生成酰胺的反应叫做氨解反应（ammonolysis）。由于氨或胺的亲核性比水强，因此氨解较水解更易进行。酰卤或酸酐在较低温度下缓慢反应，可氨解成酰胺。酯的氨解只需加热而不用酸或碱催化就能生成酰胺。酰胺的氨解是个可逆反应，为使反应完成，必须使用过量且亲核性更强的胺。

$$CH_3COBr + NH_3 \longrightarrow CH_3CONH_2 + HBr$$

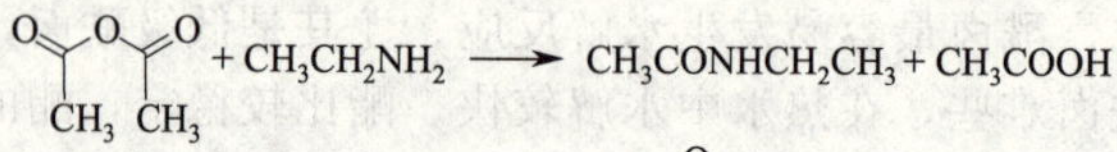

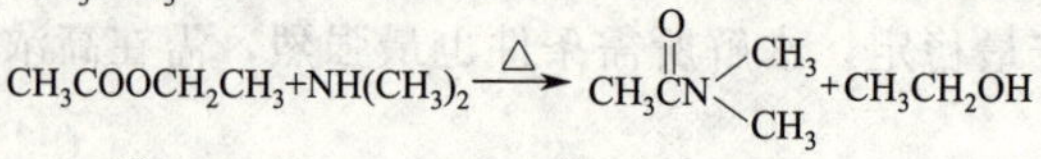

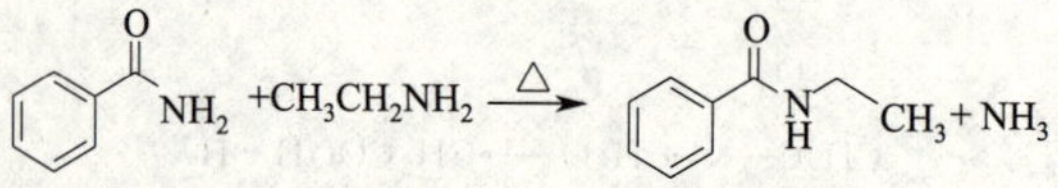

$$(CH_3CO)_2O + CH_3CH_2NH_2 \longrightarrow CH_3CONHCH_2CH_3 + CH_3COOH$$

$$CH_3COOCH_2CH_3 + NH(CH_3)_2 \xrightarrow{\triangle} CH_3CON(CH_3)_2 + CH_3CH_2OH$$

$$C_6H_5CONH_2 + CH_3CH_2NH_2 \xrightarrow{\triangle} C_6H_5CONHCH_2CH_3 + NH_3$$

二、酯缩合反应

具有 α-H 的酯在醇钠的作用下能发生类似羟醛缩合的反应，即一分子酯的 α-H 被另一分子酯的酰基取代生成酮酸酯，称作酯缩合反应（Claisen 缩合）。

$$(CH_3)_3CCOCH_3 + CH_3COCH_2CH_3 \xrightarrow{CH_3CH_2ONa} (CH_3)_3CCCH_2COCH_2CH_3 + CH_3OH$$

不具有 α-H 的酯可以提供羰基，和另一分子有 α-H 的酯缩合反应，称作交叉酯缩合反应。例如：

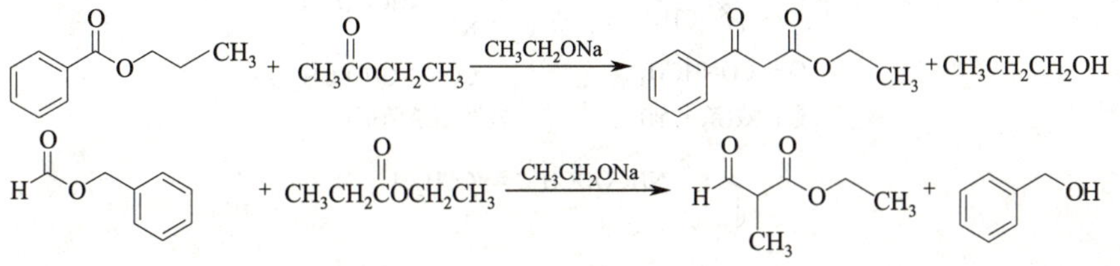

$$\text{PhCOOCH}_2\text{CH}_3 + CH_3COCH_2CH_3 \xrightarrow{CH_3CH_2ONa} \text{PhCOCH}_2\text{COOCH}_2\text{CH}_3 + CH_3CH_2OH$$

$$\text{HCOOCH}_2\text{Ph} + CH_3CH_2COCH_2CH_3 \xrightarrow{CH_3CH_2ONa} \text{HCOCH(CH}_3\text{)COOCH}_2\text{CH}_3 + \text{PhCH}_2\text{OH}$$

反应历程如下所示：

$$CH_3COCH_2CH_3 \xrightleftharpoons{CH_3CH_2ONa} {}^-CH_2COCH_2CH_3 \xrightarrow{CH_3COCH_2CH_3}$$

$$\left[\begin{array}{c} CH_3C(O^-)(OCH_2CH_3)-CH_2COCH_2CH_3 \end{array} \right] \longrightarrow CH_3CCH_2COCH_2CH_3 + CH_3CH_2O^-$$

含有 α-H 的酯首先在醇钠的作用下失去 α-H，得到碳负离子中间体。碳负离子中间体作为亲核试剂进攻羰基碳，进行亲核加成反应，得到四面体中间体。然后原先酯基上的烷氧基离开，中间体重新恢复碳氧双键，得到最终产物。

第四节　重要的羧酸衍生物

一、碳酸衍生物

碳酸从结构上看是一个双羟基化合物，也可看作是羟基甲酸。很多重要的化合物都是碳酸的衍生物（derivatives of carbonic acid）。在这些衍生物中若只有一个羟基被取代，往往得到的都是不稳定的化合物。例如：

$$\underset{\text{碳酸}}{HO-\overset{O}{\underset{\|}{C}}-OH} \qquad \underset{\text{碳酸单酰氯(不稳定)}}{HO-\overset{O}{\underset{\|}{C}}-Cl} \qquad \underset{\text{碳酸全酰氯(稳定)}}{Cl-\overset{O}{\underset{\|}{C}}-Cl}$$

$$CCl_4 + SO_3 \longrightarrow \underset{\text{碳酸全酰氯(光气)}}{Cl-\overset{O}{\underset{\|}{C}}-Cl} + SO_2Cl_2$$

光气在合成上有重要用途，可经由它引入酰氯官能团，尤其在合成染料中占有重要的位置，但是光气在生活中却是一种污染气体。

二、碳酸的酰胺

和其他的二元酸一样，碳酸可以形成两种酰胺——$H_2N-\overset{O}{\underset{\|}{C}}-OH$ 和 $H_2N-\overset{O}{\underset{\|}{C}}-NH_2$。前者是单酰胺，叫氨基甲酸，不稳定，但它的盐、酯、酰氯都是稳定的，尤其是氨基甲酸甲酯。由于氨基甲酸酯的很多取代物具有生物活性高、毒性小、产生抗药性慢的特点，在医药卫生和植物保护领域得到广泛应用，如可用作杀虫剂、杀菌剂和除草剂。

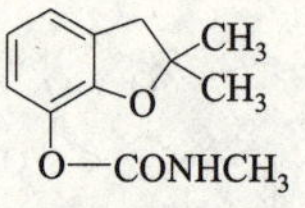

克百威(杀虫剂) 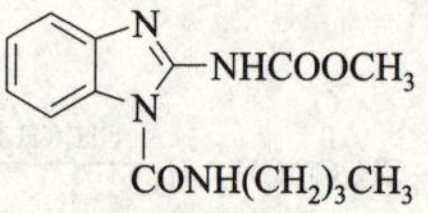　　苯菌灵(杀菌剂)

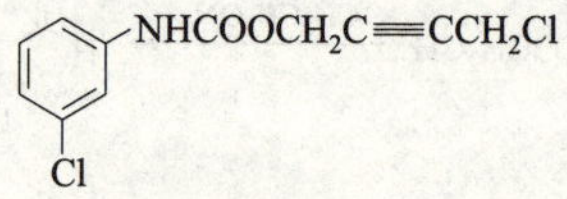

燕麦灵(除草剂)

1. 尿素

尿素（urea）又称脲，是碳酸的二元酰胺，是哺乳动物体内蛋白质代谢的最终产物，成人每天经尿排泄约30g脲。脲具有酰胺的一般性质，能发生如下反应：

（1）水解

脲在下述3种条件下都能发生水解反应。

$$H_2N-\overset{O}{\underset{\|}{C}}-NH_2 + H_2O \begin{cases} \xrightarrow{HCl} CO_2\uparrow + NH_4Cl \\ \xrightarrow{NaOH} Na_2CO_3 + NH_3\uparrow \\ \xrightarrow{脲酶} NH_3\uparrow + CO_2\uparrow + H_2O \end{cases}$$

（2）缩二脲的生成和缩二脲反应

将尿素缓慢加热至150～160℃，两分子脲脱去一分子氨，缩合成缩二脲。在缩二脲的碱性溶液中加入少量的 $CuSO_4$ 溶液，溶液将呈现紫色或紫红色，这个反应叫缩二脲反应（biuret reaction）。凡分子中含有2个或以上 $\left[\overset{O}{\underset{\|}{C}}-\overset{H}{\underset{}{N}}\right]$ 结构的化合物都能发生缩二脲反应。

$$H_2N-\overset{O}{\underset{\|}{C}}-NH_2 + H_2N-\overset{O}{\underset{\|}{C}}-NH_2 \xrightarrow{\triangle} H_2N-\overset{O}{\underset{\|}{C}}-NH-\overset{O}{\underset{\|}{C}}-NH_2 + NH_3\uparrow$$

（3）与亚硝酸反应

$$H_2N-\overset{O}{\underset{\|}{C}}-NH_2 + HNO_2 \xrightarrow{\triangle} N_2\uparrow + CO_2\uparrow + H_2O$$

2. 胍

脲分子中的氧原子被亚氨基（=NH）取代后的化合物称为胍（guanidine），又叫亚氨基脲。胍是一个重要的化合物，自然界有些化合物如精氨酸、链霉素中都含有这个基团，特别是在肌酸中，在动物体内分布得很广，有重要的生理意义。

胍为无色晶体，吸湿性极强，易溶于水。胍是一种很强的有机碱（$pK_a = 13.8$），与氢氧化钾相当。

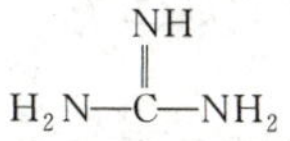

$$\underset{\text{胍}}{H_2N-\overset{\overset{NH}{\|}}{C}-NH_2} \qquad \underset{\text{胍基}}{H_2N-\overset{\overset{NH}{\|}}{C}-NH-} \qquad \underset{\text{脒基}}{H_2N-\overset{\overset{NH}{\|}}{C}-}$$

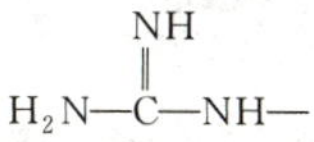

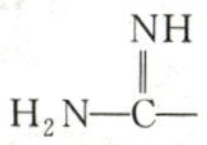

游离胍在氢氧化钡溶液中加热，极易水解生成脲和氨。

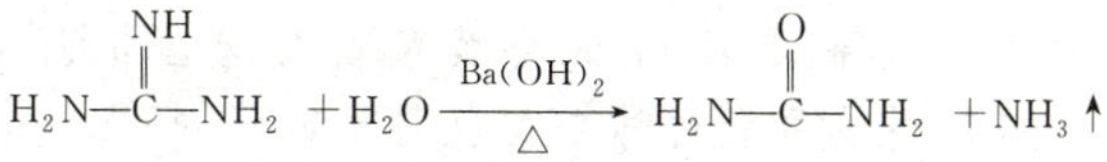

$$H_2N-\overset{\overset{NH}{\|}}{C}-NH_2 + H_2O \xrightarrow[\Delta]{Ba(OH)_2} H_2N-\overset{\overset{O}{\|}}{C}-NH_2 + NH_3\uparrow$$

三、丙二酰脲

丙二酰脲（malonyl urea）为无色晶体，微溶于水。它可由脲和丙二酰氯在 NaOH 作用下制得。

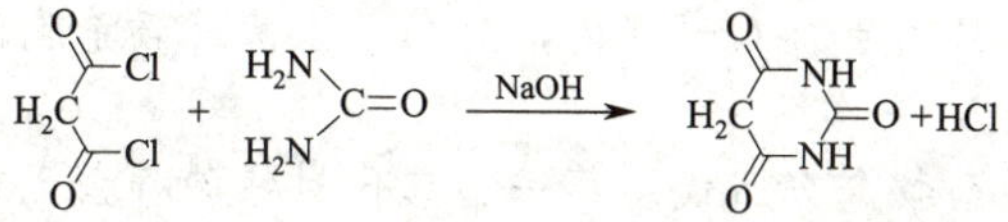

丙二酰脲从结构上看存在酮式和烯醇式的互变异构，如下所示。

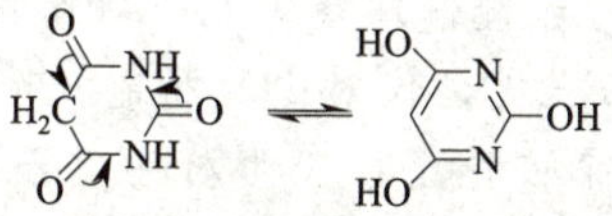

烯醇式表现出较强的酸性（$pK_a = 3.85$），强于乙酸，常称为巴比妥酸（barbituric acid）。巴比妥酸本身无生物活性，其分子中亚甲基上的两个氢原子被一些烃基取代后具有镇静、催眠、麻醉的作用，以下所示的是两种常见巴比妥（barbital）类药物，上面的是苯巴比妥，下面的是异戊巴比妥。

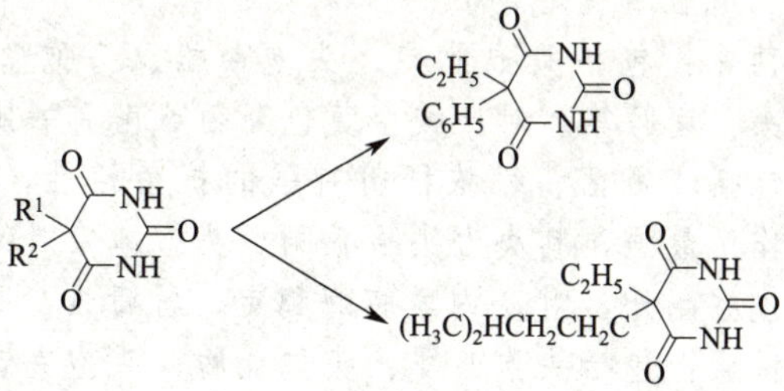

阅读材料

抗生素

1929 年，英国细菌学家弗莱明在培养皿中培养细菌时，发现从空气中偶然落在培养基上的青霉菌长出的菌落周围没有细菌生长，他认为是青霉菌产生了某种化学物质，分泌到培养基里抑制了细菌的生长。这种化学物质便是最先发现的抗生素——青霉素。在第二次世界大战期间，弗莱明和弗洛里、钱恩经过艰苦的努力，终于把青霉素提取出来制成了制服细菌感染的药品。

临床常用的抗生素包括β-内酰胺类、氨基糖苷类、大环内酯类、林可霉素类、多肽类、喹诺酮类、磺胺类、抗结核药、抗真菌药及其他抗生素。

(1) 青霉素类

青霉素G：临床上主要用于肺炎球菌、溶血性链球菌及厌氧菌感染，金黄色葡萄球菌和流感杆菌多数对其耐药。普鲁卡因青霉素G半衰期较青霉素长。青霉素V钾片耐酸，可口服，使用方便。

双氯西林：对产酸、耐青霉素G的金黄色葡萄球菌抗菌活性最强，对其他G+球菌较青霉素G差，对抗甲氧西林金黄色葡萄球菌（MRSA）无效。

阿莫西林：抗菌谱与氨苄青霉素相似，肺炎球菌、溶血性链球菌、肠球菌和流感杆菌对本药敏感，抗菌作用优于氨苄青霉素，但对假单胞菌无效。

广谱抗假单胞菌类：对G+球菌的抗菌作用与青霉素G相似，对G—杆菌（如大肠杆菌、变形杆菌、流感杆菌等）及假单胞菌有很强的抗菌作用，哌拉西林、阿洛西林、美洛西林抗菌活性更强。

抗G—杆菌类：只用于抗G—杆菌，对G+球菌及假单胞菌无效。

(2) 头孢菌素类

此类属广谱抗菌药物，分四代。第一、二代对绿脓杆菌无效，第三代部分品种及第四代对绿脓杆菌有效。

第一代头孢菌素：包括头孢噻吩、头孢氨苄、头孢唑林、头孢拉定。对产酸金黄色葡萄球菌、肺炎球菌、溶血性链球菌等G+球菌抗菌活性较第二、三代强，对G—杆菌的作用远不如第二、三代，仅对少数肠道杆菌有作用。对β-内酰胺酶稳定性差，对肾有一定毒性。对绿脓杆菌、变形杆菌、不动杆菌等无效。其中头孢唑林、头孢拉定较常用。

第二代头孢菌素：包括头孢呋辛、头孢克洛、头孢孟多、头孢替安、头孢美唑、头孢西丁等。对G+球菌包括产酸金黄色葡萄球菌抗菌活性与第一代相似或略弱，对G—杆菌较第一代强，但不如第三代。对流感杆菌有很强的抗菌活性，尤其是头孢呋辛和头孢孟多，对绿脓杆菌、沙雷菌、阴沟肠杆菌、不动杆菌无效。除头孢孟多外，对β-内酰胺酶稳定。

第三代头孢菌素：包括头孢他啶、头孢曲松、头孢噻肟、头孢哌酮、头孢地嗪、头孢甲肟、头孢克肟等。对产酸金黄色葡萄球菌有一定活性，但较第一、二代弱，对G—杆菌包括沙雷菌、绿脓杆菌有强的抗菌活性，其中头孢他啶抗菌谱更广，抗绿脓杆菌作用最强，其次为头孢哌酮。头孢地嗪对绿脓杆菌、不动杆菌、肠球菌无效。除头孢哌酮外，对β-内酰胺酶稳定，肾毒性少见。

第四代头孢菌素：包括头孢匹罗、头孢吡肟、头孢克定等。抗菌作用快，抗菌活力较第三代强，对G+球菌包括产酸金黄色葡萄球菌有相当活性。对G—杆菌包括绿脓杆菌与第三代相似。对耐药菌株的活性超过第三代。头孢匹罗对包括绿脓杆菌、沙雷菌、阴沟肠杆菌在内的G—杆菌的作用优于头孢他啶。头孢吡肟对G+球菌的作用明显增强，除黄杆菌及厌氧菌外，对本品均敏感，对β-内酰胺酶更稳定。

抗生素的作用原理有三种。一、它们进攻的是细菌制造细胞壁所需要的部件。一旦细胞壁受损，细菌细胞就会死亡，如青霉素。二、对于细胞而言，蛋白质至关重要。细菌细胞需要蛋白质来消化食物、构筑细胞壁、运动、繁殖、抵御入侵者等。抑制细菌合成蛋白质的抗生素直接作用于蛋白质合成的部件，使细菌严重受损，但它们对人体细胞的蛋白质合成没有多大影响，比如链霉素等。三、破坏它们的增殖过程。一旦细菌的生长受到了限制，它们的威胁就会大大降低，宿主便来得及积累足够的免疫反应清除它们。

服用头孢类抗菌药物是不能喝酒的。头孢类药物抑制了肝脏里的乙醛脱氢酶，该酶的水平高意味着解酒功能强，但是这种酶功能被抑制了，使得酒精在人体内氧化为乙醛后不能再继续氧化分解，从而导致乙醛在体内蓄积，引起乙醛中毒反应。出现心慌、脸红、血压下降等，严重者危及生命。

抗生素不能随意使用，服用之后也不能随便停止。因为当症状消退时可能还剩下一小部分菌没有完全消灭，这时候如果停药，那么这部分细菌生存下来之后会产生耐药性，当然如果过量，也会产生耐药性。再比如说抗菌药物需每隔4～8小时服用（每种药物半衰期不同，所需间隔时间不同），因为如果两次服药时间间隔太近，会造成药物在血液中的浓度太高，从而导致神经或肝、肾功能损伤；间隔太远，血液中药物浓度不够，对细菌的杀灭作用就会减弱，同样会产生耐药性。

本章小结

羧酸分子中羟基被其他原子或基团取代所生成的化合物称为羧酸衍生物。主要类型有酰卤、酸酐、酯和酰胺。

羧酸衍生物的命名，酰卤的命名是"酰基名"＋"卤素名"。酸酐的命名中，单酐是"羧酸名"＋"酐"，混酐是"简单羧酸名"＋"复杂羧酸名"＋"酐"。酯的命名中，一元醇的酯是某酸某（醇）酯，多元醇的酯是某醇某酸酯。酰胺的命名中，伯酰胺是"酰基名"＋"胺"，仲酰胺是"N-某基"＋"酰基名"＋"胺"，叔酰胺是N,N-二某基某酰胺、N-某基-N-某基某酰胺。

酰卤、酸酐、酯和酰胺的结构与羧酸类似，分子中都含有碳氧双键即羰基，与羰基相连的原子（X、O、N）上都有孤对电子与羰基的π键形成p-π共轭。不同羧酸衍生物中羰基的反应活性不一样，活性顺序为：酰卤＞酸酐＞酯＞酰胺。羧酸衍生物的化学性质主要有水解、醇解和氨解。羧酸衍生物的活性强，可转变为多种化合物，在合成中有着十分重要的作用。

习题

1. 命名下列化合物。

(1) $CH_3CH_2CH_2\overset{O}{\overset{\|}{C}}Cl$

(2) 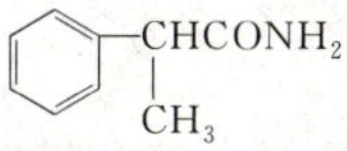 苯-CH(CH$_3$)-CONH$_2$

(3) 邻苯二甲酸酐

(4) 6-甲基-2-哌啶酮

(5) N,N-二甲基苯甲酰胺

(6) 苯-NHCOCH$_3$

(7) 丁二酰亚胺

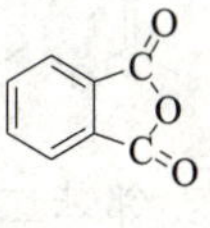

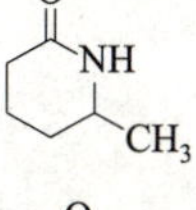

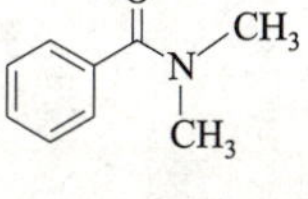

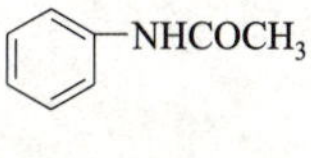

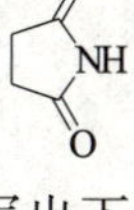

(8) $CH_3COOCH_2CH_3$

(9) 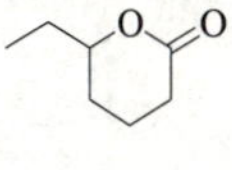 δ-戊内酯

2. 写出下列化合物的结构式。
(1) DMF　　(2) 水杨酸乙酯　　(3) N-乙基苯甲酰胺　　(4) 乙酰溴

(5) γ-丁内酯　　(6) 丙酸甲酯
(7) N-甲基-N-异丙基苯甲酰胺　　(8) 甲酰苄胺

3. 完成下列反应式，写出主要产物。

(1) 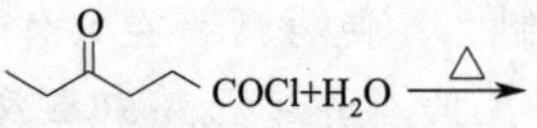 　　　COCl + H₂O →△

(2) 　　CH₂COOCH₃ / OOCCH₃ + H₂O →(OH⁻/△)

(3) 　　(邻苯二甲酸酐) + HOCH₂CH₃ →

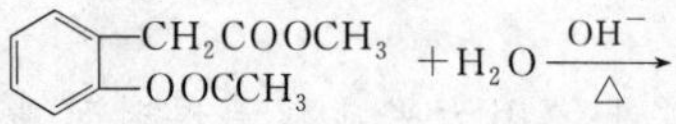

(4) 　　苯甲酸苄酯 + H₂O →(OH⁻/△)

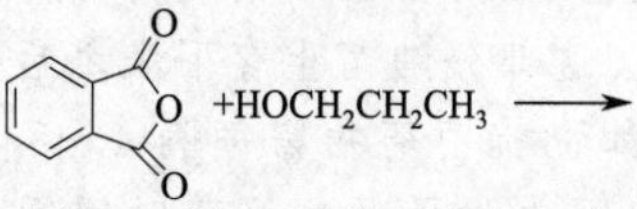

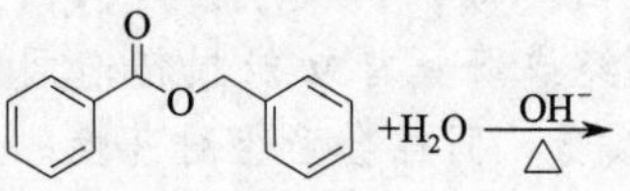

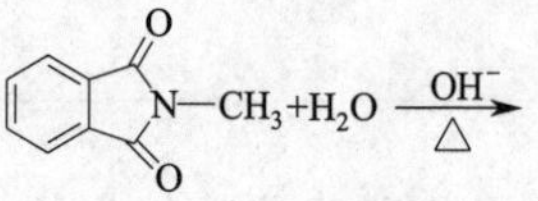

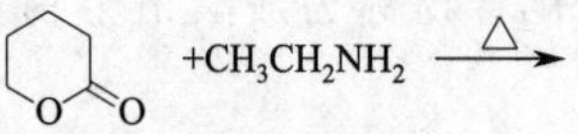

(5) 　　N-甲基邻苯二甲酰亚胺 + H₂O →(OH⁻/△)

(6) 　　δ-戊内酯 + CH₃CH₂NH₂ →△

(7) 　　乙酸酐 + CH₃CH₂CH₂NH- →

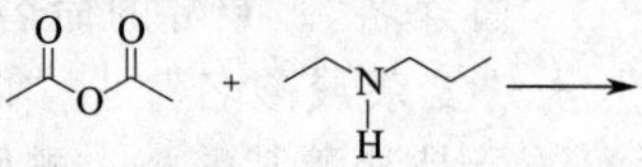

4. 按要求排序。

(1) 按反应活性由高到低的顺序排出下列羧酸衍生物的水解活性。

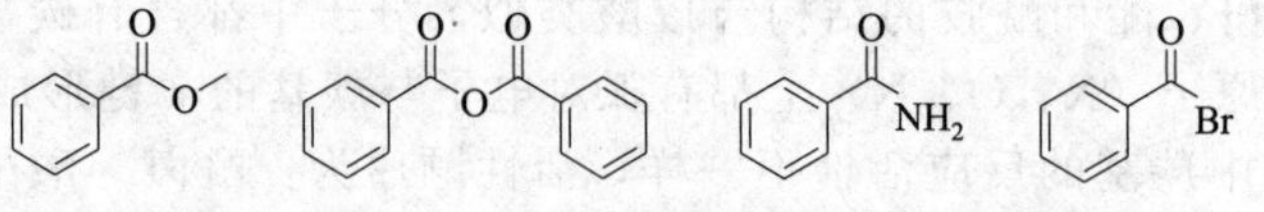

苯甲酸甲酯　　苯甲酸酐　　苯甲酰胺　　苯甲酰溴

(2) 按反应活性由高到低的顺序排出下列羧酸衍生物的醇解活性。

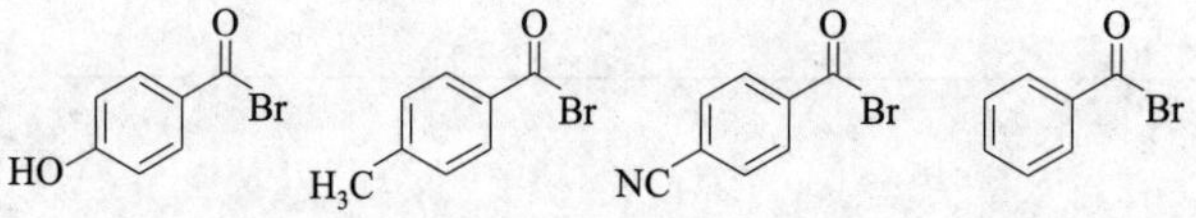

对羟基苯甲酰溴　　对甲基苯甲酰溴　　对氰基苯甲酰溴　　苯甲酰溴

(3) 按反应活性由高到低的顺序排出下列羧酸衍生物的氨解活性。

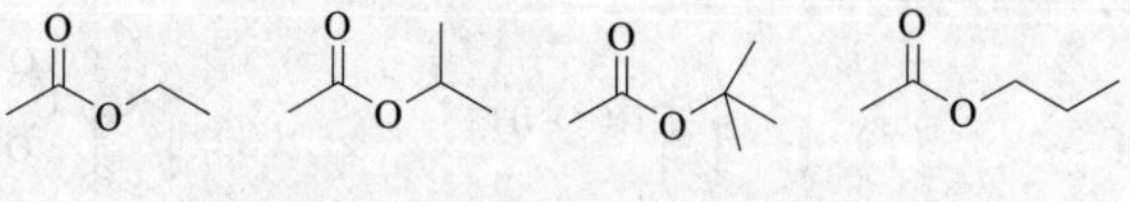

乙酸乙酯　　乙酸异丙酯　　乙酸叔丁酯　　乙酸丙酯

5. 解释实验现象：邻苯二甲酰亚胺溶于稀氢氧化钠溶液。

第二十一章
胺和生物碱

 本章要求

▶ 1. 认知目标

识别胺和生物碱，命名胺类化合物。

▶ 2. 技能目标

推衍胺的化学性质；根据胺的结构和空间效应判断胺类化合物的碱性；推衍重氮盐和偶氮化合物的化学性质。

▶ 3. 情感目标

列举临床上常见的解热镇痛类药物和生物碱；通过对胺和生物碱的介绍，引导学生用发展和批判性的思维来学习知识，加深对概念的内涵和外延的理解，形成较好的逻辑思维能力；通过介绍虎门销烟，使学生充分了解鸦片和毒品对社会的危害，远离毒品，培养学生爱国主义情怀。

———— 多巴胺与内啡肽 ————

多巴胺（dopamine）是什么？它是一种能带来能量和动力的神经传导物质，不仅能左右人们的行为，还参与情爱过程，激发人对异性情感的产生。此外，多巴胺与愉悦和满足感有关，当人们经历新鲜、刺激或具有挑战性的事情时，大脑中就会分泌多巴胺，在多巴胺的作用下，人们感觉爱的幸福。此外人们品尝巧克力或吃喜爱的食物时，所体验到的那种满足感，都是同样的机制在发生作用。

内啡肽（endorphin）亦称安多芬或脑内啡，是一种内成性（脑下垂体分泌）的类吗啡生物化学合成物激素。它能与吗啡受体结合，产生跟吗啡一样的止痛作用和欣快感。内啡肽可以帮助人保持年轻快乐的状态，所以内啡肽也被称为"快感激素"或者"年轻激素"。诺贝尔奖获得者罗杰·吉尔曼发现，人体产生内啡肽最多的区域以及内啡肽受体最集中的区域，是学习和记忆的相关区域，因此内啡肽可以提高学习成绩，加深记忆。内啡肽还能够调整不良情绪，调动神经内分泌系统，提高免疫力，缓解疼痛。在内啡肽的激发下，人能顺利入梦，消除失眠，身心处于轻松愉悦的状态中，免疫系统得以强化。内啡肽容易在体育运动中分泌，它可以消除一个人的负面情绪，让人充满活力，并且改变对自我的认知，变得积极向上，甚至可以改变外表，影响周围的人和环境。

胺是一类比较重要的含氮有机化合物,广泛存在于生物界。腐败蛋白质的臭味被认为是细菌作用释放出胺的关系,但是橄榄油的特殊香味也归功于胺。胺的许多衍生物具有多种生理活性,胺类和染料的关系十分密切,它是制备染料的重要原料之一。本章主要介绍胺和有关化合物的结构、化学性质以及生物碱的基本概念。

第一节 胺

一、分类和命名

氨分子中的氢原子部分或全部被烃基取代后的化合物,统称为胺(amine),胺可看作是氨的烃基衍生物。胺分子中氮原子上连有 1 个、2 个和 3 个烃基的胺分别称为伯胺(1°胺)、仲胺(2°胺)和叔胺(3°胺)。

$$\underset{\text{氨}}{NH_3} \quad \underset{\text{伯胺}}{RNH_2} \quad \underset{\text{仲胺}}{R_2NH} \quad \underset{\text{叔胺}}{R_3N}$$

其中,—NH_2 叫做氨基,—NH— 叫做亚氨基,—N— 叫做次氨基,它们分别是伯胺、仲胺和叔胺的官能团。

应该注意的是胺的分类与卤代烃和醇不同,后两者均根据官能团(卤素和羟基)所连接的碳不同分为伯、仲、叔卤代烃或醇,而胺则是以氮上所连接的烃基个数为分类标准,如异丙醇为仲醇、异丙基溴为仲卤代烃,而异丙胺却为伯胺。

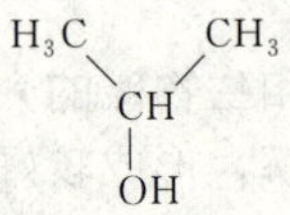

$$\underset{\text{仲醇}}{\underset{|}{\overset{H_3C}{\underset{OH}{\overset{}{\underset{|}{\overset{CH_3}{\underset{}{\overset{}{\underset{}{\overset{}{CH}}}}}}}}}}} \quad \underset{\text{仲卤代烃}}{\underset{|}{\overset{H_3C}{\underset{Br}{\overset{}{\underset{|}{\overset{CH_3}{\underset{}{\overset{}{CH}}}}}}}}} \quad \underset{\text{伯胺}}{\underset{|}{\overset{H_3C}{\underset{NH_2}{\overset{}{\underset{|}{\overset{CH_3}{\underset{}{\overset{}{CH}}}}}}}}}$$

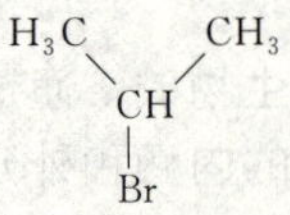

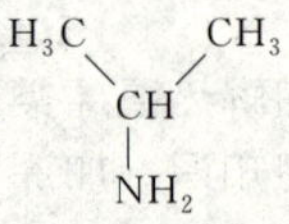

胺根据分子中氮原子直接相连的烃基的种类不同又可分为脂肪胺和芳香胺。胺分子中氮原子与芳环直接相连的为芳香胺,否则为脂肪胺。

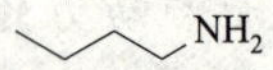

1-丁胺(脂肪胺) 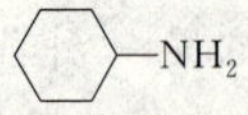　　环己胺(脂肪胺) 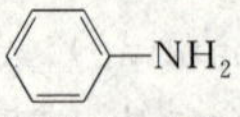　　苯胺(芳香胺)

胺根据分子中所含氨基的数目,还可分为一元胺、二元胺、多元胺。

CH_3NH_2　　$NH_2CH_2CH_2NH_2$　　1,2,3-苯三胺(多元胺)
甲胺(一元胺)　　乙二胺(二元胺)

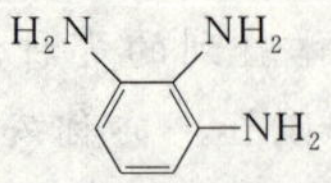

对于氢氧化铵和铵盐的四烃基取代物,分别称为季铵碱和季铵盐。

$$R_4N^+OH^- \qquad R_4N^+Cl^-$$
季铵碱　　　　季铵盐

简单胺的命名一般是以胺作为母体,在"胺"字前面加上烃基的名称和数目。如:

CH_3NH_2　　$CH_3CH_2NH_2$　　环己胺 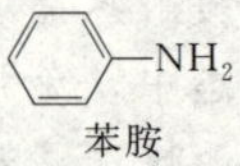　　苯胺
甲胺　　　　乙胺

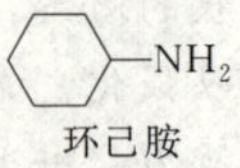

氮原子上连有两个或三个相同的烃基时,应用汉字"二"或"三"标明烃基的数

目。如：

$$CH_3CH_2NHCH_2CH_3$$
二乙胺

$$CH_3CH_2\underset{\underset{CH_2CH_3}{|}}{\overset{\overset{CH_2CH_3}{|}}{N}}CH_2CH_3$$
三乙胺

二苯胺

当胺中氮原子所连的烃基不相同时，应按优先基团后列出原则排列烃基，例如：

$$H_3C—NH—CH_2CH_3$$
甲乙胺

甲乙丙胺

若芳香胺的氮原子上连有脂肪烃基，命名时则以芳香胺作为母体，在脂肪烃基前加上字母"N"，表示该脂肪烃基是直接连在氮原子上的（也可按类似方法命名脂肪仲、叔胺）。如：

N-甲基苯胺 N,N-二甲基苯胺 N-甲基-N-乙基苯胺

复杂胺的命名可将氨基作为取代基，烃或其余结构部分作母体。如：

2-甲基-4-氨基己烷   3-二乙氨基戊烷

季铵盐、季铵碱的命名类似于无机铵类化合物。例如：

$(CH_3CH_2)_4N^+I^-$ $(CH_3CH_2)_3\overset{\overset{|}{CH_3}}{N^+}OH^-$

碘化四乙铵   氢氧化甲基三乙基铵

命名时要注意"氨""胺"和"铵"字的用法，表示基团时用"氨"，如氨基、亚氨基等；表示氨的烃基衍生物时用"胺"，如甲胺、乙胺等；表示季铵类化合物或氨的盐、胺的盐则用"铵"，如氢氧化四甲铵、碘化四乙铵、氯化铵、氯化甲铵等。

二、结构

实验证明，氨和胺分子具有三棱锥形的结构，其中氮的键角接近饱和碳的键角（图 21-1）。氨和胺分子中的氮原子为不等性 sp^3 杂化，其中三个具有单电子的 sp^3 杂化轨道分别与氢原子或碳原子形成了三个 σ 键，剩余的一个 sp^3 杂化轨道被一对孤对电子所占据。

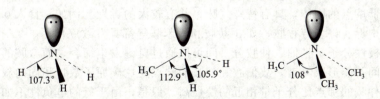

图 21-1　胺、甲胺和三甲胺的结构

苯胺中的氮原子仍为不等性 sp^3 杂化，但孤对电子所占据的轨道含有更多 p 轨道的成分。以氮原子为中心的四面体比脂肪胺中更扁平一些，H—N—H 所处平面与苯环平面存在

一个 39.4° 的夹角，并非处于一个平面。苯胺分子中 H—N—H 键角为 113.9°，较氨中 H—N—H 键角（107.3°）大。尽管苯胺分子中氮原子的孤对电子所占据的 sp^3 杂化轨道与苯环上的 p 轨道不平行，但仍能与苯环的大 π 键互相重叠，形成共轭体系（见图 21-2），使氮上的孤对电子离域到苯环，因此与脂肪胺的性质有很大不同。

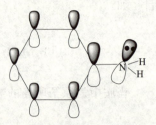

图 21-2　苯胺的结构

当胺分子中氮原子上连接有三个不同的原子或基团时，氮原子就成为手性中心，理论上应该存在对映异构现象，但两个对映体可以通过一个平面过渡态相互转变（如图 21-3 所示）。这种转变所需的能量较低，约为 $25kJ·mol^{-1}$，在室温下两个对映体能快速相互转化，所以不能在室温下将其对映体拆分开来。

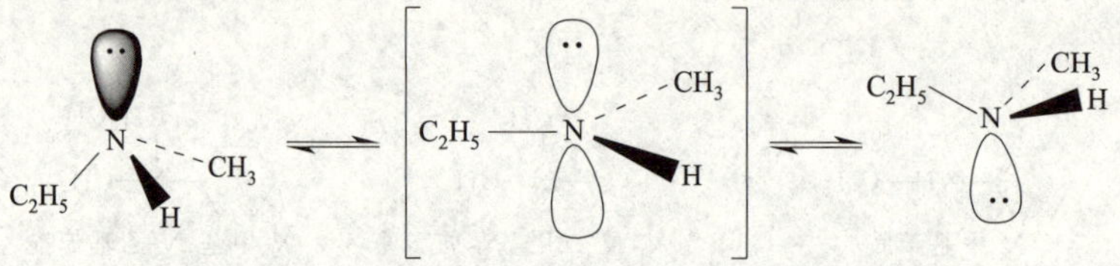

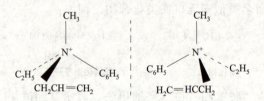

图 21-3　甲乙胺的一对对映体及通过过渡态相互转化

对于氮上连有四个不同基团的季铵盐或季铵碱，由于氮上的四个 sp^3 杂化轨道全部都用于成键，所以这种四面体结构不易发生构型转化，可以分离得到比较稳定的对映异构体。例如图 21-4 中的化合物就可以进行拆分而得到其左旋体和右旋体。

图 21-4　季铵盐正离子的对映异构体

三、物理性质

低级和中级脂肪胺在常温下为无色气体或液体，高级胺为固体。低级脂肪胺有难闻的气味。例如二甲胺和三甲胺有鱼腥味，肉和尸体腐烂后产生的 1,4-丁二胺（腐胺）和 1,5-戊二胺（尸胺）有恶臭。

许多胺有一定的生理作用。气态胺对中枢神经系统有轻微抑制作用，芳香胺多为高沸点的油状液体或低熔点的固体，具有特殊气味，并有较大的毒性。例如，食入 0.25mL 苯胺就可能引起严重中毒。许多芳香胺，如 β-萘胺和联苯胺等都具有致癌作用。

由于胺是极性分子，且伯、仲胺分子间可以通过氢键发生缔合，而叔胺的氮原子上不连氢原子，分子间不能形成氢键，故伯胺和仲胺的沸点要比碳原子数目相同的叔胺高。同样的道理，伯胺和仲胺的沸点比分子量相近的烷烃高。但是，由于氮的电负性不如氧的强，胺分子间的氢键比醇分子间的氢键弱，所以胺的沸点低于分子量相近的醇的沸点。

伯、仲、叔胺都能与水形成氢键，所以低级的脂肪胺可溶于水，随着烃基在分子中的比例增大，形成氢键的能力减弱，因此中级、高级胺及芳香胺微溶或难溶于水。胺大都能溶于有机溶剂。常见的胺的物理常数见表 21-1。

表 21-1　常见的胺的物理常数

名称	英文名称	结构简式	熔点/℃	沸点/℃
甲胺	methylamine	CH_3NH_2	−93.5	−6.3
二甲胺	dimethylamine	$(CH_3)_2NH$	−93	7.4
三甲胺	trimethylamine	$(CH_3)_3N$	−117	3.0
乙胺	ethylamine	$C_2H_5NH_2$	−81	16.6
二乙胺	diethylamine	$(C_2H_5)_2NH$	−48	56.3
三乙胺	triethylamine	$(C_2H_5)_3N$	−115	89.3
苯胺	aniline	$C_6H_5NH_2$	−6.3	184
N-甲基苯胺	N-methylaniline	$C_6H_5NHCH_3$	−57	196
N,N-二甲基苯胺	N,N-dimethylaniline	$C_6H_5N(CH_3)_2$	−3	194
邻甲苯胺	o-methylaniline	o-$CH_3C_6H_4NH_2$	−28	200
间甲苯胺	m-methylaniline	m-$CH_3C_6H_4NH_2$	−30	203
对甲苯胺	p-methylaniline	p-$CH_3C_6H_4NH_2$	44	200
邻硝基苯胺	o-nitroaniline	o-$NO_2C_6H_4NH_2$	71	284
间硝基苯胺	m-nitroaniline	m-$NO_2C_6H_4NH_2$	114	307（分解）
对硝基苯胺	p-nitroaniline	p-$NO_2C_6H_4NH_2$	148	332

四、化学性质

胺中的氮原子是不等性 sp^3 杂化，其中的一个 sp^3 杂化轨道具有一对孤对电子，在一定条件下给出电子，使胺中的氮原子成为碱性中心和亲核中心，胺的主要化学性质体现在这两个方面。

（一）碱性

胺与氨相似，由于氮原子上有孤对电子，容易接受质子形成铵离子，因而呈碱性。

$$RNH_2 + H_2O \rightleftharpoons RNH_3^+ + OH^-$$

胺的碱性强弱常用 K_b 或其负对数 pK_b 表示。K_b 愈大或 pK_b 愈小，则碱性愈强。胺在水溶液中的碱性是由烃基的电子效应、溶剂化效应以及烃基的空间效应共同决定的。常见的几种胺的碱性见表 21-2。

表 21-2　一些胺的碱性

胺	$pK_b(25℃)$	胺	$pK_b(25℃)$
NH_3	4.75	$CH_3CH_2CH_2NH_2$	3.39
CH_3NH_2	3.35	$(CH_3CH_2CH_2)_2NH$	3.09
$(CH_3)_2NH$	3.27	$(CH_3CH_2CH_2)_3N$	3.35
$(CH_3)_3N$	4.21	$C_6H_5NH_2$	9.40
$CH_3CH_2NH_2$	3.29	$C_6H_5NHCH_3$	9.15
$(CH_3CH_2)_2NH$	3.06	$C_6H_5N(CH_3)_2$	8.95
$(CH_3CH_2)_3N$	3.25	$(C_6H_5)_2NH$	12.80

脂肪胺中由于烃基的给电子诱导效应，氮原子上的电子云密度增高，结合质子的能力增强，碱性增强。氮原子上连接的烃基越多，碱性越强，故脂肪胺的碱性比氨强。芳香胺中由于氮原子上的孤对电子与苯环 π 键共轭，氮原子上的电子云密度降低，结合质子的能力降低，其碱性比氨弱，所以碱性强弱为：脂肪胺＞NH_3＞芳香胺。

芳香胺氮原子上所连的苯环越多，共轭程度越大，碱性也就越弱。因此，其碱性大小为：苯胺＞二苯胺＞三苯胺。取代芳香胺的碱性，取决于取代基的性质和相对位置，其中邻、对位影响较大。如取代基是给电子基则使芳香胺碱性增强，反之亦然。

胺在水溶液中的碱性还取决于铵正离子的稳定性。在铵正离子中，氮连的氢原子越多，与水形成氢键的数目越多，溶剂化程度越大，从而铵正离子就越稳定，胺的碱性也就越强。伯胺氮上的氢最多，其铵正离子最稳定，其次为仲胺、叔胺。若仅考虑溶剂化效应，脂肪胺的碱性强弱顺序为：伯胺＞仲胺＞叔胺。

胺的碱性还受到烃基的空间效应的影响，氮原子上连接的基团越多、越大，则使质子越不易与氮原子接近，碱性就越弱。如三苯胺，三个苯基连接在氮原子上，空间位阻很大，再加上共轭效应的影响，三苯胺的水溶液近于中性。

胺的水溶液碱性是由多种因素综合作用的结果，对于脂肪胺，仲胺的碱性最强，而伯胺和叔胺次之。至于伯胺和叔胺孰强孰弱，主要取决于上述三种效应的综合作用，例如三甲胺的碱性比甲胺弱，而三乙胺的碱性比乙胺强，所以在水溶液中，各类胺的碱性大小次序一般为：

脂肪仲胺＞脂肪（伯、叔）胺＞氨＞芳香胺

季铵碱是离子化合物，R_4N^+ 与 OH^- 之间是典型的离子键，在水中完全电离出氢氧根负离子，是强碱，其碱性与氢氧化钠相当，其性质也与氢氧化钠相似。例如，有强的吸湿性，能吸收空气中的二氧化碳，其浓溶液对玻璃有腐蚀作用等。季铵碱与酸中和后生成季铵盐：

$$R_4N^+OH^- + HX \longrightarrow R_4N^+X^- + H_2O$$

由于季铵盐是强酸强碱盐，所以它不能与强碱作用生成相应的季铵碱，而是建立如下平衡：

$$R_4N^+X^- + NaOH \rightleftharpoons R_4N^+OH^- + NaX$$

由于具有碱性，胺能与大多数酸作用生成铵盐，例如：

$$\text{C}_6\text{H}_5-NH_2 + HCl \longrightarrow \text{C}_6\text{H}_5-NH_3^+Cl^-$$

$$CH_3CH_2CH_2NH_2 + CH_3COOH \longrightarrow CH_3CH_2CH_2NH_2 \cdot CH_3COOH$$

胺的盐一般都是晶体，易溶于水和乙醇，难溶于非极性溶剂。由于胺是弱碱，所以胺的盐遇强碱又重新析出胺。

$$RNH_2 \xrightarrow{HCl} [RNH_3]^+Cl^- \xrightarrow{NaOH} RNH_2 + NaCl + H_2O$$

利用以上性质可以分离提纯胺。不溶于水的胺可以溶于稀酸形成盐，经分离后，再用强碱将胺由其盐中置换出来。

胺（特别是芳香胺）易被氧化，而胺的盐则比较稳定，所以医药上常将难溶于水的胺类药物制成盐，从而增加其水溶性和稳定性。例如将普鲁卡因（局部麻醉剂）制成盐酸普鲁卡因（普鲁卡因盐酸盐）。胺具有碱性，易与核酸及蛋白质的酸性基团发生作用。在生理条件下，胺易形成铵离子，其中氮原子又能参与氢键的形成，因此易与多种受体结合而显示出多种生物活性。

（二）酰化和磺酰化反应

伯胺和仲胺可以与酰氯、酸酐等酰化剂反应生成酰胺，这种反应称为胺的酰化反应。

$$\text{C}_6\text{H}_5-NH_2 + CH_3\overset{O}{\overset{\|}{C}}Cl \longrightarrow \text{C}_6\text{H}_5-NH-\overset{O}{\overset{\|}{C}}-CH_3 + HCl$$

$$\text{C}_6\text{H}_5\text{—NHCH}_3 + (\text{CH}_3\text{CO})_2\text{O} \longrightarrow \text{C}_6\text{H}_5\text{—N(CH}_3\text{)—COCH}_3 + \text{CH}_3\text{COOH}$$

叔胺氮原子上没有氢原子，所以不能发生酰化反应。

除甲酰胺外，其他酰胺在常温下大都是具有一定熔点的固体，它们在强酸或强碱的水溶液中加热很容易水解生成原来的胺，所以，利用酰化反应不但可以分离提纯各种胺的混合物，并且可以通过测定酰胺的熔点，鉴定未知的胺。

由于酰胺水解能生成原来的胺，所以酰化反应在有机合成中常用于氨基的保护，例如，苯胺硝化时，为了防止硝酸将苯胺氧化，故先将苯胺乙酰化，然后硝化，在苯环上引入硝基后，再水解除去乙酰基，则得到对硝基苯胺。

$$\text{C}_6\text{H}_5\text{—NH}_2 \xrightarrow{(\text{CH}_3\text{CO})_2\text{O}} \text{C}_6\text{H}_5\text{—NHCOCH}_3$$

$$\text{C}_6\text{H}_5\text{—NHCOCH}_3 \xrightarrow{\text{HNO}_3/\text{H}_2\text{SO}_4} \text{O}_2\text{N—C}_6\text{H}_4\text{—NHCOCH}_3 \xrightarrow[\triangle]{\text{H}_2\text{O}/\text{OH}^-} \text{O}_2\text{N—C}_6\text{H}_4\text{—NH}_2$$

常用的酰化试剂有乙酸酐、乙酰氯和苯甲酰氯。酰化反应在药物合成上也有重要应用。

伯胺和仲胺能与苯磺酰氯（或对甲苯磺酰氯）发生**磺酰化反应**，氮上的氢原子被苯磺酰基（或对甲苯磺酰基）取代，生成相应的磺酰胺，此反应叫做**兴斯堡（Hinsberg）反应**，例如：

$$\text{C}_6\text{H}_5\text{—SO}_2\text{Cl} + \text{C}_6\text{H}_5\text{—NH}_2 \longrightarrow \text{C}_6\text{H}_5\text{—SO}_2\text{NH—C}_6\text{H}_5$$
N-苯基苯磺酰胺

$$\text{H}_3\text{C—C}_6\text{H}_4\text{—SO}_2\text{Cl} + (\text{CH}_3)_2\text{NH} \longrightarrow \text{H}_3\text{C—C}_6\text{H}_4\text{—SO}_2\text{—N(CH}_3)_2$$
N,*N*-二甲基对甲苯磺酰胺

在伯胺生成的磺酰胺中，氮上还有一个氢原子，由于它受磺酰基强-I效应的影响而显酸性，故能溶于氢氧化钠或氢氧化钾溶液中。

$$\text{C}_6\text{H}_5\text{—SO}_2\text{NH—C}_6\text{H}_5 \xrightarrow{\text{NaOH}} [\text{C}_6\text{H}_5\text{—SO}_2\text{—N}^-\text{—C}_6\text{H}_5]\text{Na}^+$$
N-苯基苯磺酰胺钠

仲胺生成的磺酰胺，由于氮上没有氢，因而不溶于氢氧化钠或氢氧化钾溶液，呈固体析出。叔胺的氮原子上没有氢原子，故不能发生磺酰化反应。根据磺酰化反应的现象不同可以鉴别伯、仲、叔三种胺。

（三）与亚硝酸反应

用亚硝酸处理伯、仲、叔三种胺时，可获得不同的产物，因而此反应也可以用来鉴别这三类胺。由于亚硝酸不稳定，故在反应时一般用亚硝酸钠与盐酸或硫酸作用产生。

1. 伯胺与亚硝酸的反应

脂肪伯胺与亚硝酸反应时，生成极不稳定的脂肪族重氮盐，它甚至在低温下也立刻分解成醇或烯等混合物，因此，没有合成上的价值。但基于这个反应放出的氮气是定量的，故可用于氨基的定量分析。

$$\text{R—NH}_2 + \text{NaNO}_2 + \text{HCl} \longrightarrow \text{醇、烯、卤代烃等混合物} + \text{N}_2\uparrow$$

芳香伯胺与亚硝酸在低温（一般<5℃）及强酸水溶液中反应生成**芳香重氮盐**（aromatic diazonium salt），这一反应称为**重氮化反应**（diazotization）。

$$C_6H_5-NH_2 + NaNO_2 + 2HCl \xrightarrow{0\sim5℃} C_6H_5-\overset{+}{N}\equiv N Cl^- + NaCl + 2H_2O$$
氯化重氮苯（重氮苯盐酸盐）

芳香重氮盐易溶于水，这种盐的水溶液在低温下是稳定的，但在室温或者加热下即可分解成酚类并放出氮气。

2. 仲胺与亚硝酸的反应

脂肪仲胺和芳香仲胺与亚硝酸反应后生成黄色油状物或黄色固体 **N-亚硝基胺**：

$$(C_2H_5)_2N-H + HO-N=O \longrightarrow (C_2H_5)_2N-N=O + H_2O$$
N-亚硝基二乙胺

$$C_6H_5-\overset{H}{N}-C_6H_5 + HNO_2 \longrightarrow C_6H_5-\overset{N=O}{N}-C_6H_5 + H_2O$$
N-亚硝基二苯胺

N-亚硝基胺绝大多数不溶于水，而溶于有机溶剂。一系列的动物实验已证实 N-亚硝基胺类化合物有强烈的致癌作用，可引起动物多种器官和组织的肿瘤，现已被列为化学致癌物。

食物中若有亚硝酸盐，它能与胃酸作用，产生亚硝酸，后者与机体内一些具有仲胺结构的化合物作用，生成 N-亚硝基胺，能引起癌变。所以，在制作罐头和腌制食品时，如用亚硝酸钠作防腐剂和保色剂，就有可能对人体产生危害。实验表明，维生素 C 能将亚硝酸钠还原，阻断亚硝胺在体内的合成。

3. 叔胺与亚硝酸的反应

脂肪叔胺与亚硝酸作用生成不稳定的盐。该盐不稳定，易水解，与强碱作用则重新析出叔胺。

$$R_3N + HNO_2 \longrightarrow R_3\overset{+}{N}HNO_2^- \xrightarrow{NaOH} R_3N + NaNO_2 + H_2O$$

芳香叔胺由于二烷基氨基的强活化作用，芳环上电子云密度较高，易发生亲电取代反应。与亚硝酸反应生成对亚硝基胺，如对位被占据，则亚硝基取代在邻位。

$$C_6H_5-N(CH_3)_2 + HNO_2 \longrightarrow (CH_3)_2N-C_6H_4-NO$$
N,N-二甲基-4-亚硝基苯胺（翠绿色）

N,N-二甲基-4-亚硝基苯胺在强酸性条件下实际形成的是一个具有醌式结构的橘黄色的盐，只有用碱中和后才会得到翠绿色的 **C-亚硝基化合物**。

$$(CH_3)_2N-C_6H_4-N=O \underset{OH^-}{\overset{H^+}{\rightleftharpoons}} (CH_3)_2\overset{+}{N}=C_6H_4=N-OH$$
翠绿色　　　　　　橘黄色

由于脂肪族及芳香族伯、仲、叔胺与亚硝酸的反应产物不同，现象有明显差异，故可以用这些反应鉴别胺类。

（四）苯胺的亲电取代反应

芳胺氨基的给电子共轭效应使苯环上电子云密度升高，因此芳胺的苯环上容易发生亲电取代反应。如苯胺与溴水反应，常温下会立即生成 **2,4,6-三溴苯胺白色沉淀**，利用此性质可以鉴别和定量分析苯胺。

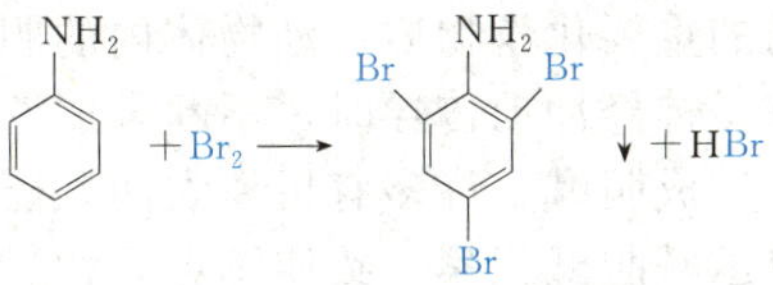

$$\text{C}_6\text{H}_5\text{NH}_2 + \text{Br}_2 \longrightarrow \text{2,4,6-tribromoaniline} \downarrow + \text{HBr}$$

反应定量进行,可用于芳胺的鉴定和定量分析。若只要一卤代,则需要将氨基酰化,以降低其活化能力。例如:

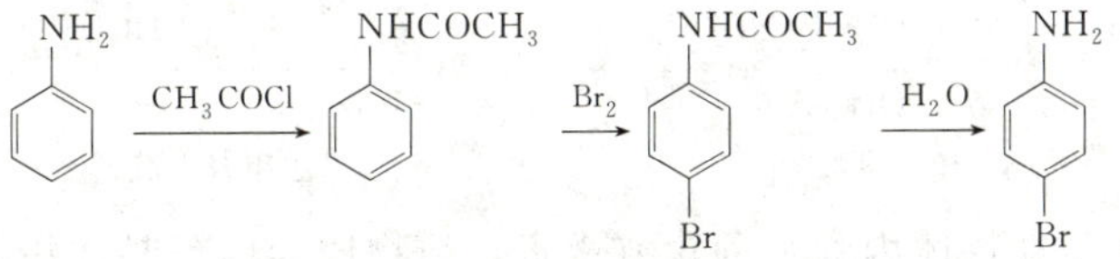

$$\text{PhNH}_2 \xrightarrow{\text{CH}_3\text{COCl}} \text{PhNHCOCH}_3 \xrightarrow{\text{Br}_2} \text{4-Br-C}_6\text{H}_4\text{NHCOCH}_3 \xrightarrow{\text{H}_2\text{O}} \text{4-Br-C}_6\text{H}_4\text{NH}_2$$

五、代表化合物

1. 乙二胺

乙二胺($H_2NCH_2CH_2NH_2$)是无色黏稠液体,沸点117.2℃,有类似于氨的气味,能溶于水和乙醇。它是制备药物、乳化剂、离子交换树脂和杀虫剂的原料,也可作为环氧树脂的固化剂。

乙二胺四乙酸是乙二胺的衍生物,简称EDTA,是分析化学中一种重要的络合剂,用于多种金属离子的络合滴定,它可用乙二胺和氯乙酸来合成:

$$NH_2CH_2CH_2NH_2 + 4ClCH_2COOH \xrightarrow[2. H^+]{1. NaOH} \begin{array}{c} CH_2N(CH_2COOH)_2 \\ | \\ CH_2N(CH_2COOH)_2 \end{array}$$

乙二胺四乙酸(EDTA)

2. 苯胺

苯胺存在于煤焦油中。新蒸馏的苯胺是无色油状液体,沸点184.4℃,易溶于有机溶剂,有毒。长期放置后会因氧化而呈黄、红、棕色等,有色的苯胺可以通过蒸馏来精制。苯胺可由硝基苯还原得到:

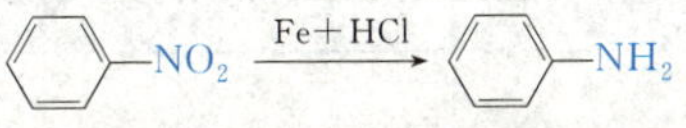

$$\text{C}_6\text{H}_5\text{NO}_2 \xrightarrow{Fe + HCl} \text{C}_6\text{H}_5\text{NH}_2$$

苯胺是合成染料和药物的重要原料,例如,苯胺盐酸盐用重铬酸钠或三氯化铁等氧化剂氧化可得到黑色的染料苯胺黑,用于涂刷实验桌面,有较好的耐酸和耐碱性。另外,像除草剂苯胺灵和氯苯胺灵也是以苯胺为主要原料合成的。

3. 胆胺和胆碱

胆胺(乙醇胺,$HOCH_2CH_2NH_2$)和胆碱(氢氧化三甲基羟乙基铵,[$HOCH_2CH_2N^+(CH_3)_3$]OH^-)常以结合状态存在于动植物体内,是磷脂类化合物的组成成分。胆胺为无色黏稠状液体,是脑磷脂水解的产物之一。胆碱是吸湿性很强的无色晶体,易溶于水和乙醇等极性溶剂中,是卵磷脂的水解产物之一,由于最初是从胆汁中发现的,所以叫胆碱。胆碱能调节肝中脂肪的代谢,有抗脂肪肝的作用。它的盐酸盐氯化胆碱[$(CH_3)_3N^+CH_2CH_2OH$]Cl^-是治疗脂肪肝和肝硬化的药物。胆碱与乙酸在胆碱酯酶的作用下发生酯化反应生成乙酰胆碱。

$$H_3C-\underset{\underset{O}{\parallel}}{C}-OCH_2CH_2\overset{+}{N}(CH_3)_3\ OH^-$$

乙酰胆碱是传导神经冲动的重要化学物质。动物体内的胆碱酯酶既能催化胆碱与乙酸合成乙酰胆碱，又能促进其水解。神经冲动传导时，不断合成乙酰胆碱；冲动停止，乙酰胆碱又在胆碱酯酶的作用下水解，生成胆碱。许多有机磷农药，能强烈抑制胆碱酯酶的作用，从而破坏神经的传导功能，造成乙酰胆碱积累，致使昆虫死亡。有机磷农药对高等动物有同样的毒害作用，所以使用时要注意人畜安全。

4. 肾上腺素和拟肾上腺素

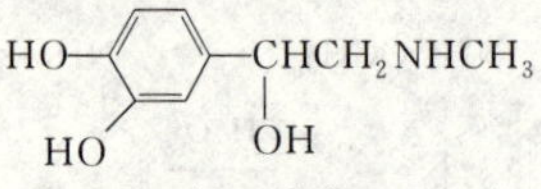

肾上腺素 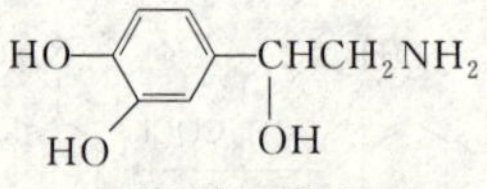　　　去甲肾上腺素

肾上腺素是存在于动物体内的一种含氮激素，纯物质为白色晶体粉末，在空气中颜色变深，熔点为211～212℃，有旋光性，难溶于水、乙醇及氯仿，可溶于酸和碱溶液中。拟肾上腺素有许多种，它们是激动肾上腺素受体的药物，又称为 β-受体兴奋剂。肾上腺素和拟肾上腺素类化合物是生命活动中非常重要的物质，具有收缩血管、升高血压、扩大瞳孔、舒张支气管及肠胃肌和加速心率等作用，临床上主要用作升压药、平喘药、抗心律失常药、治疗鼻充血药等。

5. 新洁尔灭

新洁尔灭即溴化二甲基十二烷基苄铵，简称溴化苄烷铵，属于季铵盐类。

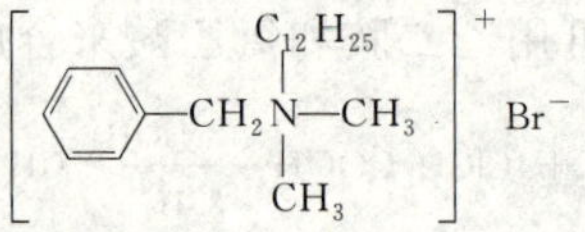

新洁尔灭在常温下为淡黄色的黏稠液体，具有很强的吸湿性，易溶于水或醇中，其水溶液呈碱性。新洁尔灭是含有长链烷基的季铵盐，属于阳离子型表面活性剂，有去污、清洁、抑菌、杀菌的作用，临床上用于皮肤、器皿和术前的消毒。

第二节　重氮盐和偶氮化合物

重氮和偶氮化合物都含有"—N_2—"官能团，该官能团的两端均与烃基相连的化合物称为**偶氮化合物**。例如：

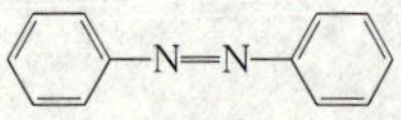

偶氮苯 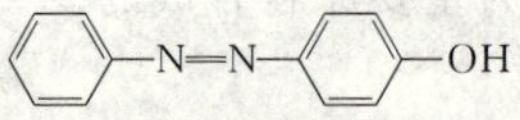　　　对羟基偶氮苯　　　偶氮甲烷

若该官能团的一端与烃基相连，另一端与其他原子（非碳原子）或原子团相连的化合物，称为**重氮化合物**。例如：

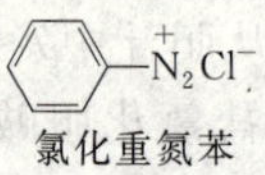

氯化重氮苯 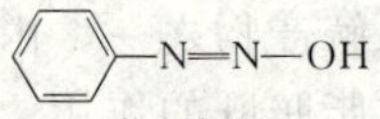　　　苯重氮酸

重氮和偶氮化合物在药物合成、分析及染料工业上有广泛的用途。

一、芳香族重氮盐的结构及制备

重氮盐是离子型化合物，具有盐的特点，易溶于水，不溶于有机溶剂。其结构表示为

[ArN≡N]⁺X⁻ 或简写成 ArN₂⁺X⁻。在重氮正离子中 C—N⁺≡N 呈直线形，氮原子是以 sp 杂化成键，芳环的 π 轨道和重氮离子的 π 轨道形成共轭体系，使芳香重氮盐在低温下、强酸介质中能稳定存在数小时。苯重氮正离子的结构如图 21-5 所示。

重氮盐的稳定性与它的酸根及苯环上的取代基有关，硫酸重氮盐比盐酸重氮盐稳定，氟硼酸重氮盐（Ar—N₂⁺BF₄⁻）稳定性更高。苯环上连有吸电子基团如卤素、硝基、磺酸基等会增加重氮盐的稳定性。干的重氮盐极易爆炸，但水溶液无此危险，所以一般重氮化反应都要在低温酸性水溶液中进行，制得的重氮盐就不再分离，直接用于下一步反应。

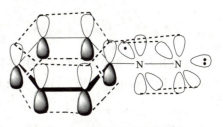

图 21-5 苯重氮正离子的结构

芳香族重氮盐是通过重氮化反应来制备的。制备时，通常先将芳香伯胺溶于过量的盐酸（或硫酸）中，冰水浴（0~5℃）中在不断搅拌下逐渐加入亚硝酸钠溶液，直到溶液对淀粉碘化钾试纸呈蓝色为止，表明亚硝酸过量，反应完成。例如制备硫酸氢重氮苯的反应：

C₆H₅—NH₂ + NaNO₂ + 2H₂SO₄ $\xrightarrow{0~5℃}$ C₆H₅—N⁺≡NHSO₄⁻ + NaHSO₄ + 2H₂O

二、芳香重氮盐的性质

芳香族重氮盐是重要的合成中间体，它的化学性质活泼，可发生许多反应，最重要的两类反应是放氮反应和留氮反应。

1. 重氮基被取代的反应（放氮反应）

芳香重氮离子中的重氮基带正电荷，强烈地吸引电子，使 C—N 键的极性增强，易断裂放出氮气，重氮基则可被羟基、卤素、氰基和氢原子等取代。由于放出氮气，故也称为放氮反应。利用这一反应，可以从芳香烃开始合成一系列芳香族化合物。

C₆H₅—N⁺≡NHSO₄⁻

- $\xrightarrow{H_2O/H^+, \triangle}$ C₆H₅—OH + N₂↑
- $\xrightarrow{CuX+HX, \triangle}$ C₆H₅—X + N₂↑ (X=Cl, Br)
- $\xrightarrow{CuCN+KCN, \triangle}$ C₆H₅—CN + N₂↑
- $\xrightarrow{H_3PO_2+H_2O}$ C₆H₆ + N₂↑

利用重氮盐的水解反应可使重氮基变成羟基，在芳香重氮盐的水解反应中，宜用硫酸重氮盐，而不用盐酸重氮盐，原因是盐酸重氮盐会带来卤素取代的副产物。重氮盐的水解反应必须在强酸性溶液中进行，以免生成的酚与未水解的重氮盐发生偶联反应。

将重氮盐与碘化钾水溶液一起加热，不需要催化剂，重氮基就很容易被碘取代，生成芳香碘化物，同时放出氮气。氯离子和溴离子的亲核能力较弱，因此用同样的方法很难将氯、溴引入苯环，但在氯化亚铜或溴化亚铜的催化下，重氮盐在氢卤酸溶液中加热，重氮基可分别被氯和溴原子取代，生成芳香氯化物或溴化物。

重氮盐与氰化亚铜的氰化钾水溶液作用，重氮基被氰基取代，生成芳香腈。

芳香重氮盐在亚铜盐的催化下，生成氯化物、溴化物和氰化物的反应，称为桑德迈尔（Sandmeyer）反应，该反应的机理一般认为是自由基反应。如：

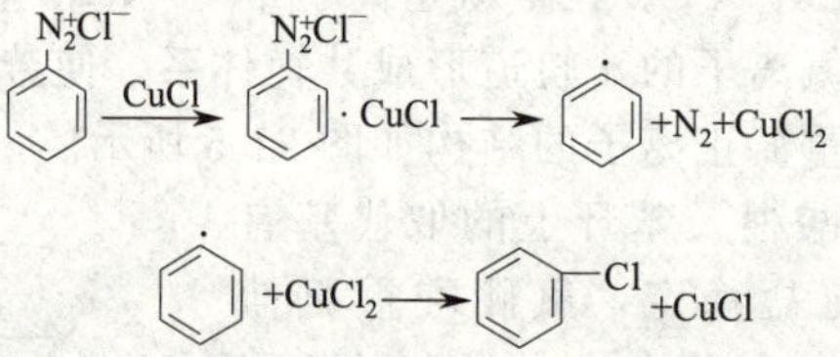

$$\underset{}{\underset{}{C_6H_5N_2^+Cl^-}} \xrightarrow{CuCl} [C_6H_5N_2^+Cl^- \cdot CuCl] \longrightarrow C_6H_5\cdot + N_2 + CuCl_2$$

$$C_6H_5\cdot + CuCl_2 \longrightarrow C_6H_5Cl + CuCl$$

重氮盐与次磷酸反应时，重氮基被氢原子取代，放出氮气，这个反应可以除去苯环上的氨基，例如，由甲苯合成 3,5-二溴甲苯。

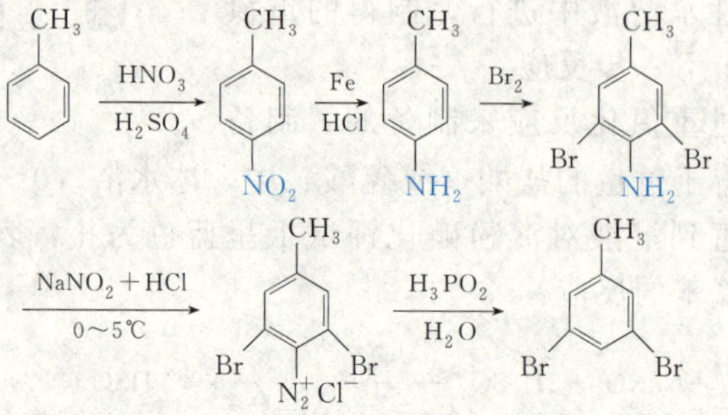

$$\text{甲苯} \xrightarrow[H_2SO_4]{HNO_3} \text{对硝基甲苯} \xrightarrow[HCl]{Fe} \text{对氨基甲苯} \xrightarrow{Br_2} \text{2,6-二溴-4-氨基甲苯}$$

$$\xrightarrow[0\sim5℃]{NaNO_2+HCl} \text{重氮盐} \xrightarrow[H_2O]{H_3PO_2} \text{3,5-二溴甲苯}$$

2. 偶联反应（留氮反应）

重氮盐在一定条件下可与酚或芳香胺发生反应，由偶氮基（—N═N—）将两个芳环连接起来，生成有颜色的偶氮化合物（azocompound），此类反应称为偶联反应（coupling reaction）。在此类反应中，重氮正离子作为亲电试剂与活泼的芳环发生亲电取代反应，故芳环上的电子云密度越大，越有利于偶联反应的发生。

重氮盐与酚的偶联反应在弱碱性条件下进行最快。

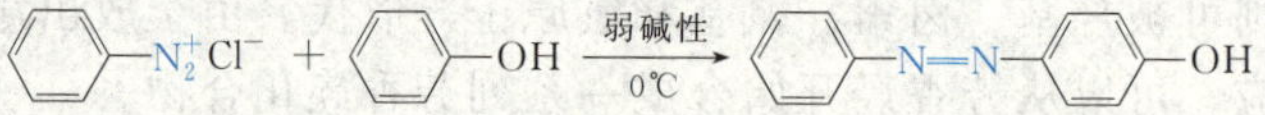

$$C_6H_5N_2^+Cl^- + C_6H_5OH \xrightarrow[0℃]{\text{弱碱性}} C_6H_5-N=N-C_6H_4-OH$$
对羟基偶氮苯（橘黄色）

因为酚在弱碱性溶液中转变成酚盐，芳氧负离子（Ar—O⁻）参与反应，此氧负离子比—OH 更强烈地供电子给芳环，使芳环的电子云密度增大，反应加快。但是，溶液的碱性不能太强，这是因为若在强碱性溶液中（pH＞10），重氮盐转变成重氮酸及重氮酸盐，就不能起偶联作用了。

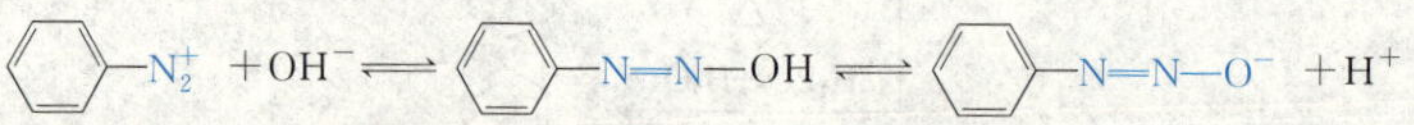

$$C_6H_5-N_2^+ + OH^- \rightleftharpoons C_6H_5-N=N-OH \rightleftharpoons C_6H_5-N=N-O^- + H^+$$
重氮酸（pH 为 9~11） 　　重氮酸盐（pH 为 11~13）

重氮盐与芳香胺一般在弱酸性或中性条件下反应。例如：

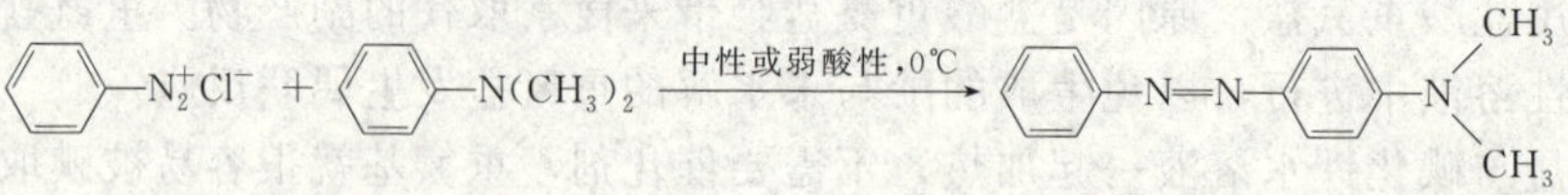

$$C_6H_5N_2^+Cl^- + C_6H_5N(CH_3)_2 \xrightarrow{\text{中性或弱酸性,0℃}} C_6H_5-N=N-C_6H_4-N(CH_3)_2$$
对二甲氨基偶氮苯（4-二甲氨基偶氮苯）

反应的最佳 pH 为 5~7，这是因为胺类在中性或弱酸性溶液中主要以游离胺的形式存在，这时胺的芳环上电子云密度较大，反应较快。溶液的酸性太强，芳香胺与酸作用生成铵盐，带正电荷的基团使芳环上的电子云密度降低，不利于偶联反应。

重氮盐与芳香胺或酚的偶联反应受电子效应和空间效应的影响，通常发生在羟基或氨基的对位，当对位被其他取代基占据时则发生在邻位。

偶氮芳烃有鲜艳的颜色，这是因为偶氮键—N=N—使两个芳环共轭，大大扩展了π电子的离域范围，使得该化合物在可见光区域吸收光，因而显示颜色。偶氮芳烃现已广泛用来作为染料。

第三节 生物碱

一、生物碱概述

生物碱（alkaloid）是一类存在于生物体内，具有显著生理活性的含氮有机化合物，大多具有碱性。除个别生物碱外，它们都是含氮杂环化合物的衍生物。

生物碱主要存在于植物中，所以又称植物碱。至今分离出的生物碱已有数千种。一种植物中可以含有多种生物碱。同一科的植物所含生物碱的结构往往相似。在植物体内，生物碱一般与有机酸（草酸、乙酸、乳酸、苹果酸等）或无机酸（磷酸、硫酸等）结合成盐而存在于不同器官中，也有少数以酯、糖苷、酰胺或游离碱的形式存在。

很多生物碱对人体或家畜是有效的药物，如麻黄素、黄连素、阿托品等。当归、甘草、贝母、麻黄、黄连等许多中草药的有效成分都是生物碱。我国对中草药生物碱的研究已取得了显著成果，目前用于临床的生物碱有100种以上，如颠茄中的莨菪碱，其外消旋体就是阿托品，临床上用阿托品作抗胆碱药，也可用于治疗平滑肌痉挛、十二指肠溃疡以及用作有机磷农药中毒的解毒剂。黄连中的小檗碱，又称黄连素，属于异喹啉类生物碱，可作为广谱抗菌药，对多种革兰氏阳性菌及阴性菌有抑制作用，临床上用于治疗痢疾、胃肠炎等。麻黄中的麻黄碱可用于平喘。但也有一些生物碱使人成瘾，如吗啡（morphine）、可待因（codeine）和海洛因（heroin）等，特别是海洛因，其成瘾性为吗啡的3~5倍，它从不作为药使用，是对人类危害最大的毒品之一。

二、生物碱的一般性质和提取方法

多数生物碱是无色有苦味的晶体，分子中含有手性碳原子，具有旋光性。能溶于氯仿、乙醇、乙醚等有机溶剂，不溶或难溶于水，但其盐类一般易溶于水。生物碱可被许多试剂沉淀或与之发生颜色反应。能使生物碱沉淀的试剂有单宁、苦味酸、磷钼酸、磷钨酸、I_2+KI、HgI_2+KI等，能与生物碱发生颜色反应的试剂有硫酸、硝酸、甲醛、氨水、高锰酸钾、重铬酸钾等。这些试剂统称为生物碱试剂，它们常用于检验生物碱的存在。

从植物中提取生物碱，通常是把含有生物碱的植物切碎，用稀酸（盐酸或硫酸）处理，使生物碱成为无机盐而溶于水中，再在此溶液中加入氢氧化钠使生物碱游离出来，最后用有机溶剂提取，蒸出溶剂便得到较纯的生物碱。在某些情况下，也可用碱直接处理切碎的植物，游离出生物碱，然后再用有机溶剂萃取。有些生物碱（如烟碱）可随水蒸气挥发，因此可用水蒸气蒸馏法提取，个别生物碱（如咖啡碱）则可用升华的方法来提取。

三、常见生物碱

大部分生物碱分子中含有杂环结构，并具有碱性，另有部分生物碱分子中不含杂环，还有一些生物碱的结构尚未确定。常见重要生物碱的名称、结构、存在、性质和用途见表21-3。

表 21-3　常见生物碱举例

名称	结构式	存在	性质和用途
麻黄碱	（脂肪仲胺）	麻黄	左旋麻黄碱为无色晶体，熔点 38℃，易溶于水和乙醇，有平喘、止咳、发汗的药理功能
秋水仙碱	（含酰胺结构）	秋水仙	浅黄色针状晶体，熔点 155～157℃，易溶于氯仿，不溶于乙醚。毒性很大。临床可以用来治疗皮肤癌和乳腺癌
含杂环的生物碱			
烟碱（尼古丁）	（含吡啶环和四氢吡咯环）	烟草	无色液体，沸点 247℃，左旋。味苦，可溶于水，有毒，可作农业杀虫剂
莨菪碱	（含氢化吡咯环和氢化吡啶环）	茄科：颠茄、曼陀罗、天仙子	白色结晶，难溶于水，易溶于酒精。具有镇痛及解痉挛作用，常用作麻醉前给药，眼科中常用来扩大瞳孔，能抢救有机磷中毒
小檗碱（黄连素）	（含异喹啉环、季铵碱）	黄连、黄柏	黄色结晶，味极苦，熔点 145℃，易溶于水，系抗菌药物

阅读材料

毒品——可怕的蓝色妖姬

1838 年 12 月，林则徐受命为钦差大臣，赴广东虎门销烟。1839 年 6 月 3 日，林则徐下令，在虎门海滩当众销毁鸦片，历时 23 天，销毁鸦片 19187 箱和 2119 袋，总量 2376254 斤。这一壮举鼓舞了中国人民的志气，削弱了外国侵略者的威风，中国人民永远记住了他的英名。自那以后，吸毒、贩毒受到一定程度的抑制，新中国成立后，吸毒被禁止。自 20 世纪 80 年代以来，世界毒品大潮再次袭击中国，毒品问题重新成为人们所关注的社会问题之一。近年来，禁毒人民战争取得了显著成效，有效遏制了毒品来源、毒品危害和新吸毒人员的滋生，禁毒斗争形势明显好转，但禁毒工作任务仍然繁重艰巨。

毒品按来源可以分为两大类，第一类是传统麻醉毒品，主要是从罂粟等植物中提取出来的。常见的传统毒品主要有鸦片、吗啡、海洛因、大麻、可卡因。第二类是合成毒品，也叫新型毒品。苯异丙胺（benzedrine，amphetamine），化学名 1-苯基-2-丙胺，于 1887 年首次合成，是第一个合成的兴奋剂。近年来，一些更新的化合物（如 N-甲基苯异丙胺）替代了传统的苯丙胺，但由于它们具有成瘾性和致幻性，已将它们列入一类精神药品进行管制。

$$\underset{\text{苯异丙胺}}{C_6H_5-CH_2CHNH_2\atop |\atop CH_3} \qquad \underset{N\text{-甲基苯异丙胺}}{C_6H_5-CH_2CHNHCH_3\atop |\atop CH_3}$$

N-甲基苯异丙胺是一种无味透明晶体，又称"冰毒"，是国际、国内严禁的毒品。它对人体心、肺、肝、肾及神经系统有严重的损害作用，吸食或注射 0.2g 即可致死。它成瘾性强，一般吸食 1~2 周，即产生严重的依赖性。为了民族的昌盛、社会的安定，我们一定要远离毒品。

本章小结

胺是氨的烃基取代物。根据与氮原子直接相连的烃基的种类不同，胺分为脂肪胺和芳香胺；根据氮原子上连接的烃基数目不同，胺分为伯胺、仲胺、叔胺；根据分子中所含氨基数目不同，胺还可以分为一元胺、二元胺和多元胺。简单胺的命名是在"胺"字前加上烃基名称，称"某胺"；芳香胺以芳胺为母体，脂肪烃基作为取代基写在母体名称前；复杂胺则将氨基作为取代基，以烃或其他官能团为母体来命名；季铵类化合物的命名与无机铵盐或氢氧化铵的命名相似。

脂肪胺具有与氨类似的结构；苯胺分子中氮原子的孤对电子所占的轨道与苯环的 π 轨道具有类似 p-π 共轭体系的结构特点。胺的水溶液呈碱性。胺的碱性强弱是电子效应、水的溶剂化效应和空间效应共同作用的结果，胺类化合物的碱性强弱顺序为：季铵碱＞脂肪胺＞氨＞芳香胺。

胺是亲核试剂，能与酰卤或酸酐发生酰化反应，与苯磺酰氯或对甲苯磺酰氯发生磺酰化反应。伯、仲、叔胺与亚硝酸反应各不相同，脂肪胺和芳香胺也有差异。脂肪伯胺与亚硝酸反应生成醇以及烯、卤代烃等，并有氮气放出；芳香伯胺与亚硝酸在低温（一般＜5℃）及过量强酸水溶液中反应生成芳香重氮盐。脂肪仲胺和芳香仲胺与亚硝酸反应，都是在氮上引入亚硝基，生成 N-亚硝基化合物。脂肪叔胺与亚硝酸反应生成不稳定易水解的盐。芳香叔胺与亚硝酸反应，容易进行亲电取代反应，取代反应优先发生在氨基对位，当对位被其他取代基占据时则发生在邻位，生成 C-亚硝基化合物。

重氮盐在不同的条件下可以被羟基、氰基、卤素、氢原子等取代，生成酚类化合物、芳腈、卤代苯、苯等，同时放出氮气，所以这类反应也称为放氮反应。重氮盐能与活泼的酚或芳胺作用，通过偶氮基（—N＝N—）将两者连接起来，生成一类有颜色的偶氮化合物，该反应称为偶联反应，也称留氮反应。

生物碱又称植物碱，是一类含氮碱性有机化合物。大多数游离生物碱均不溶或难溶于水，易溶于有机溶剂。生物碱盐的溶解性与生物碱相反。生物碱盐遇较强的碱，仍可变为不溶于水的生物碱。生物碱遇一些试剂能发生沉淀反应或产生不同的颜色，可利用这些来鉴别生物碱。

习题

1. 命名下列化合物。

(1) $CH_3CH_2N(CH_3)_2$

(2) 苯基-N(CH₃)(CH₂CH₃)

(3) 3,4-二甲基-N-甲基苯胺 H_3C-、H_3C-取代的 -NHCH₃

(4) 环己基-N(CH₃)(CH₂CH₃)

2. 写出下列化合物的结构式。

(1) 胆碱　(2) 4-甲基-1,3-苯二胺　(3) 2-氨基乙醇　(4) N,N-二甲基苯胺

(5) 4-羟基-4′-溴偶氮苯　(6) 碘化四异丙铵　(7) N-甲基苯磺酰胺

(8) 对氨基苯磺酰胺　(9) 氢氧化四丁铵　(10) 邻苯二甲酰亚胺

3. 将下列各组化合物按碱性强弱次序排列。

(1) 乙胺、氨、苯胺、二苯胺、N-甲基苯胺

(2) 苯胺、乙酰苯胺、苯磺酰胺、N-甲基乙酰苯胺

(3) 对甲苯胺、苄胺、2,4-二硝基苯胺、对硝基苯胺

(4) 苯胺、乙酰苯胺、邻苯二甲酰亚胺、氢氧化四甲铵

4. 完成下列反应方程式。

(1) 苯基-NHCH₂CH₃ + HNO₂ ⟶

(2) H_3CO-苯基-NHCH₂CH₃ $\xrightarrow{CH_3COCl}$

(3) Br-苯基-苯基-NO_2 $\xrightarrow{?}$ Br-苯基-苯基-NH_2 $\xrightarrow{NaNO_2/HCl}$

5. 用化学方法鉴别下列各组化合物。

(1) 苯胺、N-甲基苯胺、N,N-二甲基苯胺

(2) 苯胺、环己胺、苯甲酰胺

(3) 苯胺、苯酚、环己胺

6. 完成下列合成（无机试剂任选）。

(1) 由 苯基-NH_2 合成 2,6-二溴-4-甲基苯胺

(2) 由 H_2N-苯基-CH_3 合成 $HOOC$-苯基-$COOH$

7. 分子式为 $C_7H_7NO_2$ 的化合物 A，与 $Fe+HCl$ 反应生成分子式为 C_7H_9N 的化合物 B；B 和 $NaNO_2+HCl$ 在 0~5℃反应生成分子式为 $C_7H_7ClN_2$ 的 C；在稀盐酸中 C 与 CuCN 反应生成化合物 D C_8H_7N；D 在稀酸中水解得到一个酸 E $C_8H_8O_2$；E 用高锰酸钾氧化得到另一种酸 F；F 受热时生成分子式为 $C_8H_4O_3$ 的酸酐。试推测 A、B、C、D、E、F 的构造式，并写出各步反应式。

8. α-甲基多巴（α-methyldopa）是一种降血压药，服用后在体内脱羧，再 β-羟基化，得到活性化合物 α-甲基去甲肾上腺素（α-methylnoradrenaline）。试写出 α-甲基多巴脱羧中间体及 β-羟基化产物。

α-甲基多巴结构：3,4-二羟基苯基-CH₂-C(CH₃)(NH₂)-COOH

α-甲基多巴

第二十二章
糖 类

本章要求

▶ 1. 认知目标

识别糖类化合物的结构；描述单糖和多糖的化学性质。

▶ 2. 技能目标

解释糖的环状结构和变旋现象；根据常见多糖的结构推断其水解产物。

▶ 3. 情感目标

列举生活中的糖类化合物；了解血糖高、低对人体的影响；澄清多吃糖就必然得糖尿病的误区，帮助学生掌握知识的同时倡导学生养成良好的生活习惯，培养积极的人生态度。

———— 白糖、红糖、冰糖 ————

糖在人们的日常膳食中是必不可少的调味品之一，最常用的包括白糖、冰糖、红糖几种。白糖、红糖、冰糖都是从甘蔗和甜菜中提取的，因制作工艺和提纯不同而异，它们的化学成分都是蔗糖。红糖是蔗糖和糖蜜的混合物，白糖是红糖经洗涤、离心、分蜜、脱光等几道工序制成的。冰糖则是白糖在一定条件下，通过重结晶后形成的。

糖类又称为碳水化合物，是植物光合作用的产物，是一类重要的天然有机化合物，对于维持动植物的生命起着重要的作用。人类制造和使用糖类的历史非常悠久，但直到 18 世纪才由一名德国学者从甜菜中分离出纯糖。早年分析的糖类化合物的分子通式可写成 $C_n(H_2O)_m$，即糖类分子中含有一定比例的 C、H、O，其中 H 和 O 的比例恰好与水相同，整个分子好像是由 C 和 H_2O 组成的一样，所以将其称为**碳水化合物**（carbohydrate）。尽管后来发现有些糖类化合物，如鼠李糖（$C_6H_{12}O_5$）的分子式并不满足这一通式，但碳水化合物的名称沿用已久，至今仍在营养学等领域使用。现在糖类化合物定义为：多羟基醛或多羟基酮，以及水解后能生成这类醛、酮的化合物。根据糖类化合物的水解情况，可将其分成以下四类：

单糖（monosaccharide）：不能再被水解成更小分子的糖。如葡萄糖、果糖、核糖等。

双糖（disaccharide）：水解后产生两分子单糖的糖。如麦芽糖、蔗糖。

寡糖（oligosaccharide）：也称低聚糖，水解后产生 3~10 个单糖的糖。如棉子糖水解时生成 3 分子单糖等。

多糖（polysaccharide）：完全水解后产生 10 个以上单糖的糖。如淀粉、糖原、纤维素等。

第一节 单糖

一、结构和命名

从结构上，单糖可分为醛糖（aldose）和酮糖（ketose）两大类。还可根据单糖中碳原子的个数不同将其分为丙糖、丁糖、戊糖、己糖、庚糖。自然界中含量最丰富的单糖是戊糖、己糖。例如：

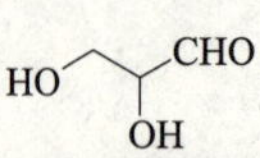

丙醛糖

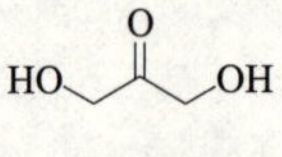

丙酮糖

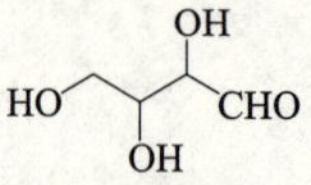

丁醛糖

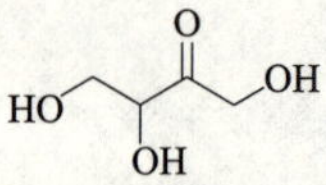

丁酮糖

单糖的链状结构常用 Fischer 投影式来表示。投影时规定：糖的羰基必须位于投影式的上端，碳原子的编号从靠近羰基的一端开始。有时为了书写方便也可将手性碳上的氢原子省略，仅以短横线“—”表示羟基，或者用“△”代表醛基、“○”表示羟甲基，进一步简化投影式。

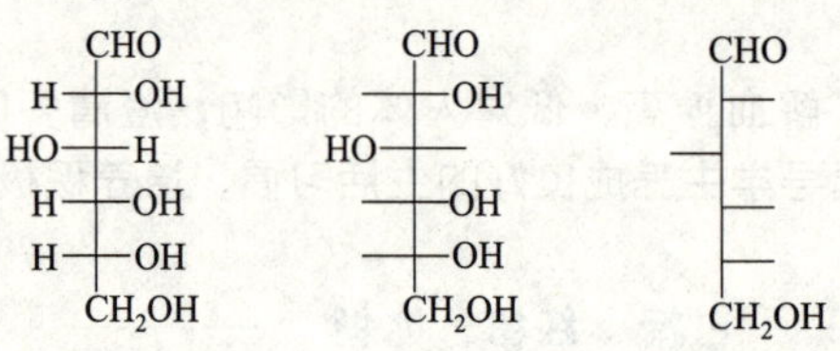

（Ⅰ） （Ⅱ） （Ⅲ） （Ⅳ）

D-(+)-葡萄糖的Fischer投影式

在上述四种写法中，（Ⅲ）式应用范围最广，（Ⅳ）最简单。单糖可以和甘油醛（glyceraldehyde）一样，也可划分为 D、L 两种构型。以甘油醛为比较标准，其构型以 Fischer 投影式表示，糖分子中编号最大的手性碳原子，如与 D-甘油醛的构型相同，则为 D-构型，反之为 L-构型。例如：

D-(+)-甘油醛　D-(−)-苏阿糖　D-(−)-核糖　D-(+)-甘露糖

L-(−)-甘油醛　L-(+)-苏阿糖　L-(+)-核糖　L-(−)-甘露糖

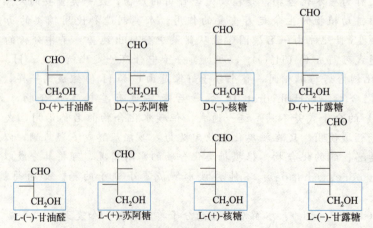

下面列出了 3～6 个碳原子的 D-构型系列的醛式单糖及其普通名称。

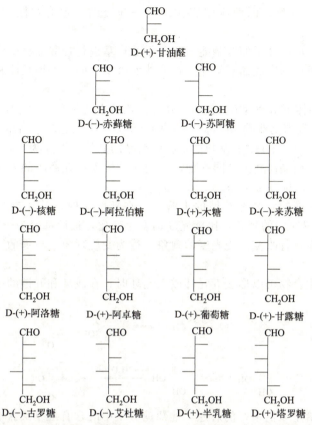

在有多个手性碳的对映异构体中只有一个手性碳的构型不同的异构体，互称为差向异构体（epimer）。如 D-葡萄糖和 D-甘露糖、D-葡萄糖和 D-半乳糖均可互称为差向异构体。

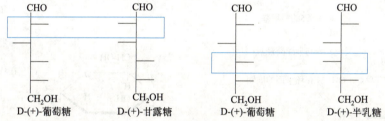

单糖也可以按系统命名法命名，但由于单糖分子中常有多个手性碳原子，立体异构体很多，所以一般以其来源命名。糖的旋光性是由实验测得的，右旋为"＋"，左旋为"－"，糖的命名中常常注明其旋光性。例如：

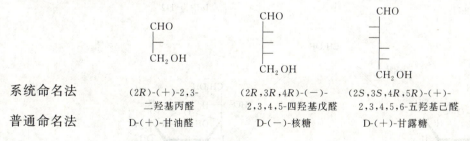

系统命名法	$(2R)-(+)-2,3-$二羟基丙醛	$(2R,3R,4R)-(-)-$2,3,4,5-四羟基戊醛	$(2S,3S,4R,5R)-(+)-$2,3,4,5,6-五羟基己醛
普通命名法	D-(+)-甘油醛	D-(-)-核糖	D-(+)-甘露糖

二、葡萄糖的变旋现象与环状结构

在前面我们都是用链状的 Fischer 投影式来描述单糖的结构，这种方法书写简便、能简

第二十二章 糖类 345

明表示出单糖的立体构型，因而应用广泛。但是开链结构也有局限，它不能解释下面的事实。

（1）正常情况下，一分子的醛基能与两分子的羟基进行羟醛缩合得到缩醛，糖分子中的醛基理应也和两分子羟基形成缩醛类化合物，然而事实表明，醛糖只能和一分子醇形成一种稳定的化合物。

（2）D-葡萄糖晶体可由两种方法制得：从冷的乙醇中结晶或从热的吡啶中结晶。这两种方法得到的晶体在大多数理化性质方面都是一样的，但是从冷的乙醇中结晶出来的晶体，熔点为146℃，比旋光度 $[\alpha]_D^{20} = +112°$；从热的吡啶中结晶的晶体，熔点为150℃，$[\alpha]_D^{20} = +18.7°$。显然，这两种 D-葡萄糖晶体并不是同一种，它们在结构上存在微小的差异，而开链式结构不能完全表示这两种不同的 D-葡萄糖。

（3）上述两种不同的结晶葡萄糖的水溶液，在新配制时，其比旋光度分别为 $+112°$ 和 $+18.7°$，但随着放置时间的延长，比旋光度均发生变化，最后都变为 $+52.7°$。

这种糖在溶液中自行改变比旋光度的现象，称为变旋现象。单糖的开链结构无法解释变旋现象。

实验证明，当化合物可以形成五元环或六元环时，在成环和开链的平衡中通常都倾向于成环。例如：

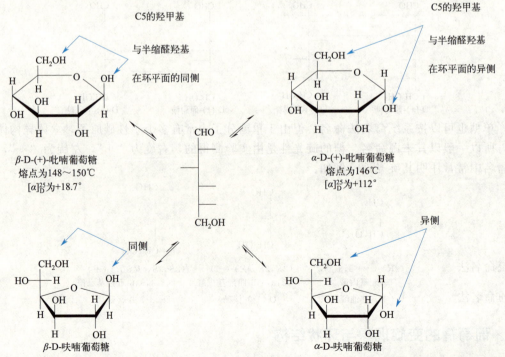

这些实验现象给了人们很好的启迪，葡萄糖分子中既含有羟基又含有醛基，且从二者的空间位置上看，有成五元环或六元环的条件。因此哈沃斯（Haworth）提出了葡萄糖是一个链式结构和环状结构的平衡体。现在已经清楚在葡萄糖的平衡体系中每种结构及所占比例。

上述环状式称为 Haworth 式，从环状结构中很容易可以看出葡萄糖的醛基既可以与 C4

上的羟基形成五元杂环（与杂环中呋喃环结构一致，称为呋喃葡萄糖），也可以与 C5 上的羟基形成六元杂环（与吡喃环结构一致，称为吡喃葡萄糖）。既能形成呋喃糖又能形成吡喃糖时，以吡喃糖为主。

当葡萄糖由链状结构转变为环状结构时，原先的羰基碳原子变为手性碳原子，该手性碳原子上的半缩醛羟基有两种取向——半缩醛羟基与 C5 的羟甲基在环平面同侧（β-异构体）或在环平面异侧（α-异构体），这两种端基异构体的化学物理性质非常相近。

葡萄糖的环状结构很容易说明开链式解释不了的问题：

（1）醛基已经与自身的一个羟基缩合得到半缩醛，所以只需和一分子醇就能生成缩醛。

（2）由于葡萄糖的每种结构之间存在动态平衡，所以若将某种存在形式的葡萄糖放在水中，环状的 α-与 β-异构体之间可以通过链状葡萄糖互相转变。平衡之前，各种形式的葡萄糖的浓度不断变化，故旋光度也不断变化，直至达到平衡，旋光度才固定下来。

既然葡萄糖主要以环状结构存在，那么我们应如何将链状结构转化为环状结构呢？可以遵循以下步骤：

（1）按照严格的 Fischer 投影原则写出单糖的 Fischer 投影式。

（2）顺时针方向旋转投影式 90°。

（3）以 C2－C3 为基准，其余碳原子朝内折叠成环状。

（4）C4、C5 相对位置不变，将 C5 上其余的三个集团依次交换顺序，使 C5 上的羟基处于最接近羰基的位置。

（5）C5 上羟基与羰基进行羟醛缩合，闭环得到半缩醛羟基和一个手性碳。该碳上的半缩醛羟基可以处于环平面的上方（β-吡喃糖）或下方（α-吡喃糖）。若不区分差向异构，可以用"～"连接半缩醛羟基与环平面。

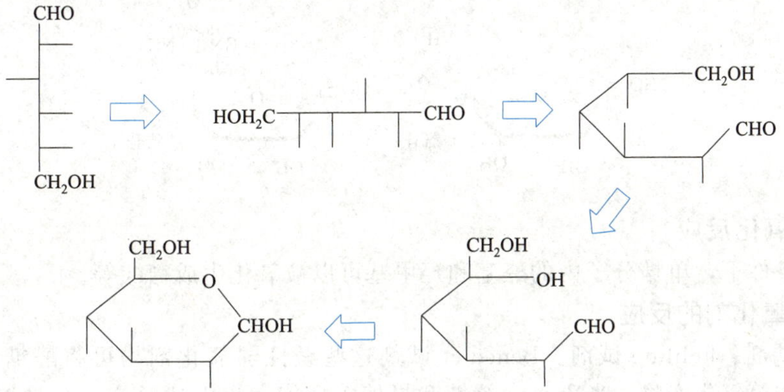

三、化学性质

糖是多羟基醛或多羟基酮，因此糖具有醛、酮和醇的共性，例如像醛一样可与醇反应生成缩醛、像醇一样与酸成酯等。下面简单介绍几种糖的特征反应。

（一）成苷反应

在单糖的环式结构中，由醛基氧或羰基氧形成的羟基称为半缩醛羟基，该羟基较其他羟基活泼，可以与其他分子的羟基、氨基、巯基等脱水缩合，生成糖苷（glycoside）。糖苷分子包括糖和非糖部分，一般将糖部分称为糖苷基，将非糖部分称为糖苷配基，配基部分可以很简单，也可以很复杂。糖苷从结构上看属于缩醛，因此在碱性条件下稳定，在酸性条件下易水解为糖和配基。

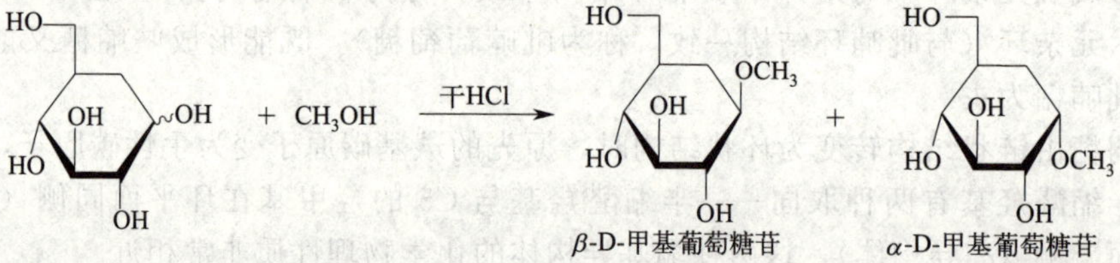

糖苷的化学名称是用构成此分子的糖的名称后面加"苷"字，并将配基的名称及其所连接碳的构型（α 或 β）写在糖的名称前面，如甲基-α-D-吡喃葡萄糖苷。连接糖苷基和糖苷配基的化学键称为糖苷键（glycosidic bond），用构型为 α 的半缩醛羟基与配基形成的键，称为 α-苷键，用构型为 β 的半缩醛羟基与配基形成的键，称为 β-苷键，可用数字表示苷键所连接的两个碳原子，对于较复杂的糖苷也可根据其来源命名。

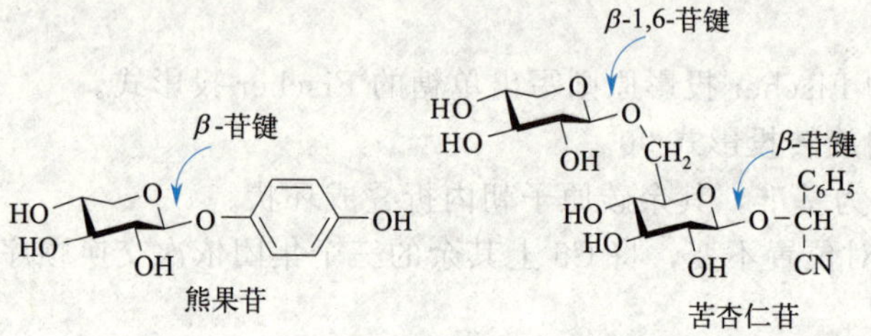

上述分子的糖与非糖部分是通过氧原子连接的，因此这里的"O"被称作氧苷。除氧苷外，还有氮苷、碳苷和硫苷。

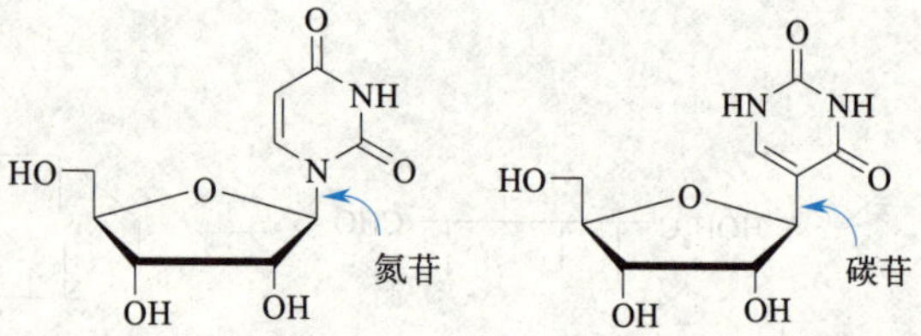

（二）氧化反应

在一定条件下，单糖分子内的醛基和羟甲基可以被氧化生成糖酸等。

1. 与弱氧化剂的反应

Tollen 试剂、Fehling 试剂、Benedict 试剂这些碱性弱氧化剂均可将醛糖氧化成糖酸，生成葡萄糖酸等氧化产物，半乳糖、核糖和果糖等也能发生上述反应。凡是能被 Tollen 试剂、Fehling 试剂、Benedict 试剂氧化的糖统称为 还原糖，单糖都是还原糖。

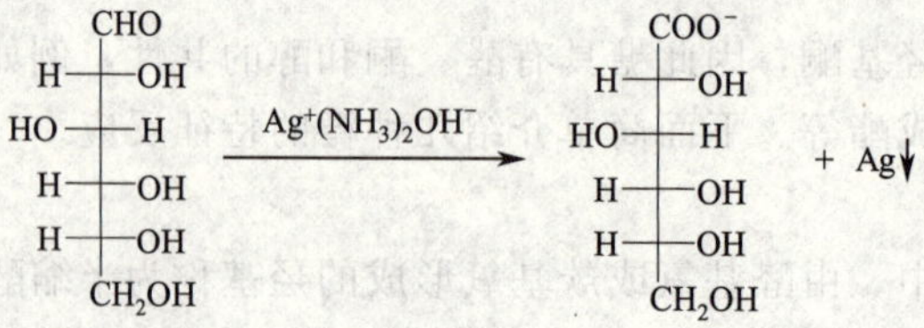

2. 与溴水的反应

溴水可与醛糖发生反应，选择性地将醛基氧化成羧基，但是溴水不能氧化酮糖，利用溴水氧化醛糖的性质可鉴别醛糖与酮糖。

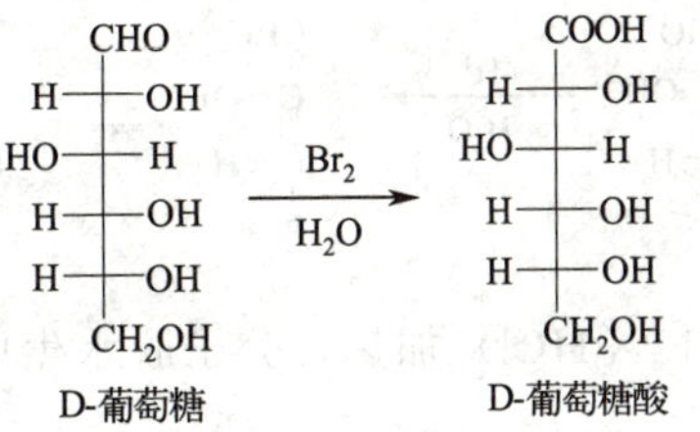

$$\text{D-葡萄糖} \xrightarrow{\text{Br}_2 / \text{H}_2\text{O}} \text{D-葡萄糖酸}$$

3. 与稀硝酸的反应

硝酸是比溴水强的氧化剂，醛糖分子内的醛基和羟甲基均能被稀硝酸氧化，生成二元羧酸，称为糖二酸，例如 D-葡萄糖经硝酸氧化，生成 D-葡萄糖二酸。

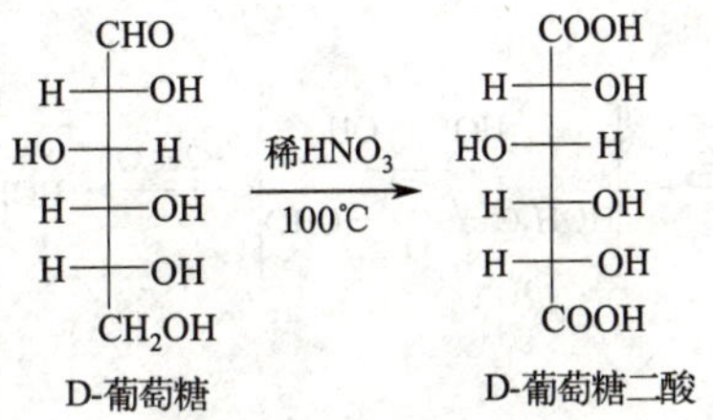

$$\text{D-葡萄糖} \xrightarrow[100℃]{\text{稀HNO}_3} \text{D-葡萄糖二酸}$$

（三）异构反应

酮糖（如 D-果糖）也能被 Tollen 试剂等弱氧化剂氧化。这是由于 D-果糖与 D-葡萄糖和 D-甘露糖在碱性条件下，可通过形成中间体——烯二醇而相互转化。

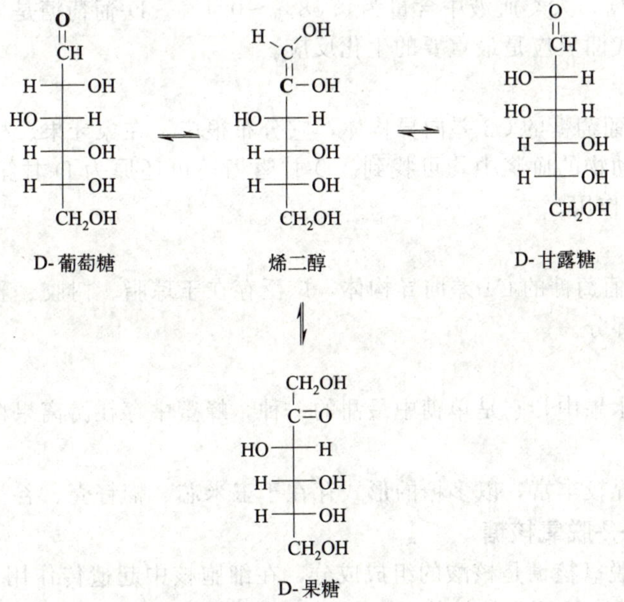

$$\text{D-葡萄糖} \rightleftharpoons \text{烯二醇} \rightleftharpoons \text{D-甘露糖}$$
$$\updownarrow$$
$$\text{D-果糖}$$

D-葡萄糖和 D-甘露糖在碱性条件下相互转化的反应称为差向异构化。两者互为差向异构体——只有相对应的一个手性碳的构型相反的异构体互为差向异构体。

（四）酸性条件下的脱水反应

在弱酸条件下，含 β-羟基的羰基化合物易发生脱水反应，生成 α,β-不饱和羰基化合物。糖类化合物具有类似结构，因此也能发生上述反应，在酸性条件下脱水生成二羰基化合物。

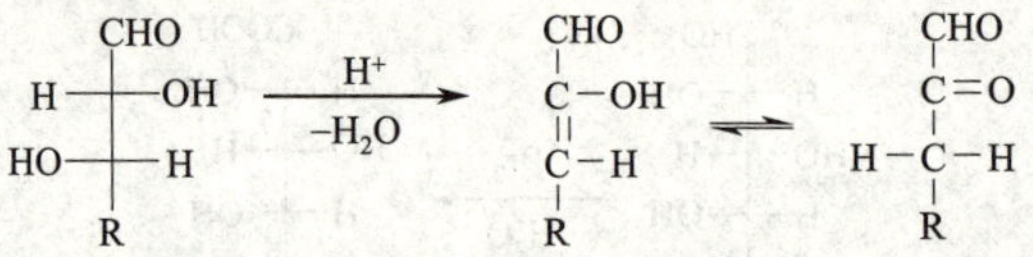

戊醛酸在强酸条件下（如12%HCl）加热，分子脱水生成呋喃甲醛，己醛糖在上述条件下则得到5-羟甲基呋喃甲醛。

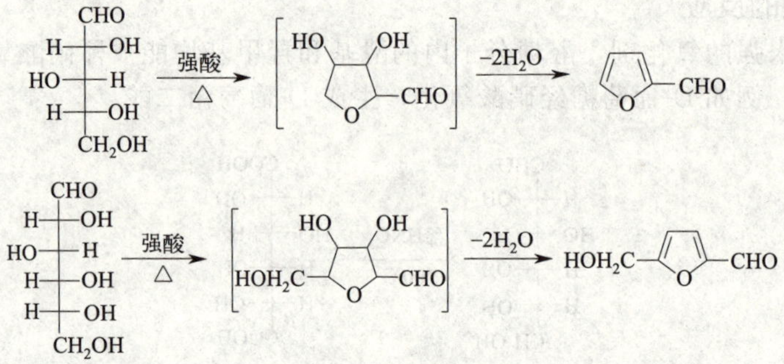

四、重要的单糖及其衍生物

1. D-葡萄糖

D-葡萄糖为无色晶体，易溶于水、有甜味。在植物的果实、蜂蜜、动物血液、淋巴中均有游离的D-葡萄糖，人类血液中含量为0.08%~0.1%。D-葡萄糖是人体内重要的能源供给物，它在体内的代谢反应是最重要的生化反应。

2. D-甘露糖

D-甘露糖是D-葡萄糖的C2差向异构体，它分布很广，在象牙果、棕榈种子、木材半纤维素、酵母及哺乳动物的血浆中均可找到。D-甘露糖还可还原为D-甘露糖醇（柿霜糖的成分），后者有通便的作用。

3. D-半乳糖

D-半乳糖是D-葡萄糖的C4差向异构体，广泛存在于琼脂、树胶、乳糖等中。游离的半乳糖是乳汁的组成部分。

4. D-果糖

D-果糖存在于水果中，它是单糖中最甜的一种，蜂蜜中存在游离果糖。

5. D-木糖

D-木糖在自然界较丰富，以多糖的形式存在于玉米芯、棉籽壳、谷类秸秆中。

6. D-核糖及D-2-脱氧核糖

D-核糖及D-2-脱氧核糖是核酸的组成成分，在细胞核中起遗传作用，与生命现象有关，在生理上也非常重要。这两个核糖均以β-吡喃环的结构存在。

第二节　双糖和多糖

双糖是由两个单糖通过分子间脱水后以苷键连接而成的化合物。本节将以几个常见的双糖和多糖为例，讨论它们的结构与性质。

一、双糖

双糖广泛存在于自然界。它由两个单糖单元构成，其中单糖可以相同也可以不同。连接两个单糖的苷键有两种构成方式：①两分子单糖的半缩醛羟基脱水形成双糖；②一分子单糖的半缩醛羟基和另一分子单糖的普通羟基脱水形成双糖。这两种糖苷键在化学性质上有重大区别。由于前一种组成方式中两个半缩醛羟基都"消灭"了，所以双糖分子不能通过互变生成开链糖，也就没有还原性和变旋现象，为非还原性双糖；后一种保留了一个半缩醛羟基，因此有还原性和变旋现象。

根据双糖中是否有半缩醛羟基，可以把双糖分为还原糖和非还原糖。麦芽糖、纤维二糖、乳糖为还原糖，蔗糖为非还原糖。下面介绍一些有代表性的双糖。

（一）麦芽糖

麦芽糖（maltose），古称"饴"，存在于麦芽中，有甜味，可由淀粉酶水解淀粉得到。此外，淀粉在稀酸中部分水解也可得到麦芽糖。麦芽糖易溶于水，有变旋现象，比旋光度为+136°。

（+）-麦芽糖是以 α-1,4-苷键连接的，全名为 4-O-(α-D-吡喃葡萄糖基)-D-吡喃葡萄糖。结晶状态的（+）-麦芽糖中，半缩醛羟基是 β-构型的。

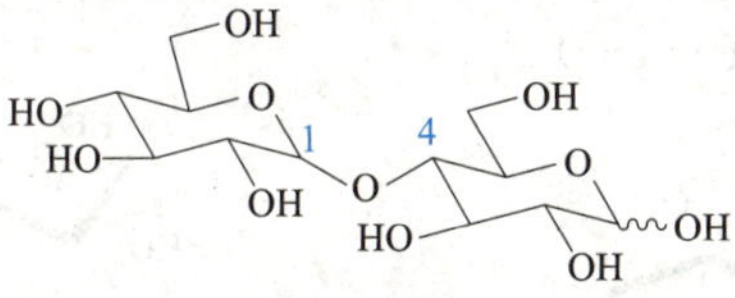

(+)-麦芽糖

（二）纤维二糖

纤维二糖（cellobiose）是由纤维素部分水解得到的。全名为 4-O-(β-D-吡喃葡萄糖基)-D-吡喃葡萄糖，化学性质与（+）-麦芽糖相似，为还原糖，有变旋现象。水解后生成两分子（+）-D-葡萄糖。由于（+）-纤维二糖是以 β-1,4-糖苷键组成的，因此它不能被 α-葡萄糖苷酶水解，也不能被人体吸收。

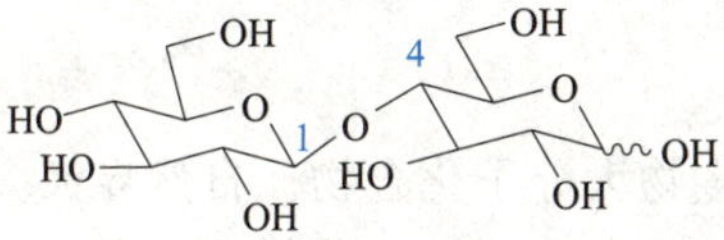

(+)-纤维二糖

（三）乳糖

乳糖存在于哺乳动物的乳汁中，人乳汁中含量为 7%～8%。乳糖也是还原糖，有变旋现象，全名为 4-O-(β-D-吡喃半乳糖基)-D-吡喃葡萄糖。当用苦杏仁酶水解时，可得等量的 D-半乳糖和 D-葡萄糖。

乳糖的熔点为 202℃，溶于水，比旋光度为+53.5°。医药上常利用其吸湿性小的特点来作为药物的稀释剂以配制散剂和片剂。

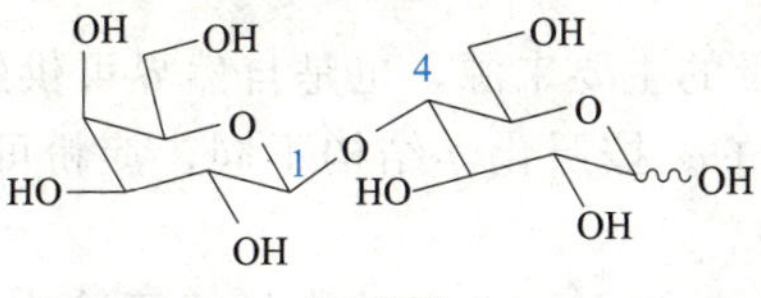

(+)-乳糖

（四）蔗糖

蔗糖（sucrose）广泛存在于植物的根、茎、叶、花、果实和种子中，尤其以甘蔗和甜菜中含量最高，故有蔗糖或甜菜糖之称。

蔗糖被稀酸水解，产生等量的 D-葡萄糖和 D-果糖。蔗糖无还原性，也无变旋现象，说明蔗糖中没有半缩醛羟基。因此蔗糖是由 D-果糖和 D-葡萄糖由半缩醛羟基脱水得到的，所以蔗糖的全称既可以叫 α-D-吡喃葡萄糖基-β-D-呋喃果糖苷，也可以称为 β-D-呋喃果糖基-α-D-吡喃葡萄糖苷。结构式如下：

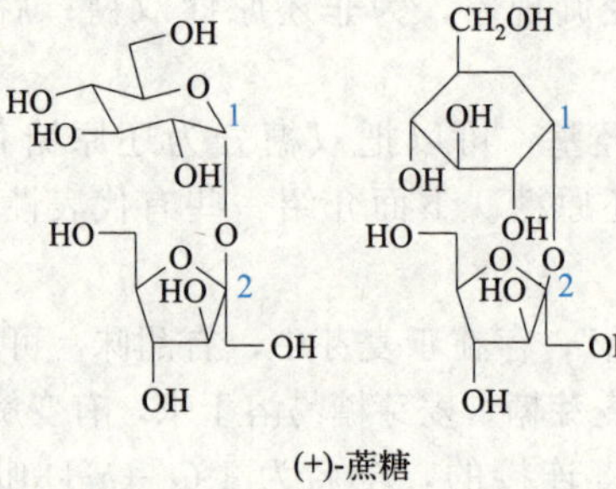

(+)-蔗糖

蔗糖是右旋糖，比旋光度为 +66.7°，水解后产生等量的葡萄糖与果糖的混合物，比旋光度为 −19.7°。由于水解前后旋光方向相反，因此将蔗糖的水解反应称为转化反应，水解后的混合物称为转化糖（invert sugar）。

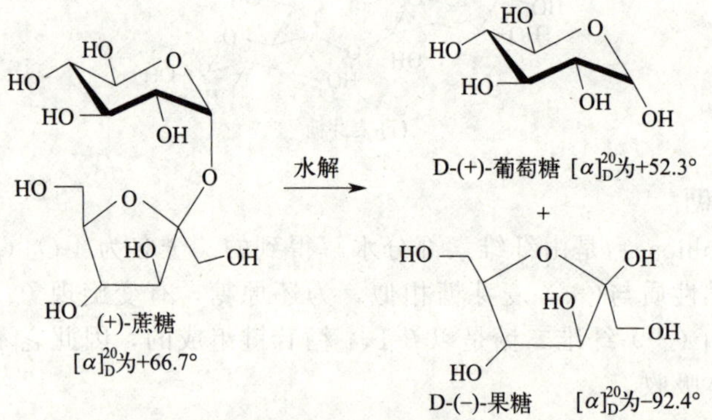

(+)-蔗糖 $[\alpha]_D^{20}$ 为 +66.7° $\xrightarrow{\text{水解}}$ D-(+)-葡萄糖 $[\alpha]_D^{20}$ 为 +52.3°
+
D-(−)-果糖 $[\alpha]_D^{20}$ 为 −92.4°

二、多糖

多糖是由许多单糖构成的生物大分子化合物。自然界大多数多糖含有 80~100 个单元的单糖。连接单糖的主要有 α-1,4-苷键、β-1,4-苷键和 α-1,6-苷键三种。直链多糖一般以 α-1,4-、β-1,4-苷键连接，支链多糖的链与链的连接点主要是 α-1,6-苷键。在糖蛋白中还有 1,2-、1,3-的连接方式。

多糖分子中虽然有半缩醛羟基，但因分子量很大，因此没有还原性和变旋现象。多糖大多数为无定形粉末，没有甜味，大多不溶于水，可以逐步水解成单糖。按其能否被人体所消化吸收，可将多糖分为可消化多糖和不可消化多糖。可消化多糖有淀粉、糊精、糖原等。不可消化多糖包括纤维素等。

（一）淀粉

淀粉（starch）是人体能量的主要来源，也是自然界可供给人类最丰富的糖。淀粉分子是由单一的葡萄糖分子所组成的。按照化学结构不同，淀粉可分为直链淀粉（amylose）和支链淀粉（amylopectin）两种。

直链淀粉在淀粉中的含量为 10%~30%，不易溶于冷水，在热水中有一定的溶解度，一般由 250~300 个葡萄糖分子以 α-1,4-苷键连接而成。

直链淀粉并不是直线形的，这是因为 α-1,4-苷键的氧原子有一定的键角，且单键可以自由转动，分子内的羟基间能形成氢键，因此直链淀粉具有规则的螺旋状空间排列，每圈螺旋有 6 个 D-葡萄糖。淀粉遇碘显蓝色是淀粉的定性鉴别反应，目前认为此颜色是由碘分子钻入螺旋空隙中形成复合物所致。

支链淀粉也称胶淀粉，在淀粉中含量为 70%~90%，存在于淀粉的外层，组成淀粉的皮质。它不溶于冷水或热水，但可在水中膨胀成糊状。支链淀粉的主链也是由 α-D-吡喃葡萄糖通过 α-1,4-苷键连接而成，此外它还含有 α-1,6-苷键连接的支链。

在支链淀粉分子的直链上，每隔 20~25 个 D-葡萄糖单元就有一个以 α-1,6-苷键连接的分支，因此其结构较直链淀粉复杂。支链淀粉可与碘生成紫红色的配合物。

（二）糖原

糖原（glycogen）是无色粉末，易溶于水，遇碘呈紫红色。糖原主要存在于动物的肝脏和肌肉中，其功能与植物淀粉相似，是葡萄糖的贮存形式。糖原的结构与支链淀粉相似，但分子量更大（可含 5.6×10^6 个葡萄糖单位），分支更密，只相隔 8~10 个葡萄糖残基就出现一个 α-1,6-苷键。糖原的分支状结构如下：

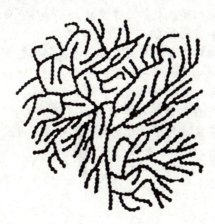

（三）纤维素

纤维素（cellulose）是自然界含量最丰富的有机物。它是植物细胞壁的主要组成部分。从结构上看，纤维素是由 D-葡萄糖经 β-1,4-苷键连接而成的线状多聚体，通常可由 300～15000 个 D-葡萄糖单位组成，其结构中没有分支。分子链间因氢键的作用而扭成绳索状。

在营养学中将由 β-1,4-苷键连接而成的纤维素和其他不能被人体消化酶所分解的多糖统称为膳食纤维，有人称它为"第七营养素"，这是因为虽然不能被人体的淀粉酶分解，人体不能消化这些膳食纤维，但它们可以增强肠的蠕动，因此多摄入富含纤维素的食品有利于健康。

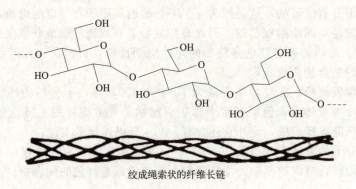

绞成绳索状的纤维长链

阅读材料

糖类在人体中的作用

长久以来，糖类都作为一种优质的功能原料为人们所熟知。例如，人体内消耗的总热量的 60%～70% 均源自糖类。但是随着对糖类化合物的研究不断深入，人们惊奇地发现糖类还有很多鲜为人知的重要作用。

（1）机体的构成成分。糖类与脂类结合而成的糖脂是构成细胞膜与神经组织的成分，糖胺聚糖与蛋白质组成的蛋白聚糖是构成结缔组织的基础，而糖类与蛋白质反应得到的各种各样的糖蛋白则在体内充当着抗体、酶、激素等重要生理活性物质。

（2）维持中枢神经的正常生理功能。人脑仅占体重的 2%，但是它消耗的能量却占总耗能量的 25%，且脑细胞只能依赖葡萄糖供给能量，当血糖降低到正常值以下时，可因脑组织供能不足而产生头晕、昏厥等一系列低血糖症状。

（3）节约蛋白。当体内摄入足够的糖类时，可以防止体内和膳食中的蛋白质转化为葡萄糖供给能量，即节约蛋白。

（4）抗生酮作用。当体内糖类不足或身体不能利用糖类时，所需能量大部分由脂肪供给。脂肪氧化不完全会产生一定量的酮体，它们过分积聚会使血液中酸度增加，一旦 pH<7.35 即会引起酸中毒，产生酮性昏迷。

（5）保护肝脏。当肝糖原储备较丰富时，人体对某些细菌毒素的抵抗力会增强。因此保持肝脏含有丰富的糖原，可保护肝脏并提高肝脏的解毒能力。

（6）参与细胞活动。参与生命现象中细胞的各种活动，具有多样的生物学功能。

本章小结

单糖的结构：构型、开链式与环式的互变异构。

单糖的化学性质：成苷；氧化剂包括弱氧化剂（Tollen 试剂、Fehling 试剂）、溴水（鉴别醛糖和酮糖）、稀硝酸；脱水。

二糖：还原性二糖，包括麦芽糖（α-1,4-糖苷键）、纤维二糖（β-1,4-糖苷键）、乳糖（β-1,4-糖苷键）；非还原性二糖，包括蔗糖。

多糖：淀粉，包括直链淀粉和支链淀粉；糖原；纤维素。

习题

1. 判断下列说法是否正确。

(1) L-构型的醛糖一定都是左旋的。（　）

(2) 分子组成符合 $C_m(H_2O)_n$ 的物质，称为糖类。（　）

(3) 葡萄糖在水溶液中有 3 种存在形式。（　）

(4) 糖的 D-、L-构型表示其旋光方向。（　）

(5) 结晶葡萄糖通常以链状结构存在，在溶液中以环状结构存在。（　）

(6) D-葡萄糖与 L-葡萄糖结构上只是 C5 上羟基构型相反，其余都相同。（　）

(7) 糖原和纤维素经彻底水解的最终产物不同，前者是 α-D-葡萄糖，后者是 β-D-葡萄糖。（　）

(8) 有的单糖有还原性，有的没有还原性。（　）

2. 写出下列各糖的 Haworth 式。

(1) D-甘露糖　　　　(2) D-半乳糖

(3) α-D-呋喃果糖　　(4) β-D-呋喃脱氧核糖

3. 写出下列各糖的稳定构象。

(1) α-D-吡喃甘露糖　　(2) β-D-吡喃半乳糖

(3) N-甲酰氨基-α-D-呋喃果糖

4. 用化学方法区分下列各组化合物。

(1) 纤维二糖、淀粉和纤维素　　(2) 麦芽糖、蔗糖和糖原

(3) 淀粉、D-果糖和 D-葡萄糖甲苷

5. 当 D-甘露糖在碱性条件下较长时间反应时，产生了 D-葡萄糖、D-果糖和 D-赤藓糖，说明其原因。

6. 乳糖有无变旋现象？为什么？

7. 写出 D-木糖与下列试剂反应的产物。

(1) Br_2/H_2O　　(2) $CH_3CH_2OH + HCl$（干）

(3) 稀硝酸

第二十三章
氨基酸和蛋白质

 本章要求

▶ 1. 认知目标

识别氨基酸的分类,命名氨基酸。

▶ 2. 技能目标

根据氨基酸的结构推衍氨基酸的化学性质。

▶ 3. 情感目标

通过介绍"三聚氰胺毒奶粉事件",使学生明白诚信的重要性。

蛋白质(protein)是生物体内极为重要的一类生物大分子,它与多糖、脂类和核酸等都是构成生命的基础物质。蛋白质不仅是细胞的重要组成成分之一,而且还具有多种生物学功能。例如,机体内起催化作用的酶、调节代谢的一些激素以及发生免疫反应的抗体等均为蛋白质。机体中的每一个细胞和所有重要组成部分都有蛋白质参与。蛋白质是生命的物质基础,因此没有蛋白质就没有生命。

蛋白质是由氨基酸通过肽键组成的多肽链经过盘曲折叠形成的具有一定空间结构的物质。由于氨基酸的种类、数目以及排列顺序的差异,可形成种类繁多、结构复杂、生物功能各异的蛋白质。

为了研究蛋白质的结构和功能,首先必须掌握氨基酸的结构和性质。

2008年中国乳制品污染事件是一起食品安全事件。事件发生的原因是,很多食用三鹿集团生产的奶粉的婴儿被查出有肾结石,随后在其奶粉中发现三聚氰胺。当时,中国对牛奶的蛋白质含量测定使用的是"凯氏测氮法",以蛋白氮的数值间接推算蛋白质含量。但是这种方法并不能判断奶制品中有无违规化学物质。三聚氰胺是一种三嗪类含氮杂环有机化合物,含氮量为66.6%。中国国家质量监督检验检疫总局(今国家市场监督管理总局)发布国内乳制品生产企业生产的婴幼儿奶粉三聚氰胺检测报告后,事件迅速恶化,多家生产企业的奶粉中都检测到三聚氰胺。

食品安全关系中华民族的未来,更考验有关部门的执政能力。我国食品安全制度建设不断完善、监管水平和能力逐步提高,广大人民群众吃得放心、安心的目标正在实现。

第一节 氨基酸

一、分类

羧酸分子中烃基上的氢原子被氨基取代形成的化合物，称为氨基酸。氨基酸分子中同时含有氨基和羧基两种官能团。氨基酸有不同的分类方法，根据氨基和羧基的相对位置，氨基酸可分为 α、β、γ 等类型；根据分子中所含氨基和羧基的数目，可分为中性氨基酸、酸性氨基酸和碱性氨基酸。中性氨基酸分子中所含氨基的数目与羧基的数目相等，但这类氨基酸由于酸性解离大于碱性解离，故其水溶液并不显中性，大多呈微酸性。酸性氨基酸分子中羧基的数目多于氨基的数目。碱性氨基酸分子中碱基（如氨基、胍基或咪唑基）的数目多于羧基的数目。

二、结构与构型

自然界中已发现的氨基酸有 300 多种，但组成蛋白质的常见氨基酸只有 20 种。这 20 种氨基酸除脯氨酸为 α-亚氨基酸外，其他均为 α-氨基酸，即其氨基和羧基都连接在 α-碳原子上，其结构通式如下：

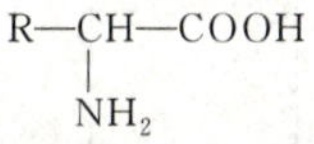

$$\underset{NH_2}{R-CH-COOH}$$

蛋白质在酸、碱和酶的作用下可完全水解，得到的最终产物是各种不同 α-氨基酸的混合物，因此 α-氨基酸是组成蛋白质的基本单位。

由于氨基酸分子内同时存在酸性基团羧基和碱性基团氨基，它们可相互作用形成内盐，通过对氨基酸的红外光谱测定，发现固态氨基酸只有羧酸根负离子（—COO⁻）的吸收峰，X 射线晶体衍射分析也证明固态氨基酸呈离子状态。这些科学事实证实固态氨基酸是以偶极离子（dipolar ions）的结构形式存在的。

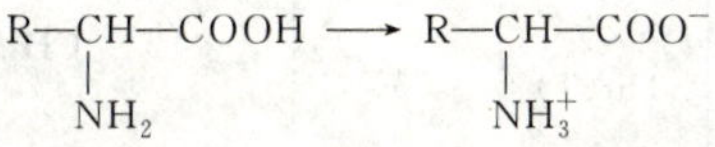

$$\underset{NH_2}{R-CH-COOH} \longrightarrow \underset{NH_3^+}{R-CH-COO^-}$$

除甘氨酸外，其他所有组成蛋白质的氨基酸分子都有旋光性，其 α-碳原子都是手性碳原子，而且发现均为 L-型的。氨基酸的 D/L 构型命名以甘油醛为参考标准，在 Fischer 投影式中，凡氨基酸分子中 α-NH_3^+ 的位置与 L-甘油醛手性碳原子中—OH 的位置相同者为 L-型，相反者为 D-型。

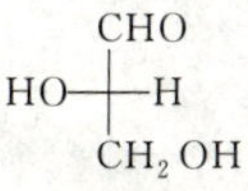

| L-甘油醛 | 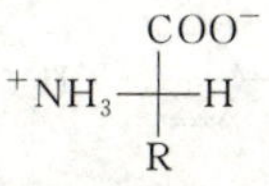 L-氨基酸 | 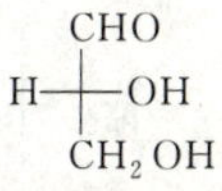 D-甘油醛 | 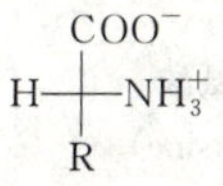 D-氨基酸 | 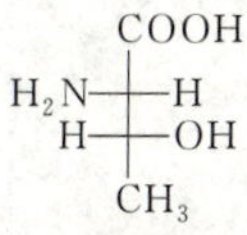 L-苏氨酸 |

若用 R/S 构型标记法，其 α-碳原子除半胱氨酸为 R-构型外，其余均为 S-构型。

氨基酸虽然可采用系统命名法，但习惯上往往根据其来源或某些特性而使用俗名，如甘氨酸因有甜味而得名，天冬氨酸来源于天门冬（又称天冬）植物。常见的 20 种 α-氨基酸的名称、结构及中英文缩写见表 23-1。

表 23-1　组成蛋白质的 20 种常见氨基酸

类型	名称	英文缩写	中文缩写	结构式(偶极离子)	等电点
中性氨基酸（具有非极性 R 基的）	甘氨酸（glycine）	Gly(G)	甘	H—CH(NH₃⁺)—CO₂⁻	5.97
	丙氨酸（alanine）	Ala(A)	丙	CH₃—CH(NH₃⁺)—CO₂⁻	6.02
	亮氨酸*（leucine）	Leu(L)	亮	(H₃C)₂CH—CH₂—CH(NH₃⁺)—CO₂⁻	5.98
	异亮氨酸*（isoleucine）	Ile(I)	异亮	CH₃CH₂—CH(CH₃)—CH(NH₃⁺)—CO₂⁻	6.02
	缬氨酸*（valine）	Val(V)	缬	(H₃C)₂CH—CH(NH₃⁺)—CO₂⁻	5.97
	脯氨酸（proline）	Pro(P)	脯	吡咯烷-2-羧酸	6.48
	苯丙氨酸*（phenylalanine）	Phe(F)	苯	C₆H₅—CH₂—CH(NH₃⁺)—CO₂⁻	5.48
	甲硫氨酸*（methionine）	Met(M)	甲硫	CH₃—S—CH₂—CH₂—CH(NH₃⁺)—CO₂⁻	5.75
中性氨基酸（不带电荷而具有极性 R 基的）	丝氨酸（serine）	Ser(S)	丝	HO—CH₂—CH(NH₃⁺)—CO₂⁻	5.68
	谷氨酰胺（glutamine）	Gln(Q)	谷酰	H₂N—CO—CH₂—CH₂—CH(NH₃⁺)—CO₂⁻	5.65
	苏氨酸*（threonine）	Thr(T)	苏	CH₃—CH(OH)—CH(NH₃⁺)—CO₂⁻	5.60
	半胱氨酸（cysteine）	Cys(C)	半胱	HS—CH₂—CH(NH₃⁺)—CO₂⁻	5.07
	天冬酰胺（asparagine）	Asn(N)	天酰	H₂N—CO—CH₂—CH(NH₃⁺)—CO₂⁻	5.41
	酪氨酸（tyrosine）	Tyr(Y)	酪	HO—C₆H₄—CH₂—CH(NH₃⁺)—CO₂⁻	5.66
	色氨酸*（tryptophan）	Trp(W)	色	吲哚-3-基—CH₂—CH(NH₃⁺)—COO⁻	5.89

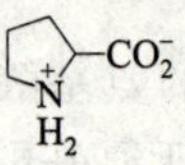

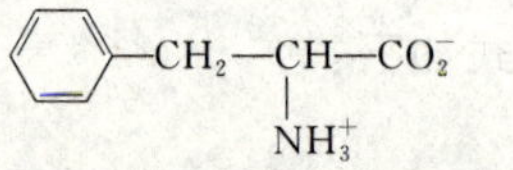

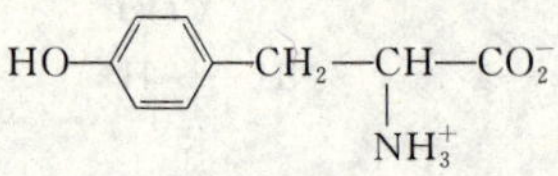

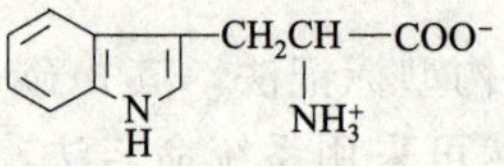

358　　医用化学

续表

类型	名称	英文缩写	中文缩写	结构式（偶极离子）	等电点
酸性氨基酸	天冬氨酸 (aspartic acid)	Asp(D)	天	$HO-\overset{O}{\overset{\|}{C}}-CH_2-\underset{\underset{NH_3^+}{\|}}{CH}-CO_2^-$	2.98
	谷氨酸 (glutamic acid)	Glu(E)	谷	$HO-\overset{O}{\overset{\|}{C}}-CH_2-CH_2-\underset{\underset{NH_3^+}{\|}}{CH}-CO_2^-$	3.22
碱性氨基酸	赖氨酸* (lysine)	Lys(K)	赖	$H_3N^+-(CH_2)_4-\underset{\underset{NH_2}{\|}}{CH}-CO_2^-$	9.74
	精氨酸 (arginine)	Arg(R)	精	$H_2N-\underset{\underset{NH_2^+}{\|}}{C}-NHCH_2CH_2CH_2-\underset{\underset{NH_3^+}{\|}}{CH}-CO_2^-$	10.76
	组氨酸 (histidine)	His(H)	组	咪唑基-$CH_2\underset{\underset{NH_3^+}{\|}}{CH}-CO_2^-$	7.59

*为营养必需氨基酸。

三、化学性质

（一）两性与等电点

氨基酸分子中既含有氨基，也含有羧基，因此既能和较强的酸反应生成盐，也能与较强的碱反应生成盐，具有两性化合物的特征。

氨基酸在一般情况下不是以游离的羧基或氨基存在的，而是两性电离，在固态或水溶液中形成内盐。该性质使氨基酸具有较高的熔、沸点，易溶于水，难溶于非极性溶剂，具有类似于离子晶体的某些性质。

由于氨基酸分子中给出质子的酸性基团和接受质子的碱性基团的数目和能力各异，不同的氨基酸在水溶液中呈现不同的酸、碱性。中性氨基酸在水溶液中解离时，由于—NH_3^+给出质子的能力大于—COO^-接受质子的能力，因此其水溶液呈弱酸性，即中性氨基酸水溶液并不呈中性，而是略偏酸性。酸性氨基酸水溶液显酸性。碱性氨基酸水溶液显碱性。

氨基酸在溶液中总是以阳离子、阴离子和偶极离子三种结构形式呈动态平衡，氨基酸在水溶液中主要以什么形式存在，除取决于本身的结构外，还取决于溶液的 pH 值。

$$R-\underset{\underset{NH_3^+}{\|}}{CH}-COOH \underset{H^+}{\overset{OH^-}{\rightleftharpoons}} R-\underset{\underset{NH_3^+}{\|}}{CH}-COO^- \underset{H^+}{\overset{OH^-}{\rightleftharpoons}} R-\underset{\underset{NH_2}{\|}}{CH}-COO^-$$

阳离子　　　　　偶极离子　　　　　阴离子
pH < pI　　　　　pH = pI　　　　　pH > pI

当调节某一种氨基酸溶液的 pH 为一定值时，该种氨基酸刚好以偶极离子形式存在，在电场中，既不向负极移动，也不向正极移动，即此时其所带的正、负电荷数相等，净电荷为零，呈电中性，此时此溶液的 pH 值称为该氨基酸的等电点（isoelectric point），通常用 pI 表示。在等电点时，氨基酸主要以偶极离子存在。当氨基酸溶液的 pH 大于 pI 时（如加入碱），氨基酸中的—NH_3^+给出质子，平衡右移，这时氨基酸主要以阴离子形式存在，若在电场中，则向正极移动。反之，当溶液的 pH 小于 pI 时（如加入酸），氨基酸中的—COO⁻结合质子，使平衡左移，这时氨基酸主要以阳离子形式存在，若在电场中，则向负极移动。

各种氨基酸由于其组成和结构不同，因此具有不同的等电点。中性氨基酸的等电点小于 7，一般在 5.0～6.5 之间。酸性氨基酸的等电点约为 3。碱性氨基酸的等电点在 7.58～10.8 之间。常见的 20 种氨基酸的等电点见表 23-1。

带电颗粒在电场作用下，向着与其电荷相反的电极移动，称为 电泳（electrophoresis，EP）。由于各种氨基酸的分子量和 pI 不同，在一定 pH 值的缓冲溶液中，其带电状况有差异，因而在电场中的泳动方向和速率也往往不同。因此，基于这种差异，可用电泳技术分离氨基酸的混合物。例如将天冬氨酸和精氨酸的混合物置于电泳支持介质（滤纸或凝胶）中央，调节溶液的 pH 值至 6.02（为缓冲溶液）时，此时天冬氨酸（pI=2.98）带负电荷，在电场中向正极移动；而精氨酸（pI=10.76）带正电荷，向负极移动。

（二）与亚硝酸的反应

含有氨基的氨基酸与亚硝酸反应，—NH$_3^+$ 被羟基取代，生成 α-羟基酸，并且定量放出氮气，若定量测定反应中放出氮气的体积，可计算出分子中氨基酸的含量，此种方法称为范斯莱克（van Slyke）氨基氮测定法，常用于氨基酸和多肽的定量分析。

$$R-\underset{NH_3^+}{CH}-COO^- + HNO_2 \longrightarrow R-\underset{OH}{CH}-COOH + N_2\uparrow + H_2O$$

脯氨酸分子中含亚氨基，亚氨基不能与亚硝酸反应放出氮气。

（三）与茚三酮的显色反应

α-氨基酸与水合茚三酮在溶液中共热，可生成蓝紫色的化合物，称为罗曼紫。茚三酮反应可用于氨基酸的定性和定量分析。亚氨基酸（脯氨酸和羟脯氨酸）呈黄色。

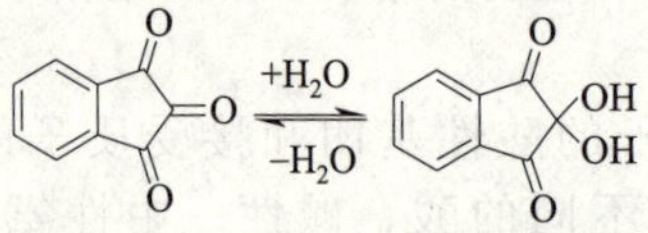

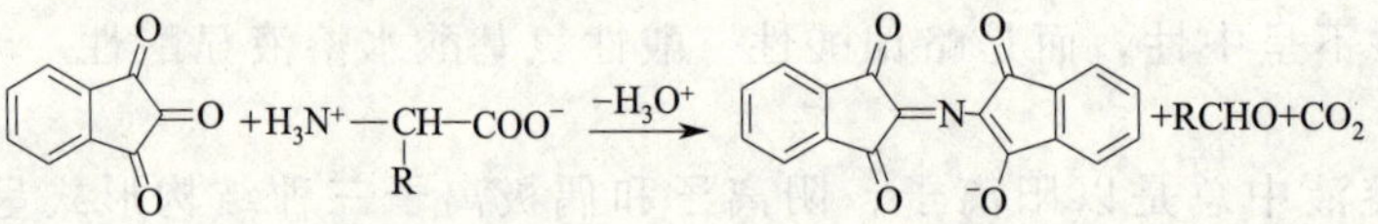

第二节　蛋白质

蛋白质在酸、碱或酶的催化下能使各级结构彻底破坏，最后水解为各种氨基酸的混合物。各种天然蛋白质水解的最终产物都是 α-氨基酸。

蛋白质——→多肽——→α-氨基酸

肽是两个或两个以上氨基酸通过肽键（酰胺键）连接形成的化合物。两分子氨基酸脱水形成二肽，三分子氨基酸脱水形成三肽，同样依次可形成四肽、五肽……。十肽以下的称为寡肽，大于十肽的称为多肽。蛋白质和多肽均是氨基酸的多聚物，在小分子蛋白质和大分子多肽之间不存在绝对严格的分界线，通常将分子量较大，结构较复杂的多肽称为蛋白质。

一、元素组成、分类

1. 元素组成

蛋白质中含 C、H、O、N，有些还含 S、P 和少量金属元素如 Fe、Cu、Zn、Mn 等。一切蛋白质都含 N 元素，且各种蛋白质的含氮量很接近，平均含 N 量为 16%，即 1g 氮相当于 6.25g 蛋白质，据此就可以推算出其中蛋白质的大致含量。

每克样品中含氮量(g)×6.25×100＝100g 样品中所含蛋白质的量(g)。

2. 蛋白质的分类

（1）按照蛋白质的形状可分为球状蛋白质和纤维状蛋白质。

球状蛋白质（globular protein）：外形接近球形或椭圆形，一般可溶于水，如胰岛素、血红蛋白、酶、免疫球蛋白等。

纤维状蛋白质（fibrous protein）：分子类似纤维或细棒，是生物体的主要结构蛋白，纤维蛋白多数难溶于水，如胶原蛋白、角蛋白和丝蛋白等。

（2）按照蛋白质的组成可以分为单纯蛋白质和结合蛋白质。

单纯蛋白质或简单蛋白质：它是由多肽组成的，其水解最终产物是 α-氨基酸。如清蛋白、球蛋白、醇溶蛋白、谷蛋白、精蛋白、组蛋白、硬蛋白等。

结合蛋白质：它是由单纯蛋白质与非蛋白质部分结合而成的。这些非蛋白质部分叫辅基或配体。如核蛋白、糖蛋白、脂蛋白、色蛋白、磷蛋白、金属蛋白等。

（3）按功能分类可以分为活性蛋白质和非活性蛋白质。

活性蛋白质：酶、蛋白质激素、运输和贮存的蛋白质、运动蛋白质和受体蛋白质等。

非活性蛋白质：角蛋白、胶原蛋白等。

二、结构

蛋白质分子是由许多氨基酸通过肽键相连形成的生物大分子，每种蛋白质都有其特定的结构并执行独特的功能。蛋白质的分子结构可分为一级、二级、三级和四级。一级结构是蛋白质的基本结构，二级、三级、四级结构称为空间结构或构象。蛋白质的各种生物学功能和性质是由其结构决定的。

（一）一级结构

蛋白质分子中氨基酸残基的排列顺序称为蛋白质的一级结构（primary structure）。这种排列顺序是遗传信息所决定的。维持一级结构的主要化学键是肽键，有些蛋白质还含有二硫键，由两个半胱氨酸残基的巯基脱氢氧化生成。一级结构是蛋白质的基本结构。

胰岛素是世界上第一个被确定一级结构的蛋白质。它由 A、B 两条链组成，A 链有 21 个氨基酸残基，N-端为甘氨酸，C-端为天冬酰胺；B 链有 30 个氨基酸残基，N-端为苯丙氨酸，C-端为苏氨酸。A 链和 B 链之间靠两个二硫键连接在一起，A 链内部还有一个二硫键。

各种蛋白质的基本结构都是多肽链，由于所含氨基酸总数、各种氨基酸所占比例、氨基酸在肽链中的排列顺序不同，就形成了结构多样、功能各异的蛋白质。蛋白质一级结构的研究，是在分子水平上阐述蛋白质结构与其功能关系的基础。蛋白质一级结构的阐明，对揭示某些疾病的发病机制、指导疾病治疗有十分重要的意义。

（二）空间结构

蛋白质分子的多肽链并非呈线形伸展，而是折叠和盘曲构成特有的比较稳定的空间结构（space structure）。蛋白质的生物学活性和理化性质主要取决于空间结构的完整性，因此仅仅测定蛋白质分子的氨基酸组成和它们的排列顺序并不能完全了解蛋白质分子的生物学活性和理化性质。例如球状蛋白质（多见于血浆中的白蛋白、球蛋白、血红蛋白和酶等）和纤维状蛋白质（角蛋白、胶原蛋白、肌凝蛋白、纤维蛋白等），前者一般溶于水，后者一般难溶于水，显而易见，此种性质不能仅用蛋白质一级结构的氨基酸排列顺序来解释。

蛋白质的空间结构就是指蛋白质的二级、三级和四级结构。

蛋白质的二级结构是指多肽链主链原子的局部空间排布，即邻近基团的空间关系，不涉及氨基酸残基侧链的构象。主要有α-螺旋、β-折叠、β-转角和无规卷曲等，维系蛋白质二级结构稳定的化学键是氢键。

蛋白质的三级结构是指每一条肽链所有原子的空间排布，它包括主链构象和侧链构象，是在二级结构的基础上，由于侧链R基团的相互作用，进一步盘曲折叠而形成的。分子量大的蛋白质在形成三级结构时，多肽链上相互邻近的二级结构紧密联系形成1个或数个发挥生物学功能的特定区域，称为"结构域"。这种结构域可以是酶的活性中心或是受体与配体结合的部位，大多呈裂缝、口袋、洞穴状等。蛋白质三级结构的形成和稳定主要靠多肽链侧链基团间所形成的次级键，如氢键、离子键、二硫键、疏水键、范德华力等，其中以疏水键最为重要。

蛋白质的四级结构是蛋白质分子中各个亚基的空间排布及亚基接触部位的布局和相互作用，疏水键、氢键和离子键参与维持其结构。由一条肽链形成的蛋白质没有四级结构。

三、性质

（一）蛋白质的两性解离和等电点

蛋白质分子末端仍具有游离的$-NH_3^+$与$-COO^-$，而且，侧链中也有酸性或碱性基团。因此，蛋白质与氨基酸一样也是两性分子，既能与酸又能与碱反应。当蛋白质溶液处于某一pH时，蛋白质解离成阳离子和阴离子的趋势相等，即净电荷为零，以偶极离子形式存在，此时溶液的pH称为蛋白质的等电点。蛋白质分子存在下列解离平衡：

$$\underset{\substack{\text{阳离子} \\ pH < pI}}{\text{P}\genfrac{}{}{0pt}{}{NH_3^+}{COOH}} \underset{H^+}{\overset{OH^-}{\rightleftharpoons}} \underset{\substack{\text{两性离子} \\ pH = pI}}{\text{P}\genfrac{}{}{0pt}{}{NH_3^+}{COO^-}} \underset{H^+}{\overset{OH^-}{\rightleftharpoons}} \underset{\substack{\text{阴离子} \\ pH > pI}}{\text{P}\genfrac{}{}{0pt}{}{NH_2}{COO^-}}$$

在等电状态时，因蛋白质所带净电荷为零，不存在电荷相互排斥作用，蛋白质颗粒易聚积而沉淀析出，此时蛋白质的溶解度、黏度、渗透压、膨胀性等都最小。由于蛋白质的两性解离和等电点的特性，它与氨基酸一样也可采用电泳技术进行分离和纯化。

不同的蛋白质其等电点不同，血浆中大多数蛋白质的等电点在5.0左右，因而在生理pH条件下，在血浆中主要以阴离子形式存在。

（二）蛋白质的胶体性质

蛋白质是高分子化合物，分子量大，其分子颗粒的直径一般在1～100nm之间，属于胶体分散系，因此其水溶液具有胶体溶液的特性。例如具有丁铎尔现象、布朗运动、不能透过半透膜以及较强的吸附作用等。

蛋白质形成胶体溶液，具有一定稳定性，主要原因是，蛋白质颗粒表面大多为亲水基团，可吸引水分子，使颗粒表面形成一层水化膜，水化膜的存在增强了蛋白质的稳定性。此外蛋白质在等电点以外的pH环境中颗粒表面带有同种电荷，由于同性电荷相互排斥，蛋白质分子间不会互相凝聚。水化膜和表面电荷可阻断蛋白质颗粒相互聚集，避免蛋白质从溶液中析出，起到使胶粒稳定的作用。如去除蛋白质胶粒表面电荷和水化膜两个稳定因素后，蛋白质极易从溶液中析出而产生沉淀。

（三）蛋白质的沉淀和变性

蛋白质从溶液中析出的现象称为沉淀。蛋白质胶粒失去两个稳定因素就会发生沉淀。使蛋白质沉淀的方法有盐析、有机溶剂、重金属盐及生物碱试剂的沉淀等。

在某些物理或化学因素作用下，蛋白质特定的空间构象被破坏，从而导致其理化性质改变和生物活性丧失，称为蛋白质的变性。引起变性的化学因素有强酸、强碱、有机溶剂、尿素、重金属盐等，物理因素有加热、高压、超声波、紫外线、X射线等。蛋白质变性的实质是次级键断裂，空间结构被破坏，但不涉及氨基酸序列的改变，一级结构仍然存在。蛋白质变性后的特点：溶解度降低、易于沉淀、结晶能力消失、黏度增加、生物活性丧失、易被蛋白酶水解等。

蛋白质变性在实际应用上具有重要作用，临床上一般使用乙醇、苯酚溶液、高温和紫外线等方法进行消毒杀菌，都是使细菌或病毒的蛋白质变性而失去致病及繁殖能力，起到杀菌、防腐作用。临床上治疗 Cu^{2+}、Pb^{2+}、Hg^{2+} 等重金属盐中毒时，要求患者立即服用大量含丰富蛋白质的牛奶和蛋清，使蛋白质在消化道中与重金属盐结合成变性蛋白质，从而阻止有毒重金属离子被人体吸收。

（四）显色反应

蛋白质分子中的肽键以及氨基酸残基的某些化学基团，可与有关试剂呈现颜色反应，称为蛋白质的显色反应，这些反应可用于蛋白质的定性、定量分析。

1. 缩二脲反应

在缩二脲的碱性溶液中加入少量的 $CuSO_4$ 溶液，溶液将呈现紫色或紫红色，这个反应叫缩二脲反应（biuret reaction）。凡分子中含有2个或2个以上酰胺键结构的化合物都能发生缩二脲反应。蛋白质和多肽中含有许多个肽键，能发生缩二脲反应。

2. 与茚三酮的反应

蛋白质分子中含有多个游离的 α-氨基，可以与茚三酮发生显色反应生成蓝紫色化合物。

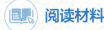
阅读材料

口服多肽和蛋白质药物的研究

随着生物技术的发展，多肽和蛋白质药物由于其安全性高、特异性高而广泛应用于多种疾病的临床治疗中，包括心血管系统疾病、呼吸系统疾病、血液系统疾病、内分泌系统疾病、癌症、免疫系统疾病等。目前其主要给药途径是注射给药，但注射给药方式大大降低了患者的依从性。口服给药作为一种依从性强、安全性高的给药方式逐渐成为研究的热点，但胃肠道特有的结构组织和生理环境使得多肽和蛋白质药物口服后生物利用度低、半衰期短，给口服多肽和蛋白质药物的开发带来了巨大挑战。口服后多肽和蛋白质药物的吸收成为此类药物口服给药途径开发的瓶颈，近年来，通过不同机制提高多肽和蛋白质药物口服吸收的研究在临床前和临床试验方面均取得较大进展。目前提高多肽和蛋白质药物口服吸收的方法有微粒给药系统、吸收促进剂、细胞穿透肽、肠道黏附贴片、水凝胶等，虽然有些方法已趋于成熟，但大多方法距离临床应用仍有较大的差距。其中 GLP-1 受体激动剂与吸收促进剂 SNAC 共制剂为口服索马鲁肽并成功上市，这是口服多肽和蛋白质药物取得的重大成果。南方科技大学生物医学工程系副教授罗智研究团队受到章鱼触手吸盘结构的启发，通过 3D 打印开发出一种输送多肽药物的仿生吸盘贴片，该贴片可通过机械拉伸口腔黏膜并结合渗透增强剂，显著促进药物的跨膜吸收。此外，目前任何一种制剂技术制备的口服多肽和蛋白质药物的生物利用度远低于注射剂，这些方法用于多肽和蛋白质药物口服给药系统临床研究需要蛋白质化学以及制剂技术的共同发展。

本章小结

羧酸分子中烃基上的氢原子被氨基取代形成的化合物，称为氨基酸。氨基酸分子中同时含有氨基和羧基两种官能团。

氨基酸分子中既含有氨基，也含有羧基，因此既能和较强的酸反应生成盐，也能与较强的碱反应生成盐，具有两性化合物的特征。当调节某一种氨基酸溶液的 pH 为一定值时，该种氨基酸刚好以偶极离子形式存在，在电场中，既不向负极移动，也不向正极移动，即此时其所带的正、负电荷数相等，净电荷为零，呈电中性，此时此溶液的 pH 值称为该氨基酸的等电点，通常用 pI 表示。α-氨基酸与水合茚三酮在溶液中共热，可生成蓝紫色的化合物，称为罗曼紫。

习题

1. 命名下列化合物（用俗名）或写出下列化合物的结构。

(1) $CH_3-\underset{\underset{NH_3^+}{|}}{CH}-CO_2^-$

(2) $HSCH_2-\underset{\underset{NH_3^+}{|}}{CH}-CO_2^-$

(3) $H_2N-\underset{\underset{NH_2^+}{|}}{C}-NHCH_2CH_2-\underset{\underset{NH_3^+}{|}}{CH}-CO_2^-$

(4) $HO-\overset{\overset{O}{\|}}{C}-CH_2-\underset{\underset{NH_3^+}{|}}{CH}-CO_2^-$

(5) 甘氨酸　(6) 苏氨酸　(7) 赖氨酸　(8) 谷氨酸

2. 试写出 Ser 和 Cys 所有可能的立体异构体，并标明 D、L 构型和 R、S 构型。

3. 将赖氨酸和谷氨酸溶于 pH=6.0 的缓冲溶液中，它们在直流电场中向哪一极移动？

4. 用化学方法鉴别下列各组化合物。

(1) 丙氨酸和乳酸　(2) 酪氨酸和酪蛋白

5. 化合物 A 的分子式为 $C_3H_7O_2N$，有旋光性，可与 NaOH 溶液或 HCl 溶液作用生成盐，可与醇生成酯，当与 HNO_2 作用时放出 N_2。试写出 A 的结构。

附录

附录一　平衡常数表

表 1　水的离子积常数

温度/℃	pK_w	温度/℃	pK_w	温度/℃	pK_w
0	14.944	35	13.680	75	12.699
5	14.734	40	13.535	80	12.598
10	14.535	45	13.396	85	12.510
15	14.346	50	13.262	90	12.422
20	14.167	55	13.137	95	12.341
24	14.000	60	13.017	100	12.259
25	13.997	65	12.908		
30	13.833	70	12.800		

资料来源：Lange's Handbook of Chemistry. 13th ed. 1985, 5-7。

表 2　弱电解质在水中的解离常数

化合物	温度/℃	分步	$K_a(K_b)$	$pK_a(pK_b)$
砷酸	18	1	5.62×10^{-3}	2.25
		2	1.70×10^{-7}	6.77
		3	3.95×10^{-12}	11.60
亚砷酸	25	—	6.0×10^{-10}	9.23
硼酸	20	1	7.3×10^{-10}	9.14
碳酸	25	1	4.30×10^{-7}	6.37
		2	5.61×10^{-11}	10.25
铬酸	25	1	1.8×10^{-1}	0.74
		2	3.2×10^{-7}	6.49
氢氟酸	25	—	3.58×10^{-4}	3.45
氢氰酸	25	—	4.93×10^{-10}	9.31
氢硫酸	18	1	8.91×10^{-8}	7.04
		2	1.1×10^{-12}	11.96
过氧化氢	25	—	2.4×10^{-12}	11.62
次溴酸	25	—	2.06×10^{-9}	8.69
次氯酸	18	—	2.95×10^{-8}	7.53
次碘酸	25	—	2.3×10^{-11}	10.64
碘酸	25	—	1.69×10^{-1}	0.77
亚硝酸	12.5	—	4.6×10^{-4}	3.37
高碘酸	25	—	2.3×10^{-2}	1.64
磷酸	25	1	7.52×10^{-3}	2.12
	25	2	6.23×10^{-8}	7.21
	18	3	2.2×10^{-13}	12.67
正硅酸	30	1	2.2×10^{-10}	9.66
		2	2.0×10^{-12}	11.70
		3	1.0×10^{-12}	12.00

续表

化合物	温度/℃	分步	$K_a(K_b)$	$pK_a(pK_b)$
硫酸	25	2	1.20×10^{-2}	1.92
亚硫酸	18	1	1.54×10^{-2}	1.81
		2	1.02×10^{-7}	6.91
氨水	25	—	1.79×10^{-5}	4.75
氢氧化钙	25	—	4.0×10^{-2}	1.40
氢氧化铝	25	—	9.6×10^{-4}	3.02
氢氧化银	25	—	1.1×10^{-4}	3.96
氢氧化锌	25	—	9.6×10^{-4}	3.02
甲酸	25	1	1.77×10^{-4}	3.75
乙酸	25	1	1.76×10^{-5}	4.76
丙酸	25	1	1.3×10^{-5}	4.86
一氯乙酸	25	1	1.4×10^{-3}	2.85
草酸	25	1	5.9×10^{-2}	1.23
		2	6.4×10^{-5}	4.19
柠檬酸	20	1	7.1×10^{-4}	3.14
		2	1.68×10^{-5}	4.77
		3	4.1×10^{-7}	6.39
巴比土酸	25	1	9.8×10^{-5}	4.01
甲胺盐酸盐	25	1	2.7×10^{-11}	10.63
二甲胺盐酸盐	20	1	1.9×10^{-11}	10.68
乳酸	25	1	1.4×10^{-4}	3.86
乙胺盐酸盐	20	1	1.6×10^{-11}	10.70
苯甲酸	25	1	6.5×10^{-5}	4.19
苯酚	20	1	1.3×10^{-10}	9.89
邻苯二甲酸	25	1	1.3×10^{-3}	2.89
		2	3.9×10^{-6}	5.51
Tris·HCl	37	1	1.4×10^{-3}	7.85
氨基乙酸盐酸盐	25	1	4.5×10^{-3}	2.35
		2	1.6×10^{-10}	9.78

资料来源：Robert C，Weast，CRC Handbook of Chemistry and Physics，80th ed. 1999—2000。

表3　难溶化合物的溶度积常数（25℃）

化合物	K_{sp}	化合物	K_{sp}	化合物	K_{sp}
AgAc	1.94×10^{-3}	$BaCO_3$	2.58×10^{-9}	$Cd_3(PO_4)_2$	2.53×10^{-33}
AgBr	5.38×10^{-13}	$BaCrO_4$	1.17×10^{-10}	$Co_3(PO_4)_2$	2.05×10^{-35}
$AgBrO_3$	5.34×10^{-5}	BaF_2	1.84×10^{-7}	CuBr	6.27×10^{-9}
AgCN	5.97×10^{-17}	$Ba(IO_3)_2$	4.01×10^{-9}	CuC_2O_4	4.43×10^{-10}
AgCl	1.77×10^{-10}	$BaSO_4$	1.08×10^{-10}	CuCl	1.72×10^{-7}
AgI	8.52×10^{-17}	$BiAsO_4$	4.43×10^{-10}	CuI	1.27×10^{-12}
$AgIO_3$	3.17×10^{-8}	CaC_2O_4	2.32×10^{-9}	CuS	1.27×10^{-36}
AgSCN	1.03×10^{-12}	$CaCO_3$	3.36×10^{-9}	CuSCN	1.77×10^{-13}
Ag_2CO_3	8.46×10^{-12}	CaF_2	3.45×10^{-10}	Cu_2S	2.26×10^{-48}
$Ag_2C_2O_4$	5.40×10^{-12}	$Ca(IO_3)_2$	6.47×10^{-6}	$Cu_3(PO_4)_2$	1.40×10^{-37}
Ag_2CrO_4	1.12×10^{-12}	$Ca(OH)_2$	5.02×10^{-6}	$FeCO_3$	3.13×10^{-11}
Ag_2S	6.69×10^{-50}	$CaSO_4$	4.93×10^{-5}	FeF_2	2.36×10^{-6}
Ag_2SO_3	1.50×10^{-14}	$Ca_3(PO_4)_2$	2.53×10^{-33}	$Fe(OH)_2$	4.87×10^{-17}
Ag_2SO_4	1.20×10^{-5}	$CdCO_3$	1.0×10^{-12}	$Fe(OH)_3$	2.79×10^{-39}
Ag_3AsO_4	1.03×10^{-22}	CdF_2	6.44×10^{-3}	FeS	1.59×10^{-19}
Ag_3PO_4	8.89×10^{-17}	$Cd(IO_3)_2$	2.50×10^{-8}	HgI_2	2.90×10^{-29}
$Al(OH)_3$	1.1×10^{-33}	$Cd(OH)_2$	7.2×10^{-15}	HgS	6.44×10^{-53}
$AlPO_4$	9.84×10^{-21}	CdS	1.40×10^{-29}	Hg_2Br_2	6.40×10^{-23}

续表

化合物	K_{sp}	化合物	K_{sp}	化合物	K_{sp}
Hg_2CO_3	$3.6×10^{-17}$	$MnCO_3$	$2.24×10^{-11}$	$PbSO_4$	$2.53×10^{-8}$
$Hg_2C_2O_4$	$1.75×10^{-13}$	$Mn(IO_3)_2$	$4.37×10^{-7}$	PbS	$9.04×10^{-29}$
Hg_2Cl_2	$1.43×10^{-18}$	$Mn(OH)_2$	$2.06×10^{-13}$	$Pb(OH)_2$	$1.43×10^{-20}$
Hg_2F_2	$3.10×10^{-6}$	MnS	$4.65×10^{-14}$	$Sn(OH)_2$	$5.45×10^{-27}$
Hg_2I_2	$5.2×10^{-29}$	$NiCO_3$	$1.42×10^{-7}$	SnS	$3.25×10^{-28}$
Hg_2SO_4	$6.5×10^{-7}$	$Ni(IO_3)_2$	$4.71×10^{-5}$	$SrCO_3$	$5.60×10^{-10}$
$KClO_4$	$1.05×10^{-2}$	$Ni(OH)_2$	$5.48×10^{-16}$	SrF_2	$4.33×10^{-9}$
$K_2[PtCl_6]$	$7.48×10^{-6}$	NiS	$1.07×10^{-21}$	$Sr(IO_3)_2$	$1.14×10^{-7}$
Li_2CO_3	$8.15×10^{-4}$	$Ni_3(PO_4)_2$	$4.74×10^{-32}$	$SrSO_4$	$3.44×10^{-7}$
$MgCO_3$	$6.82×10^{-6}$	$PbCO_3$	$7.40×10^{-14}$	$ZnCO_3$	$1.46×10^{-10}$
MgF_2	$5.16×10^{-11}$	$PbCl_2$	$1.70×10^{-5}$	ZnF_2	$3.04×10^{-2}$
$Mg(OH)_2$	$5.61×10^{-12}$	PbF_2	$3.3×10^{-8}$	$Zn(OH)_2$	$3.10×10^{-17}$
$Mg_3(PO_4)_2$	$1.04×10^{-24}$	PbI_2	$9.8×10^{-9}$	ZnS	$2.93×10^{-25}$

资料来源：Robert C，Weast，CRC Handbook of Chemistry and Physics，80th ed. 1999—2000。

表4　金属配合物的稳定常数

配体	金属离子	$lg\beta_1$	$lg\beta_2$	$lg\beta_3$	$lg\beta_4$	$lg\beta_5$	$lg\beta_6$
氨(NH_3)	Co^{2+}	2.11	3.74	4.79	5.55	5.73	5.11
	Co^{3+}	6.7	14.0	20.1	25.7	30.8	35.20
	Cu^{2+}	4.31	7.98	11.02	13.32	(12.86)	
	Hg^{2+}	8.8	17.5	18.5	19.28		
	Ni^{2+}	2.8	5.04	6.77	7.96	8.71	8.74
	Ag^+	3.24	7.05				
	Zn^{2+}	2.37	4.81	7.31	9.46		
	Cd^{2+}	2.65	4.75	6.19	7.12	6.80	5.14
氯离子(Cl^-)	Sb^{3+}	2.26	3.49	4.18	4.72	(4.72)	(4.11)
	Bi^{3+}	2.44	4.74	5.04	5.64		
	Cu^+		5.5				
	Pt^{2+}		11.5	14.5	16.0		
	Hg^{2+}	6.74	13.22	14.07	15.7		
	Au^{3+}			9.8			
	Ag^+	3.04	5.04	(5.04)	(5.30)		
氰离子(CN^-)	Au^+		38.3				
	Cd^{2+}	5.48	10.60	(15.23)	(18.78)		
	Cu^+		24.0	28.59	30.30		
	Fe^{2+}						35
	Fe^{3+}						42
	Hg^{2+}				41.4		
	Ni^{2+}				31.3		
	Ag^+				20.6		
	Zn^{2+}		21.10	21.7	16.7		
氟离子(F^-)	Al^{3+}	6.10	11.15	15.00	17.75	19.37	19.84
	Fe^{3+}	5.28	9.30	12.06		(15.77)	
碘离子(I^-)	Bi^{3+}	3.63			14.95	16.80	18.80
	Hg^{2+}	12.87	23.83	27.60	29.83		
	Ag^+	6.58	11.74	13.68			
硫氰酸根(SCN^-)	Fe^{3+}	2.95	3.36				
	Hg^{2+}		17.47		21.23		
	Au^+		23		42		
	Ag^+		7.57	9.08	10.08		

续表

配体	金属离子	$\lg\beta_1$	$\lg\beta_2$	$\lg\beta_3$	$\lg\beta_4$	$\lg\beta_5$	$\lg\beta_6$
硫代硫酸根 ($S_2O_3^{2-}$)	Ag^+	8.82	13.46	(14.15)			
	Hg^{2+}		29.44	31.90	33.24		
	Cu^+	10.27	12.22	13.84			
枸橼酸根 (L^{3-})	Al^{3+}	20.0					
	Co^{2+}	12.5					
	Cd^{2+}	11.3					
	Cu^{2+}	14.2					
	Fe^{2+}	15.5					
	Fe^{3+}	25.0					
	Ni^{2+}	14.3					
	Zn^{2+}	11.4					
乙二胺 ($H_2NCH_2CH_2NH_2$)	Co^{2+}	5.91	10.64	13.94			
	Cu^{2+}	10.67	20.00	21.00			
	Zn^{2+}	5.77	10.83	14.11			
	Ni^{2+}	(7.52)	(13.80)	18.33			
草酸根($C_2O_4^{2-}$)	Cu^{2+}	6.16	8.5				
	Fe^{2+}	2.9	4.52	5.22			
	Fe^{3+}	9.4	16.2	20.2			
	Hg^{2+}		6.98				
	Zn^{2+}	4.89	7.60	8.15			
	Ni^{2+}	5.3	7.64	8.5			

资料来源：魏祖期．基础化学．6版．北京：人民卫生出版社，2004，318-319。

附录二 一些物质的基本热力学数据

表1 298.15 K的标准摩尔生成焓、标准摩尔生成吉布斯自由能和标准摩尔熵的数据

物质	$\Delta_f H_m^\ominus$ /(kJ·mol^{-1})	$\Delta_f G_m^\ominus$ /(kJ·mol^{-1})	$S_m^\ominus$ /(J·K^{-1}·mol^{-1})
Ag(s)	0.0	0.0	42.6
Ag^+(aq)	105.6	77.1	72.7
$AgNO_3$(s)	−124.4	−33.4	140.9
AgCl(s)	−127.0	−109.8	96.3
AgBr(s)	−100.4	−96.9	107.1
AgI(s)	−61.8	−66.2	115.5
Ba(s)	0.0	0.0	62.5
Ba^{2+}(aq)	−537.6	−560.8	9.6
$BaCl_2$(s)	−855.0	−806.7	123.7
$BaSO_4$(s)	−1473.2	−1363.2	132.2
Br_2(g)	30.9	3.1	245.5
Br_2(l)	0.0	0.0	152.2
C(dia)	1.9	2.9	2.4
C(gra)	0.0	0.0	5.7
CO(g)	−110.5	−137.2	197.7

续表

物质	$\Delta_f H_m^\ominus$ /(kJ·mol^{-1})	$\Delta_f G_m^\ominus$ /(kJ·mol^{-1})	$S_m^\ominus$ /(J·K^{-1}·mol^{-1})
$CO_2(g)$	−393.5	−394.4	213.8
$Ca(s)$	0.0	0.0	41.6
$Ca^{2+}(aq)$	−542.8	−553.6	−53.1
$CaCl_2(s)$	−795.4	−748.8	108.4
$CaCO_3(s)$	−1206.9	−1128.8	92.9
$CaO(s)$	−634.9	−603.3	38.1
$Ca(OH)_2(s)$	−985.2	−897.5	83.4
$Cl_2(g)$	0.0	0.0	223.1
$Cl^-(aq)$	−167.2	−131.2	56.5
$Cu(s)$	0.0	0.0	33.2
$Cu^{2+}(aq)$	64.8	65.5	−99.6
$F_2(g)$	0.0	0.0	202.8
$F^-(aq)$	−332.6	−278.8	−13.8
$Fe(s)$	0.0	0.0	27.3
$Fe^{2+}(aq)$	−89.1	−78.9	−137.7
$Fe^{3+}(aq)$	−48.5	−4.7	−315.9
$FeO(s)$	−272.0	−251.0	61.0
$Fe_3O_4(s)$	−1118.4	−1015.4	146.4
$Fe_2O_3(s)$	−824.2	−742.2	87.4
$H_2(g)$	0.0	0.0	130.7
$H^+(aq)$	0.0	0.0	0.0
$HCl(g)$	−92.3	−95.3	186.9
$HCl(aq)$	−167.2	−131.2	56.5
$HF(g)$	−273.3	−275.4	173.8
$HBr(g)$	−36.3	−53.4	198.7
$HI(g)$	26.6	1.7	206.6
$H_2O(g)$	−241.8	−228.6	188.8
$H_2O(l)$	−285.8	−237.1	70.0
$H_2S(g)$	−20.6	−33.4	205.8
$I_2(g)$	62.4	19.3	260.7
$I_2(s)$	0.0	0.0	116.1
$I^-(aq)$	−55.2	−51.6	111.3
$K(s)$	0.0	0.0	64.7
$K^+(aq)$	−252.4	−283.3	102.5
$KI(s)$	−327.9	−324.9	106.3
$KCl(s)$	−436.5	−408.5	82.6
$Mg(s)$	0.0	0.0	32.7
$Mg^{2+}(aq)$	−466.9	−454.8	−138.1
$MgO(s)$	−601.6	−569.3	27.0
$MnO_2(s)$	−520.0	−465.1	53.1
$Mn^{2+}(aq)$	−220.1		−73.6
$N_2(g)$	0.0	0.0	191.6
$NH_3(g)$	−45.9	−16.4	192.8
$NH_4Cl(s)$	−314.4	−202.9	94.6
$NO(g)$	91.3	87.6	210.8
$NO_2(g)$	33.2	51.3	240.1
$Na(s)$	0.0	0.0	51.3
$Na^+(aq)$	−240.1	−261.9	59.0
$NaCl(s)$	−411.2	−384.1	72.1

续表

物质	$\Delta_f H_m^\ominus$ /(kJ·mol^{-1})	$\Delta_f G_m^\ominus$ /(kJ·mol^{-1})	$S_m^\ominus$ /(J·K^{-1}·mol^{-1})
$O_2(g)$	0.0	0.0	205.2
$OH^-(aq)$	−230.0	−157.2	−10.8
$SO_2(g)$	−296.8	−300.1	248.2
$SO_3(g)$	−395.7	−371.1	256.8
$Zn(s)$	0.0	0.0	41.6
$Zn^{2+}(aq)$	−153.9	−147.1	−112.1
$ZnO(s)$	−350.5	−320.5	43.7
$CH_4(g)$	−74.6	−50.5	186.3
$C_2H_2(g)$	227.4	209.9	200.9
$C_2H_4(g)$	52.4	68.4	219.3
$C_2H_6(g)$	−84.0	−32.0	229.2
$C_6H_6(g)$	82.9	129.7	269.2
$C_6H_6(l)$	49.1	124.5	173.4
$CH_3OH(g)$	−201.0	−162.3	239.9
$CH_3OH(l)$	−239.2	−166.6	126.8
$HCHO(g)$	−108.6	−102.5	218.8
$HCOOH(l)$	−425.0	−361.4	129.0
$C_2H_5OH(g)$	−234.8	−167.9	281.6
$C_2H_5OH(l)$	−277.6	−174.8	160.7
$CH_3CHO(l)$	−192.2	−127.6	160.2
$CH_3COOH(l)$	−484.3	−389.9	159.8
$H_2NCONH_2(s)$	−333.1	−197.3	104.6
$C_6H_{12}O_6(s)$	−1273.3	−910.6	212.1
$C_{12}H_{22}O_{11}(s)$	−2226.1	−1544.6	360.2

表2 一些有机化合物的标准摩尔燃烧热

化合物	$\Delta_c H_m^\ominus$/(kJ·mol^{-1})	化合物	$\Delta_c H_m^\ominus$/(kJ·mol^{-1})
$CH_4(g)$	−890.8	$HCHO$	−570.7
$C_2H_2(g)$	−1301.1	CH_3CHO	−1166.9
$C_2H_4(g)$	−1411.2	CH_3COCH_3	−1789.9
$C_2H_6(g)$	−1560.7	$HCOOH$	−254.6
$C_3H_8(g)$	−2219.2	CH_3COOH	−874.2
$C_5H_{12}(l)$	−3509.0	$C_{17}H_{35}COOH$	−11281.0
$C_6H_6(l)$	−3267.6	$C_6H_{12}O_6$(葡萄糖)	−2803.0
CH_3OH	−726.1	$C_{12}H_{22}O_{11}$(蔗糖)	−5640.9
C_2H_5OH	−1366.8	$CO(NH_2)_2$(尿素)	−631.7

资料来源：魏祖期.基础化学.6版.北京：人民卫生出版社，2004，320-322.

附录三 常见电极的标准电极电势（298.15K）

氧化态＋ne^-⇌还原态	$\varphi^\ominus$/V	氧化态＋ne^-⇌还原态	$\varphi^\ominus$/V
$Li^+ + e^- \rightleftharpoons Li(s)$	−3.0401	$Na^+ + e^- \rightleftharpoons Na(s)$	−2.71
$K^+ + e^- \rightleftharpoons K(s)$	−2.931	$Mg^{2+} + 2e^- \rightleftharpoons Mg(s)$	−2.372
$Ba^{2+} + 2e^- \rightleftharpoons Ba(s)$	−2.912	$Al^{3+} + 3e^- \rightleftharpoons Al(s)$	−1.662
$Ca^{2+} + 2e^- \rightleftharpoons Ca(s)$	−2.868	$Ti^{2+} + 2e^- \rightleftharpoons Ti(s)$	−1.630

续表

氧化态 $+n\mathrm{e}^- \rightleftharpoons$ 还原态	$\varphi^\ominus$ / V	氧化态 $+n\mathrm{e}^- \rightleftharpoons$ 还原态	$\varphi^\ominus$ / V
$Mn^{2+} + 2e^- \rightleftharpoons Mn(s)$	-1.185	$I_2(s) + 2e^- \rightleftharpoons 2I^-$	0.5355
$2H_2O + 2e^- \rightleftharpoons H_2 + 2OH^-$	-0.828	$MnO_4^- + e^- \rightleftharpoons MnO_4^{2-}$	0.558
$Zn^{2+} + 2e^- \rightleftharpoons Zn(s)$	-0.7618	$MnO_4^- + 2H_2O + 3e^- \rightleftharpoons MnO_2 + 4OH^-$	0.595
$Cr^{3+} + 3e^- \rightleftharpoons Cr(s)$	-0.744	$O_2(g) + 2H^+ + 2e^- \rightleftharpoons H_2O_2$	0.695
$Fe(OH)_3 + e^- \rightleftharpoons Fe(OH)_2 + OH^-$	-0.56	$Fe^{3+} + e^- \rightleftharpoons Fe^{2+}$	0.771
$2CO_2 + 2H^+ + 2e^- \rightleftharpoons H_2C_2O_4$	-0.49	$Ag^+ + e^- \rightleftharpoons Ag(s)$	0.7996
$S + 2e^- \rightleftharpoons S^{2-}$	-0.4763	$ClO^- + H_2O(l) + 2e^- \rightleftharpoons Cl^- + 2OH^-$	0.841
$Cd^{2+} + 2e^- \rightleftharpoons Cd(s)$	-0.403	$Hg^{2+} + 2e^- \rightleftharpoons Hg$	0.851
$PbSO_4(s) + 2e^- \rightleftharpoons Pb(s) + SO_4^{2-}$	-0.3588	$2Hg^{2+} + 2e^- \rightleftharpoons Hg_2^{2+}$	0.920
$Co^{2+} + 2e^- \rightleftharpoons Co(s)$	-0.28	$Br_2(l) + 2e^- \rightleftharpoons 2Br^-$	1.066
$Ni^{2+} + 2e^- \rightleftharpoons Ni(s)$	-0.257	$2IO_3^- + 12H^+ + 10e^- \rightleftharpoons I_2(s) + 6H_2O$	1.20
$AgI(s) + e^- \rightleftharpoons Ag(s) + I^-$	-0.1522	$MnO_2 + 4H^+ + 2e^- \rightleftharpoons Mn^{2+} + 2H_2O$	1.224
$Sn^{2+} + 2e^- \rightleftharpoons Sn(s)$	-0.1375	$O_2(g) + 4H^+ + 4e^- \rightleftharpoons 2H_2O$	1.229
$Pb^{2+} + 2e^- \rightleftharpoons Pb(s)$	-0.1262	$Cr_2O_7^{2-} + 14H^+ + 6e^- \rightleftharpoons 2Cr^{3+} + 7H_2O$	1.232
$2H^+ + 2e^- \rightleftharpoons H_2(g)$	0	$Cl_2(g) + 2e^- \rightleftharpoons 2Cl^-$	1.358
$AgBr(s) + e^- \rightleftharpoons Ag(s) + Br^-$	0.071	$PbO_2(s) + 4H^+ + 2e^- \rightleftharpoons Pb^{2+} + 2H_2O$	1.455
$Sn^{4+} + 2e^- \rightleftharpoons Sn^{2+}$	0.151	$MnO_4^- + 8H^+ + 5e^- \rightleftharpoons Mn^{2+} + 4H_2O$	1.507
$Cu^{2+} + e^- \rightleftharpoons Cu^+$	0.153	$2HBrO + 2H^+ + 2e^- \rightleftharpoons Br_2(l) + 2H_2O(l)$	1.596
$AgCl(s) + e^- \rightleftharpoons Ag(s) + Cl^-$	0.222	$2HClO + 2H^+ + 2e^- \rightleftharpoons Cl_2(g) + 2H_2O(l)$	1.611
$Hg_2Cl_2(s) + 2e^- \rightleftharpoons 2Hg(l) + 2Cl^-$	0.268	$H_2O_2 + 2H^+ + 2e^- \rightleftharpoons 2H_2O$	1.776
$Cu^{2+} + 2e^- \rightleftharpoons Cu(s)$	0.3419	$Co^{3+} + 2e^- \rightleftharpoons Co^{2+}$	1.92
$[Fe(CN)_6]^{3-} + e^- \rightleftharpoons [Fe(CN)_6]^{4-}$	0.36	$S_2O_8^{2-} + 2e^- \rightleftharpoons 2SO_4^{2-}$	2.010
$[Ag(NH_3)_2]^+ + e^- \rightleftharpoons Ag + 2NH_3$	0.373	$O_3(g) + 2H^+ + 2e^- \rightleftharpoons O_2(g) + H_2O$	2.076
$O_2(g) + 2H_2O(l) + 4e^- \rightleftharpoons 4OH^-$	0.401	$F_2(g) + 2e^- \rightleftharpoons 2F^-$	2.866

资料来源：Lide DR，Handbook of Chemistry and Physics，80th ed. NK：CRC Press，1999—2000。

注：按 $\varphi^\ominus$ 值由小到大排列。

附录四　官能团优先顺序

优先顺序	化合物类别	官能团
1	羧酸	$R-\overset{\displaystyle O}{\underset{\displaystyle }{\|\|}}-O-H$
2	酸酐	$R-\overset{O}{\|\|}-O-\overset{O}{\|\|}-R$
3	酯	$R-\overset{O}{\|\|}-O-R^1$
4	酰卤	$R-\overset{O}{\|\|}-X$
5	酰胺	$R-\overset{O}{\|\|}-NH_2$
6	腈	$-C\equiv N$
7	醛	$R-\overset{O}{\|\|}-H$

续表

优先顺序	化合物类别	官能团
8	酮	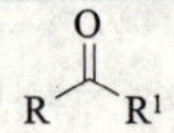 R—C(=O)—R¹
9	醇	R—OH
10	酚	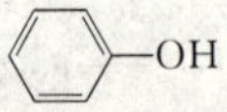 C₆H₅—OH
11	硫醇	—SH
12	胺	—NH₂
13	亚胺	—CH=N—
14	烯	—CH=CH—
15	炔	—C≡C—
16	烷	烷基

附录五　有机化合物的官能团的鉴定

1. 醇的鉴定

醇分子中含有羟基，可与金属钠作用放出氢气，但这不是醇的鉴别反应，含有活泼氢原子的有机物都能发生此反应。醇与无水氯化锌的浓盐酸溶液（卢卡斯试剂）反应，生成不溶于水的卤代烃而出现浑浊：

$$ROH + HCl(浓) \xrightarrow{无水\ ZnCl_2} RCl + H_2O$$

反应活性是叔醇＞仲醇＞伯醇，叔醇与卢卡斯试剂混合后，立即出现浑浊；仲醇一般需要 5~10min 出现浑浊；伯醇则需要加热后才能出现浑浊。

2. 酚的鉴定

酚的官能团是酚羟基，由于受苯环的影响而使酚具有与醇不同的特性。大多数酚类和烯醇类化合物能与 $FeCl_3$ 溶液显色，苯酚与三氯化铁溶液作用显蓝紫色，甲苯酚显蓝色，间苯二酚显紫色。

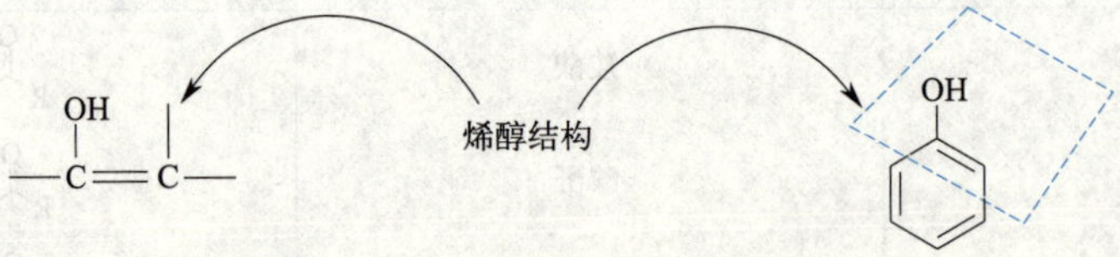

苯酚还能与溴水反应生成白色沉淀：

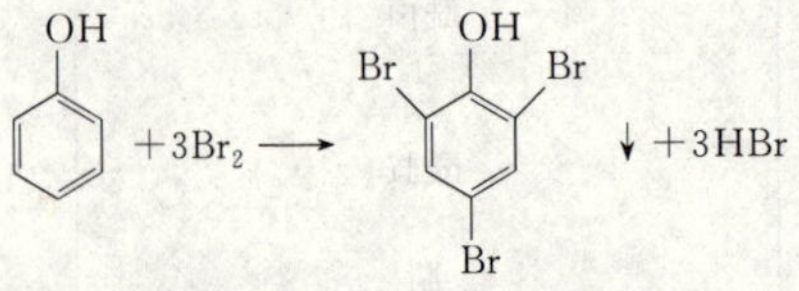

$$C_6H_5OH + 3Br_2 \longrightarrow C_6H_2Br_3OH \downarrow + 3HBr$$

3. 醛和酮的鉴定

（1）醛和酮都有羰基，能与 2,4-二硝基苯肼反应生成黄色、橙色或橙红色的 2,4-二硝基苯腙沉淀：

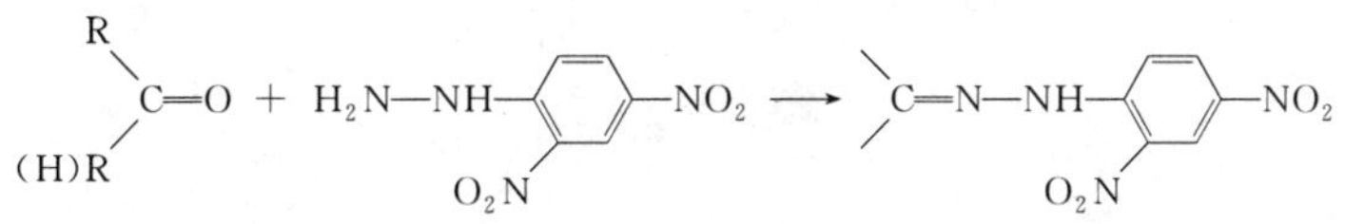

$$\underset{(H)R}{\overset{R}{>}}C=O + H_2N-NH-\underset{O_2N}{\overset{}{\bigcirc}}-NO_2 \longrightarrow \underset{}{\overset{}{>}}C=N-NH-\underset{O_2N}{\overset{}{\bigcirc}}-NO_2$$

（2）具有 $H_3C-\overset{O}{\underset{}{C}}-R(H)$ 结构的乙醛或甲基酮及具有 $H_3C-\overset{OH}{\underset{H}{C}}-R(H)$ 结构的醇，在碱性条件下与碘作用生成淡黄色沉淀（碘仿反应）：

$$H_3C-\overset{O}{\underset{}{C}}-R(H) \xrightarrow{I_2,OH^-} CHI_3\downarrow +(H)R-COO^- +NaOH$$

（3）醛能被托伦试剂氧化，而酮则不能。脂肪醛能被斐林试剂氧化，而芳香醛和酮则不能。

$$RCHO+2Ag(NH_3)_2^+ +2OH^- \xrightarrow{\triangle} RCOONH_4 +2Ag\downarrow +H_2O+3NH_3$$

4. 胺类的鉴定

胺与亚硝酸作用，可鉴别伯胺、仲胺和叔胺。脂肪伯胺与 HNO_2 反应放出 N_2：

$$R-NH_2+NaNO_2+HCl \xrightarrow{0\sim 5℃} 醇、烯、卤代烃等混合物+N_2\uparrow$$

脂肪族仲胺或芳香族仲胺与 HNO_2 作用生成不溶于水的黄色 N-亚硝基胺油状物或固体：

$$R-\overset{H}{\underset{}{N}}-R^1+NaNO_2+HCl \xrightarrow{0\sim 5℃} R-\overset{R^1}{\underset{}{N}}-N=O$$

脂肪族叔胺与 HNO_2 作用生成不稳定的水溶性亚硝酸盐，该盐不稳定，易水解，与强碱作用则重新析出叔胺。

$$R_3N+NaNO_2+HCl \underset{}{\overset{0\sim 5℃}{\rightleftharpoons}} R_3N\cdot HNO_2$$

苯胺与溴水反应发生苯环的亲电取代反应，常温下即生成 2,4,6-三溴苯胺白色沉淀：

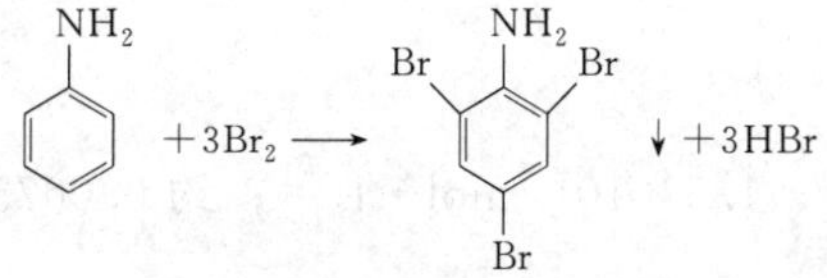

$$\underset{}{\bigcirc}-NH_2 +3Br_2 \longrightarrow \underset{Br}{\overset{Br}{\bigcirc}}-NH_2 \downarrow +3HBr$$

5. 糖类的鉴定

五碳糖、六碳糖及它们组成的二糖都能被浓硫酸分解为糖醛和羧甲基糖醛。这些糖醛与 α-萘酚作用生成紫色配合物，出现在液面交界处，用于糖的鉴定。

6. 氨基酸的鉴定

α-氨基酸的官能团是羧基和氨基。由于官能团的相互影响，α-氨基酸与水合茚三酮在加热条件下生成紫色产物。

参考答案

第二章

1. （4）＞（2）＞（3）＞（1）
2. 595mol·L^{-1}；高渗溶液
3. 0.001mol·L^{-1}
4. 半透膜、浓度差
5. 0.077mol；308mmol·L^{-1}
6. 0.02mol；2000mmol·L^{-1}
7. 306.35mmol·L^{-1}
8. 6.74×10^{4}g·mol^{-1}

第三章

1. 酸碱质子理论认为：凡是给出质子的物质都是酸，凡是接受质子的物质都是碱。酸给出质子能力越强，其酸性越强；碱接受质子能力越强，其碱性越强。
5. D
6. D＞A＞C＞B
7. D
8. （1）、（2）均为同离子效应，AgCl 的溶解度变小；（3）为盐效应，AgCl 的溶解度略有增大；（4）氨水容易和 Ag$^+$ 生成银氨配离子，大大降低了溶液中 Ag$^+$ 的浓度，导致 AgCl 的溶解度增大。
10. （1）HCl 的酸性强于草酸，同时草酸的酸性强于 HAc，所以导致了 CaC$_2$O$_4$ 溶于 HCl 而不溶于 HAc。
（2）加氨水于滤液中后，会导致 CaC$_2$O$_4$ 在 H$_2$C$_2$O$_4$ 溶液中的解离度增大，生成很多 C$_2$O$_4^{2-}$，这样又会使溶液中的离子积大于溶度积，所以就又产生 CaC$_2$O$_4$ 沉淀。
13. 0.005%；pH＝5.0
14. 2.7%；1.6×10^{-5}
15. 1.5×10^{-5}mol·L^{-1}；1.5×10^{-5}mol·L^{-1}；约 0.0075mol·L^{-1}
16. 0.182mol·L^{-1}
17. （a）[H$^+$]＝4.68×10^{-12}mol·L^{-1}；[OH$^-$]＝[C$_{10}$H$_{15}$ONH$^+$]＝2.14×10^{-3}mol·L^{-1}；(b) K_b＝1.31×10^{-3}
18. （1）不同；（2）相同
19. （1）5.28；（2）7.00；（3）8.31；（4）12.36；（5）9.94；（6）4.66
20. （1）7.21；（2）10.25
21. （1）0.2mol·L^{-1}；（2）0.1mol·L^{-1}
22. PbSO$_4$ 先析出；[Pb^{2+}]＝4.33×10^{-5}mol·L^{-1}
23. （1）6.3×10^{-5}mol·L^{-1}；（2）[Mn^{2+}]＝6.3×10^{-5}mol·L^{-1}，[OH$^-$]＝1.26×10^{-4}mol·L^{-1}；（3）1.0×10^{-10}mol·L^{-1}；（4）1.1×10^{-6}mol·L^{-1}
24. 6.61g

第四章

3. （1）、（2）、（4）、（5）可用来配制缓冲溶液

5. 0.56；0.35；5.6；2.2
7. 9.55；9.25
8. 50mL；49.7mL；30.9mL
9. $K_a = 3.75 \times 10^{-6}$
10. （1）KH_2PO_4-Na_2HPO_4；（2）共轭酸 0.039mol，共轭碱 0.061mol；（3）7.60
11. 13.0g
12. 5.45
13. 240mL；5.8g
14. 4.45；$0.038 mol \cdot L^{-1} \cdot pH^{-1}$
15. KH_2PO_4 3.4g；NaOH 0.5g
16. （1）pH=7.40，正常；（2）pH=7.31，酸中毒；（3）pH=7.70，碱中毒

第五章

2. 4.31~6.31
3. 8.73；酚酞
4. $0.1265 mol \cdot L^{-1}$
5. 3；2；2
7. 0.438；7.83；0.24
8. 0.38~0.48g
9. NaOH，14.00%；Na_2CO_3，37.10%
10. 95.34%

第六章

6. 77.4%、0.111；46.5%、0.333
7. 50.1%；$2.9 \times 10^2 L \cdot g^{-1} \cdot cm^{-1}$；$1.9 \times 10^4 L \cdot mol^{-1} \cdot cm^{-1}$
8. 0.5277g
9. 9.84%
10. $1.12 \times 10^2 L \cdot g^{-1} \cdot cm^{-1}$；$2.649 \times 10^4 L \cdot mol^{-1} \cdot cm^{-1}$
11. 18.7mg
12. 94.2%；$0.246 mg \cdot mL^{-1}$
13. $c_A = 3.9 \times 10^{-3} mol \cdot L^{-1}$；$c_B = 4.3 \times 10^{-3} mol \cdot L^{-1}$

第七章

4. $-1118.4 kJ \cdot mol^{-1}$
6. （1）$O_2(g) > O_2(l) > O_2(s)$；（2）$H_2(g) < F_2(g) < Cl_2(g) < Br_2(g) < I_2(g)$
7. 6.35L
8. 298K 时反应不能自发进行，当温度高于 1622℃时反应可以自发进行。
9. $\Delta_r H_m^{\ominus} = -5640 kJ \cdot mol^{-1}$，$\Delta_r G_m^{\ominus} = -5793 kJ \cdot mol^{-1}$ 或 $-5796 kJ \cdot mol^{-1}$，$\Delta_r S_m^{\ominus} = 513 J \cdot K^{-1} \cdot mol^{-1}$
10. 33.4
11. 5.43×10^{-12}
12. $1.74 \times 10^3 kJ$
13. $258.3 J \cdot mol^{-1} \cdot K^{-1}$
14. $K^{\ominus} = 32.5$
15. （1）$26.646 kJ \cdot mol^{-1}$；（2）333.4K

16. $1.9kJ \cdot mol^{-1}$

17. 直接按吉布斯自由能数据计算：$2878.43kJ \cdot mol^{-1}$；按吉布斯方程计算：$2879.87kJ \cdot mol^{-1}$。由2种方法计算结果可知反应均不能自发进行。

第八章

4. $v = kc(S_2O_8^{2-})c(I^-)$，$k = 0.65L \cdot mol^{-1} \cdot min^{-1}$

5. (1) $3.2 \times 10^4 s$；(2) $1.71g$

6. (1) $0.014 mol \cdot L^{-1} \cdot s^{-1}$；(2) $0.028 mol \cdot L^{-1} \cdot s^{-1}$；(3) $0.056 mol \cdot L^{-1} \cdot s^{-1}$

7. $5.0h$

8. (1) $1.8 \times 10^{-3} s$；(2) $283K$

9. $75.2 kJ \cdot mol^{-1}$

10. $1.83 \times 10^4 a$

11. $k_{30} = 1.67 \times 10^{-3} s^{-1}$

12. (1) $3.0 \times 10^{-8} mol \cdot L^{-1}$；(2) $1.7s$；(3) $1.6 \times 10^{-9} mol \cdot L^{-1}$

13. $84.7 kJ \cdot mol^{-1}$，$A = 4.04 \times 10^{12}$

14. 金催化 7.9×10^{13}，铂催化 7.7×10^{24}

第九章

6. $0.52V$

8. $-0.4281V$

9. (1) $E^{\ominus} = 0.404V$，$\Delta_r G_m^{\ominus} = -77.97 kJ \cdot mol^{-1}$，$K^{\ominus} = 4.58 \times 10^{13}$

10. (1) Co^{2+}；(2) 不能

11. $pH = 3.02$

12. $K_{sp} = 5.55 \times 10^{-7}$

13. $0.383V$

14. $\Delta_f G_m^{\ominus} = -237.2 kJ \cdot mol^{-1}$

15. $K_w = 1.00 \times 10^{-14}$

16. $pH = 3.99$；$K_a = 1.05 \times 10^{-6}$

第十二章

2. $a < c < b < d < e$

3. a 为 sp^3 杂化；b 为 sp 杂化；c 为 sp^3 杂化；d 为 sp^2 杂化；e 为 sp^2 杂化

4. (3) > (2) > (4) > (1)

5. (1) 羟基，醇；(2) 卤素，卤代烃；(3) 羟基，酚；(4) 羧基，羧酸；(5) 酯键，酯

6. 极性分子包括 (2)、(3)、(6)

第十三章

1. (1) 3-甲基-6-乙烷壬烷 (2) 2-甲基-6-环丙基庚烷 (3) 2,3,5-三甲基-4-丙基庚烷 (4) 3-甲基戊烷 (5) 顺-1-甲基-3-叔丁基环己烷 (6) 反-1,3-二乙基环戊烷 (7) 1-甲基-3-乙基环戊烷

2. (1) $CH_3CH_2CH_2CH(C_2H_5)CH(CH_3)CH_3$ 下接 CH_3 (2) $(H_3C)_3C$—环己基—CH_3 (3)

(4) 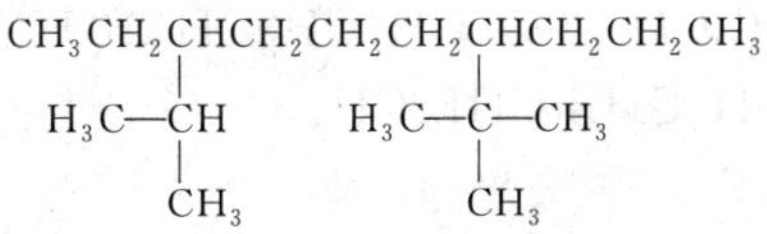 CH₃CH₂CHCH₂CH₂CH₂CHCH₂CH₃
           | |
          H₃C—CH   H₃C—CH
              | |
             CH₃   CH₃

3. 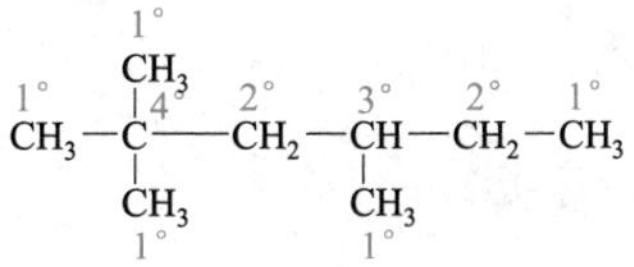
         CH₃(1°)
          |
   (1°)CH₃—C(4°)—CH₂—CH(3°)—CH₂—CH₃(1°)
          | |
         CH₃(1°)   CH₃(1°)
              (2°)   (2°)

4. (6) > (2) > (3) > (5) > (4) > (1)

5. 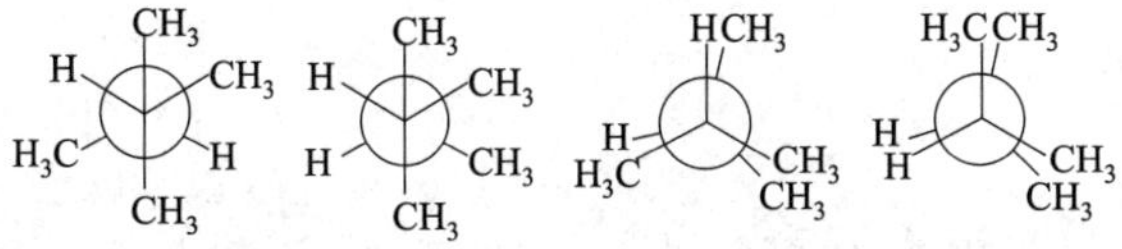 对位交叉(最优构象) 邻位交叉 部分重叠 全重叠

6. (3) > (2) > (1) > (4)

7. (1) 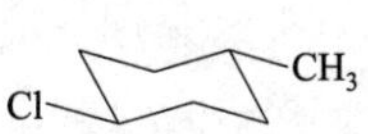 Cl—⬡—CH₃   (2) 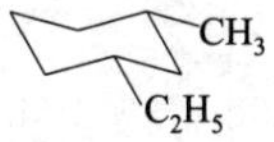 ⬡—CH₃
                         |
                        C₂H₅

8. (1) 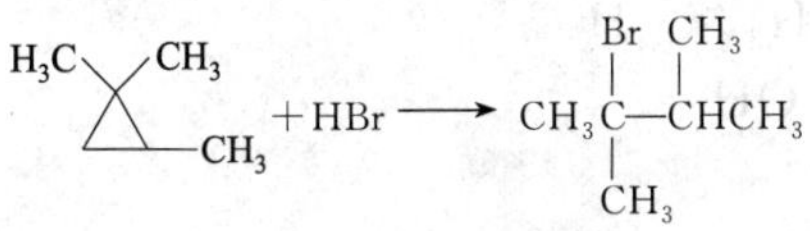 H₃C⟩△⟨CH₃ + HBr ⟶ CH₃C(Br)(CH₃)—CH(CH₃)CH₃
         CH₃

(2) 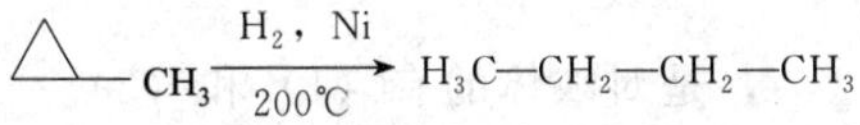 △—CH₃ + H₂, Ni / 200℃ ⟶ H₃C—CH₂—CH₂—CH₃

(3) 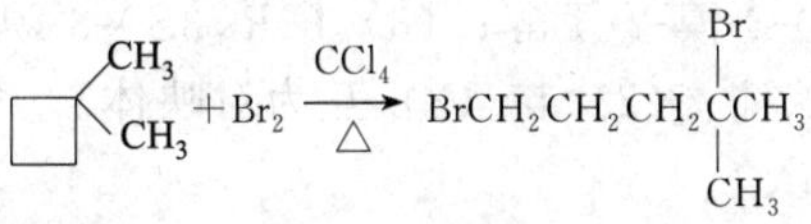 ⬜(CH₃)(CH₃) + Br₂ —CCl₄/Δ→ BrCH₂CH₂CH₂C(CH₃)₂Br

第十四章

1. (1) 3,5-二甲基-3-庚烯 (2) 5-甲基-2-己炔 (3) 4-乙基-2-己烯 (4) 4-甲基环己烯
(5) 3-环己基-1-丁烯 (6) (E)-3-甲基-4-异丙基-3-庚烯

2. (1) 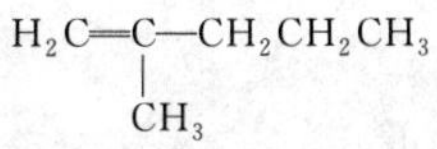 H₂C=C(CH₃)CH₂CH₃   (2) 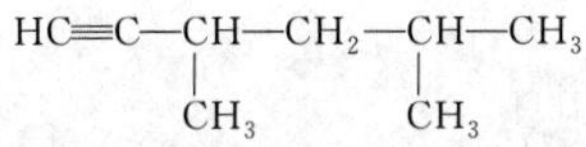 HC≡C—CH(CH₃)—CH₂—CH(CH₃)—CH₃

(3) 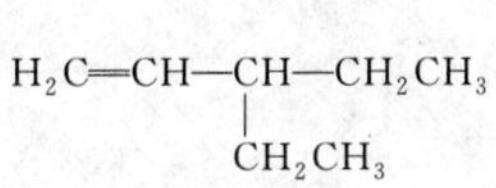 H₂C=CH—CH(CH₂CH₃)—CH₂CH₃   (4) 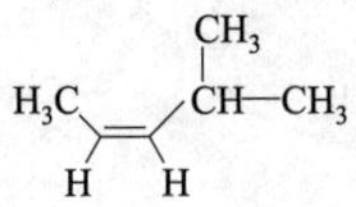 H₃C—CH=C(CH₃)—CH(CH₃)— (5) 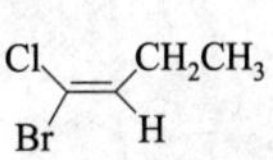 Cl(CH₂CH₃)C=CHBr (approx)

(6) 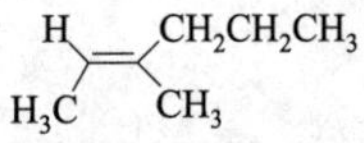 H₃C(CH₃)C=C(H)CH₂CH₃

4. (1) 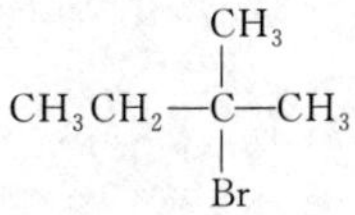 CH₃CH₂—C(CH₃)₂—Br   (2) ClCH₂CH₂CCl₃   (3) CH₃CH(OSO₃H)CH₃

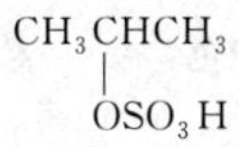

(4) CH₃CH₂CH₂CH₂Br

(5) 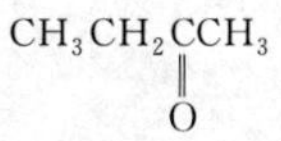 CH₃CH₂C(=O)CH₃   (6) CH₃CHO + CH₃OCH₃   (7) CH₃COCH₃ + CH₃CH₂COOH

(8) CH₃CH₂C≡CAg

5. (1) C>D>A>B
   (2) D>A>C>B

6. (1) $CH_3CH_2CH_2CH_3$ (2) $CH_3CHClCHClCH_3$ (3) $CH_3CH_2CHBrCH_3$
(4) $CH_3CH_2CHCH_3$ (5) $CH_3CH_2CHCH_3$ (6) $CH_3CHBrCHBrCH_3$
      $\quad\quad\quad |$ $\quad\quad\quad |$
      $\quad\quad OSO_3H$ $\quad\quad OH$

7. (1) $CH_3CH_2CH_2CH=CH_2$
(2) $CH_3CH_2CH_2C=CHCH_3$
       $\quad\quad\quad\quad\quad |$
       $\quad\quad\quad\quad CH_3$
(3) [1-甲基环己烯]
(4) $CH_3C=CHCH_2CH_3$
       $\quad |$
       CH_3

第十五章

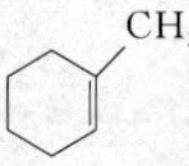

2. (+)-乳酸和(−)-乳酸是一对对映体，一对对映体除（4）旋光性不同外，其他物理性质都相同。

3. 可的松的比旋光度为+172.8°。

4. (1) —Br>—CH_2CH_2OH>—CH_2CH_3>—H
(2) —OH>—COOH>—CHO>—CH_2OH

5. (1)、(3)、(4) 存在内消旋化合物。

6. (1) 2个；(2) 3个；(3) 3个。

7. 是 R-构型。与其构型相同的有（2）和（4），是对映体的有（1）和（3）。

8. (1) (2S,3S)-3-溴-2-丁醇；(2) (2S,3R)-3-溴-2-丁醇；(3) (2R,3S)-3-溴-2-丁醇；(4) (2R,3R)-3-溴-2-丁醇；(1) 与 (4) 互为对映体；(2) 与 (3) 互为对映体。

第十六章

1. (1) 1,2-二甲基-4-叔丁基苯 (2) β-萘磺酸
(3) 3-异丙基苯乙烯 (4) 2-甲基-4-苯基己烷
(5) 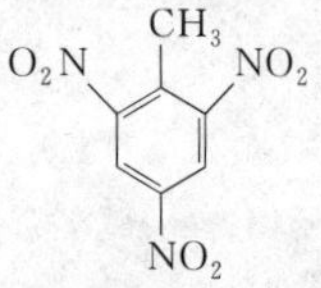 2,4,6-三硝基甲苯结构 (6) 对氯苄溴结构
(7) 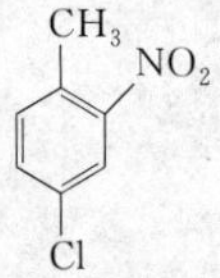 2-硝基-4-氯甲苯结构 (8) 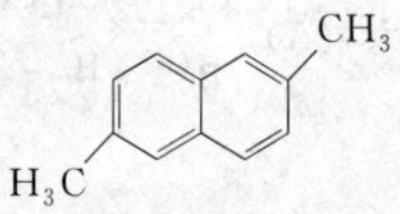 2,6-二甲基萘结构

2. (1) B>A>C>D (2) C>B>D>A

3.
(1) 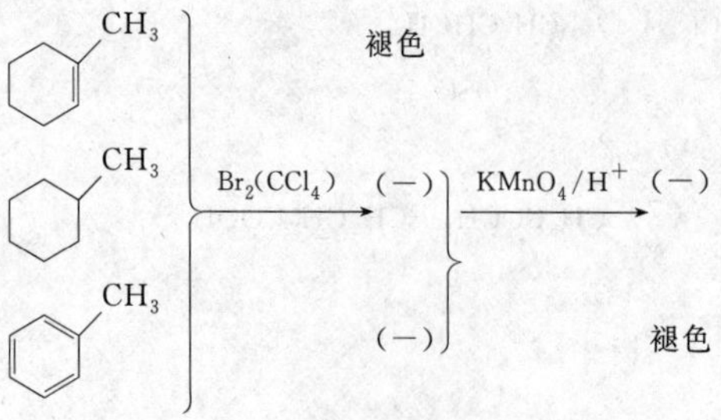 甲基环己烯 → 褪色
    甲基环己烷 $\xrightarrow{Br_2(CCl_4)}$ (−) $\xrightarrow{KMnO_4/H^+}$ (−)
    甲苯 → (−) → 褪色

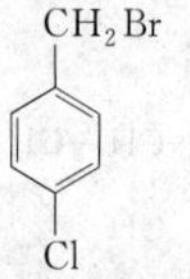

378 ———— 医用化学

(2)

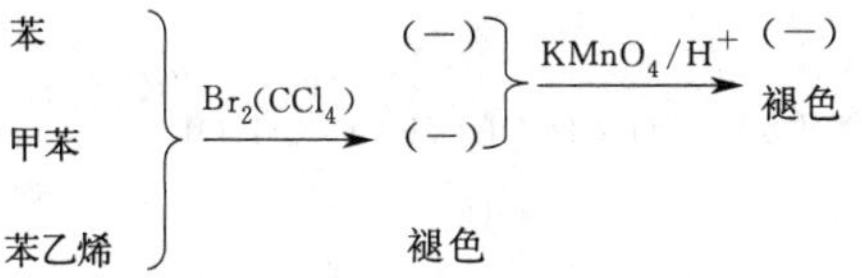

$$\left.\begin{array}{l}\text{苯}\\\text{甲苯}\\\text{苯乙烯}\end{array}\right\} \xrightarrow{Br_2(CCl_4)} \begin{array}{l}(-)\\(-)\\\text{褪色}\end{array} \left.\right\} \xrightarrow{KMnO_4/H^+} \begin{array}{l}(-)\\\text{褪色}\end{array}$$

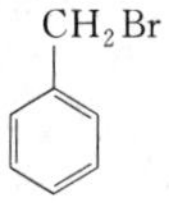

4.

(1) 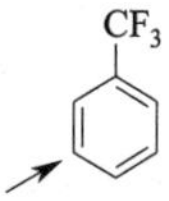 CF₃ 取代苯 ↗ (2) 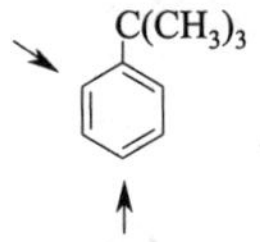 C(CH₃)₃ 取代苯 ↑ (3) N⁺(CH₃)₃ 取代苯 ↖

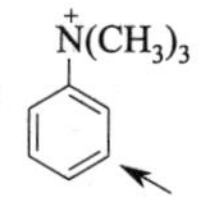

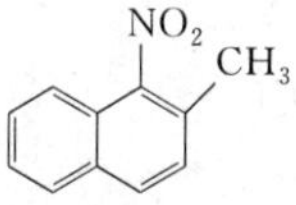

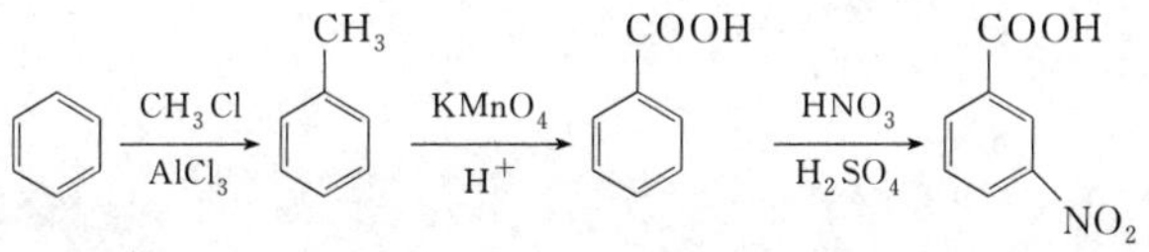

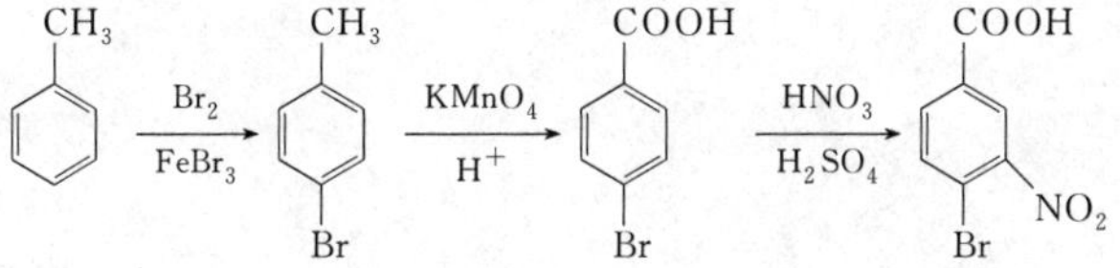

(4) 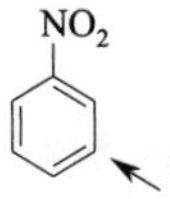 NO₂ 取代苯 ↙ (5) 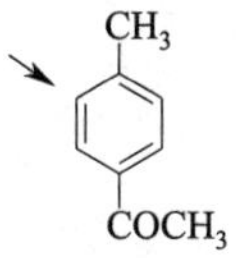 对甲基苯乙酮 ↗ (6) 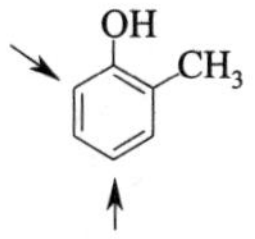 邻甲基苯酚 ↑

5.

(1) 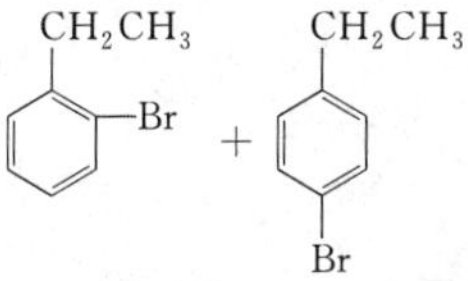 邻乙基溴苯 + 对乙基溴苯 (2) 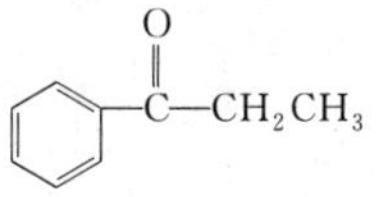 苯丙酮

(3) (上) 苄基溴 (下) 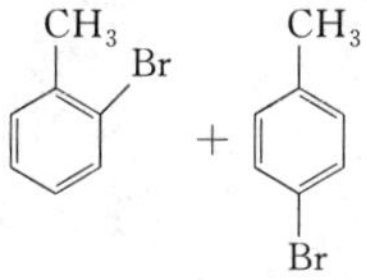 邻甲基溴苯 + 对甲基溴苯

(4) 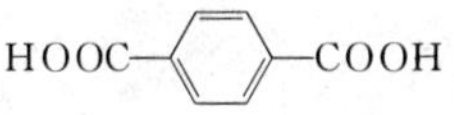 HOOC—C₆H₄—COOH (5) 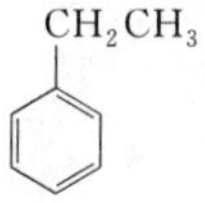 乙苯 (6) 1-硝基-2-甲基萘

6.

(1) 苯 $\xrightarrow{CH_3Cl/AlCl_3}$ 甲苯 $\xrightarrow{KMnO_4/H^+}$ 苯甲酸 $\xrightarrow{HNO_3/H_2SO_4}$ 间硝基苯甲酸

(2) 甲苯 $\xrightarrow{Br_2/FeBr_3}$ 对溴甲苯 $\xrightarrow{KMnO_4/H^+}$ 对溴苯甲酸 $\xrightarrow{HNO_3/H_2SO_4}$ 4-溴-3-硝基苯甲酸

(3) 苯 $\xrightarrow{CH_3Cl/AlCl_3}$ 甲苯 $\xrightarrow{浓H_2SO_4}$ 对甲苯磺酸 $\xrightarrow{Br_2/FeBr_3}$ 2,6-二溴-4-甲苯磺酸

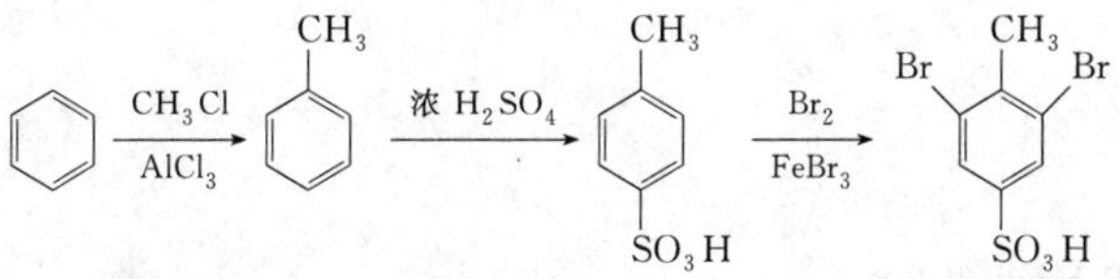

7. （1）无芳香性 （2）无芳香性 （3）有芳香性 （4）无芳香性
（5）无芳香性 （6）有芳香性 （7）有芳香性 （8）无芳香性

8. A 的结构式为 H₃C—C₆H₄—CH₂CH₃

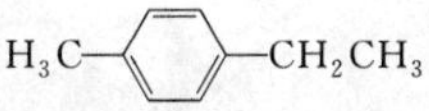

B 的结构式为 HOOC—C₆H₄—COOH

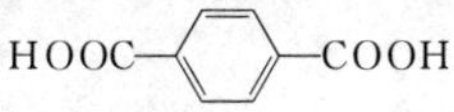

第十七章

1. （1）2-甲基丁醇 （2）2-戊烯-1-醇 （3）2,2-二甲基丁醇 （4）4-乙基苯酚

(5)甲基丙基醚 (6)1-甲氧基-4-甲基苯

2.

(1) 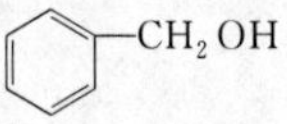 C₆H₅—CH₂OH (2) CH₃CH₂CH₂CH(CH₂CH₃)CH₂OH (3) CH₃CH₂CH(OH)CH₂CH₂OH

(4) C₆H₅—CH(CH₃)CH₂OH (5) C₆H₅—O—CH₂CH₃ (6) 3-氯苯酚 (间氯苯酚)

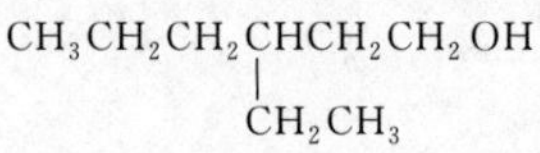

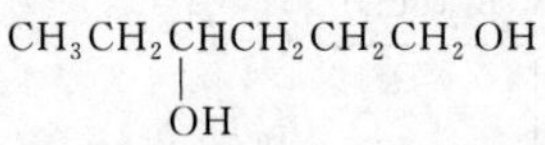

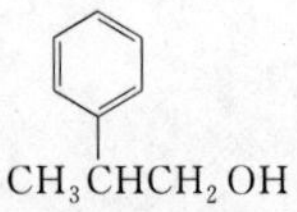

4.

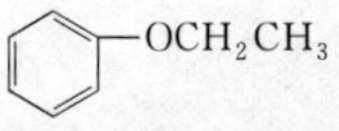

(1) CH₃C(CH₃)=CH₂

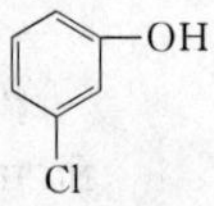

(2) CH₃C(CH₃)=CHCH₃

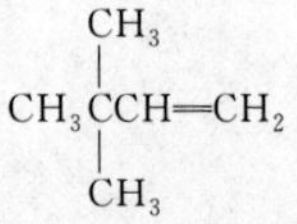

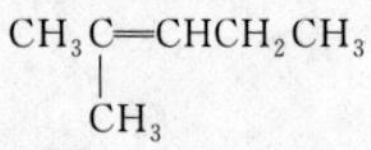

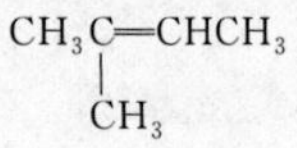

(3) CH₃C(CH₃)=CHCH₃

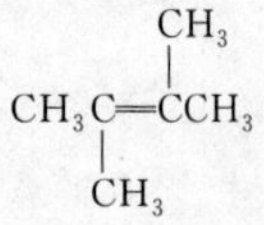

(4) (CH₃)₂C=C(CH₃)₂

5.

(1) CH₃CH₂CH₂ONa

(2) C₆H₅—CH=CHCH₃

(3) H₃C—C₆H₄—OH + CH₃I

(4) 3-ONa-C₆H₄-CH₂OH

(5) CH₃COCH₃

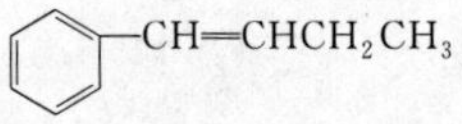

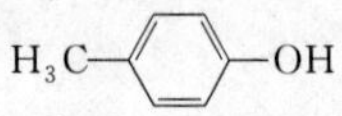

(6) 对苯醌

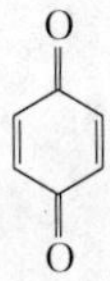

6.

(2) 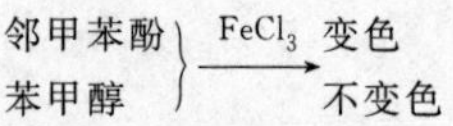 邻甲苯酚 —FeCl₃→ 变色；苯甲醇 —FeCl₃→ 不变色

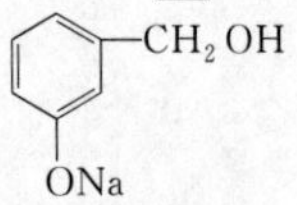

(3) 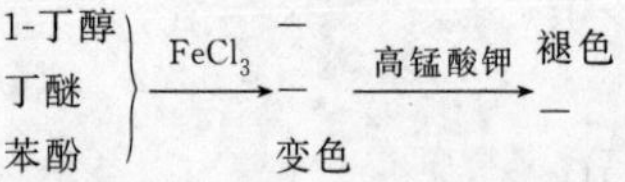 1-丁醇 —FeCl₃→ —；—高锰酸钾→ 褪色
丁醚 —FeCl₃→ —；—高锰酸钾→ —
苯酚 —FeCl₃→ 变色

(4) 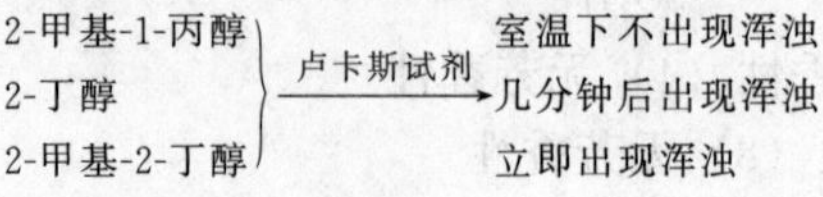 2-甲基-1-丙醇 —卢卡斯试剂→ 室温下不出现浑浊
2-丁醇 —卢卡斯试剂→ 几分钟后出现浑浊
2-甲基-2-丁醇 —卢卡斯试剂→ 立即出现浑浊

8.

A 3,3-二甲基-2-丁醇

H₃C—C(CH₃)₂—CH(OH)—CH₃

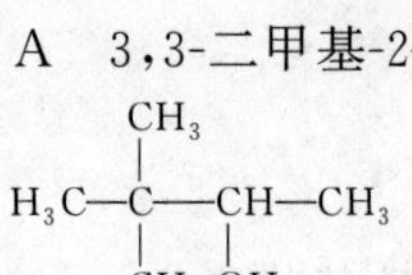

$$\underset{\underset{CH_3}{|}}{\overset{\overset{CH_3}{|}}{H_3C-C-CH-CH_3}} \xrightarrow{Na} \underset{\underset{CH_3}{|}}{\overset{\overset{CH_3}{|}}{H_3C-C-CH-CH_3}}$$

$$\underset{\underset{CH_3}{|}}{\overset{\overset{CH_3}{|}}{H_3C-C-CH-CH_3}} \xrightarrow{[O]} \underset{\underset{CH_3}{|}}{\overset{\overset{CH_3}{|}}{H_3C-C-C-CH_3}}$$

$$\underset{\underset{CH_3}{|}}{\overset{\overset{CH_3}{|}}{H_3C-C-CH-CH_3}} \xrightarrow{浓硫酸} \underset{\underset{CH_3}{|}}{\overset{\overset{CH_3}{|}}{H_3C-C-CH=CH_2}} \xrightarrow{[H]} \underset{\underset{CH_3}{|}}{\overset{\overset{CH_3}{|}}{H_3C-C-CH_2-CH_3}}$$

第十八章

1. （1）苯乙酮 （2）邻羟基苯甲醛（水杨醛）（3）4-硝基-3-氯苯甲醛 （4）2-甲基丙醛 （5）对甲基苯乙醛 （6）3-甲基-2-丁酮（3-甲基丁酮）（7）4-羟基-2-丁酮 （8）2,4-己二酮

2. （1）C₆H₅—CH₂CCH₃ (O) （2）HCCH₂CH₂CH₂CH (O,O) （3）C₆H₅—CH(CH₃)—CHO

（4）CH₃CCH₂CCH(CH₃) (O,O) （5）环己酮-甲基 （6）H₂C=CHCH₂CCH₃ (O)

3. （1）CH₃CH=CHCH₂OH

（2）C₆H₅—CH₂CH₃

（3）环己酮=NNH—C₆H₃(NO₂)₂

（4）CH₃CH₂CH(OH)CH(CH₃)CHO

（5）环己烷螺二氧六元环结构

（6）CHI₃ + CH₃CH₂COONa

4. （1） A 丙醛, B 丙酮, C 丙醇, D 异丙醇
   2,4-二硝基苯肼 → 沉淀 A, B; （-） C, D
   托伦试剂 → 银镜 A; （-） B
   I₂/NaOH → （-） C; 黄色沉淀 D

（2） A 戊醛, B 2-戊酮, C 环戊酮
   托伦试剂 → 银镜 A; （-） B, C
   I₂/NaOH → 黄色沉淀 B; （-） C

5. （1）A $\underset{\underset{H_3C}{|}}{\overset{\overset{H_3C}{|}}{CH-CH-CH_3}}\\ \ \ \ \ \ \ \ \ \overset{|}{OH}$ B $\underset{H_3C}{\overset{H_3C}{\diagdown}}CH-\overset{O}{\overset{\|}{C}}-CH_3$ C $\underset{H_3C}{\overset{H_3C}{\diagdown}}C=CH-CH_3$

（2）A CH₃—C(=O)—CH₂—CH₃   B (CH₃)₂CH—CH(OH)—CH₃   C (CH₃)₂C=CH—CH₃

D CH_3CH_2CHO E $CH_3\overset{O}{C}CH_3$

(3) $CH_3CH_2CHO + CH_3MgX$ 或 $CH_3CHO + CH_3CH_2MgX$

6. (1) $CH_3CH_2OH \xrightarrow{CrO_3 \cdot (py)_2} CH_3CHO \xrightarrow{HCN} CH_3\underset{CN}{\underset{|}{CH}}OH \xrightarrow[H_2O]{H^+} CH_3\underset{OH}{\underset{|}{CH}}COOH$

(2) $CH\equiv CH \xrightarrow[H_2O]{HgSO_4, H_2SO_4} CH_3CHO \xrightarrow[\triangle]{稀 OH^-} CH_3CH=CHCHO \xrightarrow{H_2/Ni} CH_3CH_2CH_2CH_2OH$

(3) $CH_3CH_2CH_2OH \xrightarrow{HBr} CH_3CH_2CH_2Br \xrightarrow[Et_2O]{Mg} CH_3CH_2CH_2MgBr \xrightarrow[2. H^+]{1. HCHO} CH_3CH_2CH_2CH_2OH$

第十九章

1. (1) 3,5-二甲基-4-羟基庚酸 (2) 5-羟基萘甲酸 (3) 4-羟基间苯二甲酸
(4) 2-羰基-1,5-戊二酸 (5) 2-苯基丙酸 (6) 对氨基苯甲酸
(7) R-2-羟基-1,4-丁二酸 (8) 3-苯基-2-丙烯酸 (9) 3-羧基-3-羟基戊二酸

2.

(1) 3,4,5-trihydroxybenzoic acid structure

(2) $H_3CH_2CH_2CH=\underset{CH_3}{\underset{|}{C}}COOH$

(3) 3-hydroxy-3-carboxypentanedioic acid structure

(4) $\underset{HO-CH-COOH}{HO-CH-COOH}$

(5) 3-bromo-4-nitrobenzoic acid structure

(6) 4-hydroxycyclohexanecarboxylic acid structure

3. (1) $PhCH_2COOH + PCl_3 \longrightarrow PhCH_2COCl$

(2) $HOOC-CH_2CH_2CH_2CH_2OH \longrightarrow$ δ-戊内酯

(3) 对羟基苯甲酸 $\xrightarrow{\triangle}$ 苯酚

(4) 邻苯二甲酸 $\xrightarrow{\triangle}$ 邻苯二甲酸酐

(5) $CH_3(CH_2)_4\underset{OH}{\underset{|}{CH}}COOH \xrightarrow[\triangle]{Tollen\ 试剂} CH_3(CH_2)_4\overset{O}{C}COOH$

(6) 2-羟基环己甲酸 $\xrightarrow{\triangle}$ 1-环己烯甲酸

(7) 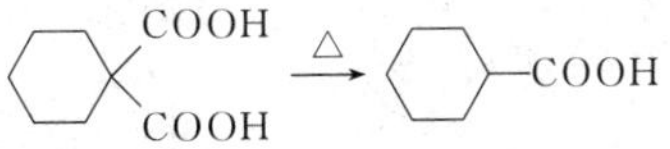 环己烷-1,1-二甲酸 →(Δ) 环己烷甲酸

(8) 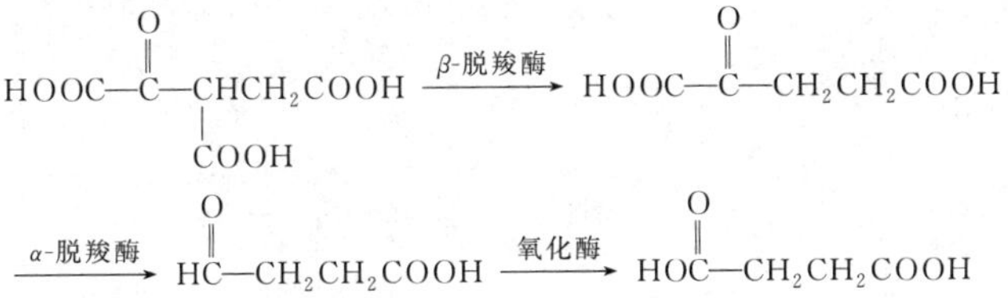 HOOC-CO-CH(COOH)-CH₂COOH →(β-脱羧酶) HOOC-CO-CH₂-CH₂COOH

→(α-脱羧酶) HC(=O)-CH₂-CH₂-COOH →(氧化酶) HOC(=O)-CH₂-CH₂-COOH

4. (1) 丙二酸＞甲酸＞苯甲酸＞乙酸＞丙酸
(2) *p*-溴苯甲酸＞苯甲酸＞*p*-甲基苯甲酸
(3) 2,2-二氯丙酸＞2-氯丙酸＞3-氯丙酸＞丙酸

5. (1)

甲酸 ┐
乙酸 ┤ 2,4-二硝基苯肼 (—) ┐ Tollen 试剂 → 银镜
丙醛 ┤   (—) ┘   (—)
丙酮 ┘   橙黄↓ Tollen 试剂 → 银镜
                          橙黄↓   (—)

(2)

苄醇 ┐
苯酚 ┤ NaHCO₃ (—) ┐ FeCl₃ (—)
苯甲酸┤   (—) ┘   → 紫色
水杨酸┘   CO₂↑ FeCl₃ (—)
                CO₂↑   → 紫色

6.

A: 3-氯乙苯 (间氯-C₂H₅-苯) B: 3-氯苯甲酸 C: 5-乙基间苯二甲酸类 (C₂H₅ 和两个 COOH 取代苯)

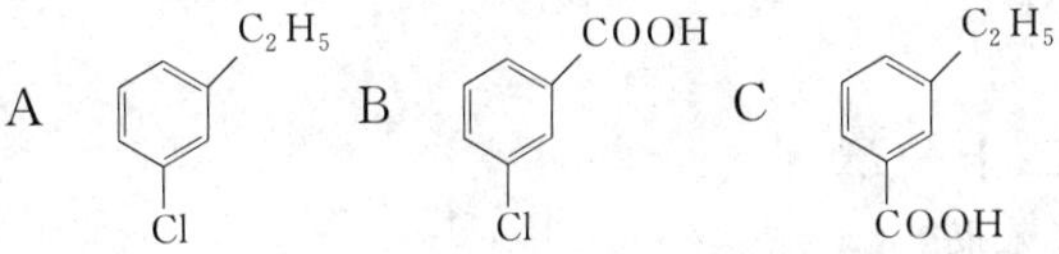

第二十章

1. (1) 丁酰氯 (2) 2-苯基丙酰胺 (3) 邻苯二甲酸酐 (4) 5-己内酰胺
(5) *N*,*N*-二甲基苯甲酰胺 (6) 乙酰苯胺 (7) 丁二酰亚胺 (8) 乙酸乙酯 (9) 5-庚内酯

2.

(1) 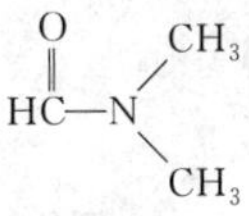 HC(=O)-N(CH₃)₂   (2) 邻羟基苯甲酸乙酯 (水杨酸乙酯)   (3) C₆H₅-C(=O)-NH-C₂H₅

(4) CH₃-C(=O)-Br   (5) γ-丁内酯   (6) CH₃CH₂-C(=O)-OCH₃

(7) C₆H₅-C(=O)-N(CH₃)-CH(CH₃)₂   (8) HC(=O)-NH-CH₂-C₆H₅

3.

(1) CH₃CH₂-C(=O)-CH₂-CH₂-COOH

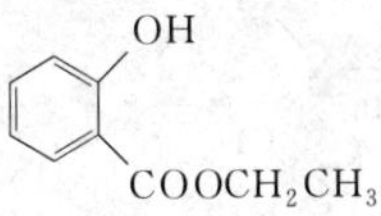

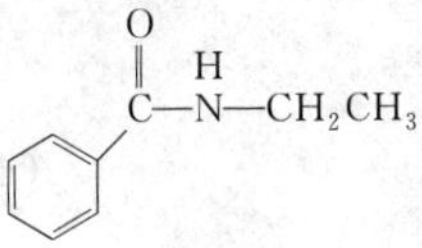

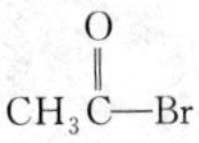

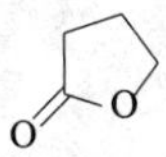

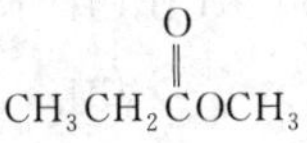

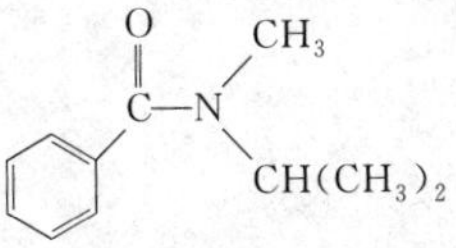

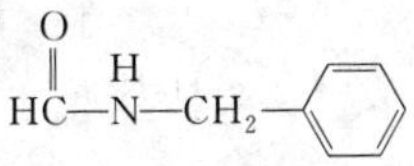

(2) 邻氧负离子-苯-CH₂COO⁻ + CH₃COO⁻ + CH₃OH

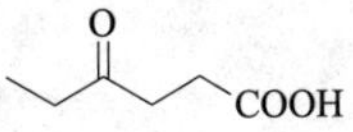

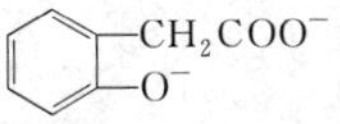

(3) [structure: phthalic acid mono-ethyl ester — benzene with COOH and COOCH₂CH₃]

(4) [benzoate anion] + [benzyl alcohol PhCH₂OH]

(5) [phthalate dianion] + CH₃NH₂

(6) HO—(CH₂)₃—C(=O)—NHCH₂CH₃

(7) CH₃C(=O)N(CH₂CH₂CH₃)₂ + CH₃COOH

4.

(1) PhCOBr, PhC(=O)OC(=O)Ph, PhCOOCH₃, PhCONH₂

(2) 4-NC-C₆H₄-COBr, 4-HO-C₆H₄-COBr, PhCOBr, 4-H₃C-C₆H₄-COBr

(3) CH₃COOCH₂CH₃, CH₃COOCH₂CH₂CH₃, CH₃COOCH(CH₃)₂, CH₃COOC(CH₃)₃

第二十一章

1. (1) 二甲乙胺　(2) *N*-甲基-*N*-乙基苯胺
(3) 3,4-二甲基-*N*-甲基苯胺　(4) *N*-甲基-*N*-乙基环己胺

2. (1) $HOCH_2CH_2\overset{+}{N}(CH_3)_3 OH^-$　(2) [2-甲基-1,4-二氨基苯: H₃C, NH₂, NH₂]

(3) $H_2NCH_2CH_2OH$　(4) [PhN(CH₃)₂ — N,N-二甲基苯胺]

(5) $HO-C_6H_4-N=N-C_6H_4-Br$　(6) $(CH_3CH_2)_4N^+ I^-$ 中一个乙基为异丙基

(7) $C_6H_5SO_2NHCH_3$　(8) $H_2N-C_6H_4-SO_2NH_2$

(9) $(CH_3CH_2CH_2CH_2)_4\overset{+}{N}OH^-$　(10) [邻苯二甲酰亚胺]

3. (1) 乙胺＞氨＞苯胺＞*N*-甲基苯胺＞二苯胺
(2) 苯胺＞乙酰苯胺＞*N*-甲基乙酰苯胺＞苯磺酰胺

(3) 苄胺＞对甲苯胺＞对硝基苯胺＞2,4-二硝基苯胺

(4) 氢氧化四甲铵＞苯胺＞乙酰苯胺＞邻苯二甲酰亚胺

4. (1) 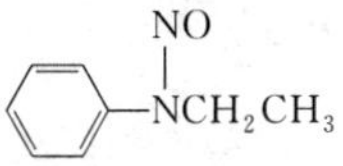 C₆H₅N(NO)CH₂CH₃ 结构 (2) 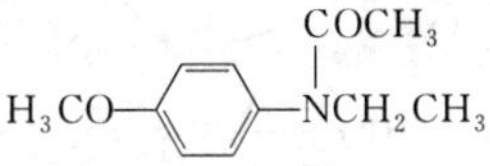 4-甲氧基-N-乙酰-N-甲基苯胺结构

(3) 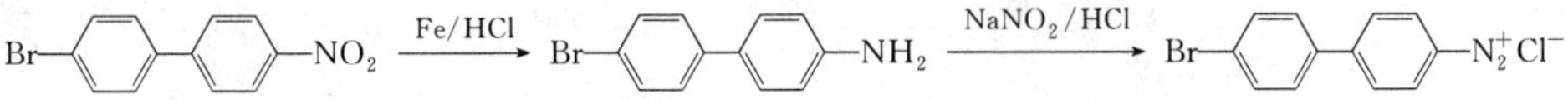 Br-C₆H₄-C₆H₄-NO₂ →(Fe/HCl) Br-C₆H₄-C₆H₄-NH₂ →(NaNO₂/HCl) Br-C₆H₄-C₆H₄-N₂⁺Cl⁻

5. (1) 苯磺酰氯或对甲苯磺酰氯

(2) 溴水、苯磺酰氯

(3) 溴水、FeCl₃ 溶液

6. (1) 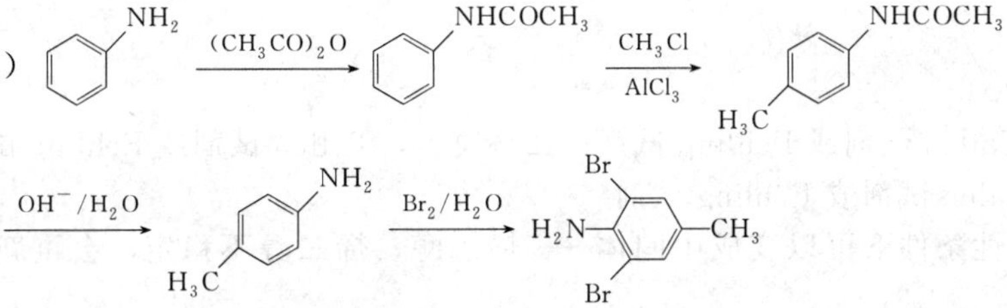 苯胺 →((CH₃CO)₂O) 乙酰苯胺 →(CH₃Cl/AlCl₃) 对甲基乙酰苯胺 →(OH⁻/H₂O) 对甲基苯胺 →(Br₂/H₂O) 2,6-二溴-4-甲基苯胺

(2) 对甲基苯胺 →(NaNO₂/H₂SO₄, 0~5℃) 重氮盐 →(CuCN/KCN) 对甲基苯腈 →(H₃O⁺) 对甲基苯甲酸 →([O]) 对苯二甲酸

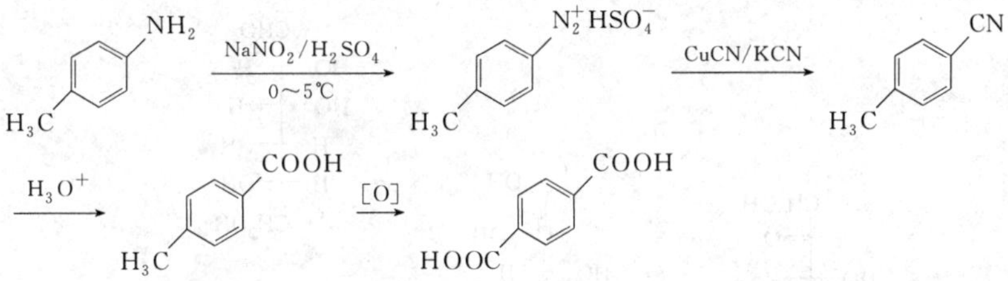

7. A (邻硝基甲苯) →(Fe/HCl) B (邻甲基苯胺) →(NaNO₂/HCl) C (重氮盐) →(CuCN/KCN) D (邻甲基苯腈) →(H₃O⁺) E (邻甲基苯甲酸) →([O]) F (邻苯二甲酸) →(Δ) 邻苯二甲酸酐

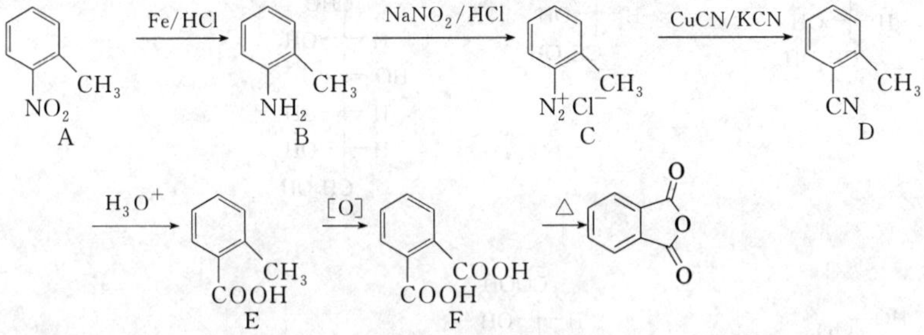

8. 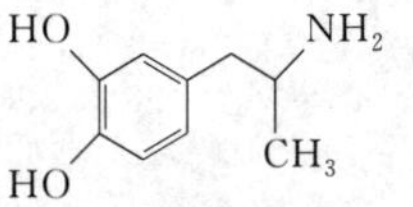 α-甲基多巴脱羧中间体；β-羟基化产物

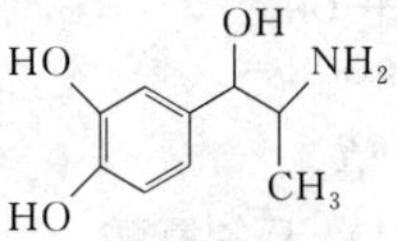

第二十二章

2. (1) 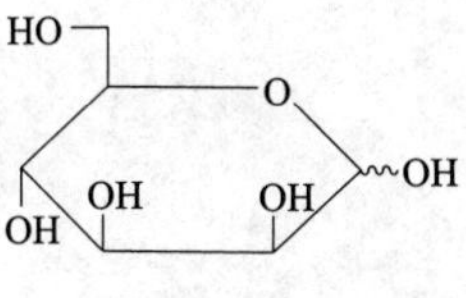 (2) 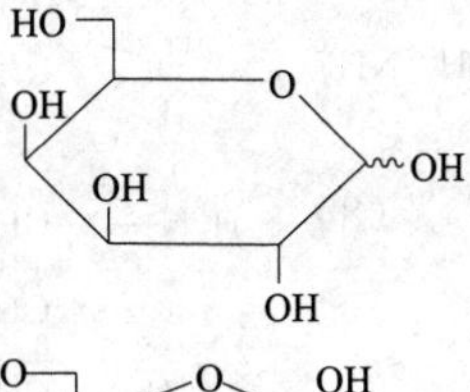 (3) 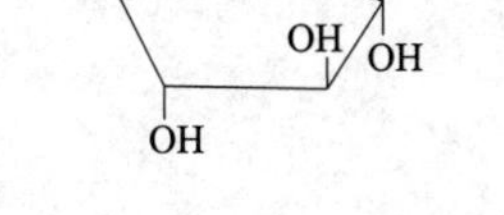 (4) 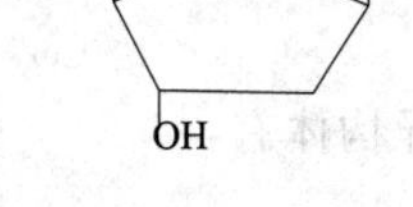 糖结构式

3. (1) [结构式图] (2) [结构式图]

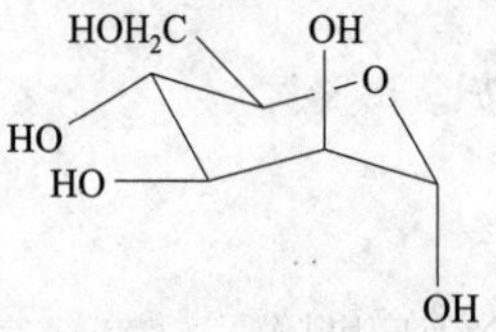

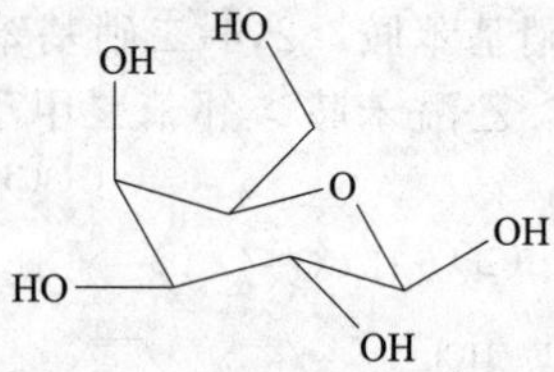

(3) [结构式图]

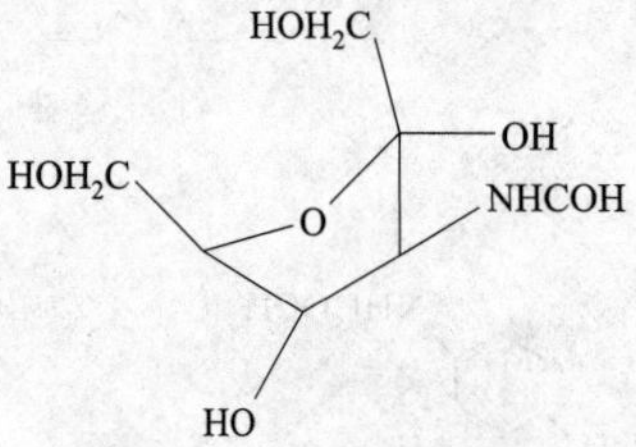

4. (1) 碘，Tollen 试剂或 Fehling 试剂；(2) 溴水，Tollen 试剂或 Fehling 试剂

(3) 溴水，Tollen 试剂或 Fehling 试剂

5. D-果糖在碱性条件下可以变成中间体——烯二醇，烯二醇不稳定，会重新由烯醇式结构变成酮式结构。

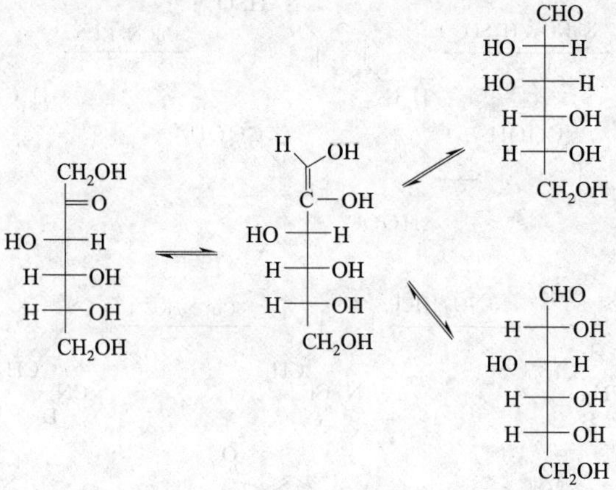

[反应式图]

7.

(1) [结构式图] (2) [结构式图] (3) [结构式图]

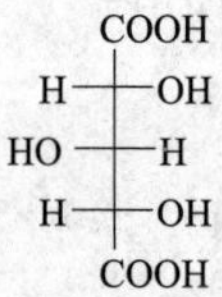

第二十三章

1. (1) 丙氨酸 (2) 半胱氨酸 (3) 精氨酸 (4) 天冬氨酸

(5) 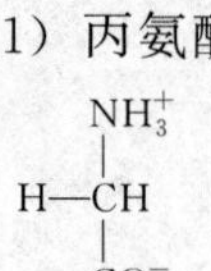 $\begin{array}{c}NH_3^+\\|\\H-CH\\|\\CO_2^-\end{array}$ 　　(6) $H_3C-CH-CH-CO_2^-$ 　　$OHNH_3^+$

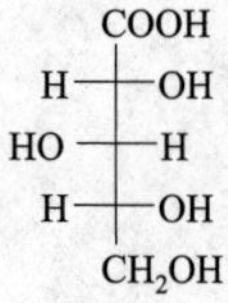

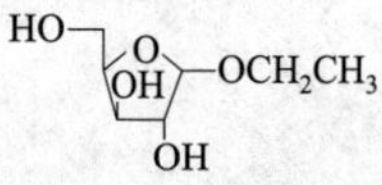

(7) $H_3N^+-(CH_2)_4-CH-CO_2^-$ 　　(8) [结构式图]
　　　　　　　　　　　NH_2

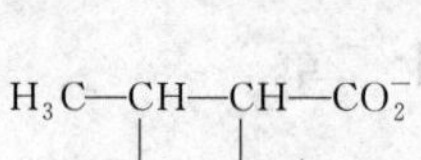

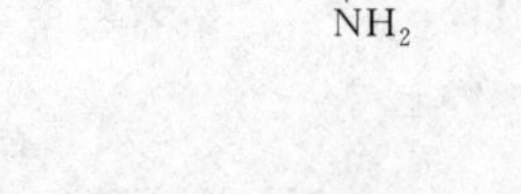

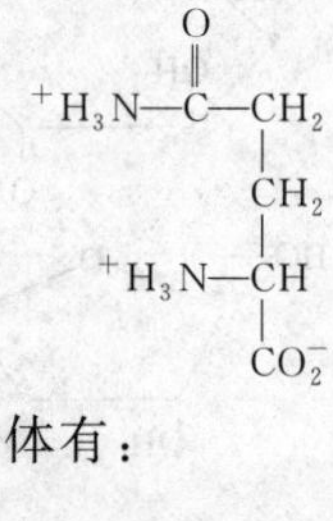

2. Ser（丝氨酸）所有可能的立体异构体有：

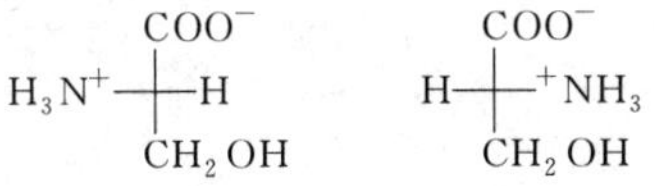

$$\begin{array}{cc} \text{COO}^- & \text{COO}^- \\ \text{H}_3\text{N}^+\!\!-\!\!\text{H} & \text{H}\!\!-\!\!{}^+\text{NH}_3 \\ \text{CH}_2\text{OH} & \text{CH}_2\text{OH} \\ \text{L-型}(S\text{-型}) & \text{D-型}(R\text{-型}) \end{array}$$

Cys（半胱氨酸）所有可能的立体异构体有：

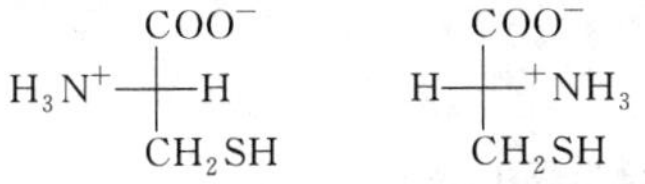

$$\begin{array}{cc} \text{COO}^- & \text{COO}^- \\ \text{H}_3\text{N}^+\!\!-\!\!\text{H} & \text{H}\!\!-\!\!{}^+\text{NH}_3 \\ \text{CH}_2\text{SH} & \text{CH}_2\text{SH} \\ \text{L-型}(R\text{-型}) & \text{D-型}(S\text{-型}) \end{array}$$

3. 将赖氨酸和谷氨酸溶于 pH＝6.0 的缓冲溶液中，赖氨酸在直流电场中向负极移动，谷氨酸在直流电场中向正极移动。

4.

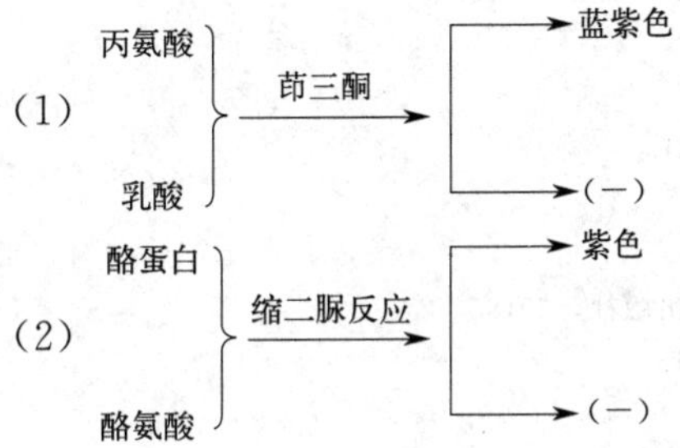

(1) 丙氨酸、乳酸 $\xrightarrow{\text{茚三酮}}$ 蓝紫色／（－）

(2) 酪蛋白、酪氨酸 $\xrightarrow{\text{缩二脲反应}}$ 紫色／（－）

5. A 的结构为
$$\text{H}_3\text{C}\!-\!\underset{\text{CO}_2^-}{\overset{\text{NH}_3^+}{\text{CH}}}$$

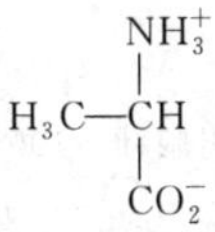

参考文献

[1] 陆阳. 有机化学 [M]. 北京：人民卫生出版社，2018.
[2] 傅春华. 基础化学 [M]. 北京：人民卫生出版社，2013.
[3] 曹敏慧. 大学化学 [M]. 北京：高等教育出版社，2022.
[4] 陈亚东. 基础化学 [M]. 北京：高等教育出版社，2021.
[5] 崔黎丽. 物理化学 [M]. 4版. 北京：高等教育出版社，2018.
[6] 邢其毅，裴伟伟，徐瑞秋，等. 基础有机化学 [M]. 4版. 北京：北京大学出版社，2017.
[7] 谢吉民，刘杰，张万民，等. 基础化学 [M]. 北京：科学出版社，2015.
[8] 于素华. 基础化学学习指导 [M]. 北京：科学出版社，2015.
[9] 孙毓庆. 分析化学（上，下）[M]. 4版. 北京：人民卫生出版社，2002.
[10] Brown T L. Chemistry The Central Science [M]. 9th ed. Pearson Education，Inc，2003.
[11] Timberlake K C. Chemistry [M]. 7th ed. Addison Wesley Longman，Inc，1999.
[12] 王庭槐. 生理学 [M]. 9版. 北京：人民卫生出版社，2018.
[13] 柴逸峰. 分析化学 [M]. 8版. 北京：人民卫生出版社，2016.
[14] 滕文锋，甄攀. 基础化学 [M]. 2版. 北京：科学出版社，2021.
[15] 张锡瑜. 化学分析原理 [M]. 北京：科学出版社，1991.
[16] 张丽. 分析化学 [M]. 北京：科学出版社，2018.
[17] 吴性良，孔继烈. 分析化学原理 [M]. 2版. 北京：化学化工出版社，2018.
[18] 胡育筑. 分析化学习题集 [M]. 4版. 北京：科学出版社，2018.
[19] 李雪华. 基础化学 [M]. 9版. 北京：人民卫生出版社，2018.
[20] 傅献彩. 大学化学（上册）[M]. 北京：高等教育出版社，1999.
[21] 曲保中，朱炳林，周伟红. 新大学化学 [M]. 北京：科学出版社，2002.
[22] 华彤文，杨骏英，陈景祖，等. 普通化学原理 [M]. 2版. 北京：北京大学出版社，1994.
[23] 魏祖期. 基础化学 [M]. 北京：人民卫生出版社，2006.
[24] 祁嘉义，仇佩虹. 基础化学 [M]. 北京：高等教育出版社，2006.
[25] 高小霞. 分析化学丛书：电分析化学导论 [M]. 北京：科学出版社，1986.
[26] 许春向，邹学贤. 现代卫生化学 [M]. 北京：人民卫生出版社，2000.
[27] 万洪文，詹正坤. 物理化学 [M]. 北京：高等教育出版社，2002.
[28] Petrucci R H，Harwood W S，Herring F G，General Chemistry：Principle and Modern Application（Eighth Edition/影印本）[M]. 北京：高等教育出版社，2004.
[29] 徐春祥. 基础化学 [M]. 北京：高等教育出版社，2003.
[30] 樊金串，马青兰. 大学基础化学 [M]. 北京：化学工业出版社，2004.
[31] 徐志固. 现代配位化学 [M]. 北京：化学工业出版社，1987.
[32] 杨频，高飞. 生物无机化学原理 [M]. 北京：科学出版社，2002.
[33] 徐春祥，陈彪. 医学化学 [M]. 3版. 北京：高等教育出版社，2014.
[34] 李东辉，马俊凯. 医用化学 [M]. 北京：化学工业出版社，2020.
[35] 姚刚，曾小华. 有机化学 [M]. 北京：化学工业出版社，2020.
[36] 高淑娟，姜珊珊，王炎，等. 高校无机化学"缓冲溶液"中隐性思政元素的渗透 [J]. 大学化学，2022，37（10）：1-7.